奋斗·怡悦

——中国抗生素人的足迹

王以光 主编

中国协和医科大学出版社

图书在版编目（CIP）数据

奋斗·怡悦 / 王以光主编. —北京：中国协和医科大学出版社，2017.4
ISBN 978-7-5679-0496-5

Ⅰ. ①奋…　Ⅱ. ①王…　Ⅲ. ①王以光-生平事迹　Ⅳ. ①K826.2

中国版本图书馆 CIP 数据核字（2016）第 027167 号

奋斗·怡悦——中国抗生素人的足迹

主　　编：王以光
责任编辑：谢　阳　于　曦

出版发行：**中国协和医科大学出版社**
（北京东单三条九号　邮编 100730　电话 65260431）
网　　址：www.pumcp.com
经　　销：新华书店总店北京发行所
印　　刷：北京天宇星印刷厂

开　　本：710×1000　　1/16 开
印　　张：17.5
字　　数：240 千字
版　　次：2017 年 4 月第 1 版
印　　次：2017 年 4 月第 1 次印刷
定　　价：48.00 元

ISBN 978-7-5679-0496-5

（凡购本书，如有缺页、倒页、脱页及其他质量问题，由本社发行部调换）

序

我认识王以光教授很多年了，王以光教授是一位杰出的医学科研工作者、教育者，她把毕生精力投入到医学抗生素研究及教育事业，为我国抗生素的创立和发展作出了贡献。

自青霉素问世以来，抗生素药物在临床治疗疾病中发挥了十分重要的作用，挽救了无数患者的生命，抗生素工业在医药行业领域也成为一支独秀。

王以光教授留苏访美各五载。1964 年留苏，在列宁格勒制药学院学习抗生素。正是在我国最需要发展自己的抗生素事业的时期，王以光从前苏联毕业回国，被分配在中国医学科学院抗菌素研究所（现医药生物技术研究所）工作，承担起创建我国自主生产抗生素的重任，与团队一起完成了灰黄霉素，麦迪霉素，乙酰螺旋霉素等研制，填补了国内空白，改变了我国生产抗生素全部依靠国外引进菌种和工艺的局面。同时她不墨守传统，勇于探索新事物，敢于突破自身专业领域，大胆跨越学科门槛，从微生物学、微生物发酵向分子生物学进军，继仿制之后，研发成功世界首个基因工程丙酰螺旋霉素、可利霉素等，取得了开创性成果。在中国抗生素事业的发展中留下了不可磨灭的足迹。

王以光教授在抗生素创新研究中获得发明专利 16 项。发表论文 160 余篇，编写著作 6 部。1994 年享受国务院突出贡献政府特殊津贴，2003 年抗击非典研制抗病毒药物 1647 获得表彰，同年被提名中国工程院院士候选人。

王以光教授是一名优秀的医学科研工作者，她把 60 多年的人生奉献给了中国抗生素发展事业。她喜欢实验室发酵的味道，摇床室散发的芳香，发酵车间浓浓的发酵的气息。她对科学研究的执着坚守，工作中的无私奉献，与团队的通力合作，对年轻学子的培养提携，是我们的榜样；

她在处理家庭、生活、工作的关系等方面，值得肯定，应予赞赏。希望奋斗在我国医药战线的年轻人，能够学习、借鉴王以光教授的对科研工作的理念和作风，将中国的医药科技创新事业推向新的高峰，创造新的业绩。

我非常敬佩她，王以光教授！我认真学习她，王以光教授！

中国医学科学院北京协和医学院原院校长

中国工程院院士

第十二届全国人大常委

刘德培

2017. 1. 25

/前　言/

经过三思，我终于决定明年正式退出研究所返聘人员行列，离开为之奋斗五十五年的中国抗生素研发事业。如果要从学习抗生素专业算起，进入这个领域已有六十个春秋。回顾往事，出生在抗日战争时期，成长在解放战争年代，度过了三年自然灾害，经历了各项政治运动，留苏访美各五载。在抗生素研发的日日夜夜，有艰辛，有欢乐，有遗憾，有收获。一言以蔽之，过去的岁月，令我感到欣慰的还是奋斗和怡悦。所以我渴望将它们记录下来，给自己做个总结，让后人了解一些中国抗生素发展的历史以及老一辈知识分子对待事业的态度、坚守和情操。

为了此书顺利出版发行，我要特别感谢沈阳同联集团有限公司董事长姜恩鸿先生给予的支持与资助。

王以光

2016. 10

目　录

生平 …… 1
童年的我 …… 10
我的姑父和姑姑（养父、养母） …… 12
我的中学时代 …… 15
我的外语情结 …… 16
初涉医大专业课，傍晚独闯解剖室 …… 20
公派留学前苏联，学习抗生素专业 …… 22
往事依依、岁月有痕 …… 24
报效祖国，不言苦涩 …… 28
面临挑战，探索转型 …… 34
齐心协力，创造业绩 …… 44
难忘同行-国际友人 …… 51
怡悦与欣慰 …… 57
兴中国抗生素，志在探索创新 …… 73
灰黄霉素的研制 …… 73
麦迪霉素的研制 …… 77
螺旋/乙酰螺旋霉素的研制 …… 83
西罗莫司（雷帕霉素）的研制 …… 88
泰古霉素的研制 …… 90
基因工程抗生素的研制 …… 95
潜心育人，耕耘收获 …… 113
心系学子，言传身教 …… 113
历届研究生论文选题 …… 114

更新知识，发掘潜力，开创师生攻坚的先例 …… 146
立足开发研究，重视成果转化 …… 155
铸就前程路漫漫，阶梯传承育新人 …… 162
为学子成才铺垫，为事业发展贡献 …… 165
一份关爱，悦在心中 …… 179
国内外学术交流 …… 188
基因工程技术在抗生素研发中的应用 …… 188
巴斯德研究所学术交流 …… 228
国际放线菌生物学研讨会 …… 232
人类新基因肌原纤维调节因子-1（MR-1）的研究 …… 249
其他活动成果 …… 255

生 平

我于1936年出生于黑龙江省哈尔滨市，成长在江苏省常州市。1953年毕业于江苏省立高中后，考入大连医学院医疗系就读一年，于1954年被国家选派留学苏联。1954~1955年在北京俄语专科学院集中俄语培训后，1955~1960年分配至当时的苏联列宁格勒制药学院学习抗生素工艺专业，毕业时获得硕士学位。

证明书

隶属于国际非政府机构《苏联学校毕业生国际团体》的学历、文凭、学位和职称确认委员会（同等学历评估委员会）证实，1960年6月8日由列宁格勒化学制药学院颁发给王以光的编号为150157、簦记号为401的完成学业全优毕业证书确系获得高等教育制药学硕士的证明文件。

根据承认欧州地区学历、高等教育毕业证书及学位公约（联合国教育科学文化组织，1979年，巴黎）第1款和第5款。同等学历评估委员会建议公约签字国或参加国的主管机关，承认获此毕业证书的持有者有权据此参与有关专业活动或在毕业证书记载的技能水平继续学习和提高。

同等学历评估委员会 主席（签字、盖章）

1998年7月20日，莫斯科

登记注册号：005569

1960~2000年，在中国医学科学院医药生物技术研究所（原抗菌素研究所）工作，2000年退休返聘至今。1960~1978年任实习研究员；1978~1985年任助理研究员；1985~1989年任副研究员；1989年任研究员。历任研究所发酵室、生物工程室、微生物代谢工程室主任，研究所学术委员会委员、中国医学科学院学术委员会分子结构生物学学术委员会委员、中国生物工程学报审稿专家、医药工业科研开发信息特约编委、中国抗生素杂志、国外医药抗生素分册编委、编委会顾问，中国医药生物技术杂志编委、香港新华通讯出版社技术顾问、国家药品监督管理局药品审评专家，北京生物工程学会理事等。

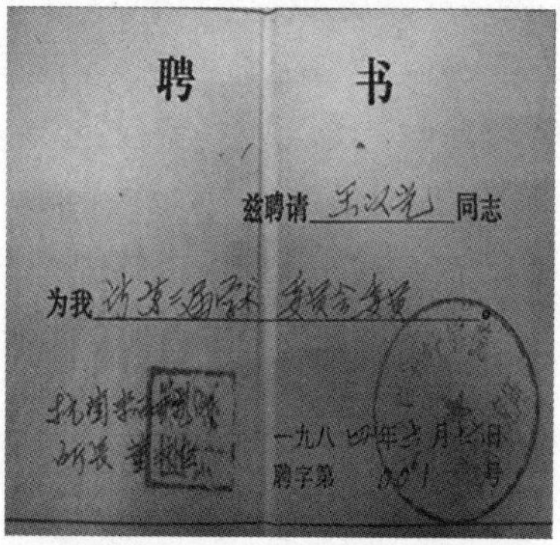

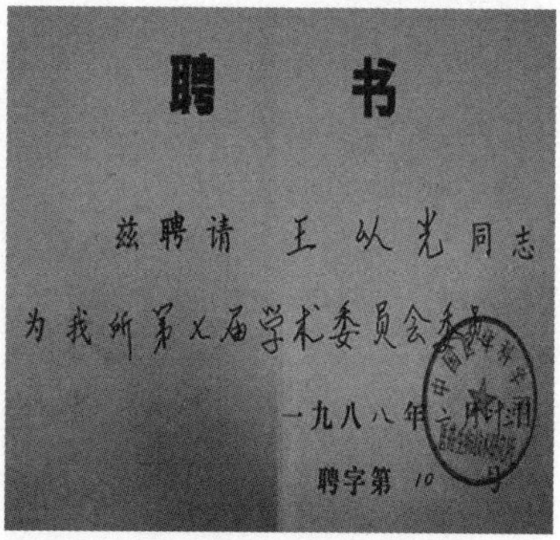

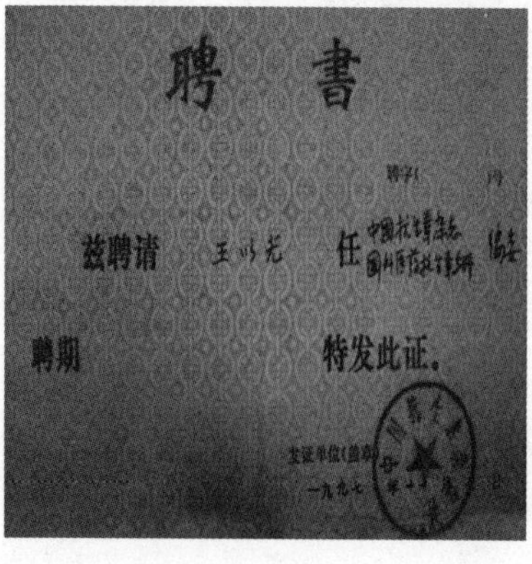

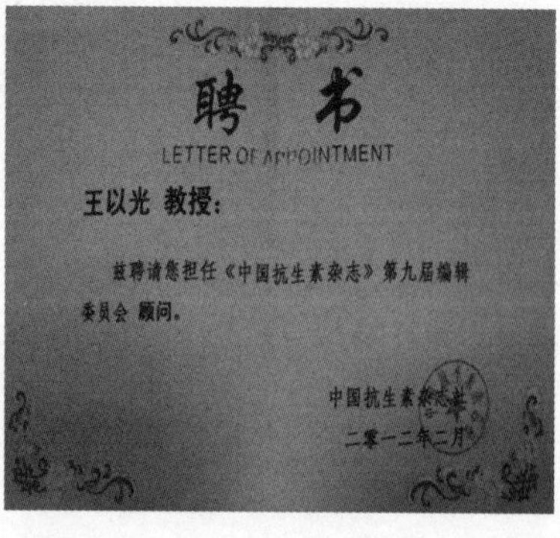

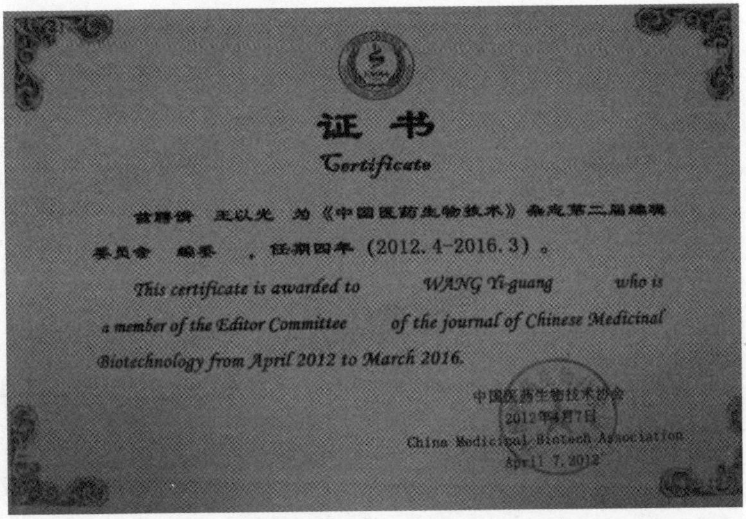
证书
Certificate
兹聘请 王以光 为《中国医药生物技术》杂志第二届编辑委员会 编委 ，任期四年（2012.4-2016.3）。
This certificate is awarded to WANG Yi-guang who is a member of the Editor Committee of the journal of Chinese Medicinal Biotechnology from April 2012 to March 2016.
中国医药生物技术协会
2012年4月7日
China Medicinal Biotech Association
April 7, 2012

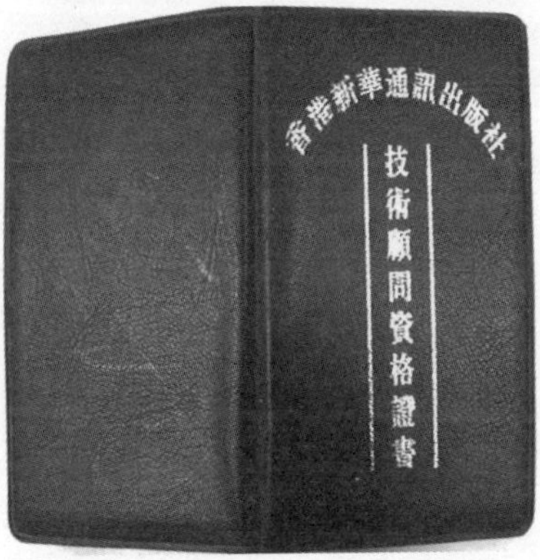

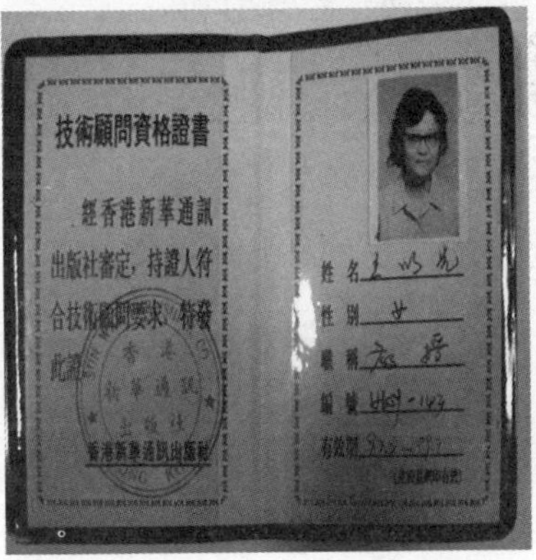
技術顧問資格證書
經香港新華通訊出版社審定，持證人符合技術顧問要求，特發此證。
香港新華通訊出版社
姓名
性別
職稱
編號
有效期

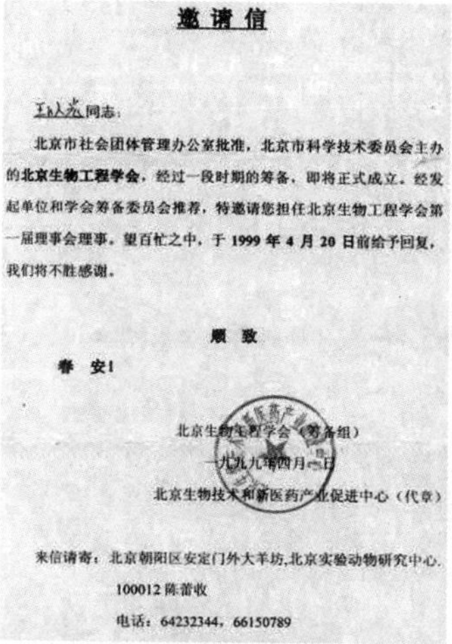
邀请信

王以光同志：

北京市社会团体管理办公室批准，北京市科学技术委员会主办的**北京生物工程学会**，经过一段时期的筹备，即将正式成立。经发起单位和学会筹备委员会推荐，特邀请您担任北京生物工程学会第一届理事会理事。望百忙之中，于 **1999 年 4 月 20 日**前给予回复，我们将不胜感谢。

顺致

春 安！

北京生物工程学会（筹备组）

一九九九年四月一日

北京生物技术和新医药产业促进中心（代章）

来信请寄：北京朝阳区安定门外大羊坊，北京实验动物研究中心

100012 陈蕾收

电话：64232344，66150789

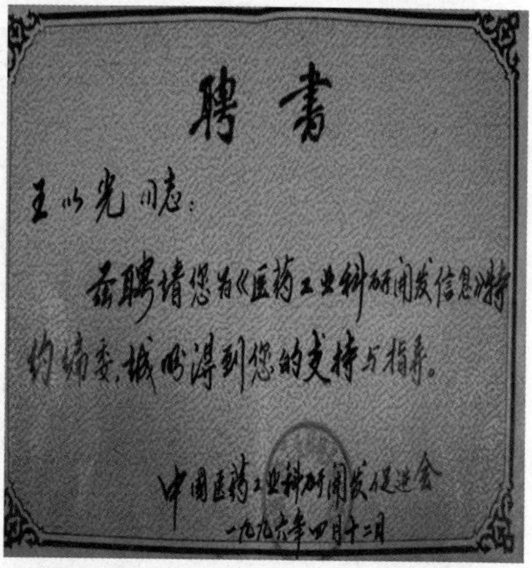
聘书

王以光同志：

兹聘请您为《医药工业科研开发信息》特约编委，诚盼得到您的支持与指导。

中国医药工业科研开发促进会

一九九六年四月十二日

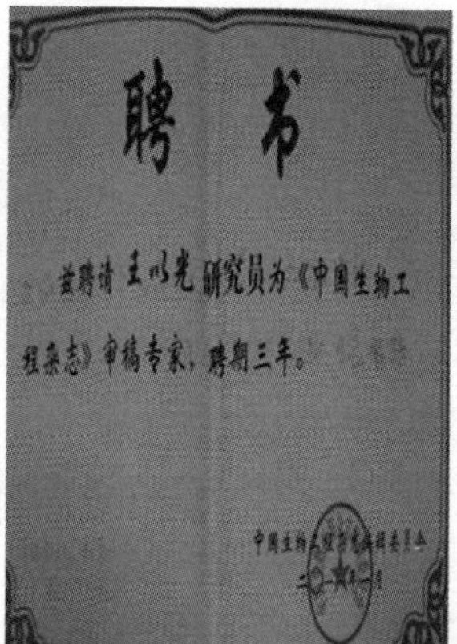
聘书

兹聘请 王以光 研究员为《中国生物工程杂志》审稿专家，聘期三年。

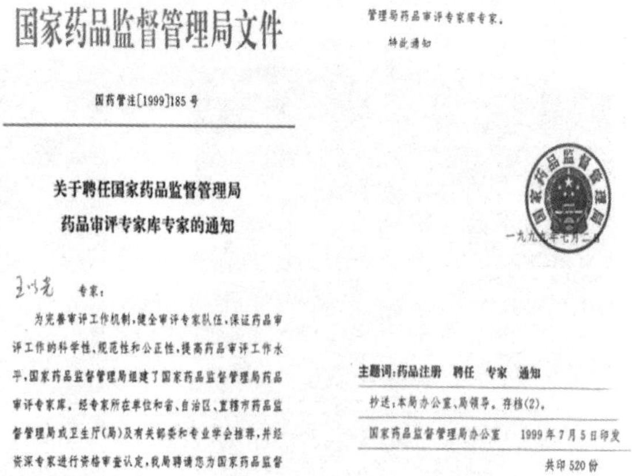
国家药品监督管理局文件

国药管注〔1999〕185 号

关于聘任国家药品监督管理局药品审评专家库专家的通知

王以光 专家：

为完善审评工作机制，健全审评专家队伍，保证药品审评工作的科学性、规范性和公正性，提高药品审评工作水平，国家药品监督管理局组建了国家药品监督管理局药品审评专家库，经专家所在单位和省、自治区、直辖市药品监督管理局或卫生厅（局）及有关部委和专业学会推荐，并经资深专家进行资格审查认定，我局聘请您为国家药品监督管理局药品审评专家库专家。

特此通知

一九九九年七月二日

主题词：药品注册 聘任 专家 通知

抄送：本局办公室、局领导。存档(2)。

国家药品监督管理局办公室 1999 年 7 月 5 日印发

共印 520 份

1970 年，响应毛主席把医疗卫生工作重点放到农村去的号召，参加西北医疗队，到毗邻新疆戈壁滩上的甘肃柳园地区。当时的柳园不仅缺医少药，生活条件也极端艰苦。我们的医疗队员分散安置在农民家里，

住的是炕头，吃的是水煮拉面条，没有一点油水，有几根腌韭菜就算好的啦。尽管我不是医学专业，但是夜里只要有孕妇分娩，我就陪同医护人员，踏着漆黑的夜路到农民家为产妇接生。半年之后，研究所军代表来医疗队检查工作时，明确指出我干这个是浪费人才，便将我安排到敦煌县医院，同时调来两名助手，让我在西北采集土样，分离菌种。所以在医疗队的后半年，我的任务转为在当时的敦煌县医院筹建实验室，进行分土和菌种分离。遗憾的是，由于实验条件很差，运到北京的菌种许多都被污染了。

1979 年改革开放后，我被国家教育部首次公派出国，留学美国作为访问学者进修两年。从此开始了我科研领域的转型，由微生物发酵逐步转为微生物分子生物学。1981 年回国后，重头组建研究所分子生物学实验室。1985 年被评为卫生部优秀出国人员，享受出国学术休假待遇，于 1985 ~ 1987 年为期一年半，再次赴美访问进修。之后，于 1989 年及 1991 ~ 1993 年期间，先后 5 次历时 5 年，在美国威斯康星大学生化系、药学院作为访问学者，从事链霉菌分子生物学及抗生素生物合成基因工程学研究。

1996 年 6 月 ~ 1996 年 9 月，应韩国明知大学生命科学院徐肯源教授邀请，作为客座教授，协助其培养研究生。

1982 年开始培养硕士研究生，先后培养 27 名硕士。1994 年获得博士生导师资格，共计培养 18 名博士。培养研究生的专业主要包括：微生物药物分子生物学、基因工程、微生物发酵及工程、微生物药物生物合成及代谢调控、基因组合生物合成新药的研究，开展过绿脓杆菌耐药机制的研究、从微生物开源研发新型纤溶酶、以基因筛选为指导的海洋微生物开源药物的研究、人类疾病相关基因功能的研究等。主持或实际主持（由于年龄条件的限制，后期有些项目只能由年轻人挂名）国家 75、85、十五攻关重大项目、863-十五项目、863-十一五重大科技专项、973 前期研究项目、国家自然科学基金等国家级、北京市重大科技项目以及部级研究课题 20 余项。

先后研制成功灰黄霉素、麦迪霉素、乙酰螺旋霉素，分别获得全国科学大会奖、全国医药卫生科学大会奖和卫生部乙等奖。开发研制的免疫抑制剂西罗莫司（雷帕霉素），转让华北制药集团新药开发中心获得新药证书。泰古霉素（替考拉宁）研制技术成功转让韩国希杰公司取得成效。利用基因工程技术研制成功新型抗生素丙酰螺旋霉素及必特螺旋霉素（现用名可利霉素）。基因工程技术在大环内酯类抗生素及甲砜霉素中的应用，2000年获北京市科技进步二等奖。基因工程必特螺旋霉素已完成Ⅲ期临床试验，正在申报新药证书。申请发明专利28项，批准16项。发表论文160余篇，编写著作6部。

1990年被评为中国医学科学院中国协和医科大学教育先进个人，并得到北京市教育工会表彰。1995年被评为研究所精神文明先进个人。

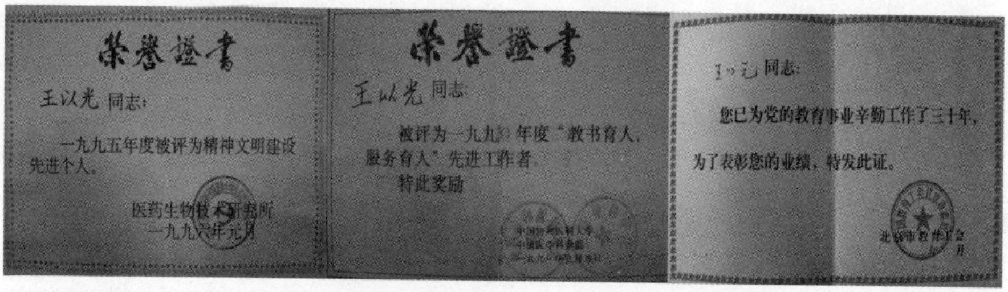

1996年、2003年、2005年，先后被评为研究所优秀党员。2003年抗击非典，研制抗病毒药物1647获得表彰。1994年批准享受国务院有突出贡献政府特殊津贴。

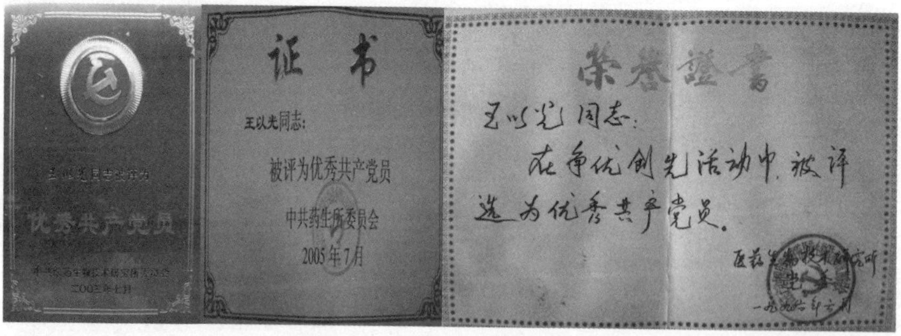

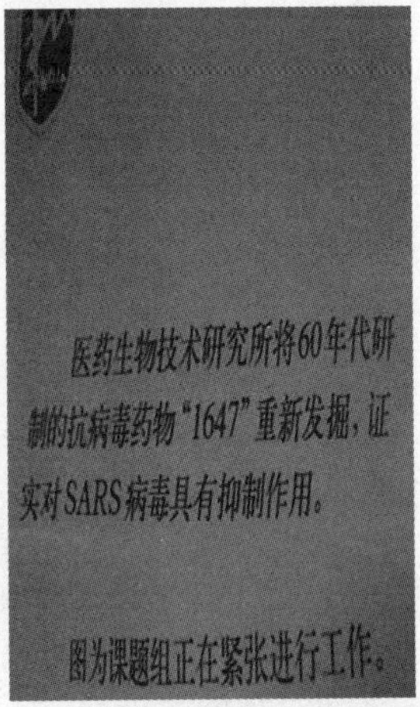

医药生物技术研究所将60年代研制的抗病毒药物“1647”重新发掘，证实对SARS病毒具有抑制作用。
图为课题组正在紧张进行工作。

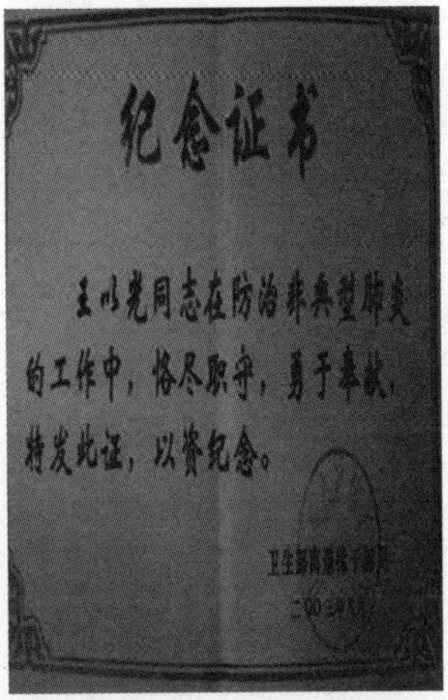
纪念证书

王以光同志在防治非典型肺炎的工作中，恪尽职守，勇于奉献，特发此证，以资纪念。

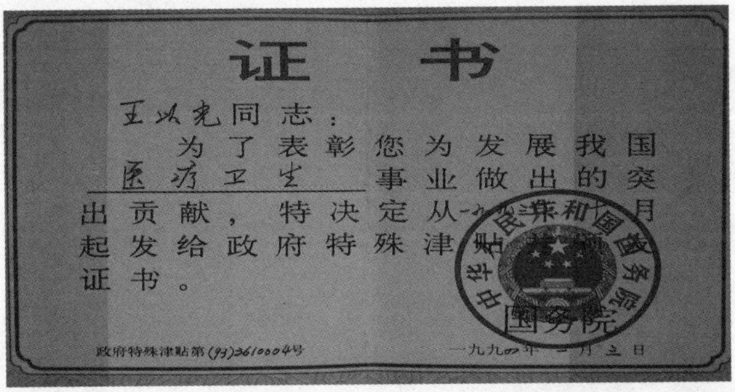
证书

王以光同志：

为了表彰您为发展我国医疗卫生事业做出的突出贡献，特决定从
起发给政府特殊津
证书。

国务院

政府特殊津贴第(93)361000４号

1997年入选香港出版的《世界优秀医学人才名典》。2003年入选人民画报社《继往开来》、2004年入选科技部研究中心中国科技论坛的《世纪战略与展望》出版物。2005年科技日报《基因工程药物专家》一文中进行了报道。2003年经研究所学委会推荐通过，医科院评审报卫生部推荐，被提名为中国工程院院士候选人载入科技日报。

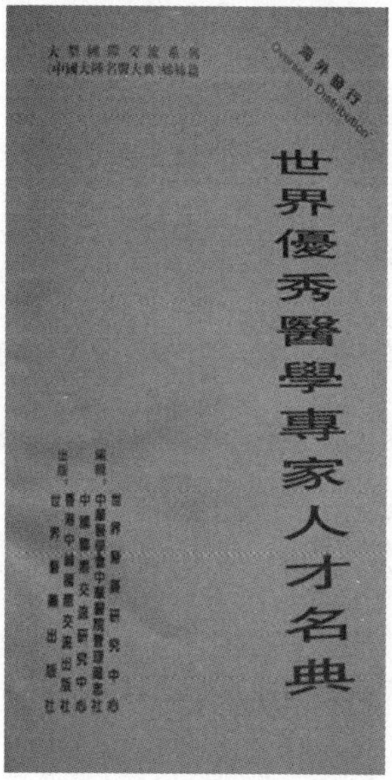

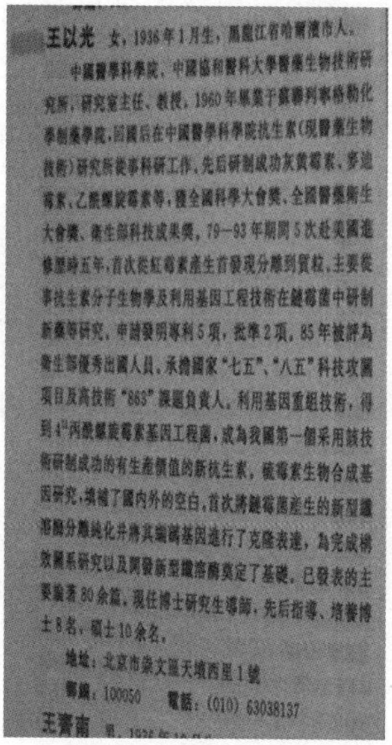

王以光 女，1936年1月生，黑龍江省哈爾濱市人。

中國醫學科學院、中國協和醫科大學醫藥生物技術研究所，研究室主任、教授。1960年畢業于蘇聯列寧格勒化學制藥學院，回國后在中國醫學科學院抗生素（現醫藥生物技術）研究所從事科研工作，先后研制成功灰黃霉素、麥迪霉素、乙酰螺旋霉素等，獲全國科學大會獎、全國醫藥衛生大會獎、衛生部科技成果獎。79—93年期間5次赴美國進修歷時五年，首次從紅霉素產生菌發現分離到質粒，主要從事抗生素分子生物學及利用基因工程技術在鏈霉菌中研制新藥等研究。申請發明專利5項，批準2項。85年被評為衛生部優秀出國人員，承擔國家"七五"、"八五"科技攻關項目及高技術"863"課題負責人。利用基因重組技術，得到4''丙酰螺旋霉素基因工程菌，成為我國第一個采用該技術研制成功的有生產價值的新抗生素。硫霉素生物合成基因研究，填補了國內外的空白，首次將鏈霉菌產生的新型纖溶酶分離純化并將其編碼基因進行了克隆表達，為完成構效關系研究以及開發新型纖溶酶奠定了基礎。已發表的主要論著80余篇。現任博士研究生導師，先后指導、培養博士8名、碩士10余名。

地址：北京市崇文區天壇西里1號

郵編：100050 電話：(010) 63038137

王賽南 男，

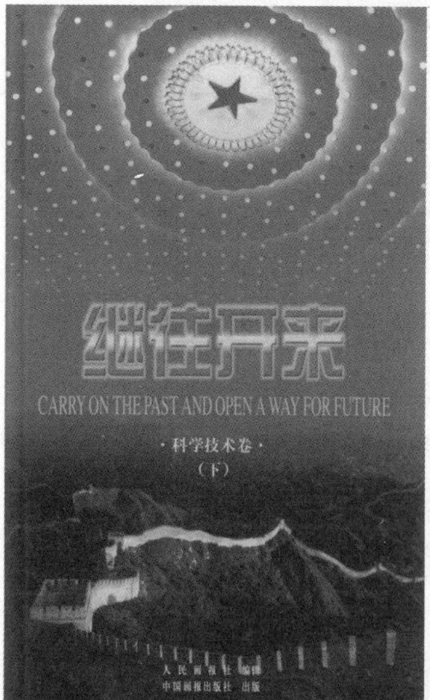

继往开来·科学技术

中国医学科学院医药生物技术研究所研究员

王以光

王以光，1936年1月出生，江苏常州人，中共党员。1960年原苏联列宁格勒化学制药学院抗生素工艺系硕士毕业。1979—1993年，先后5次在美国威斯康辛大学生化系、药学院作为访问学者进行链霉菌分子生物学及抗生素生物合成基因工程合作研究。曾任中国医学科学院学术委员会分子结构生物学学术委员会委员，《中国抗生素杂志》、《国外医药抗生素》分册编委，香港新华通讯出版社技术顾问，国家药品监督管理局药品审评专家等职。现任中国医学科学院医药生物技术研究所研究员，中国协和医科大学教授、博士生导师，中国医学科学院医药生物技术研究所微生物代谢工程室主任。

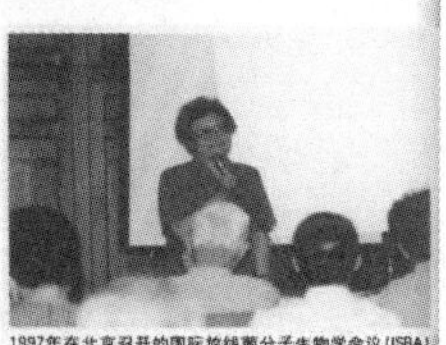

1997年在北京召开的国际放线菌分子生物学会议（ISBA）上作学术报告。

80年代初她在国内率先开始从事链霉菌和抗生素生物合成分子生物学和基因工程研究。首次发现并分离红霉素产生菌内源质粒，为在该菌中建立基因转化表达系统奠定了基础。大环内酯类抗生素生物合成关键酶基因的研究被列入国家"七五"攻关项目，抗生素基因工程研究被列入国家"863"项目，与中国科学院植物生理研究所合作立项进行的放线菌次生代谢分子生物学研究被列入国家自然科学基金"八五"规划及"九五"重点项目。首次利用基因工程技术研制成功丙酰螺旋霉素及必特螺旋霉素。基因工程必特螺旋霉素已按一类新药要求获得临床研究批文。基因工程技术在改造大环内酯类抗生素及硫霉素中的应用获2000年北京市科技成果二等奖。在开发研制高效免疫抑制剂西罗莫司中做出了贡献。先后研制成功灰黄霉素、麦迪霉素、乙酰螺旋霉素。获得全国医药卫生科学大会成果奖、全国科学大会成果奖、卫生部乙级科技成果奖、江苏省科技成果奖和国家医药管理局优秀科技成果三等奖。1985年被评为卫生部优秀出国人员。

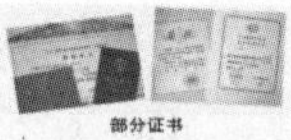

部分证书

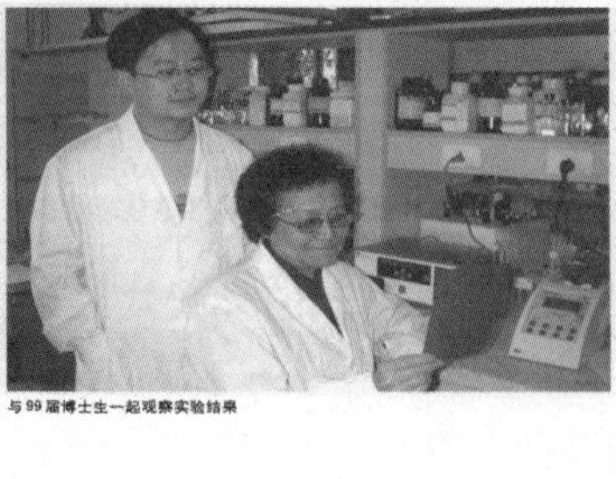

与99届博士生一起观察实验结果

先后承担国家、省部课题20余项，申请发明专利10项，批准4项，发表论文110余篇，SCI收录10篇，培养研究生30余名。曾赴加拿大、美国、俄罗斯等国参加国际会议并发表论文或作大会报告。

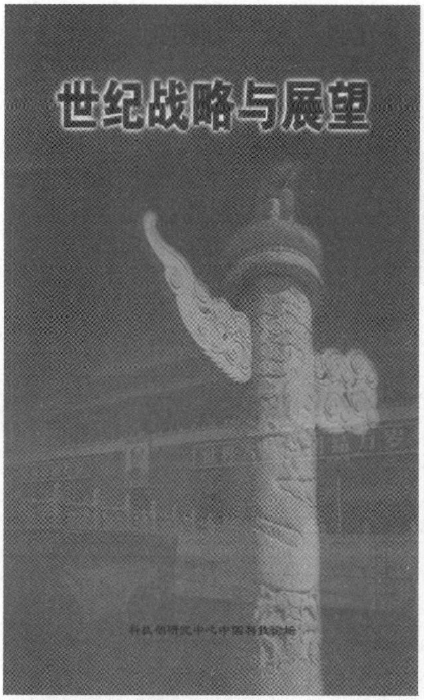

科研院所篇 KeYanYuanSuoPian

中国医学科学院医药生物技术研究所

王以光教授

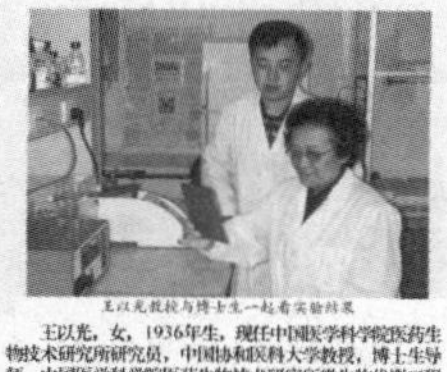
王以光教授与博士生一起看实验结果

王以光，女，1936年生，现任中国医学科学院医药生物技术研究所研究员，中国协和医科大学教授，博士生导师，中国医学科学院医药生物技术研究所微生物代谢工程研究室主任。

1986年为硕导，1994年为博导，历任中国医学科学院抗菌素研究所及医药生物技术研究所学术委员会委员、中国医学科学院学术委员会分子结构生物学学术委员会委员、香港新华通讯出版社技术顾问、国家药品监督管理局药品审评专家。1994年获得国务院有突出贡献政府特殊津贴。培养硕士、博士30余名，发表论文115篇，申请专利12项，其中已被批准4项。

主要从事抗生素发酵、生物合成、链霉菌分子生物学及抗生素基因工程研究，在原创性开发研制灰黄霉素、麦迪霉素、乙酰螺旋霉素、雷帕霉素等工作中从菌种发酵条件、培养基研究、中试工艺研究及积累药理和临床试验用样品方面做出过贡献，为我国医药工业提供了新品种，为国家创造了良好的经济和社会效益。

80年代初首次从红霉素产生菌中发现并分离了内源性质粒，研究了质粒与红霉素生物合成的关系；在参与早期红霉素生物合成基因研究中，克服了红霉素产生菌对外源基因转化的修饰限制性障碍，完成了红霉素生物合成中参与脱氧糖苷酶合成基因(eryB、eryC1、eryD)的定位，该项研究为后期红霉素生物合成基因簇的克隆及研究奠定了基础。鉴于该项研究成果，被评为卫生部优秀出国人员并获中国医学科学院科技进步奖。

在研究大环内酯类抗生素生物合成途径的基础上，利用基因重组技术对螺旋霉素进行4"羟基酰基化的改造，以提高其体内抗菌活性，并简化生产工艺。为此，从与螺旋霉素生物合成途径相似的麦迪霉素和碳霉素产生菌中克隆了4"丙酰基转移酶和异戊酰基基因，转入螺旋霉素工业生产菌株，使之表达，分别获得直接产生丙酰螺旋霉素和必特螺旋霉素的基因工程菌，完成了麦迪霉素4"丙酰基转移酶基因结构分析，表明为一新基因，由1163bp组成，编码388个氨基酸，已送交国际基因库（收录号为D63662）。利用基因重组技术研制的基因工程丙酰螺旋霉素，完成了实验室中试，进行了体外及动物体内初步药效学评价，结果表明其在动物的体内抗菌活性优于乙酰螺旋霉素，基因工程丙酰螺旋霉素是我国第一个利用基因工程技术获得的新抗生素，其制造方法于1996年获得了中国发明专利（90106025.9），1993年获北京发明协会北京发明展优秀发明金奖。基因工程必特螺旋霉素（曾用名生技霉素），比丙酰螺旋霉素有更高的抗菌活性，尤其对肺炎支原体有显著活性。基因工程技术研制必特螺旋霉素的方法于2000年获得了中国发明专利（97104440.6）。通过基因整合技术构建了基因稳定型必特螺旋霉素基因工程菌，从代谢调控角度研究阐明了抗生素多基因产物中基因组合之间的协调问题，使基因工程菌能适应于不断育种提高发酵水平的产业化要求。经过7年优化育种实验操作及发酵放大实验证明基因表达稳定，菌种发酵能力现已达到可进入产业化水平。稳定型必特螺旋霉素基因工程菌高产菌种已申请专利（02148771.5）。基因工程必特螺旋霉素现已完成I期临床研究，进入II期临床实验。基因工程必特螺旋霉素为国内外首创基因工程抗生素，也是国内外第一个进入临床研究的基因工程抗生素，为我国有自主知识产权的一类新药。

他为开拓基因工程技术对新型一内酰胺类（碳青霉烯类）抗生素结构改造的应用，进行了原创性研究工作，从筛选硫霉素（沙纳霉素）生物合成阻断变株入手，建立了可进行基因克隆的受体系统，采用与变株基因互补的策略克隆了与硫霉素生物合成相关的基因，通过对变株中间代谢产物及基因互补后产物的分离鉴定，确证了克隆基因的功能与硫霉素的环化有关，并发现除了文献报道的谷氨酸和乙酸可能是硫霉素生物合成的前体外，丙氨酸可能也是硫霉素生物合成的前体，即丙氨酸与谷氨酸经活化后缩合被环化酶环化进入硫霉素生物合成途径，直接形成硫霉素C6位羟甲基，完成了环化酶基因序列分析，证明为一新基因，由405bp组成，编码134个氨基酸，送交基因库收录号为D78167。基因产物在大肠杆菌中得到了表达，并证明表达产物具有生物活性。硫霉素环化酶基因的克隆与表达为一内酰胺类抗生素的改造奠定了基础。

主持完成75攻关、863-75、85、十五和国家自然科学基金项目12项，中国医学科学院重点基金项目1项；参与主持国家自然科学基金重点项目2项，卫生部开发基金1项；正在承担863重大创新项目，973前期研究及北京市重大科技项目4项。

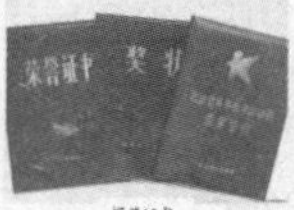
评奖证书

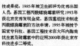

· 143 ·

基因工程药物专家 王以光

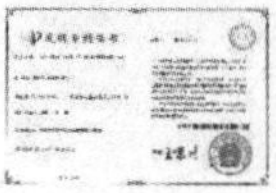

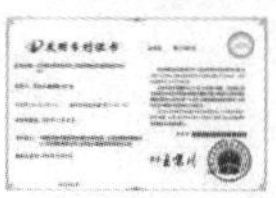

王以光，1936年生，江苏常州人，中共党员。1960年原苏联列宁格勒化学制药学院抗生素工艺系硕士毕业。1979-1993年，先后5次在美国威斯康辛大学生化系、药学院作为访问学者进行链霉菌分子生物学及抗生素生物合成基因工程合作研究。曾任中国医学科学院学术委员会分子结构生物学学术委员会委员，《中国抗生素杂志》、《国外医药抗生素》分册编委，香港新华通讯出版社技术顾问，国家药品监督管理局药品审评专家等职。现任中国医学科学院医药生物技术研究所研究员、中国协和医科大学教授、博士生导师，中国医学科学院医药生物技术研究所微生物代谢工程室主任。

王以光研究员研制的灰黄霉素及麦迪霉素获全国科学大会奖，乙酰螺旋霉素研制获卫生部科技成果乙等奖，红霉素生物合成基因研究1984年获医科院科技成果奖，1985年被卫生部评为优秀出国人员，基因工程丙酰螺旋霉素研究1993年获北京优秀发明金奖，基因重组技术制造丙酰螺旋霉素的方法申请，1995年被授予国家专利权，基因工程技术在大环内酯类抗生素及硫霉素中的应用2000年获北京市科技进步二等奖。

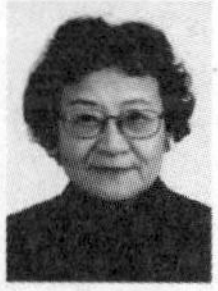

另外，王以光研究员主持研究的基因工程必特霉素为国内外首创的基因工程抗生素，国家"863"计划2004年第三批新立项项目，至今国内外尚无基因工程抗生素问世。它有较高的亲脂性，口服吸收快，组织渗透性强，分布广泛，体内维持时间长，有较好的抗生素后效应，一天只需服用一次，与同类药物没有完全交叉耐药性，经I期临床实验研究表明其安全性良好。必特霉素及其基因工程高产菌株已获中国专利，必特霉素是基因工程菌发酵直接产物，无需进行化学半合成加工，其生产过程环境污染少，生产工艺较简便，成本较低，价格适宜，符合公费医疗要求。在"863"计划支持下必特霉素将完成临床试验研究，申报新药证书，现处在II期临床实验阶段。

她目前任国家高技术"863"攻关项目、国家"八五"攻关项目、国家自然科学基金重点项目、国家自然科学基金项目、卫生部开发基金课题、医科院基金等8个科研项目的课题负责人，此外，还承担"微生物药物"及"医药生物技术"研究生教学课程。先后承担国家、省部课题20余项，申请发明专利10项，批准4项，发表论文110余篇，SCI收录10篇，培养研究生30余名。曾赴加拿大、美国、俄罗斯等国参加国际会议并发表论文或作大会报告。

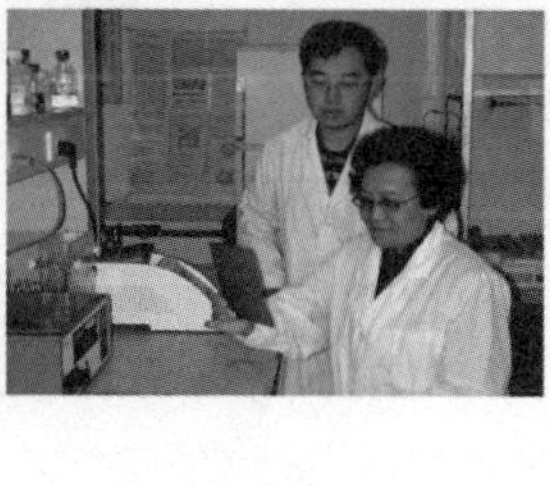

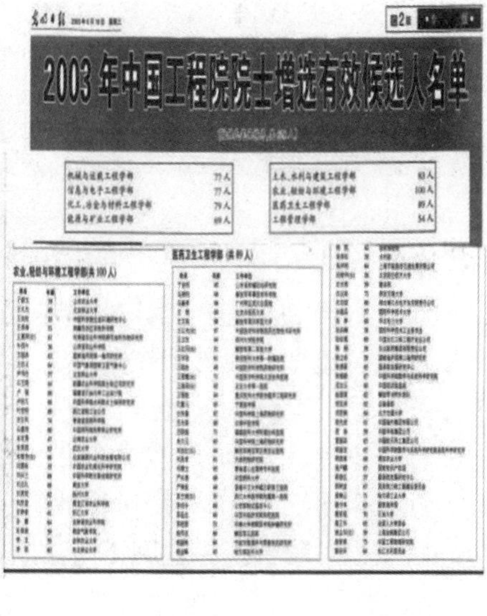

光明日报

2003年中国工程院院士增选有效候选人名单

机械与运载工程学部	77人	土木、水利与建筑工程学部	83人
信息与电子工程学部	77人	农业、轻纺与环境工程学部	100人
化工、冶金与材料工程学部	79人	医药卫生工程学部	89人
能源与矿业工程学部	69人	工程管理学部	54人

农业、轻纺与环境工程学部(共100人)

医药卫生工程学部(共89人)

童年的我

我于1936年1月16日出生在黑龙江省哈尔滨市。生父白汉清是电话局报务员，生母张静馥是助产士。我们家有兄弟姐妹六人，我排行老二，姐姐比我大1岁半，大弟比我小1岁半。我出生时，父母与我爷爷、奶奶，还有我姑姑，都在一起居住生活。所以父母当时的经济负担和精神压力可想而知啦。在我记忆里，父母亲照顾不过来的时候，我就经常喊姑姑给我穿衣服，从小与她建立起感情。

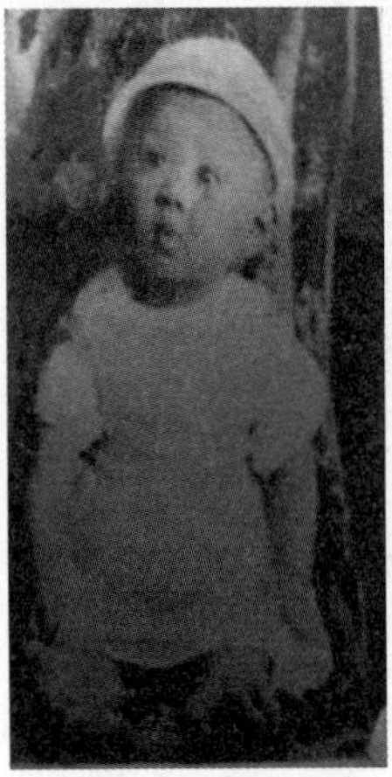

出生6个月的我

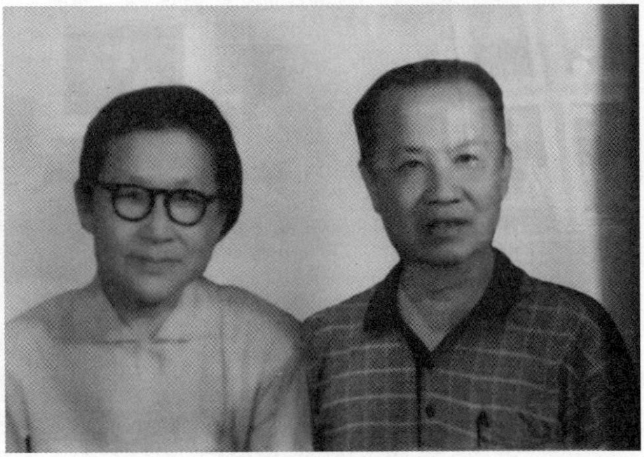

母亲：张静馥，父亲：白汉清

姑姑白蕴彬和我母亲在助产士学校是同学，我父母的姻缘结合是姑姑牵的线。姑父王霭（又名王显微）是江苏常州人，30年代初期，在中共地下党员姜椿芳（新中国成立后任中共中央马恩列斯著作编译局副局长、中国大百科全书出版社总编辑）影响下，成为一个进步青年。为了逃避封建包办婚姻，与姜椿芳一起到了哈尔滨，后来在黑龙江镇东县报务局工作。

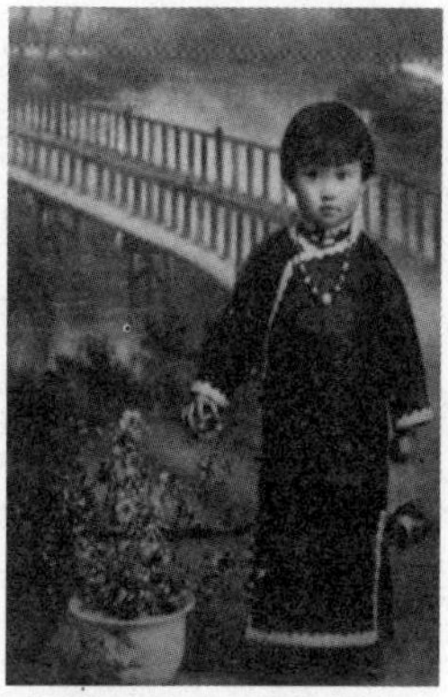

3 岁跟着姑姑和姑父

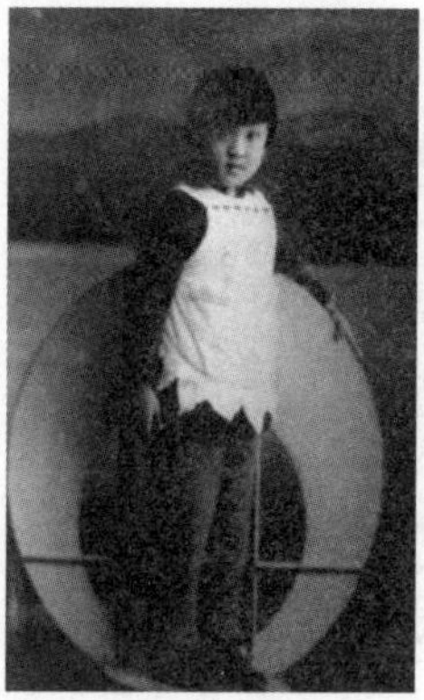

4 岁到常州

1940 年姑父返回常州，由于当时南北交通不便路途遥远，奶奶怕我姑姑孤单寂寞，让我陪同姑姑一起到了常州。由于姑姑习惯性流产不能再生育，在我 6 岁上小学时，父母同意我过继给姑姑、姑父，从此改为王姓。

听大人们说，我小时候是个乖巧的孩子。当时的常州市面积很小，也没有公交车，到什么地方都是步行。我可以从局前街的家走到西门电报局给姑父送饭。记得局前街附近有一条小河，我喜欢看河面水上人家的生活。我们家后来搬到了前后沿，后门台阶直通这条涓涓溪流。我常常在岸边洗菜，洗衣服，眼前显现的真是一幅江南水乡的风光。遗憾的是，当我后来再回常州的时候，昔日的小河都被填平了，找不到一丁点以往的痕迹。

我小学就读局前街小学，是一个品学兼优的学生，9 岁小学四年级时考试第一名，10 岁参加全市演说比赛，获得高级组第四名。

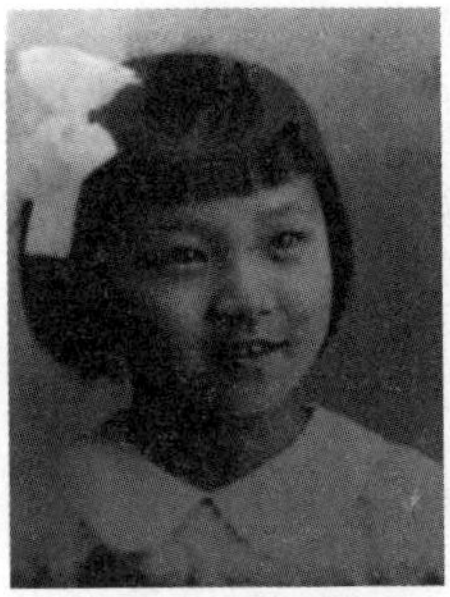

9 岁被评为品学兼优学生

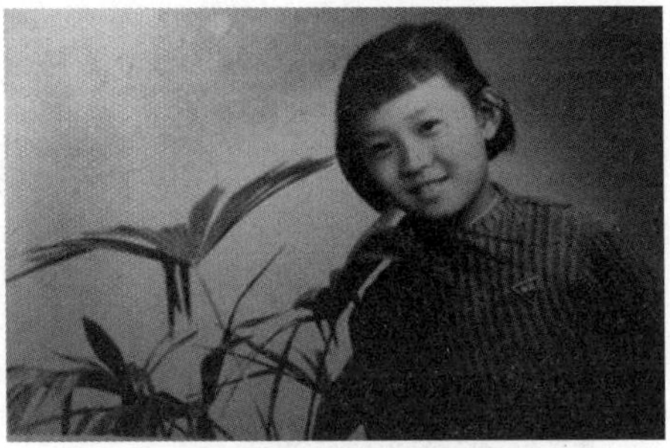

10 岁参加全市演讲比赛

我的姑父和姑姑（养父、养母）

姑父给我的印象如同他的名字王蔼，和蔼可亲，有涵养、为人低调。他在 1928 年跟随中共地下党员姜椿芳从常州到了哈尔滨。姜椿芳是全国政协常委，曾任中共中央编译局副局长、顾问，中国现代百科全书事业奠基人，大百科全书出版社总编辑。1932 年加入中国共产党。姑父与姜椿芳同为常州人，是同学。1928 年跟随姜椿芳到哈尔滨，接受进步思想的影响，1932 年被发展为中国共产主义青年团团员，参加过地下党组织的贴标语，反对日本占领中国东三省和所扶植的傀儡伪政权“满洲国”等项宣传活动。1937 年姜椿芳在苏联人的帮助下，创办了中共刊物《时代》。我姑父就按照姜的授意，偷偷地将《时代》刊物，安放在姑姑工作的江苏省常州第一人民医院资料室，传播进步思想。常州临近解放时，地下党要求他秘密保护好常州市电话局的通信设备，确保其畅通无阻。姑父知道肩负的任务有危险，但从未流露过为难的情绪，而是默默无闻地工作着。直到新中国成立后也没有宣扬过。解放前家里经济状况较差，不仅要抚养姑父的父母（我叫他们爷爷、奶奶），有几年奶奶弟弟的两个孩子也在我们家上学，吃住。尽管姑姑也有工作，但微薄的薪水还是难以养活这么一家人。面对这些，姑父从来没有怨言，除了白天在电报局上班，晚上还要在芳晖女中教日文。其实他很早就得了肺结核，但他一直坚持带病工作。姜椿芳到香港时曾买了一些雷米封（异烟肼）给他，由于价格昂贵，所以停停吃吃，没有得到及时有效的治疗。直至新中国成立后他原本可以享受公费医疗了，但是已经病情危重，不幸于1955年在姑姑工作的常州市第一人民医院去世，享年42岁。姑父病重期间，我在北京俄语专科学校留苏预备部学习俄语。为了不影响我的学习，他们没有告诉我，姑父曾用颤抖的手给姑姑写下了“亲爱的，跟女儿好好过社会主义生活”的手迹，至今我还保留珍藏着……

因为姑父担心将病传染给我，所以从初中开始就安排我在学校寄宿，高中也是寄住在姑父的亲戚家，上大学就离开了常州，直至他离世，我再也没有机会依附在他身旁。我跟姑父的接触虽然不多，但他对我的爱和期望一点也不少。念高中，他为我推荐了全国知名的江苏省重点常州中学（省常中）；上大学，他为我选择了当时蒸蒸日上的大连医学院。1953年，他没有让我追逐潮流去报考拥挤的北京医学院或上海医学院，而是选择了实力不菲的大连医学院。当时的大连医学院云集了沈其震、伍律、吴襄和吴汝康等一批知名教授，而且坐落在大连星海公园的新校区，拥有我国第一座明亮的现代化阶梯式教室。也许正是姑父为我做的这个选择，才让我获得了留学苏联的机遇，决定了我终生所从事的中国抗生素事业。

姑姑在家里排行老三，当时是老白家唯一的“掌上明珠”（女孩），所以深得我爷爷奶奶的疼爱，也因此养成了任性的习惯，在老白家大家让着她，在老王家有我姑父为她在婆婆跟前“抹稀泥”。为了减少因家务事引起的矛盾，我在家住的日子里，总是每天先到早市买好菜再上学去。

姑姑为人正直、诚实、要求上进、待人热情，在医院的人缘很好。所以在姑父去世、我在苏联学习、她孤身一个人的日子里，单位同事们都把她当作大姐相待，在生活上给了她很多关照与帮助，也结下了深厚的友情。让我难以忘怀的一件事是，姑姑在诚实方面对我的教育和严要求。记得有一次，她把两个小石榴挂在窗户上，说是为了好看。但是我一人待在家里，转来转去实在感到无聊，便把两个石榴拿下来吃掉了。还有一次，她让我去倒掉吃剩的葡萄渣，并嘱咐我说这些不能吃要扔掉。然而，我发现有些枝杈上还挂着一些小葡萄，经不住诱惑，便将它们逐个吃掉。前面那次，姑姑下班回家看见石榴没有了，问我怎么回事，我说石榴自己掉下来，我就把它们吃了。后来那次倒葡萄渣的事，姑姑回家后让我张嘴检查，问我吃了没有，我不敢撒谎，只好老老实实地承认吃了。对于这些事情，姑姑从不姑息放纵，除了狠狠教训，有时还动手惩罚，说不诚实的孩子最没有出息！

姑姑为新中国的诞生热情欢呼，为党的事业忠心耿耿，尽管不是党员，但在工作上严格要求自己。她在担任医院护士长工作后，为自己定下了三八作风、三大纪律、八项注意；同时要求做到三老、四严、四要和四个一样。此外，对管辖内的妇产科护理人员也规定了六项原则。她在岗时做到了这些，退休后对党的事业热情不减，为退休后能领到退休金对党感激不尽。1967 年退休来到北京和我们生活在一起，除了帮助我们照料两个外孙儿，还将自己的余热全部无偿地奉献给了社区街道工作。每到周末她就走家串户，了解各家的情况，尽力帮助社区居民解决困难，在不影响贯彻党的计划生育政策前提下，妥善帮助落实第二胎孩子的户口问题。每逢重大节假日期间，姑姑经常带领居委会一帮“大妈干部”们，戴着红袖箍游走巡逻维护治安。人们怀着感激崇敬的心，有时戏称她们为“小脚侦缉队”。常年不懈的社区服务工作，赢得了群众的信任与爱戴。在她 1995 年（享年 83 岁）病逝时，不少人前来表达怀念与她告别。

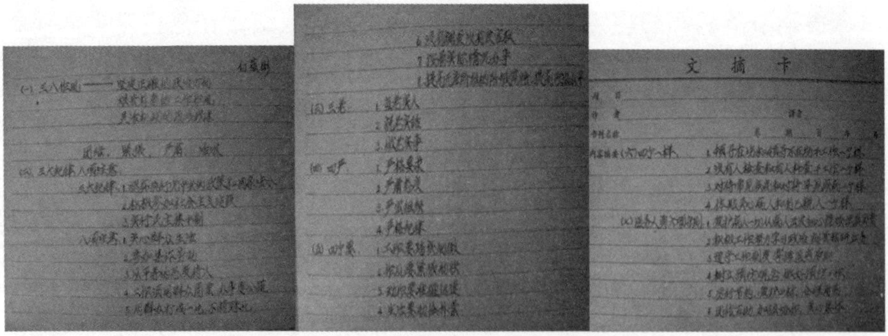

姑姑为自己制定的三大纪律、三八作风、八项注意

姑姑正直、诚实、对工作严格要求，积极向上的精神，不仅教育了我们这一代，也给我们下一代留下了深刻的烙印。

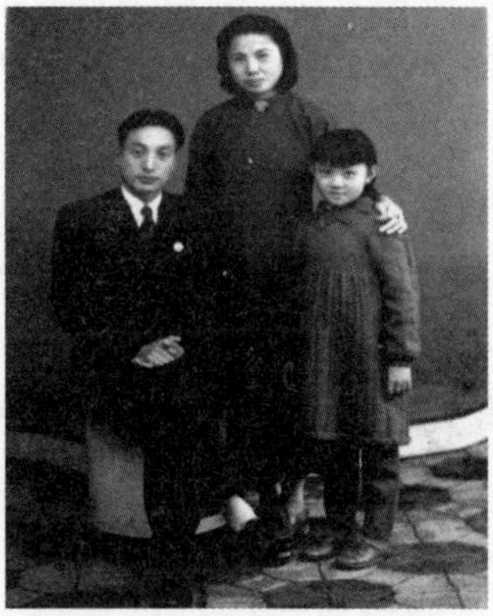

6 岁

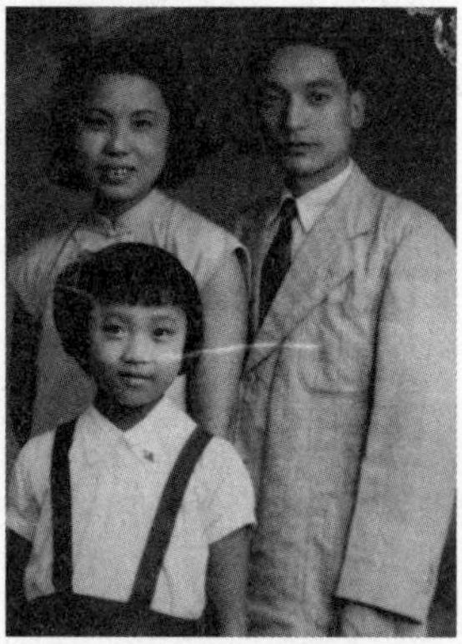

9 岁与姑姑和姑父

我的中学时代

我的初中是在当时常州的凯乐中学，这是一所基督教会学校。我爷爷是一名牧师，姑姑和姑父曾经也是基督教徒。可能因为我要寄宿在学校，凯乐中学恰好有他们的熟人，所以姑姑、姑父给我安排了一个教会学校。

我的高中是在江苏省立常州中学（简称省常中），它创建于 1907 年（原名常州府中学堂）。1951 年命名为苏南常州中学，1953 年更名为江苏省常州中学，被确定为江苏省率先办好的中学之一。1960 年在全国文教群英会上荣获“全国先进单位”。1984 年成为全省 12 所改革试点学校之一，是江苏省首批创建的国家级示范高中，江苏省首批四星级学校。多年来，省常中的教育质量在全省以至全国一直名列前茅，学校被授予全国、省、市社会主义建设先进单位。1950 年著名教育家史绍熙担任省常中副校长，1951 年被认命为校长。史绍熙是中国 20 世纪最著名的教育家之一，他为教育事业奉献了一生，呕心沥血，鞠躬尽瘁。他坚持传授知识与发展智力相统一，把培养学生的能力和创造精神放在重要位置上。他在一生孜孜不倦的教学实践中，逐步形成、总结出自己独特的教育思想、教学观点和办学方针。1960 年出席全国文教群英会上，受到刘少奇、周恩来、邓小平等党和国家领导人的接见。2009 年，史绍熙当选为新中国 60 年江苏教育最有影响人物之一。

回忆当初，我在省常中人才济济的群体中，学习成绩并不算突出。因为寄宿在亲戚家，学习没有督促缺乏动力，学习成绩基本属于中上水平。其他方面还算可以。如在时事演说竞赛中获得全校第一名，后来在全市性演说比赛中得了第四名，再后来又参加常州专区的演说竞赛，还是获得第四名，并授予锦旗一幅。

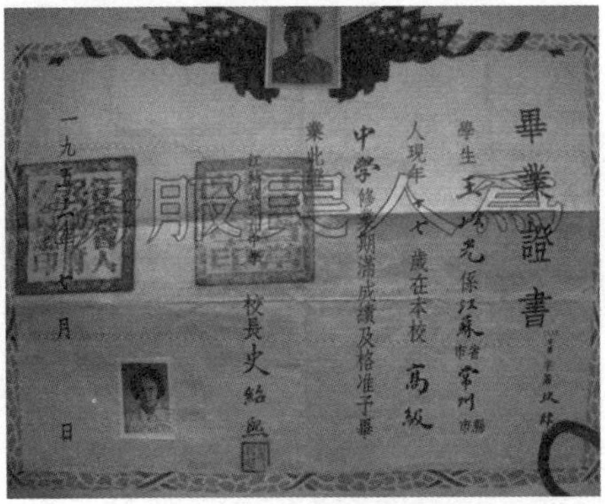

17 岁省常中高中毕业

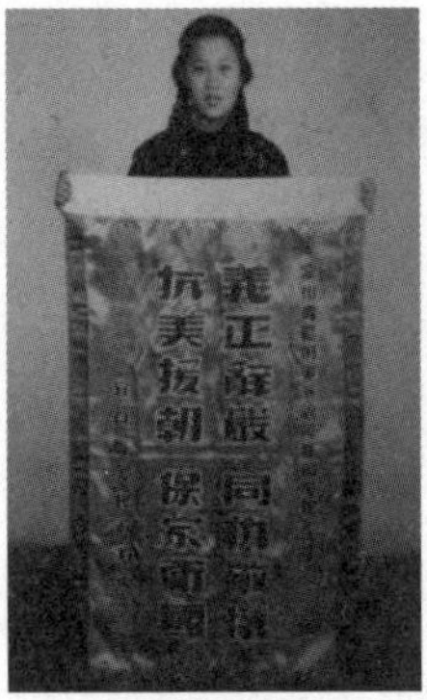

14 岁高一参加常州专区时事演说比赛第四名

我的外语情结

我对外语的认识起源于凯乐初中，在这里我主要接受的是英语教育。当时的老师是从美国受过教育回来的，所以发音比较准确。我有幸在初学外语时遇到了好老师。在初中一年级参加全市英文比赛中，获得了第二名。念高中时，所学英文又是从 ABC 开始，因此可以说，我的英文是在中学时代打下的基础。

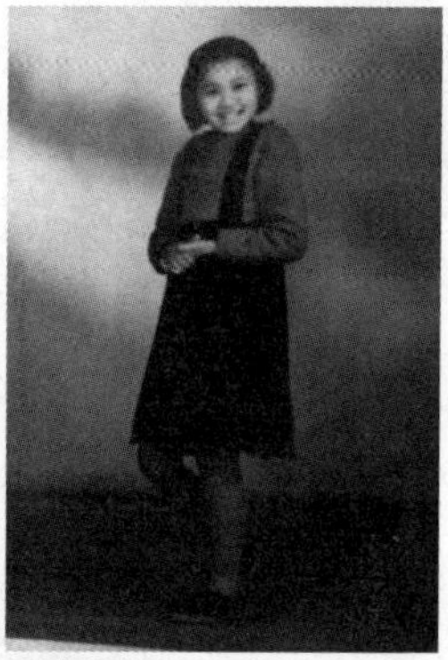

12 岁初中一年级参加全市英文比赛

后来因为留学苏联没有机会再学习英文。从苏联毕业回国工作后由于需要看文献查资料，参加了研究所举办的英文阅读班。直到 1979 年，经研究所领导推荐，我参加并通过了国家教育部公派留学人员英语考试。当时我刚忙完苏州制药二厂麦迪霉素的研制，紧接着又在无锡制药二厂进行乙酰螺旋霉素的中试。给我准备英文考试的时间，仅仅只有 21 天。那个时候，凡是准备出国的人，盛行学习英语 900 句。我已接近 42 岁的人，内心并没有出国深造的兴趣与愿望。所以既无负担也无压力，考上考不上并不太在意。仅在 21 天脱产学习期间，看了一些广播英语等教材，结果参加考试的口试以 4+分（5 分为满分）、笔试以 49.5 分的成绩，竟然通过了教育部的统考。

考试通过后，我参加了中国医学科学院为出国人员举办的英文培训班。为了弥补英语单词不够的缺陷，我每天利用乘公交车去培训班的时间，不忘背诵积累英语单词。功夫不负有心人，通过刻苦学习，总算有所收获，甚至我还被视为英语学习很有潜力的人。但是，原本为期半年的培训班，我却因为美国的签证来得比较早，只参加了三个月的培训就被迫中止，开始投入出国的准备工作。就这样，在我生涯中第一次以访问学者身份去美国进修了两年，回国后多次在研究所内外的相关学术报告会上担任起翻译工作。

我的俄语生涯始于北京俄语专科学校，这是为被选派留学苏联人员建立的一个语言培训部门。由于目标明确，加之有一位陈子卿那样的好老师，我的俄语学习进步很快，每堂课上能够学会并记住几乎所有的单词，

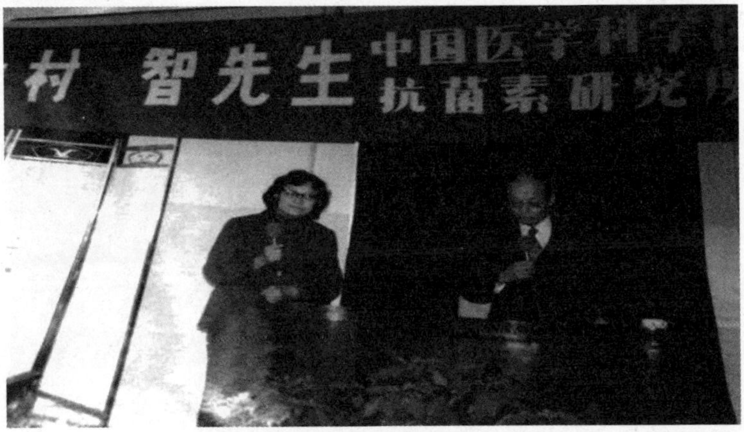

为日本大村智教授学术报告做翻译

午休时也不放过学习的机会，还能帮助俄语学习较困难的同学。可喜的是，我以优异的成绩完成了俄专的语言培训任务。

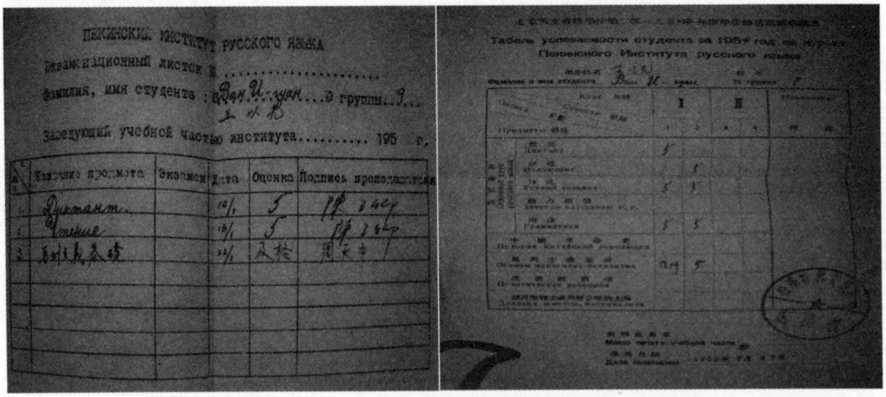

在俄专的考试成绩

1955 年，根据国家的需要，我被分配到当时的苏联列宁格勒化工制药学院学习。起初直接听大课有困难（同一年级几个班集中在阶梯大教室上课），校方专门为我们配备了小课老师。与我国有所不同的是，苏联高校授课一般没有教科书本，全靠学生记笔记。经过一段适应期后，我们很快就能跟上大课进度了。我在苏联五年期间总共读了 37 门基础与专业课程，全部考试成绩均为 5 分。

1958 年，我为中国派往苏联参加国际会议的代表当过翻译。1959 年，为庆祝新中国成立 10 周年，我在苏联列宁格勒广播电台作为嘉宾，报道介绍了中国留学生合唱团的活动情况。毕业回国后，1994 年，又为来华访问与我所学术交流的苏联科研人员承担翻译工作。

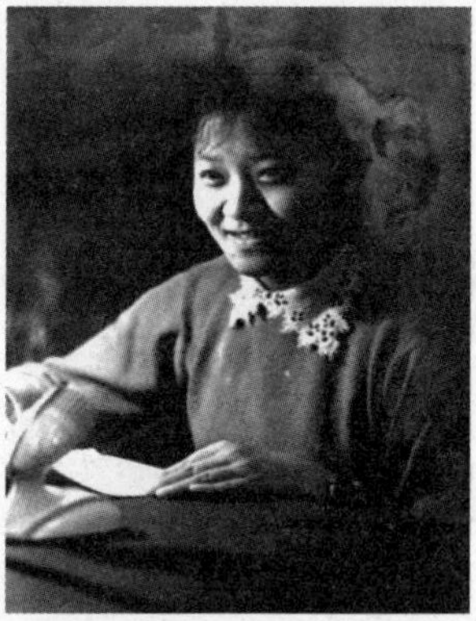

1959 年在列宁格勒广播电台
报道中国留学生合唱团情况

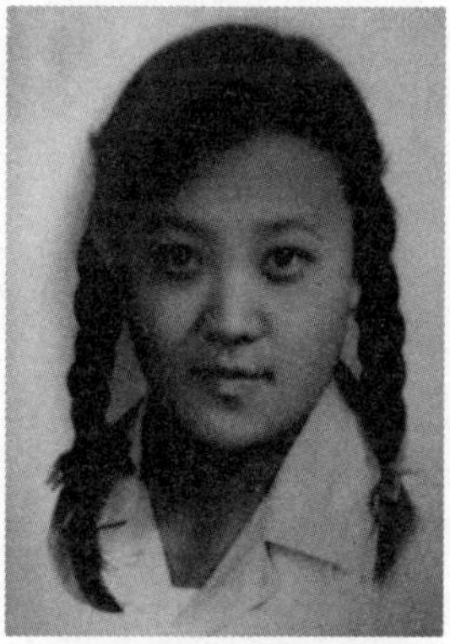

1954 年 18 岁在俄专

2008 年被选派参加北京市原崇文区市民生活英语大赛，获第二名。

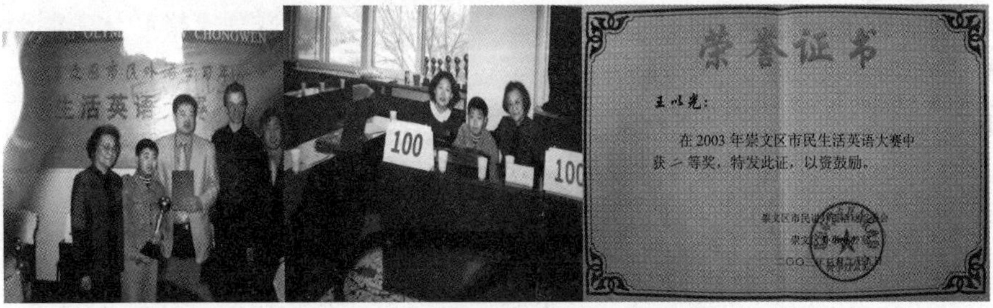
CHONGWEN
生活英语
100
荣誉证书
王以光：
在2003年崇文区市民生活英语大赛中获二等奖，特发此证，以资鼓励。

2008 年北京市原崇文区生活英语大赛

实际上，我的外语，确切地说英语水平，只是口语和反应能力还算可以，而写作技巧及语法基础并不太扎实。另一方面，后来因为使用英语的机会更多些，俄语就被慢慢地遗忘了。譬如 1994 年，我在翻译俄语时，竟把俄语的“высокий”（高的、高级的、高大的）译成“high”，时常将两国语言混淆使用，真是令人啼笑皆非。

初涉医大专业课，傍晚独闯解剖室

医生职业令我向往，是受姑姑医院环境的影响。小时候我在医院里经常接触看到的，是身穿白大衣的医生，听姑姑与同事们谈论的还是医生，这些渐渐让我产生一种敬畏、好奇与向往的感觉。所以我在小学作文里就

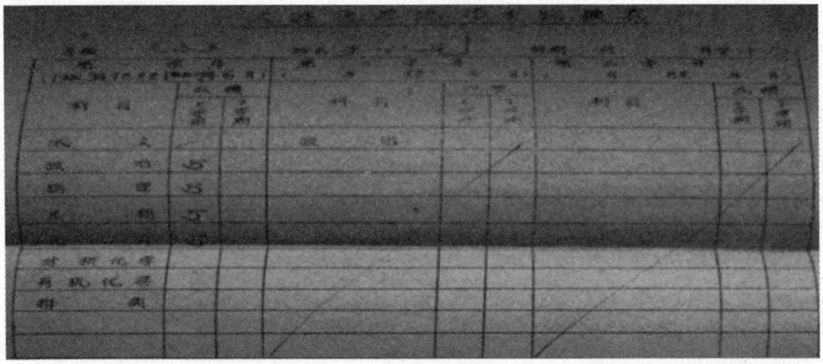

考试成绩单

写下了，长大想当个医生的愿望。考入大连医学院医疗系，呈现在眼里的是，毗邻大海优美的教学环境和明亮宽畅的阶梯式教室，她给了我欣喜和立志勤奋学习的动力。第一学期的课程均为政治、物理、生物和化学等基础课。生物课是到海边搜集海星进行解剖。这些课程的考试成绩均获得满分。

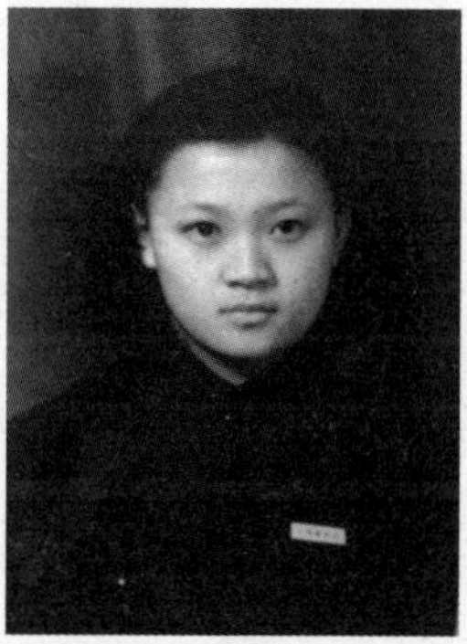

18 岁大连医学院

最让我向往的第二学期的医学解剖课终于开始了。对于这门课程，我是那么的专心和投入。为了记住人体的骨骼、神经、血管，我不满足于书本上的解剖图，而是将学过的各个部位强行记住，背着再画出来。第一次上实习课，我们几个同学一个小组，按老师要求解剖尸体。有的女同学胆怯害怕手在发抖。说来也怪，平时胆小的我丝毫没有害怕的感觉，尤其晚自习的时候，解剖实验室的灯光暗淡微黄，尸体散发出刺鼻的福尔马林气味。为了记住这些骨骼、结节、肌肉、神经、血管，我只身一人独闯解剖室操作到深夜。记得考试的时候，老师将要考的解剖部位编上号，每个学生站在一个部位面前，默写下所标记部位的名称，每隔一定时间敲一下锣，同学们换位再写下一个部位的名称。我很喜欢医学解剖课。因为这是我医学生涯将要迈出的第一步。

公派留学前苏联，学习抗生素专业

在大连医学院学医今后当医生的梦想看来难以实现啦。正当我为医学而勤读书苦磨炼的时候，学校辅导员找我谈话，说要选拔推荐我为留苏预备生，要先到沈阳去参加考试。因此，不得不中止现在的学习。

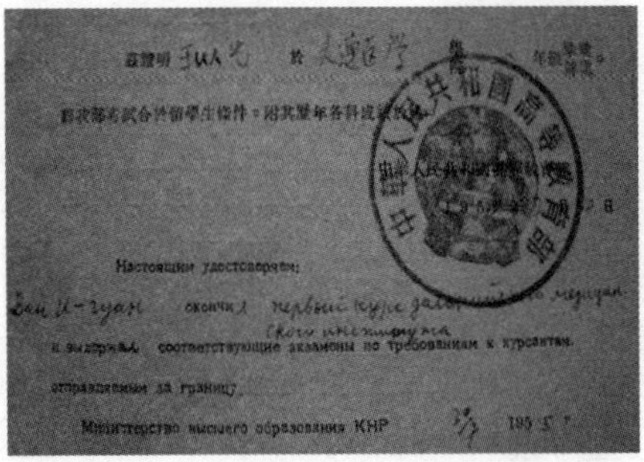

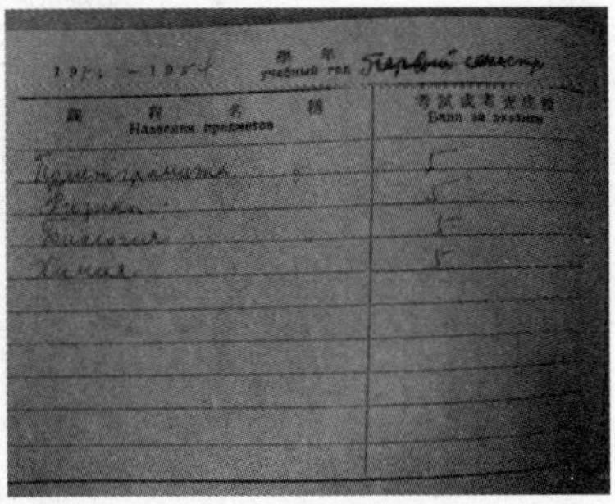

留学苏联考试合格的证明

通过业务考试、政审及体检合格后，就被正式选定为留苏预备部人员。留苏学习的专业志愿不是凭个人的兴趣爱好，而是根据国家需要确定的。1956 年 1 月中央召开知识分子会议上提出“向科学进军”的号召，制定了要在十二年内使一切最急需的学科（包括抗生素）接近国际先进水平的科学发展规划。正是在这样的背景下，我被选派苏联完成学习抗生素专业的历史使命。在我之前，被选派到苏联同一所学校的有陈培根（回国后在华北制药厂工作）、张海兰（回国后在中科院药物研究所工作）和郝师曾（回国后在湖南医药工业研究院工作）等人，而我这一届唯独只有我一人。我们国内，1956 年在华东理工大学开设了化学制药专业，其中包含有抗生素工艺的课程。苏联只有列宁格勒制药学院有抗生素专业。实际上，当时中国留苏学生学习抗生素专业的只有我们四个人，而我却是最后的一届。

尽管实现不了我学医的梦想有些遗憾，但是祖国的需要就是自己的选择。想想国家给予我们的真是太多，对我们的关心真是无微不至。除了语言上为我们专门培训俄语，在物质生活上为我们准备了一切，整整两大箱子的衣物，春、夏、秋、冬四季俱全，从里到外，从上到下，都是量体裁衣精心制作。冬季还为女同学准备了短毛裤和厚毛袜子，以适应苏联严冬御寒的需要。所以，怀着报效祖国的赤子之心，我尽快投入了紧张的学习。学校设置的抗生素工艺专业，是为培养研制抗生素全过程的专业人才。因此，除了与抗生素相关的微生物、生化课之外，还有许多与工程相关的课程，包括数学微积分、投影几何、土木建筑、工程制图及热工学等等，5 年总共学了 37 门课程。这里教授的课程，是在没有教材和书籍的情况下进行的。所以最好的抉择就是抢占前几排座位，仔细聆听教授讲述，认真做好听课笔记。这里所有课程的考试都是口试，先抽一份考题，准备 15~20 分钟，然后解答考题中的问题，同时还要当场回答老师的各种提问。可能是上天赐予不畏艰难、勤奋学习者的回报与奖赏，让我取得全部 37 门课程满分（5 分制）的优异成绩，从而荣获抗生素工艺化学工程师的红色毕业文凭（如有一门为 4 分，只能获得蓝色毕业文凭）。

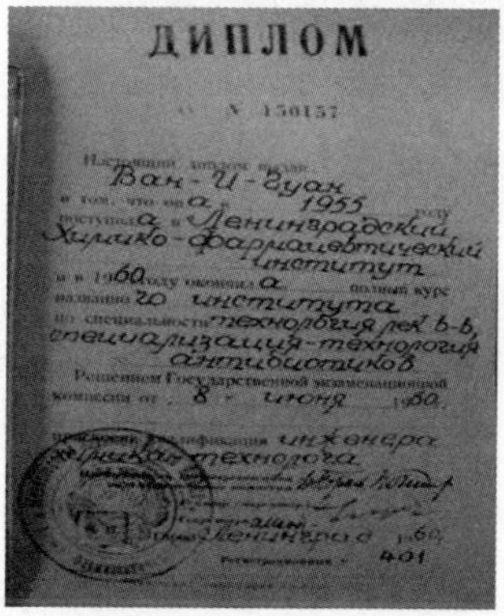

抗生素化学工程师毕业文凭

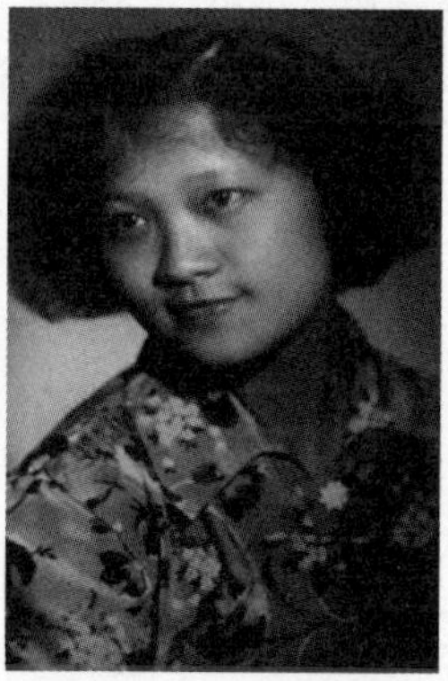

1960 年 6 月 8 日大学毕业照

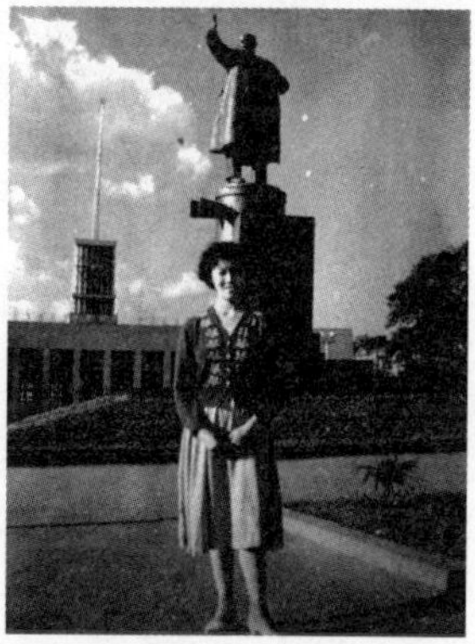

1956 年在 площадь Ленина

由于我的俄语水平、理解能力和学习成绩得到教授的肯定，他曾多次推荐我留下来继续攻读研究生学位。我为这5年的辛勤劳动成果感到欣慰，因为我没有辜负祖国对我的培养和期望。当然，我也非常感激孜孜不倦给我知识的苏联教授。但是，投身建设报效祖国，是我铭记心中不变的信念。所以，我选择了放弃继续深造的机会，1960年的夏末顺利返回祖国。

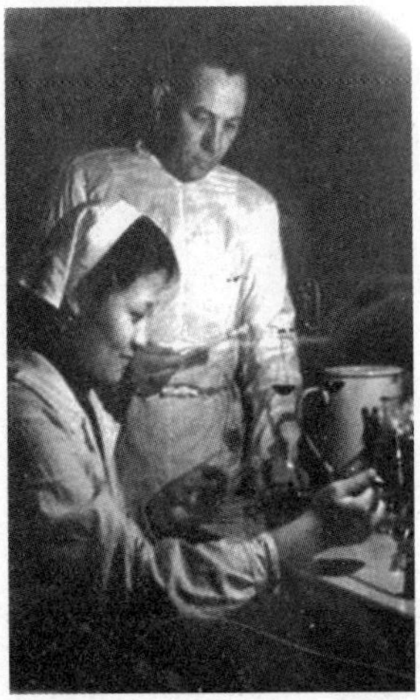

在苏联教授指导下进行微生物实验

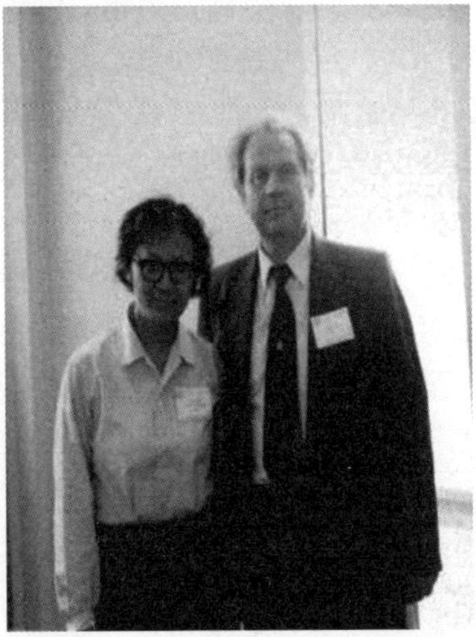

1980年在加拿大国际发酵会议上与苏联教授合影

往事依依、岁月有痕

列宁格勒制药学院坐落在巴波夫街（Улица Повова），是一座很古老的建筑，毗邻的植物园是我们体育课滑雪的地方。实验室和学生宿舍都在这栋大楼里，我和苏联同学住在一起。不太方便的是，洗澡要到外面的公共浴室，上课要乘有轨电车去另一个地方。列宁格勒十月就开始下雪，到次年5月份才有春天的气息。列宁格勒的冬季，早晚几乎总是笼罩在蒙蒙灰雾之中。每天天不亮，我们就要乘有轨电车赶去上9点的课程。中午在学校小卖部随便吃一点快餐。下午5点下课天已经黑了。所以这个季节一天中，大部分时间我几乎看不到外面的景色，呈现在眼前的只是闪闪发光的一片路灯。

和苏联同学一起吃早饭见面时，他们都要打招呼说“За здоровья!”（为了健康!）。与他们一起吃饭需要花费不少时间，早上太紧来不及准备，所以只好退出合伙制。下午课后是午餐，在外面食堂用餐还算方便。最重要的一顿是晚上12点钟的晚餐，这是我们中国同学组成的合伙制，大家轮流值班。碰到有的男同学偷工减料，把肉末放在下面，上面打几个鸡蛋，上锅一蒸就好了，不用切洗，不用加工，倒是省事，还美其名为“太阳蛋”。轮到上海来的女同学（陈钟英），吃饭讲究味道，时不时还要用固体酱油来调味，所以轮到她来做饭是我们合伙人的享受。

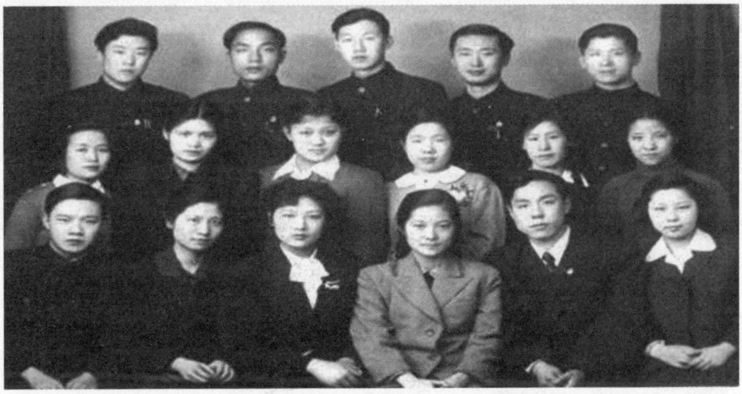

列宁格勒制药学院的中国同学

自左：一排：邓光宗　周　瑾（研究生）　邓蓉仙（研究生）　朱丽莲　陈培根　郭秀珊
二排：陈钟英　张海兰　王以光　姜云珍　候翠英　俞辉君　郝师曾（后）　陈钟英（前）
三排：李德有　计志中（研究生）　徐任生　郝师曾　刘永隆

在苏联的学习生活，是紧张而愉悦的。为了调剂生活节奏，提高学习效率，我在业余时间参加了列宁格勒中国留学生合唱团。这个合唱团配备有个很好的音乐指挥Katz，他是犹太人，对我们指导有方要求严格，除了俄罗斯经典歌曲外，还经常选一些高难度无伴奏如“半个月亮爬上来”、“远方的客人请你留下来”等中国名歌进行排练和演出。1956年仲夏季节，我们团从列宁格勒出发，沿着伏尔加河，历经基辅、奥德萨、索契等多个城市巡回演出，既提高了合唱团的演唱水平，又增进了中苏两国人民的了解和友谊。

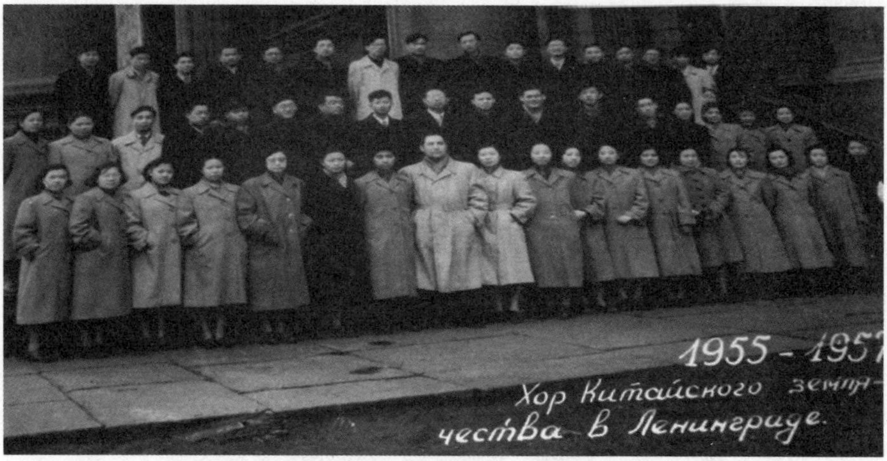

列宁格勒中国留学生合唱团

左一排3：王以光 8：Kalz 指挥；左三排4：杨厚

苏联人民的热情、友善、大方与开朗深深感动了我。我也以诚相待，积极地参加一些交往活动，更多地融入他们之中。我积极地参加过苏联集体农庄的夏收劳动，与庄员们结下了深厚的友谊。在一次集体农庄的劳动中，荣幸获得了劳动嘉奖。

1957年在苏联莫斯科举办了第六届世界青年联欢节，规模堪称空前盛大，有来自全球131个国家和地区的34000多名艺术家欢聚一堂。中国代

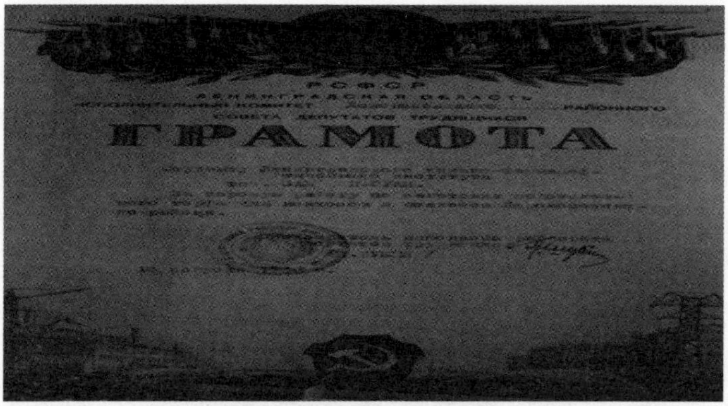

获得苏联集体农庄劳动嘉奖

表团阵容强大，由时任共青团中央第一书记的胡耀邦率团参加。我有幸作为中国留学生的一员，参加了这届联欢会，见到了我国著名的京剧表演艺术家杜近芳等。

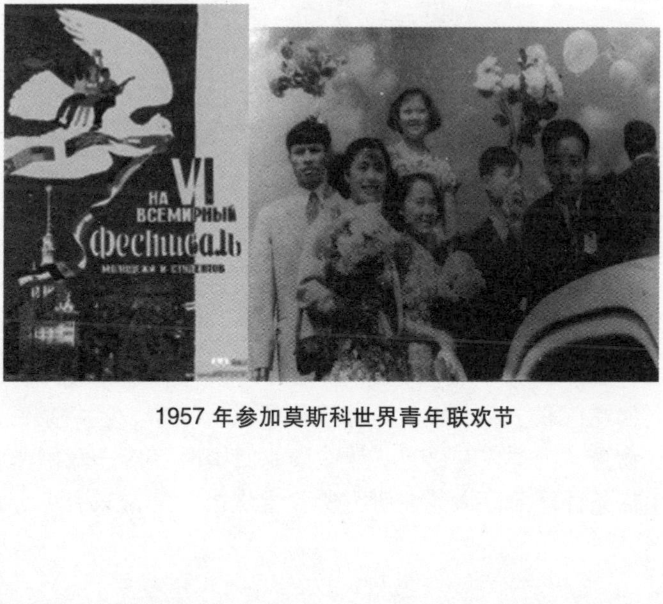

1957 年参加莫斯科世界青年联欢节

报效祖国，不言苦涩

毕业归国服从分配，夫妻两地一别十年

1960年5月毕业论文答辩结束后，按照我姑妈的吩咐，得到未婚夫杨厚父母的认可，我们在中国驻苏联大使馆履行了登记手续，领取了结婚证书，并在丈夫就读的列宁格勒铁道学院（后改为圣彼得堡交通大学）举办了婚礼。

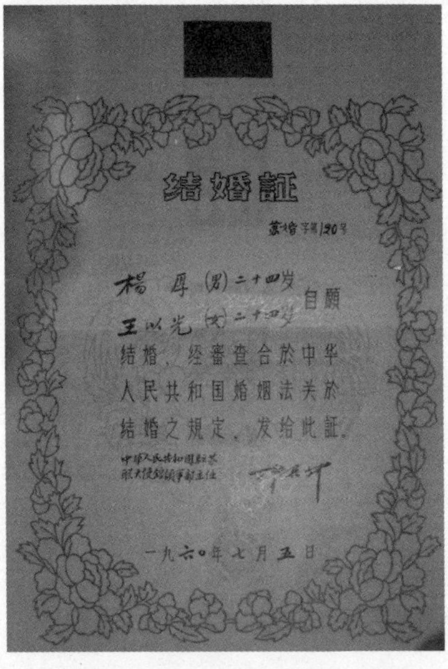
结婚証

楊厚（男）二十四岁
王以光（女）二十四岁
自願
结婚，经審查合於中华人民共和国婚姻法关於结婚之規定，发给此証。

一九六〇年七月五日

中国驻苏使馆领办的结婚证书

回想当初在苏联学习的年代，那里物资供应丰富，生活条件优越，牛奶、面包、禽蛋、肉类应有尽有。然而毕业回国时，恰逢我国遭受严重自然灾害，生活条件落差巨大。在研究所食堂吃饭，常常只有5分钱一碗白

菜和一个玉米面窝窝头。更糟糕的是，当时已经怀有身孕的我，由于营养极度缺乏，经常发生晕倒的情况。面对此景，确实感到有些难以适应。但这就是现实，除了迎接新的挑战，没有什么其他选择。所以，我们没有要求组织照顾，表态服从国家需要。这样，我被分配在北京的中国医学科学院抗菌素研究所，爱人被分配到偏远的大西北青海西宁工作，两地分居，一别就是十个春秋。

生活艰辛，视为磨炼

在两地分居的年代，爱人来京探亲时，研究所先后安排我们在实验室、中试车间、实验动物隔壁小屋等处住过。回想起来可笑的是，有一年冬季，我们买了一条新鲜鱼放在住宿的药厂实验室暖气包上，次日早上发现它已变成烤鱼干了。

1961 年初，我们的第一个孩子杨晋在常州第一人民医院出生了。我在所谓的“坐月子”期间吃的唯一的一只鸡，是研究所过元旦时发给每个人，经过约 2 个月的晾干后，春节临产前我把它带到我姑姑工作的医院。56 天产假我带着孩子回到北京。当时所里安排不了带孩子职工的住房，而且没有托儿所，只好把我和孩子安置在大院里生物制品检定所废弃的动物房区内，那里可能原来是一间管理实验小鼠人员的值班室，一个破旧木门遮挡的小院，里面堆放着饲养小鼠的瓶瓶罐罐，散发着一股刺鼻的耗子味。我和孩子住在一间大约 4 平方米的小屋，里面只有一个双人床和一个 30~40 厘米的小木柜。这便是我产后的第一个安身之处。为了不影响工作，第二天就抱着孩子随意在附近找了一个白天能看孩子的人家，将孩子托付给她就回来上班。晚上接孩子回家，没有地方热奶，就在住屋附近找一个有炉子的人家给孩子热奶。幸运的是，那个年代的人们善良者居多，我根本

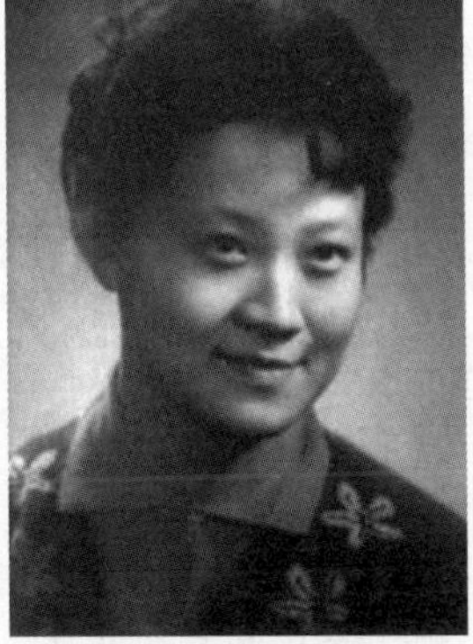

1963 年完成灰黄霉素研制在上海留影

没有什么安全防范意识。现在回忆起来真的有些后怕。

1963年带着2岁的老大杨晋路过常州时，把他临时放在他姑姥姥工作的医院托儿所，我去上海制药四厂继续完成新药灰黄霉素的研制。

第二个儿子杨晖出生于1964年。当时国家经济情况开始有所好转，但是爱人不在身边，我独自一人，带两个孩子还要上班实在难以想象。多亏所办领导帮我联系了基础所创办的全日制托儿所，同意接收小儿子入全托。这样我就可以全身心地投入到工作中。然而小儿子刚满三个月的时候，我接到托儿所电话，说孩子中毒性消化不良被送至儿童医院了。我下班后去医院看望时，只见他一个人躺在小床上，吸吮着大拇指。我虽看在眼里疼在心里，但是医生说因为消化不良需要禁食，每天只能喝50毫升牛奶，因此他只能靠吸吮手指来安慰自己啦。在他住院的8天里，我仅在周末去看过他一次。医院通知出院时，我把他从医院接回来就直接送到了托儿所。现在回想起来，在喂养照顾两个孩子方面，算不上一个完全称职的母亲。因为在他们最需要的时候，我基本上没有为了他们请过假，而是只知道在工作与事业中拼搏。

记得那些年因为两个孩子送托儿所，我每月工资扣除托儿费后，仅仅剩下几元钱。我爱人的月薪62元，除了供养我们，还要担负他大弟在内蒙古农牧学院4年的学习生活费用。这就是我们那个年代的经济状况。我和丈夫两人每月62元的工资一拿就是18年，直到1978年才盼来第一次涨工资的机会。不管怎样，生活再苦，条件再差，有了信念，我们还是挺过来啦！

工作困难，贵在坚守

因为我是学习抗生素工艺专业，研究所第一任留美归国的张为申所长十分重视抗生素的开发和研制，一开始就把我分配在实验药厂，从事灰黄霉素发酵的研制工作。发酵实验工作只要一开始，在时间上就没有中断和间隙的机会。所以经常要在周末节假日带着孩子去实验室取样，观察发酵的动态状况。在研制麦迪霉素期间，为了能够及时补充发酵中期溶氧的需要，白天上班，晚上还要监守在发酵罐旁，继续观察罐中泡沫情况，以便及时加大通气量保证其发酵产量。麦迪霉素临床前药理及临床试验用药，都是在我所实验药厂制备出来的。

1976 年夏天，为完成麦迪霉素向苏州第二制药厂的技术转让，我与课题组成员顶着炎热坚守在制药厂内。当时正逢波及北京的唐山大地震的日子。工作之余，我每天仰望目送着一架架飞机从我们头顶飞往北京方向。我的心里十分焦急，因为我家有体弱多病的姑母，爱人整天为大家的防震棚奔波，连正常吃饭都顾不上。家中除了两个孩子，又从哈尔滨来了两个亲戚家的男孩。我们的长子 15 岁最大，家中全靠他买饭，洗衣服，小儿子只顾逮蜻蜓、抓知了，什么忙也帮不了，亲戚家的两个男孩儿更是指望不上了。

基因工程可利霉素的研制走过了漫长而艰辛的历程。1988 年在国家 863 课题资助下，我开始了抗生素基因工程的研究。收获的第一个基因工程新抗生素是丙酰螺旋霉素。为了研制体内抗菌活性更好的基因工程抗生素品种，继丙酰螺旋霉素之后，我又着手异戊酰螺旋霉素为主成分可利霉素的研制。1996 年被正式列为开发项目后，首选北京市科委隶属的北京首科集团责任有限公司，作为该项目的第一个合作伙伴，引进资金 143 万元，其占有 50%的股权。合作研发的首要任务是完成临床前药效学、药理学和毒理学的研究。

60 花甲之年，为了积累临床前实验研究用药，我和一名技术员每天到长途公交车站乘车前往房山区窦店药厂。一次不慎在车间的斜坡上滑了一跤，第二天脚肿了也没顾上休息，数日后到医院检查时才发现，脚趾处有骨折伤痕。至今遇到阴天时而还会疼痛。窦店药厂的铁制发酵罐长期没有使用了，开始连续几罐一直染菌，严重影响任务的完成。但是既然企业已经有投入，必须迎着困难上，为了解决染菌问题，我亲自带领 10 名研究生，让他们一个一个钻进发酵罐内，手工清理罐内的各个“死角”。染菌问题解决后，与团队化学提取科研人员一起，苦战数月终于制备了五公斤样品，为完成临床前研究提供了保证。

70 古稀之年，为完成与研究所合成室的协作项目，按计划提供格尔德霉素样品，我亲自带队前往岳阳制药厂。该厂中试车间已经长期没有使用，实验条件极端简陋，实验室摇瓶间的环境与研究所也相差甚远，没有想到的是按照研究所的菌种生长条件，在制药厂摇瓶间连种子都生长不了，要完成任务，必须因地制宜对摇瓶培养条件、时间及发酵条件重新摸索调整。为及时掌握跟踪发酵放罐时间，不得不在夜里12点钟到车间罐上取样，厂房没有灯光，就相互搀扶走到车间。

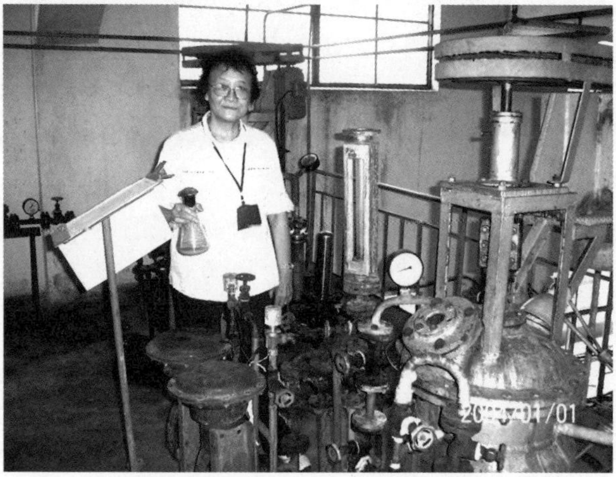

70岁在岳阳制药厂发酵车间

解决资金短缺，寻求八方支援

对于一类新药及其质量标准的研究，投入费用数额极大。首科集团的前期资金投入，虽然远远满足不了需要，却是基因工程新抗生素来自企业的“第一桶金”。基因工程一类新药的研制，可以说每一步不仅面临技术上的风险与挑战，同时还要应对资金上的缺口。九五规划期间，此类课题国家没有立项，因而只能靠自己四处想办法筹集资金。关键时刻，我丈夫全力相助，通过他小弟的关系，于1999年引进北京宝亿通商贸有限公司，投入资金64.8万元，钱虽不多，但也能应付燃眉之急，当时解决了质量标准研究的部分资金，完成了向药审中心申报临床研究的任务。为了进一步完成申报资料补充实验（重点补充HPLC-MS方法的药代动力学实验），经与首科集团共同努力，2000年又引入北京金泰投资管理中心，投资500万元，确保2001年获得进行临床试验的正式批文。根据该项目进一步发展的需要，又于2003年以2800万元转让给沈阳同联集团，依照转让合同，后期开发研制的资金主要就由同联集团负责。在2001年~2003年、2002年~2005年以及2010年~2012年后期，分别申请获得了国家863项目的资助。

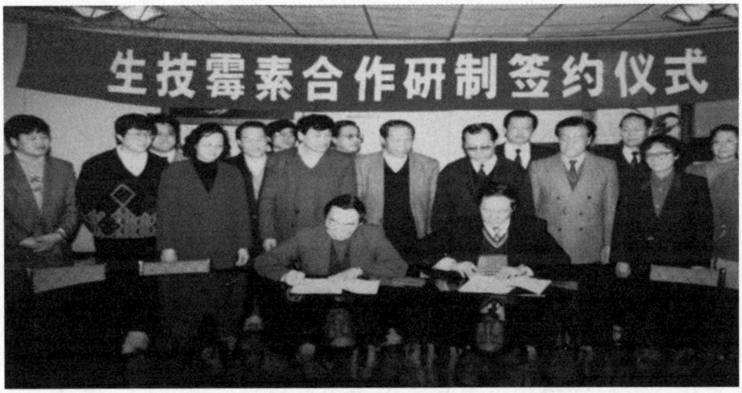

1996年与北京首科集团有限公司签约

前排签字右：吴剑波所长 左：北京首科集团有限公司领导

二排右1：王以光 2：金文藻 3：陈同鑑（医科院副院长）4：运志汉（北京首科集团有限公司生技霉素项目实际负责人）5：杨厚（医科院科技产业处负责人）

征服坎坷路途，需要付出代价

基因工程可利霉素现已完成三期临床试验研究，证明其为安全有效的抗生素，已经通过新药审评中心的审核，现已完成现场考查并且获得国家药监局颁发的新药证书。然而其研究历程是那么漫长、艰辛与坎坷。作为课题负责人，我不仅要始终保障基因工程菌及发酵条件的稳定和不断优化，同时，还要负责项目申报，经费筹集，组织协调，确保化学、药理、毒理、药代、药效、质控、临床等各环节的正常运作。本来根据临床治疗特点，对抗感染药物研制的时效性要求很强，但由于经费所限，研制工作迟迟无法全面铺开，只能一小步一小步往前推进。无奈药审中心对抗感染药物的申报要求也在不断变化，真所谓计划跟不上变化，使得原本进展缓慢的研制过程，变得更加漫长。就拿临床一期到三期的试验研究来看，就整整耗费了6年时间，每个阶段的实验研究都不得不重复进行两次。申报资料的撰写整理，是一件十分繁重复杂的工作。从1999年开始申报临床批文，直到2013年提交新药证书申报资料，先后共进行了两次完整的原料药和制剂资料的申报，每次总共需要准备54份资料的整理工作，除此之外，还进行了三次正式补充资料的整理工作，在此期间，来回反复整理修改的次数已经无法统计了。由于国家一类新药的研制，涉及的专业面很广，在漫长的研制过程中，需要各方面研究人员的密切配合，共同努力。我本以为在同龄人中间，我的精力体力还算不错的，却没想到2012年我的身体也经历了一次可以说是有惊无险的考验。那年药审中心召开正式审评会前，因为要综合所有的资料，准备上会，整整一周连续奋战过度劳累的我，就在准备上会的前夜，突然感到心脏难受不得不进入北京友谊医院急诊室，第二天被诊断为心尖球囊综合征。因为临床表现与心梗相似，所以第二天被送进了ICU重症病房。我因此没能参加等待盼望多年的一类基因工程新药-可利霉素审评会，心中从未感受过如此深切的遗憾。

为了我们共同的事业，为了早日将我国第一个基因工程抗生素-可利霉素推向临床，满足广大患者的治疗需求，我们的合作伙伴孜孜不倦，苦干实干，全身心地投入这项工作。有的尚未见到可利霉素的成功就离开了人世。我们怀着沉痛的心情，衷心感谢、深切缅怀本所药理学专家林赴田教授、北京市儿研所支原体研究专家郭章慨教授和北京大学毒理学专家李寅增教授为合作项目做出的重要贡献，祈福他们英灵长存！

面临挑战，探索转型

首次公派，留学美国

改革开放后的1979年，国家首批公派西方国家留学、进修人员。我被研究所推荐并通过国家英文考试。起初是保送去德国留学，由德国洪堡基金会资助。42 岁的我不想再学德语，所以放弃了计划中的德国，而选择了去美国。当时我被告知，如果想去美国，需要自己联系接收单位。一般来讲，到美国并不那么容易，一旦联系不上就视为放弃出国机会。其实，当时我并不是那么热衷出国深造，觉得在国内工作也很好，加之家里有老、有小需要照顾。所以我的选择是，如果出国就只去美国，联系不上就不出去。经过查阅调研，决定请药研所周同惠院士和本所方钢教授推荐联系美国威斯康星大学麦迪逊药学院的 D. Perlman 教授。没想到我意外地很快就收到 Perlman 教授的邀请信，当年 8 月份就到了美国。

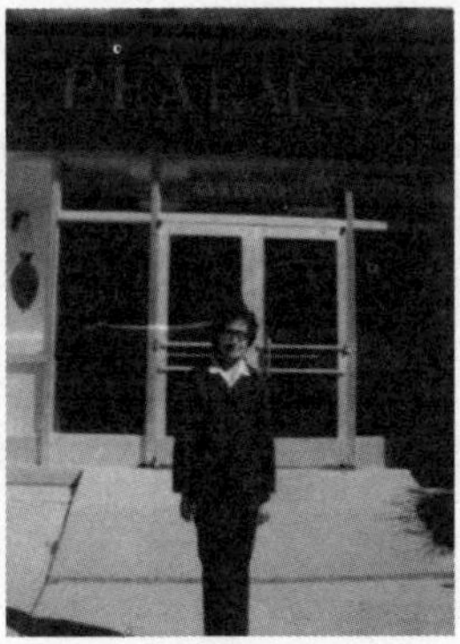

1979 年在美国威斯康星大学药学院

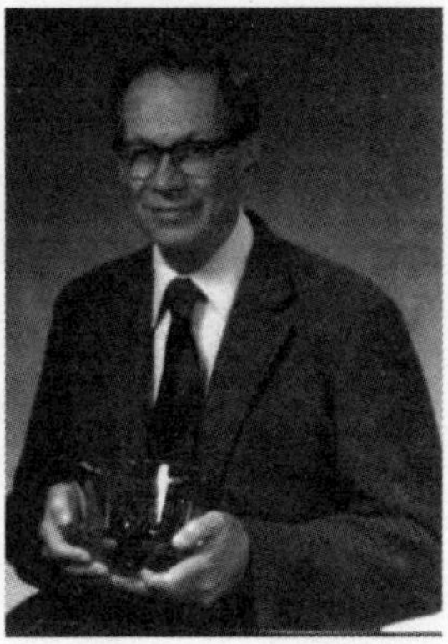

我的导师 D. Perlman 教授

在美国威斯康星大学药学院，我的第一位美国导师是 D. Perlman 教授，是我所第一任所长张为申教授在美国读博士学位的同学，均师从于二战期间主导研制青霉素的 W. H. Peterson 教授。D. Perlman 教授在美国是一位著名学者，曾任药学院主任，他热爱科学、治学严谨。1979 年 8 月我去美国时，他已得了癌症，而且病情已经比较严重。然而他当时由夫人陪伴，依旧前来坚持给学生讲课，还经常到实验室聆听我们每个人的工作汇报。他的至理名言是“Microbe can do everything，if we carefully take care of it”，这个条幅牢牢地贴在我们实验室的门上。虽然我与他相处不长，在 1980 年初他就与世长辞，然而他慈爱的面容，对科学的热爱、负责的精神在我的记忆里永存。之后，我有幸通过药学院的 C. R. Hutchinson 教授认识了威斯康星大学生化系的 Julian Davis 教授。跟随他迈入了链霉菌分子生物学领域，开始了我研究领域的第一次转型。

在 Julian Davis 教授实验室，我首次从红霉素产生菌发现了内源性质粒，获得了美国威斯康星大学颁发的学成证明书，并得到了导师 C. R. Hutchinson 教授的好评。在美国期间，我曾两次被地方报社采访和报道。

VOL. XXXV NO. 3 THE JOURNAL OF ANTIBIOTICS 335

PLASMID DNA IN THE ERYTHROMYCIN PRODUCING MICROORGANISM, *STREPTOMYCES ERYTHREUS* NRRL 2338

WANG YI-GUANG,* JULIAN E. DAVIES,** and C. RICHARD HUTCHINSON***

Department of Biochemistry, University of Wisconsin, Madison, WI 53706, U.S.A.

(Received for publication October 19, 1981)

Streptomyces erythreus NRRL 2338, the erythromycin producing microorganism, contains extrachromosomal (plasmid) DNA. Four different plasmids, pSE1, pSE2, pSE4 and pSE6 present in the wild-type strain have characteristic mobilities on agarose gel electrophoresis, molecular weights and restriction endonuclease digestion patterns. Treatment of the wild-type strain with ethidium bromide or acridine orange gave two variants, one that could not convert erythronolide B to 3 (*a*)-mycarosylerythronolide B and another that produced 2～3 times more erythromycin A than the parental strain. Although the plasmid DNA profile of these two variants is different from the wild-type strain, it is not possible to conclude that any of the structural genes for erythromycin biosynthesis are located on the plasmids of *S. erythreus* NRRL 2338.

1981 年完成公派出国访问进修按时归国

The University of Wisconsin-Madison

certifies that

Wang Yiguang

has successfully completed

a program of study and research

as a

Visiting Scholar

恭喜學成

given this day at Madison

August 18, 1981

C Richard Hutchinson

Research Professor

Irving Shain

Chancellor

美国威斯康星大学颁发的学成证明书

"An Evaluation of the Research done by Wang Yi-guang on the Molecular Genetics of Erythromycin production in Streptomyces erythreus at the University of Wisconsin, Madison, USA, during the period of May, 1980, to August, 1981."

by C. Richard Hutchinson

Associate Professor of Pharmaceutical Chemistry

Wang Yi-guang spent two years at the University of Wisconsin as a visiting scholar on leave from your institute. She worked with Professor David Perlman, School of Pharmacy, from September, 1979, up to the unfortunate time of his death on January 29, 1980. I then helped her to continue the research problem she had been pursuing (with Perlman's guidance) until late in the spring of 1980. At that time we agreed that the problem was not worth further work, even though some definitive results had been obtained (Wang, Y-G. et. al., 1981). Since she wished to learn something about a new area of antibiotic research, I suggested she ask Professor Julian E. Davies, Department of Biochemistry, if he could provide space for her to work in his laboratory. He agreed to this and to a decision that she would help me to initiate an investigation of the molecular genetics of erythromycin biosynthesis. Wang Yi-guang began this research in his laboratory in May, 1980. Professor Davies subsequently left the University in September, 1980, but several of his students and co-workers continued to keep the laboratory functioning until August 15, 1981. I spent five and one-half months in that laboratory in 1981 working with Wang Yi-guang on the erythromycin problem. She returned to Beijing by late August of 1981.

Wang Yi-guang is one of the most outstanding scientists and persons I have met and have had to pleasure to work with. She shows a remarkable quickness to grasp new theoretical information and to master new experimental techniques. These attributes and her hard work and perseverance make her a very productive scientist and valuable scholar. For example, most of the work she accomplished at the University was the result of her thinking and ability to decide what to do and discover how to do independently of someone else's direction. This is the mark of a creative scientist.

The research she did here is described in part in a paper recently submitted for publication (Wang, Y-G. et. al., 1982). She accomplished much more than this, which provides her with a solid foundation for her future study of S. erythreus genetics. You should encourage her to do this with the belief that the results of her work will appear rapidly and make important contributions to knowledge about the molecular genetics of antibiotic formation in Streptomycetes

Wang, Y-G., D. Perlman and C. R. Hutchinson, "Antimetabolite Substances from Bacillus cereus", Proced. VI Internat. Ferm. Symp. 1981, in press.

Wang, Y-G., J. E. Davies and C. R. Hutchinson, "Plasmid DNA in the Erythromycin Producing Microorganism, Streptomyces erythreus," J. Antibiotics, submitted, October, 1981.

导师 C. R. Hutchinson 教授的评语

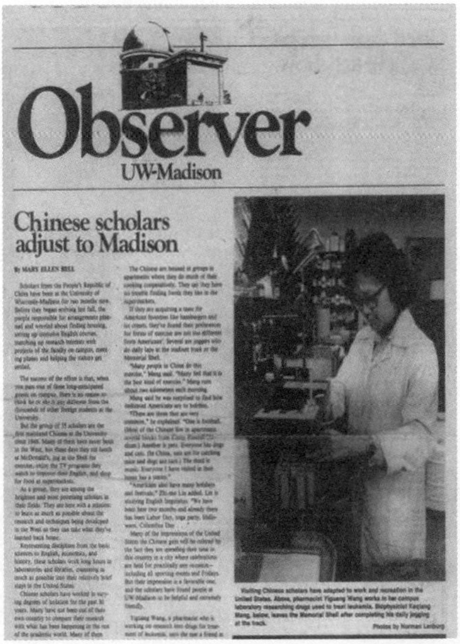

Observer
UW-Madison

Chinese scholars adjust to Madison

By MARY ELLEN BELL

Visiting Chinese scholars have adapted to work and recreation in the United States. Above, pharmacist Yiguang Wang works in her campus laboratory researching drugs used to treat leukemia. Biophysicist Keqiang Wang, below, leaves the Memorial Shell after completing his daily jogging at the track.

Photos by Norman Lenburg

美国地方报刊的报道

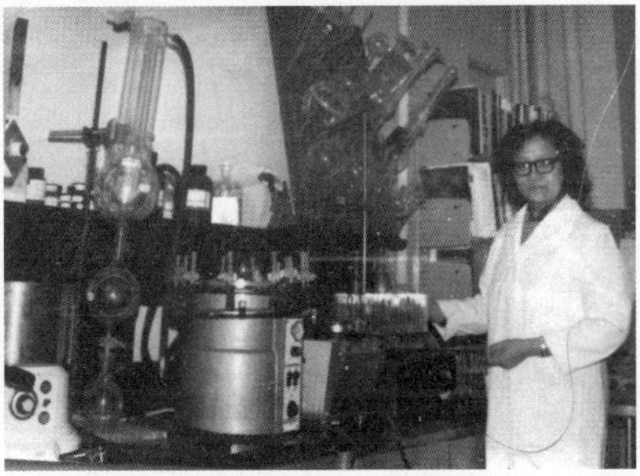

在威斯康星大学药学院实验室

从发酵到分子生物学的跨越

自1960年参加工作至赴美留学前，我所从事的领域主要是抗生素发酵。当时研究所是按学科分室。发酵室负责抗生菌室发现的可能有开发前景菌种的发酵，提高发酵单位并为化学室提供发酵液。对于完全未知抗生素的菌种，的确无法进行理性化的发酵研究。然而发酵工作是化学提取工作的基础，也是挖掘抗生菌室所提供菌种潜力的重要保证。研究所领导对发酵室很重视，不断为发酵室补充新生力量。但是一般来讲，发酵工作本身难以进行有价值的总结，更不易发表高水平的学术论文，甚至有时还会听到一些怨言及不和谐的声音。记得有一年的春节联欢会上，发酵室领导和我们一起编了一个段子，调侃发酵研究工作困难，演出中有这样一句话“发酵液、活性低、没法提（取）；发酵液、活性高、难过滤”，所以，真正甘愿长期从事发酵研究事业的人，已经所剩无几了。

我先后在实验药厂、发酵室工作了近20年，除了开发研制已知品种灰黄霉素、麦迪霉素、乙酰螺旋霉素以外，还参与了国内首创新抗生素—创新霉素的发酵、试制以及多种未知新抗生素的发酵研究。那时候的研究方法主要是经验型模式，根据不同菌种的生理特性，以发酵活性为指标，进行发酵培养基配方及发酵条件的研究。继续沿着这套模式走下去，那就难以扩展研究思路，有效提高新抗生素发酵研究的水平。所以，走出经验式、开展理性化研究，一直是我潜心思考并为之奋斗的发展方向。

第一次留美回国后所面临的挑战是，独自应对从微生物发酵向分子生物学的转型。当时研究所能够给我的全部条件只有实验室的边台和一张办公桌。此时此刻的我，如果心灰意冷，就会动摇自己来之不易的抉择。说句实在话，从事原有领域的发酵研究，轻车熟路风险较小。所以也有好心的同行关心地劝我说，多基因编码酶促合成的抗生素分子生物学研究，难度太大。已经跨过不惑之年的我，真的很难做出成绩。

但是开弓没有回头箭，我既决心已下，只能按既定方向走下去。世上无难事，只怕有心人。我想事情再难总要有人去做，总要跨出第一步。我便与本室科技人员一起，从筹备一根根试管开始，从申请获得1984年国家自然科学基金4万元资助开始，加上从美国带回来的低温冰箱、电泳仪、Vortex和旋转蒸发仪等装备开始，将原有的发酵实验室逐步改建成符合分子生物学实验要求的实验室，继续进行红霉素产生菌中质粒功能的研究。1984年，红霉素生物合成的研究荣获医科院科技成果奖。

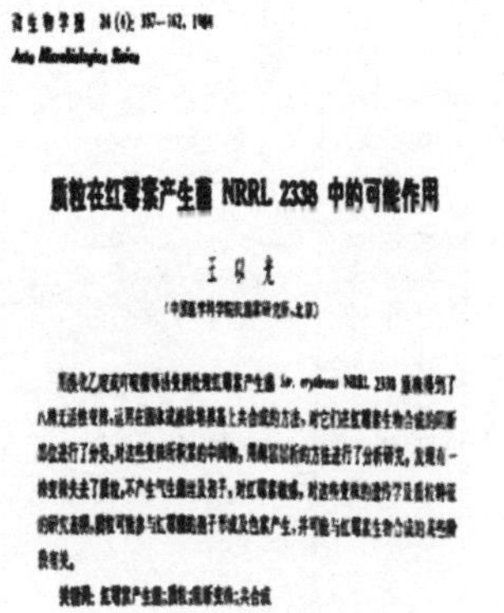
微生物学报 24(2): 157—162, 1984
Acta Microbiologica Sinica

质粒在红霉素产生菌 NRRL 2338 中的可能作用

王以光

（中国医学科学院抗菌素研究所，北京）

关键词：红霉素产生菌；质粒；阻断变株；共合成

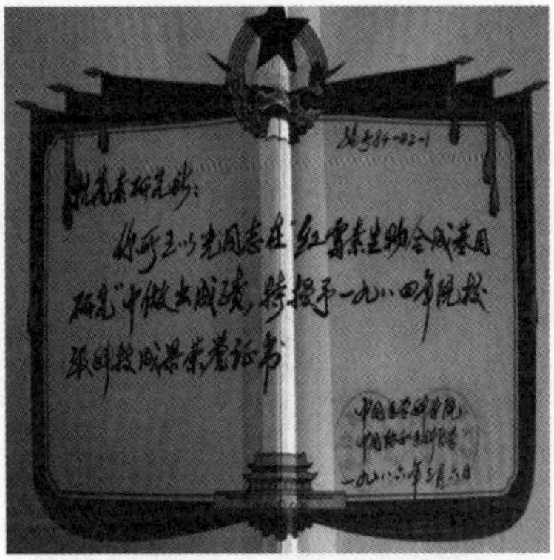

医科院科技成果奖

与此同时，还进行了其他属于首创或具新颖性的课题如麦迪霉素产生菌质粒、麦迪霉素生物合成基因、麦迪霉素产生菌中具强启动活性片段的克隆、螺旋霉素产生菌基因文库的构建及生物合成基因的研究等，因而被评为1985年卫生部优秀出国人员，被邀请做了《走向世界》的报告，并被推荐享受再次出国进行学术休假。

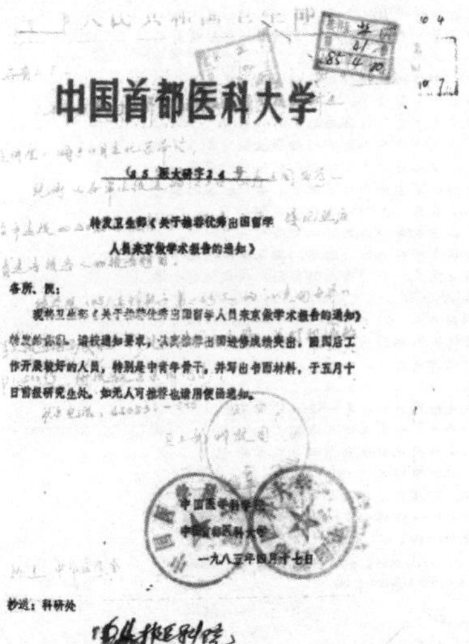
中国首都医科大学

转发卫生部《关于推荐优秀出国留学人员来京做学术报告的通知》

各所、院：

一九八五年四月十七日

抄送：科研处

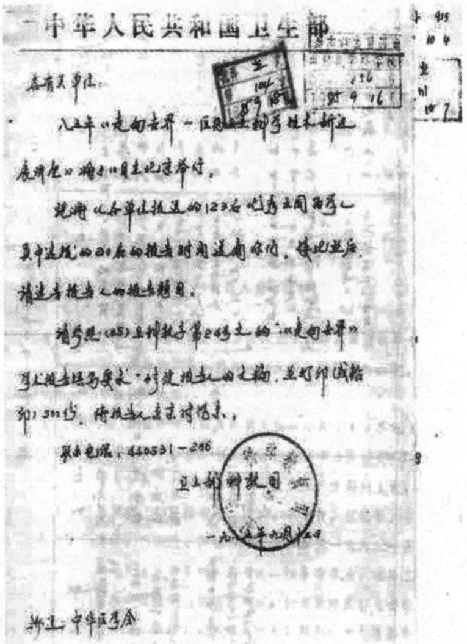

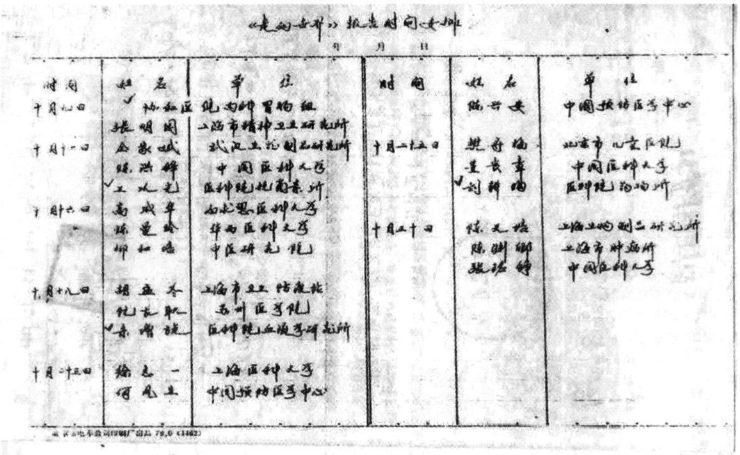

《走向世界》报告时间安排

年 月 日

时间	姓名	单位	时间	姓名	单位
十月八日	✓协和医院内科胃肠组			陈世安	中国预防医学中心
	张明园	上海市精神卫生研究所			
十月十一日	金家斌	武汉生物制品研究所	十月二十五日	樊存福	北京市儿童医院
	陈洪铎	中国医科大学		姜长华	中国医科大学
	✓王以光	医科院抗菌素所		✓刘耕陶	医科院药物所
十月十六日	高戎华	白求恩医科大学	十月三十日	陈天培	上海生物制品研究所
	孙曼霁	华西医科大学		陈渊卿	上海市肿瘤所
	柳和培	中医研究院		张铭坤	中国医科大学
十月十八日	胡益冬	上海市卫生防疫站			
	倪长职	苏州医学院			
	✓袁增旋	医科院血液学研究所			
十月二十三日	徐志一	上海医科大学			
	何凤生	中国预防医学中心			

卫生部安排优秀出国人员参加“走向世界”的通知

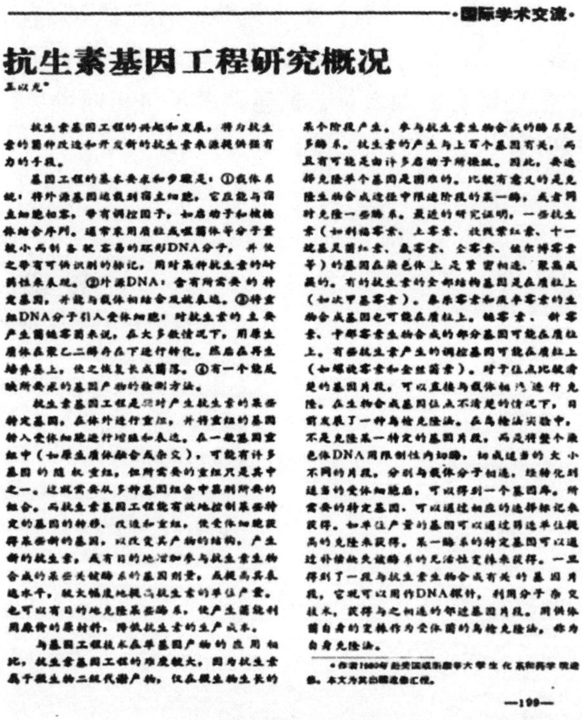

·国际学术交流·

抗生素基因工程研究概况

王以光*

抗生素基因工程的兴起和发展，将为抗生素的菌种改造和开发新的抗生素来源提供强有力的手段。

基因工程的基本要求和步骤是：①载体系统：将外源基因运载到宿主细胞，它应能与宿主细胞相容，带有调控因子，如启动子和核糖体结合序列。通常采用质粒或噬菌体等分子量较小而制备较容易的环形DNA分子，并使之带有可供识别的标记，同时某种抗生素的耐药性来表现。②外源DNA：含有所需要的特定基因，并能与载体相结合及被表达。③将重组DNA分子引入受体细胞：对抗生素的主要产生菌链霉菌来说，在大多数情况下，用原生质体在聚乙二醇存在下进行转化，然后在再生培养基上，使之恢复长成菌落。④有一个能反映所要求的基因产物的检测方法。

抗生素基因工程是将对产生抗生素的某些特定基因，在体外进行重组，并将重组的基因转入受体细胞进行增殖和表达。在一般基因重组中（如原生质体融合或杂交），可能有许多基因的随机重组，但所需要的重组只是其中之一。这就需要从多种基因组合中筛选所要的组合。而抗生素基因工程能有效地控制某些特定的基因的转移、改造和重组，使受体细胞获得某些新的基因，以改变其产物的结构，产生新的抗生素，或有目的地增加参与抗生素生物合成的某些关键酶系的基因剂量，或提高其表达水平，较大幅度地提高抗生素的单位产量。也可以有目的地克隆某些酶系，使产生菌能利用廉价的原材料，降低抗生素的生产成本。

与基因工程技术在单基因产物的应用相比，抗生素基因工程的难度较大，因为抗生素属于微生物的二级代谢产物，仅在微生物生长的某个阶段产生。参与抗生素生物合成的酶系是多酶系。抗生素的产生与上百个基因有关，而且有可能是由许多启动子所操纵。因此，要选择克隆单个基因是困难的。比较有意义的是克隆生物合成途径中限速阶段的某一酶，或者同时克隆一些酶系。最近的研究证明，一些抗生素（如利福霉素、土霉素、放线紫红素、十一烷基灵菌红素、氯霉素、金霉素、链尔特霉素等）的基因在染色体上是紧密相连、聚集成簇的。有的抗生素的全部结构基因是在质粒上（如次甲基霉素）。春雷霉素和庆大霉素的生物合成基因也可能在质粒上。链霉素、新霉素、卡那霉素生物合成的部分基因可能在质粒上。有些抗生素产生的调控基因可能在质粒上（如螺旋霉素和金丝菌素）。对于位点比较清楚的基因片段，可以直接与载体相连进行克隆。在生物合成基因位点不清楚的情况下，目前发展了一种鸟枪克隆法。在鸟枪法实验中，不是克隆某一特定的基因片段，而是将整个染色体DNA用限制性内切酶，切成适当的大小不同的片段，分别与载体分子相连，转化到适当的受体细胞后，可以得到一个基因库。所需要的特定基因，可以通过相应的选择标记来获得。如单位产量的基因可以通过筛选单位提高的克隆来获得。某一酶系的特定基因可以通过补偿缺失该酶系的无活性变株来获得。一旦得到了一段与抗生素生物合成有关的基因片段，它就可以用作DNA探针，利用分子杂交技术，获得与之相连的邻近基因片段。用供体菌自身的变株作为受体菌的鸟枪克隆法，称为自身克隆法。

*作者1980年赴英国威斯敏斯特大学生化系和药学院进修。本文为其出国进修汇报。

—199—

《走向世界》的报告

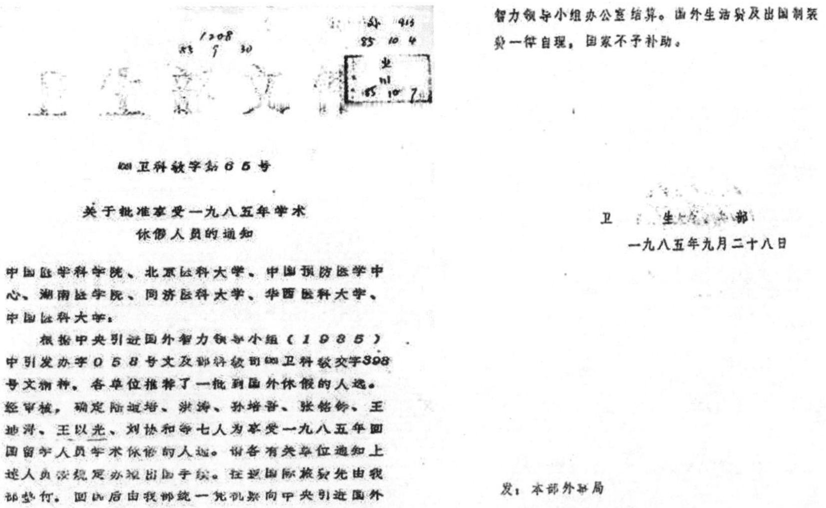
卫生部文件

(85)卫科教字第65号

关于批准享受一九八五年学术
休假人员的通知

中国医学科学院、北京医科大学、中国预防医学中心、湖南医学院、同济医科大学、华西医科大学、中国医科大学：

根据中央引进国外智力领导小组（1985）中引发办字058号文及部科教司(85)卫科教文字398号文精神，各单位推荐了一批到国外休假的人选。经审核，确定陆道培、洪涛、孙培吾、张铭钧、王迪浔、王以光、刘协和等七人为享受一九八五年回国留学人员学术休假的人选。请各有关单位通知上述人员按规定办理出国手续。往返国际旅费先由我部垫付，回国后由我部统一凭机票向中央引进国外智力领导小组办公室结算。国外生活费及出国制装费一律自理，国家不予补助。

卫生部
一九八五年九月二十八日

发：本部外事局

1985 年卫生部推荐优秀出国人员享受出国参加学术休假的通知

1985～1987、1989、1991～1993 年先后三次，加上第一次出国总共 5 年，继续在 C. R. Hutchinson 教授实验室参与了红霉素生物合成基因簇的克隆研究。

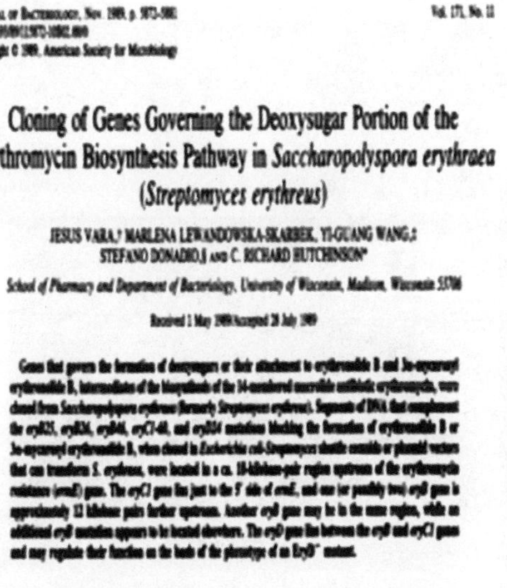
JOURNAL OF BACTERIOLOGY, Nov. 1989, p. 5872–5881 Vol. 171, No. 11
Copyright © 1989, American Society for Microbiology

Cloning of Genes Governing the Deoxysugar Portion of the Erythromycin Biosynthesis Pathway in *Saccharopolyspora erythraea* (*Streptomyces erythreus*)

JESUS VARA, MARLENA LEWANDOWSKA-SKARBEK, YI-GUANG WANG, STEFANO DONADIO, AND C. RICHARD HUTCHINSON*

School of Pharmacy and Department of Bacteriology, University of Wisconsin, Madison, Wisconsin 53706

Received 1 May 1989/Accepted 28 July 1989

Genes that govern the formation of deoxysugars or their attachment to erythronolide B and 3α-mycarosyl erythronolide B, intermediates of the biosynthesis of the 14-membered macrolide antibiotic erythromycin, were cloned from Saccharopolyspora erythraea (formerly Streptomyces erythreus). Segments of DNA that complement the eryB25, eryB26, eryB46, eryC1-68, and eryB54 mutations blocking the formation of erythronolide B or 3α-mycarosyl erythronolide B, when cloned in *Escherichia coli*-*Streptomyces* shuttle cosmids or plasmid vectors that can transform *S. erythraea*, were located in a ca. 10-kilobase-pair region upstream of the erythromycin resistance (ermE) gene. The eryC1 gene lies just to the 5′ side of ermE, and one (or possibly two) eryB gene is approximately 12 kilobase pairs farther upstream. Another eryB gene may be in the same region, while an additional eryB mutation appears to be located elsewhere. The eryG gene lies between the eryB and eryC1 genes and may regulate their function on the basis of the phenotype of an EryG⁻ mutant.

№ 5

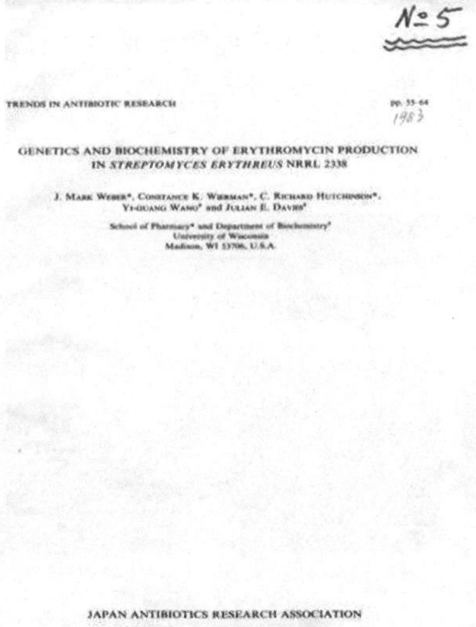
TRENDS IN ANTIBIOTIC RESEARCH pp. 55–64
1983

GENETICS AND BIOCHEMISTRY OF ERYTHROMYCIN PRODUCTION IN *STREPTOMYCES ERYTHREUS* NRRL 2338

J. MARK WEBER*, CONSTANCE K. WIERMAN*, C. RICHARD HUTCHINSON*, YI-GUANG WANG* and JULIAN E. DAVIES†

School of Pharmacy* and Department of Biochemistry†
University of Wisconsin
Madison, WI 53706, U.S.A.

JAPAN ANTIBIOTICS RESEARCH ASSOCIATION

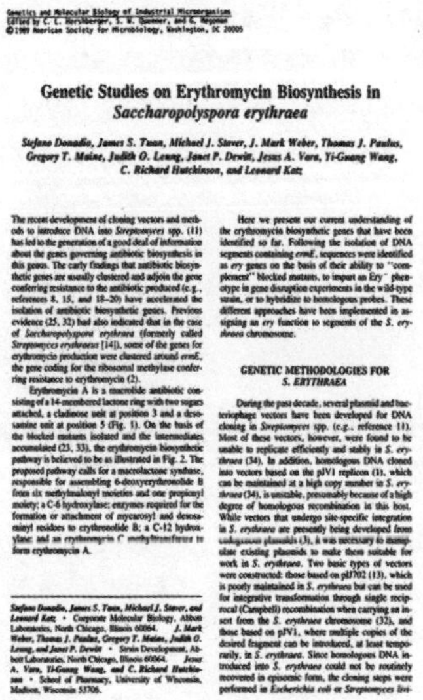
Genetics and Molecular Biology of Industrial Microorganisms
Edited by C. L. Hershberger, S. W. Queener, and G. Hegeman
©1989 American Society for Microbiology, Washington, DC 20005

Genetic Studies on Erythromycin Biosynthesis in *Saccharopolyspora erythraea*

Stefano Donadio, James S. Tuan, Michael J. Staver, J. Mark Weber, Thomas J. Paulus, Gregory T. Maine, Judith O. Leung, Janet P. Dewitt, Jesus A. Vara, Yi-Guang Wang, C. Richard Hutchinson, and Leonard Katz

The recent development of cloning vectors and methods to introduce DNA into *Streptomyces* spp. (11) has led to the generation of a good deal of information about the genes governing antibiotic biosynthesis in this genus. The early findings that antibiotic biosynthetic genes are usually clustered and adjoin the gene conferring resistance to the antibiotic produced (e.g., references 8, 15, and 18–20) have accelerated the isolation of antibiotic biosynthetic genes. Previous evidence (25, 32) had also indicated that in the case of *Saccharopolyspora erythraea* (formerly called *Streptomyces erythraeus* [14]), some of the genes for erythromycin production were clustered around *ermE*, the gene coding for the ribosomal methylase conferring resistance to erythromycin (2).

Erythromycin A is a macrolide antibiotic consisting of a 14-membered lactone ring with two sugars attached, a cladinose unit at position 3 and a desosamine unit at position 5 (Fig. 1). On the basis of the blocked mutants isolated and the intermediates accumulated (23, 33), the erythromycin biosynthetic pathway is believed to be as illustrated in Fig. 2. The proposed pathway calls for a macrolactone synthase, responsible for assembling 6-deoxyerythronolide B from six methylmalonyl moieties and one propionyl moiety; a C-6 hydroxylase; enzymes required for the formation or attachment of mycarosyl and desosaminyl residues to erythronolide B; a C-12 hydroxylase; and an erythromycin C [illegible] to form erythromycin A.

Stefano Donadio, James S. Tuan, Michael J. Staver, and Leonard Katz • Corporate Molecular Biology, Abbott Laboratories, North Chicago, Illinois 60064. *J. Mark Weber, Thomas J. Paulus, Gregory T. Maine, Judith O. Leung, and Janet P. Dewitt* • Strain Development, Abbott Laboratories, North Chicago, Illinois 60064. *Jesus A. Vara, Yi-Guang Wang, and C. Richard Hutchinson* • School of Pharmacy, University of Wisconsin, Madison, Wisconsin 53706.

Here we present our current understanding of the erythromycin biosynthetic genes that have been identified so far. Following the isolation of DNA segments containing *ermE*, sequences were identified as *ery* genes on the basis of their ability to "complement" blocked mutants, to impart an Ery⁻ phenotype in gene disruption experiments in the wild-type strain, or to hybridize to homologous probes. These different approaches have been implemented in assigning an *ery* function to segments of the *S. erythraea* chromosome.

GENETIC METHODOLOGIES FOR *S. ERYTHRAEA*

During the past decade, several plasmid and bacteriophage vectors have been developed for DNA cloning in *Streptomyces* spp. (e.g., reference 11). Most of these vectors, however, were found to be unable to replicate efficiently and stably in *S. erythraea* (34). In addition, homologous DNA cloned into vectors based on the pIJ101 replicon (1), which can be maintained at a high copy number in *S. erythraea* (34), is unstable, presumably because of a high degree of homologous recombination in this host. While vectors that undergo site-specific integration in *S. erythraea* are presently being developed from [illegible] plasmids (3), it was necessary to manipulate existing plasmids to make them suitable for work in *S. erythraea*. Two basic types of vectors were constructed: those based on pIJ702 (13), which is poorly maintained in *S. erythraea* but can be used for integrative transformation through single reciprocal (Campbell) recombination when carrying an insert from the *S. erythraea* chromosome (32), and those based on pJV1, where multiple copies of the desired fragment can be introduced, at least temporarily, in *S. erythraea*. Since homologous DNA introduced into *S. erythraea* could not be routinely recovered in episomic form, the cloning steps were performed in *Escherichia coli* or *Streptomyces livi-*

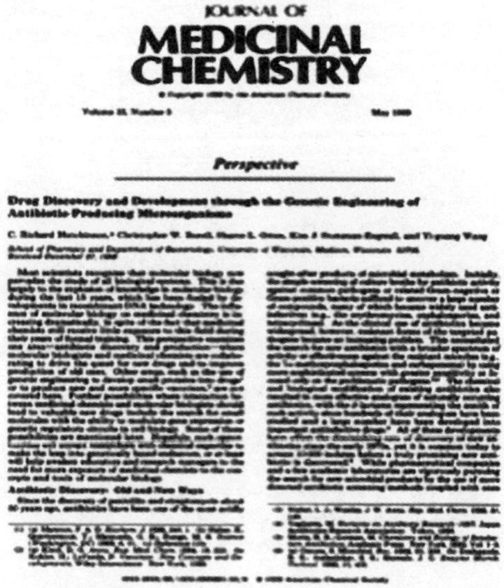
JOURNAL OF
MEDICINAL
CHEMISTRY

Perspective

Drug Discovery and Development through the Genetic Engineering of Antibiotic-Producing Microorganisms

1987 年，配合邓子新院士（他当时还没有从英国 John Innes 研究所博士毕业）在武汉华中农业大学，筹办了链霉菌分子生物学实验操作技术培训班。全国从事抗生素研究的单位派了约 20 人参加。英国 John Innes 以 Hopwood D A 教授为首的实验室的骨干人员都曾前来进行指导。我的任务是翻译兼任助教。通过约一个月的培训，在中国首次普及了链霉菌 DNA 提取、电泳、DNA 克隆、原生质体制备、转化、噬菌体转染等基本实验操作，推动了我国链霉菌分子生物学的发展及应用。

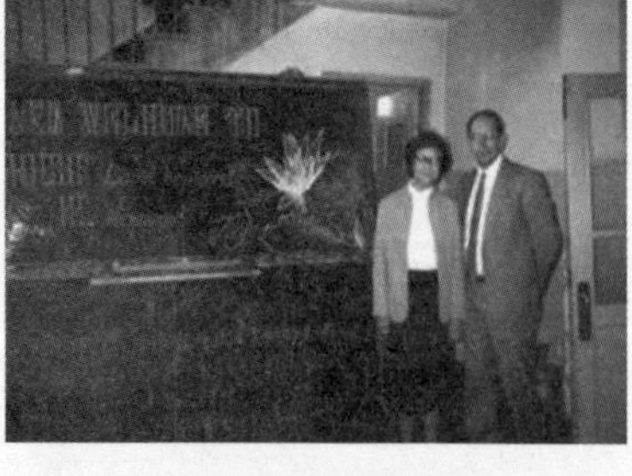

与 Hopwood 教授

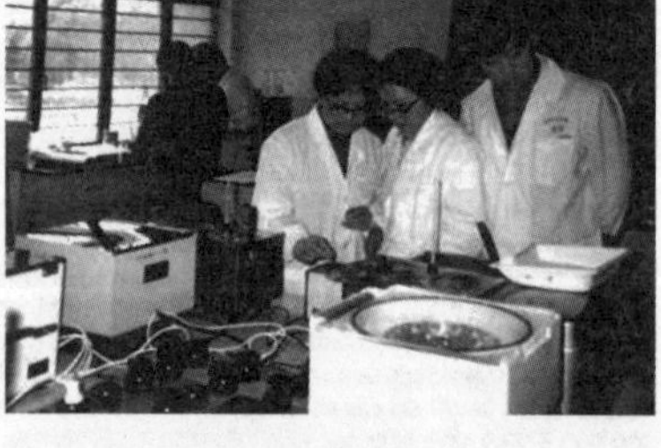

培训学员

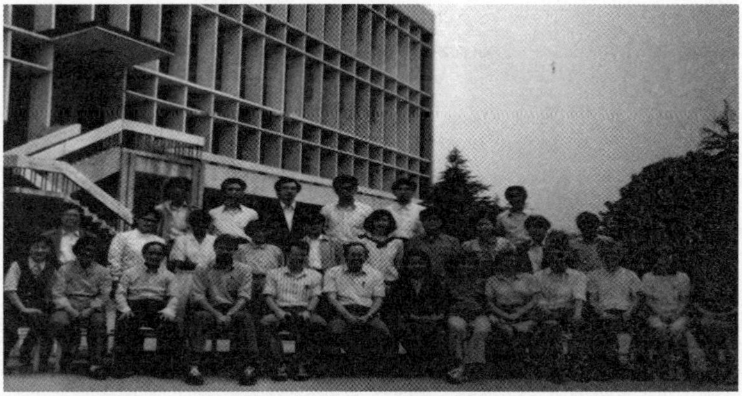

培训班部分学员合影

前排左起4：Mervyn JB Kieser T：Hopwood DA 薛禹谷 周秀芬

右起3：Charter KF 邓子新

第二排左起1：还连栋 王以光

转型后使我在科研工作中有可能深入了解抗生素生物合成机制，在此基础上利用基因重组技术，有目的地改良抗生素菌种，提高发酵水平。围绕抗生素生物合成基因开展的研究，如麦迪霉素、螺旋霉素、红霉素、甲砜霉素、阿普霉素、格尔德霉素等，通过扩增抗性基因提高螺旋霉素的产率；利用腺苷甲基化酶基因提高红霉素A组分的含量；对黑暗链霉菌糖苷合成酶（d-TDP-4，6脱水酶）基因的研究，为将氨基糖苷类多组分抗生素产生菌改造成为阿普霉素单一组分产生菌奠定基础；通过阻断格尔德霉素生物合成基因簇相应基因，增强前体供应，提高格尔德霉素发酵产量；利用强启动子提高基因表达以提高有效组分的含量。

另一方面，致力于基因重组技术在新抗生素研制中的应用：麦迪霉素和螺旋霉素部分聚酮合酶基因的克隆，并在其他聚酮类抗生素产生菌中进行异源表达，形成新的杂合抗生素的研究；格尔德霉素生物合成基因的改造获得水溶性好、毒性降低的格尔德霉素衍生物；麦迪霉素或碳霉素产生菌4”-O-酰基转移酶基因在螺旋霉素产生菌中异源表达，获得新的螺旋霉素衍生物丙酰螺旋霉素和必特螺旋霉素基因工程菌等。

利用分子生物学手段，建立药物研发模型，开源研发新型药物，例如在研究外膜蛋白与绿脓杆菌耐药关系的基础上，通过克隆外膜蛋白基因建立了以绿脓杆菌外膜通透性为靶点的药物筛选模型，为寻找新的抗绿脓杆菌药物打下基础；从链霉菌中分离纯化具纤溶活性的蛋白酶，克隆其编码基因，为研究其构效关系及开发新型纤溶酶奠定基础；除此之外，还开展了人类功能基因的研究，对于长期从事微生物药物专业的我来说，显然是一个比较陌生的领域。2000 年，在世界上完成人类基因测序浪潮的推动下，我应学子的要求参与了与人类疾病相关新基因的研究。然而，我所面临的却是严峻的挑战和未知数，经常要做坚持还是退出的抉择。从筛选 EST 序列开始，通过 RACE-PCR，克服了一个又一个困难，终于从人骨骼肌 cDNA 文库中筛选获得了一个全新的 MR-1 基因。为了揭示 MR-1 新基因的功能作用，我和课题组成员阅读大量文献，坚持在工作中学习，利用多年积累的科研思路和实验方法指导学生努力探索，并向本领域有经验的同行学习请教，开展合作，坚持不懈，终于确定 MR-1 基因为一个成肌纤维调节因子，与血管紧张素 Ⅱ 诱导心肌肥大相关，在年轻人的支持协助下，建立了抗心肌肥大药物筛选模型。为年轻人铺垫，为后续研发新药奠定基础，古稀之年的我，还开展了基于基因指导的海洋微生物新化合物的筛选研究，经过努力，总共筛选获得有继续研究价值的菌种达 300 余株，可为今后新人的研究工作提供一个珍贵的海洋微生物菌种库。

齐心协力，创造业绩

领导关怀，生活变迁

从事科研开发工作 50 余年，如果说是取得了一点成绩的话，首先要感谢历届研究所领导。60 年代初期由于夫妻两地分居，一个人照顾孩子生活压力很大，曾多次向所领导要求调离研究所，到爱人所在地（青海西宁，后来在呼和浩特）工作。领导坚持不同意我调离研究所，同时，也尽力为我创造条件，让我能够安心在研究所工作。回忆我住所的变迁，从一个废弃的动物房管理员休息室，搬迁到天坛公园一个古殿旁的小过堂间，就是现在的“神乐署”大门洞一侧。当时的研究所地处天坛公园辖区，里面住着生物制品鉴定所和我们研究所的许多职工家属。为了解决职工住房问题，当时的一个古殿大门洞用门作为隔墙，肆成六间住房，最小的面积仅有8平方米。1967年我养母退休来京与我们共同生活，研究所给我们安排在天坛西里大院两间小平房。再后来搬迁到大院的北楼，它是由实验室改造的筒子楼，冬天使用煤球炉取暖做饭，夏天将炉子搬到走廊里使用。回忆当时是最热闹的年代，各家吃什么饭做什么菜有什么事，可以说家喻户晓。我养母在居委会义务服务，每逢周日是她开展“外交”的好时候，串东家走西家，说不完的话，唠不完的嗑。很多孩子是在这里出生长大的。那时候，北楼第一家有电视机的是本所同事张中嶽，他自己组装了一台9英寸的小圆屏电视机。北楼里大约20来个男孩女孩，每天晚饭后第一时间都挤到他们家观看电视节目。1976年，我们家买了北楼第一台17英寸牡丹牌电视机，从此便成了北楼常设的电视放映场所。孩子们的交往加深了同事间的相处，“北楼人”的友情一直延续到今天。1983年后，医科院在南纬路2号院盖了宿舍楼，我也分配到了单元楼房，从而结束了那些年代辛酸苦涩的居住环境。从另一方面看，我还算幸运了。因为自从毕业分配来所工作，我就一直住在单位附近，从未经历过风吹雨淋上下班挤公交抢时间的艰辛。所以我退休后，有条件有精力，继续返聘，一直工作到今天。

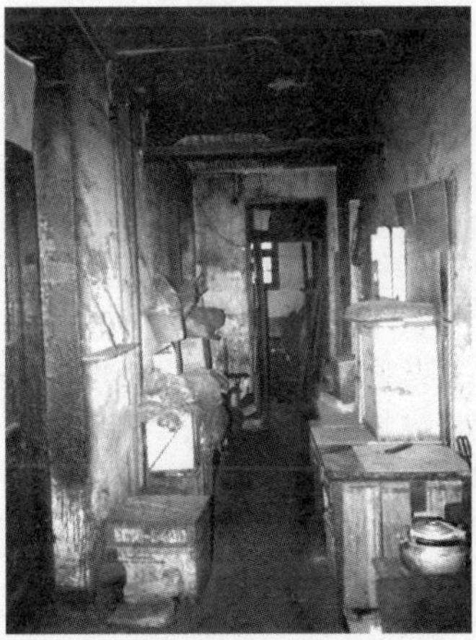

2号院北楼楼道1988年拆迁前

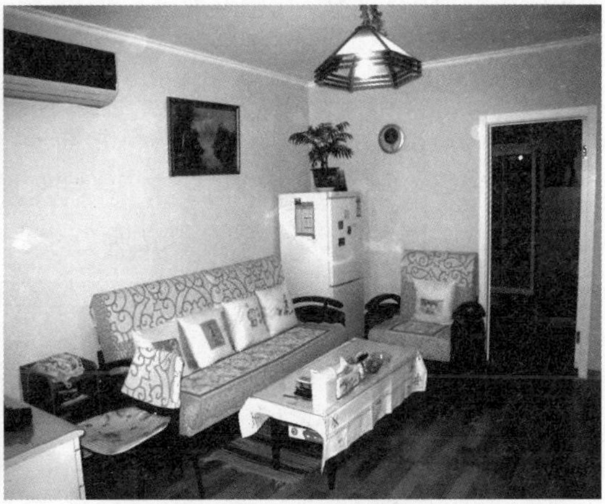

南纬路2号院单元楼

合作伙伴，团队精神

如果说我的科研工作能够顺利进行，能够取得一定成绩，我是不会忘记那些为我铺垫，大力支持，与我并肩拼搏的团队成员与合作伙伴。尤其是合作项目较多，共事时间较长的金文藻教授。我们共同研制了麦迪霉素、西罗莫司（雷帕霉素）；一起到韩国转让泰古霉素研发技术；特别是基因工程必特螺旋霉素的研制，他所领导的课题组，完成了近16个螺旋霉素衍生物的化学分离及结构鉴定工作，建立了化学提取工艺路线，制备提供质检研究的标准品，为确定基因工程一类新药质量标准提供了基础依据。金教授在微生物药物化学方面基础知识扎实，经验丰富、造诣深厚，科研作风严谨细致，为人低调，与他合作不仅有利于项目进展，同时也看到了他的为人品质。

我要感激的不仅是完成项目的团队成员与合作伙伴，还有在发酵罐与我一起奋斗过的工人师傅们。他们在发酵过程严谨认真的跟踪守护，是每一罐发酵获得成功的保证。记得在研制乙酰螺旋霉素时，因为发酵培养基配方中淀粉含量高易使培养基变黏稠，导致螺旋霉素发酵极易受到杂菌污染的危害。针对这种情况，我提出培养基灭菌过程需要打破常规，延长灭菌时间至40分钟。张树法师傅每次负责灭菌时都严格控制蒸汽压力，充分保证灭菌的时间，做到罐罐不染菌，批批都合格，确保了向无锡制药厂技术转让任务顺利完成。

发酵室-生物工程室-微生物代谢工程室名称的更改变迁历程，反映了研究所学科的发展和所领导认知的与时俱进。科室每个成员为此演变均付出了巨大的努力，在那漫长的演变中，我们付出了艰辛，也分享了快乐。让我难以抹去的美好记忆是，研究所各个职能部门、行政干部、后勤人员，包括保卫人员对我工作的支持，每天当我踏进研究所大门，迎来的每一个微笑，每一个招呼，都使我充分感受到浓浓的情谊和温暖，给我增添了工作的动力和怡悦。

得力助手，铭记心头

有句成语道：一个篱笆三个桩，一个好汉三个帮。就是说，能力再强的人也需要其他人的帮助，因为人并不是全能的，一个人的成功需要团队成员的合作与帮助。我并非好汉，所以对此哲理感受尤深。回顾往事，让我感到欣慰并要由衷感谢的是，在我拼搏奋斗过程中任劳任怨埋头苦干的几位得力助手。

徐小敏

正如她的名字一样，她具有“小小”的聪敏。其实不然，她的“小”中却是隐藏着“大”字。用现代观念来描述，她并没有接受过什么科班的科研实践教育，然而她的好强、上进、严谨、细致以及心灵手巧，使她在研究所深得领导的重视和同事们的点赞。刚进研究所不久，她就能准确地掌握青霉素发酵过程糖测定技术，通过了第一任所长张为申教授身临其境的考核；1981 年研制乙酰螺旋霉素的科技成果鉴定会有关发酵工作的总结，是时任所长董汉臣亲自审核并由她作为代表参加会议的。

80 年代后期，她在我的课题组从事基因工程丙酰螺旋霉素发酵、西罗莫司育种与发酵、基因工程必特螺旋霉素的育种和发酵研究。她在业务工作中，一丝不苟、不辞辛苦，认真对待每一次实验，自始至终，按要求详尽地做好实验记录。所以，她的实验记录完整，结果可信。她把爱清洁、爱整齐的优点带到了实验室。她的实验台永远干净、明亮，她的实验用品从来都是整整齐齐按序排放，随用随取，非常方便。还是她，把实验室当

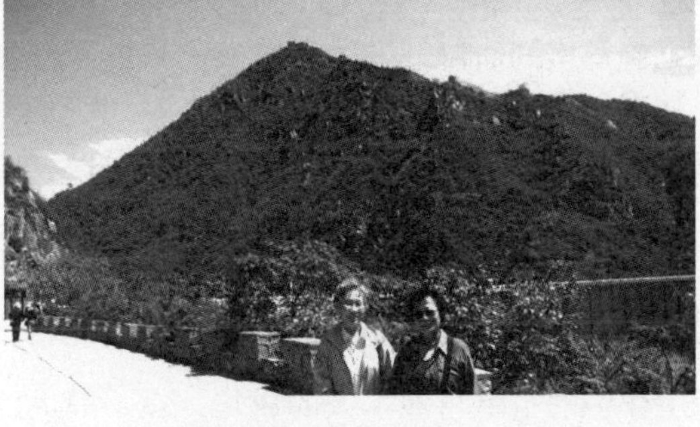

和徐小敏游北京近郊水长城

作自己的家。每当实验室购置的新仪器一开箱，她就主动量好尺寸，买下布料，回家用缝纫机缝制好仪器套，第二天给仪器盖穿上了新装。只要她上班，总是把实验室整理得干净、整齐、有序，创造了良好的实验环境。她那性格开朗、有正义感、用自己的正能量对人处事的风范，深深地感动着我，铸成了我在工作中的伙伴和生活中的益友。

戴剑漉

我与小戴的渊源始于1995年。早先培养的研究生李戎锋在我实验室攻读完硕士和博士学位之后，我本希望他能留下来继续在实验室工作。然而一年之后他还是选择了出国，并在离所之前为我推荐了年轻人小戴。他们是踢足球认识的。小戴毕业于中专技术学校，开始在研究所的器材部门工作。但是他非常喜爱实验室工作，尤其对生物工程专业颇有兴趣。就这样，在所里原本表现平平的他，还是被我看中同意将他调到生物工程室工作。

刚进实验室的时候，他从练习使用吸管开始，如今已是微生物操作、链霉菌育种、发酵工作的行家里手了。除此之外，他基本掌握高压液相分析及分子生物学操作技术，尤其是必特螺旋霉素产生菌的DNA原生质体转化，几乎成为他独自“垄断”的操作技术。从1996年我和他一起每天到窦店制药厂上发酵罐，到他独自在上海华东理工大学进行发酵工艺的参数研究；从基因克隆到基因工程菌的构建、改造、育种、发酵的进一步优化，经历了近20年的实践锻炼，他的业务能力得到了很大的提高，同时，在基因工程必特螺旋霉素的研制开发工作中做出了重要贡献。

在基础知识的学习方面他也很努力。自1996年开始至2007年期间，在繁忙的工作之余，他利用业余时间，先后在中国科学院职工科技大学、首都医科大学、吉林大学进修了生物工程、临床医学、生物制药专业，最终获得了本科/学士学位，继而从2010年开始就读本所在职研究生，于2014年获得硕士学位，并于同年晋升为副主任技师。

小戴在科研工作中的贡献与他本人的成长，在一般人的眼中是个“奇迹”，因为刚与他接触的人，都觉得他对事物的反应比较“迟钝”，理解也不“敏锐”，问答一个问题要重复很多遍。所以有人新奇地问我为什么会

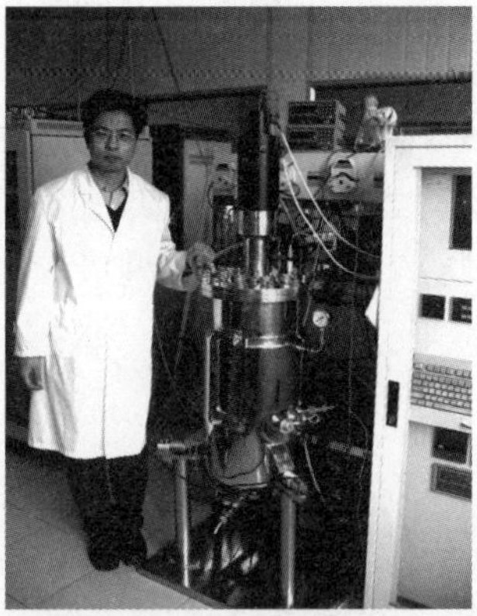

戴剑漉在上海华东理工大学自动发酵罐进行必特螺旋霉素发酵参数的研究

要这样的助手时，我的回答是看到他办事认真，在学习和科研工作中有股执着和韧劲，这些是最重要的考量。有了充分的爱心、耐心和信心，我们就能持久共事，并在工作和事业上不断进步，共同发展。

周红霞

只要有她在，我们实验室就有了喜庆与笑声，她是一个性格十分开朗、豁达、处事坦然的工作助手。在研究所长期从事育种、发酵的实践中培养了她对菌种的掌控能力。我有幸在临近退休的时候才真正开始与她合作。我们的第一次合作是，赴韩国进行泰古霉素的技术转让。由于该项目曾经有人试图向华北制药集团进行转让，但是没有成功。俄罗斯专家也曾就同一项技术向韩国企业进行过转让，也没有成功。所以我们当时心里压力很大，思想负担很重。在异国他乡韩国一个月的技术转让期间，我和小周同住一间屋，同吃一家饭，相互情谊更加深厚。在工作上，我们对泰古霉素产生菌菌种的生长及发酵状况的控制也有许多默契。正是这种思路上的默契和运作上的一致，使我们能够顺利地完成泰古霉素的技术转让。

周红霞在西罗莫司、基因工程必特螺旋霉素、格尔德霉素以及海洋微生物开源等项研究过程中，一直发挥了重要的作用。我们曾经一起在河南驻马店制药厂进行过基因工程必特螺旋霉素的中试，在湖南岳阳制药厂进行了格尔德霉素的研制，每次都是她夜间陪伴我去车间取样决定发酵放罐的时间。她对菌种特性及发酵状况的掌控颇有悟性，实验工作的准备做得极为认真细致，确保了实验工作的质量。她最大的优点是工作不怕苦、不怕累，经常超时间超负荷工作。在实验条件较差的环境中，也能埋头干活，独自一人轻易地操作几百个摇瓶的发酵试验，给人们留下了深刻的印象。

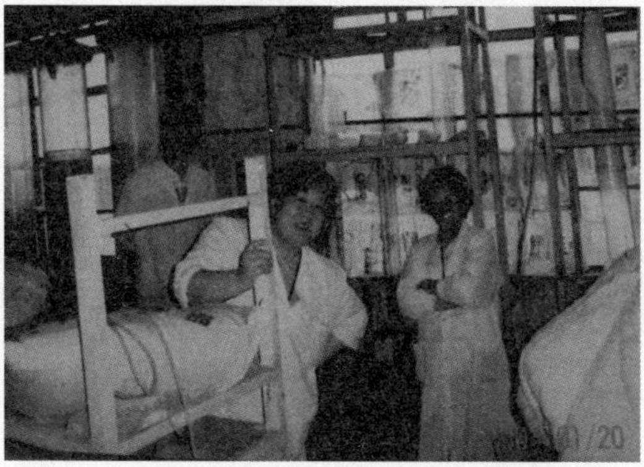

在湖南岳阳制药厂研制格尔德霉素

左 1：赫卫清 2：周红霞 3：王以光

成果转化，重在企业

我所主导参与的灰黄霉素、麦迪霉素、乙酰螺旋霉素、泰古霉素、西罗莫司等项目的成功技术转让，促使这些品种能够上市创造社会与经济效益，都是与企业合作的结果。这些新药的研制成功，为我所在医药卫生领域占有一席之地做出了应有贡献，为曾经引领全国抗生素事业的北抗“火车头”增添了荣耀，同时也扶持了我国一批抗生素企业的兴建与成长。

新抗生素-基因工程生技霉素（曾用名必特螺旋霉素，现命名为可利霉素）的研制，经历了漫长、艰辛和坎坷的历程，而企业的早期介入是其成功的关键。

北京首科集团有限公司的投资主要用于临床前样品的积累，以及临床前药理、毒理、药效研究。对于一类新药及其质量标准研究的投资需求很大。首科集团的投资远远不够，1999 年从北京宝亿通商贸有限公司引资，2000 年又引入了北京金泰投资管理中心。2001 年获得临床批文后，可利霉素研制项目转让给沈阳同联集团。他们成为该项目的大股东后，接过了所有临床试验的任务，可利霉素的研制担子主要由同联集团承担。同联集团接手后，他们在可利霉素的临床研究方面及新药申报资料总结上报方面，花费了大量的人力、物力。由于新药研制的要求不断更新，临床一期、二期、三期实验研究均重复作过两次以上，总共花费了 6 年时间。2010 年申报新药证书，经药审办审评后进行两次资料补充，于 2014 年通过了新药审评，并于近期完成了生产现场考核及获得新药证书。

在此我要特别感谢北京首科集团有限公司项目负责人运志汉，他从 1996 年介入可利霉素项目后，一直尽心尽力为项目服务，急科研人员所急，想科研人员所想，为推动项目的顺利进行出主意想办法，在项目后期引资方面做出了积极的贡献。他对工作的热情、对我本人的关心，给我极大的鼓舞，是我坚守的动力。

沈阳同联集团原开发部长赵小峰尽管介入项目时还是个年轻小伙子，但是他的坚持与耐心，执着与不屈不挠的精神，使得项目能越过一个个沟坎，通过一个个难关，最终能够顺利向前进展取得成效。而他也在整个研制过程中成长成熟了。我从内心为项目取得的进展和他本人的成长而感到十分欣慰。

难忘同行-国际友人

美国威斯康星大学-Hutchinson C. R 教授

Hutchinson CR 是美国威斯康星大学药学院有机化学领域的教授。1980

年我在美国的第一任导师 Perlman D 教授去世后，因为科研工作中遇到了化学方面的问题，主动去请教他，我们就这样相识了。为了继续我的学业，他把我介绍到生化系的 Julian E Davies 教授实验室。从此我开始了红霉素产生菌分子生物学研究。Hutchinson CR 教授出于关怀经常到生化实验室来看我，这也让他对抗生素产生菌的分子生物学产生了兴趣。从跟我学习微生物、分子生物学实验技术开始，到聆听大学的分子生物学课程，他用公休假时间到英国 John Innes Centre 学习了半年。由于他扎实的化学基础知识和实验室科研的丰富经验，使他很快转入了抗生素生物合成领域。从 80 年代初期至 2000 年末，Hutchinson CR 教授在抗生素生物合成分子生物学领域，尤其是聚酮类化合物基因操作、改造以及酶学研究方面，取得了世界公认的成绩。

对我而言，Hutchinson CR 教授把我视为他转行、跨界的重要伙伴和朋友。从我 1981 年第一次回国、1985 年享受学术休假至 1993 年期间，先后四次赴美国到他实验室工作，都是他提供资助，为我在他实验室工作、学习、深造创造了各种条件。我每次赴美都是他到机场迎接，经常请我到他家做客。所以他是我十分崇敬、爱戴和难忘的外国同行友人。

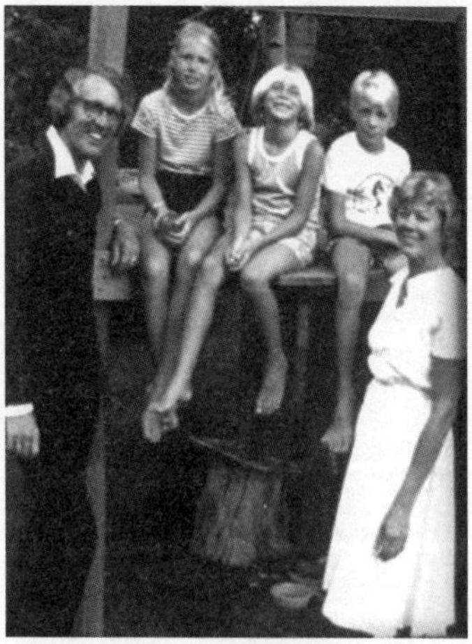

Hutchinson CR 教授全家

2008年，威斯康星大学药学院为庆祝 Hutchinson CR 教授65周岁举办了学术研讨会，我被邀请参加并在大会做了学术报告。同时应邀参加会议的还有来自不同国家曾在他实验室工作过的许多同行。然而，没有想到的是，这次相逢竟成了我们最后的一次见面。会后不久听说他得了癌症，我的心情十分沉重，焦急地想给他寄些中药，增强他与病魔抗争的免疫力。但是毕竟相距遥远不太方便，未能实现我那远念的心愿。他再也没有机会来中国上海参加四年一届的国际放线菌研讨会了。Hutchinson CR 教授学识渊博，为人热情、仁慈、坦诚，对科研事业孜孜不倦、永无休止的精神，是我学习的榜样和永远怀念的人。

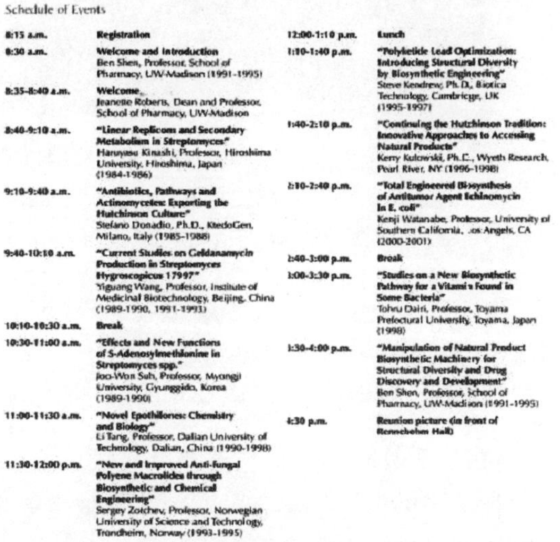
Schedule of Events

8:15 a.m.	**Registration**
8:30 a.m.	**Welcome and Introduction** Ben Shen, Professor, School of Pharmacy, UW-Madison (1991-1995)
8:35-8:40 a.m.	**Welcome** Jeanette Roberts, Dean and Professor, School of Pharmacy, UW-Madison
8:40-9:10 a.m.	**"Linear Replicons and Secondary Metabolism in Streptomyces"** Haruyasu Kinashi, Professor, Hiroshima University, Hiroshima, Japan (1984-1986)
9:10-9:40 a.m.	**"Antibiotics, Pathways and Actinomycetes: Exporting the Hutchinson Culture"** Stefano Donadio, Ph.D., KtedoGen, Milano, Italy (1985-1988)
9:40-10:10 a.m.	**"Current Studies on Geldanamycin Production in Streptomyces Hygroscopicus 17997"** Yiguang Wang, Professor, Institute of Medicinal Biotechnology, Beijing, China (1989-1990, 1991-1993)
10:10-10:30 a.m.	**Break**
10:30-11:00 a.m.	**"Effects and New Functions of S-Adenosylmethionine in Streptomyces spp."** Joo-Won Suh, Professor, Myongji University, Gyunggido, Korea (1989-1990)
11:00-11:30 a.m.	**"Novel Epothilones: Chemistry and Biology"** Li Tang, Professor, Dalian University of Technology, Dalian, China (1990-1998)
11:30-12:00 p.m.	**"New and Improved Anti-Fungal Polyene Macrolides through Biosynthetic and Chemical Engineering"** Sergey Zotchev, Professor, Norwegian University of Science and Technology, Trondheim, Norway (1993-1995)
12:00-1:10 p.m.	**Lunch**
1:10-1:40 p.m.	**"Polyketide Lead Optimization: Introducing Structural Diversity by Biosynthetic Engineering"** Steve Kendrew, Ph.D., Biotica Technology, Cambridge, UK (1995-1997)
1:40-2:10 p.m.	**"Continuing the Hutchinson Tradition: Innovative Approaches to Accessing Natural Products"** Kerry Kulowski, Ph.D., Wyeth Research, Pearl River, NY (1996-1998)
2:10-2:40 p.m.	**"Total Engineered Biosynthesis of Antitumor Agent Echinomycin In E. coli"** Kenji Watanabe, Professor, University of Southern California, Los Angels, CA (2000-2001)
2:40-3:00 p.m.	**Break**
3:00-3:30 p.m.	**"Studies on a New Biosynthetic Pathway for a Vitamin Found in Some Bacteria"** Tohru Dairi, Professor, Toyama Prefectural University, Toyama, Japan (1998)
3:30-4:00 p.m.	**"Manipulation of Natural Product Biosynthetic Machinery for Structural Diversity and Drug Discovery and Development"** Ben Shen, Professor, School of Pharmacy, UW-Madison (1991-1995)
4:30 p.m.	**Reunion picture (in front of Rennebohm Hall)**

纪念 Hutchinson CR 教授65周岁的学术研讨会

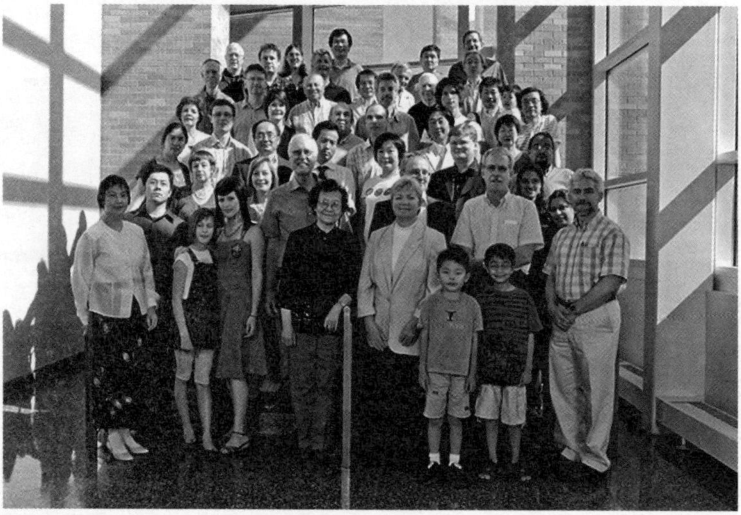

参会的国际同行们
第二排左 4：Hutchinson CR 教授
加拿大 Merck Frosst Canada 公司 Julian E Davies 教授

加拿大 Merck Frosst Canada 公司 Julian E Davies 教授

Julian E Davies 教授是英格兰皇家学会和加拿大皇家学会院士，同时，也曾任美国微生物学学会主席。他是微生物学和免疫学资深学者。1962 年从有机化学转而研究分子微生物学，曾在哈佛医学院工作，在巴斯德研究所和美国威斯康星大学生化系担任教授，现在加拿大 Merck Frosst Canada 公司工作。

在我赴美国进修第一位导师 Perlman D 教授去世后，经 Hutchinson CR 教授推荐，我被 Julian E Davies 教授接收，继而在他实验室真正转入了链霉菌分子生物学研究。也是在他的实验室，我通过电子显微镜，首次从红霉素产生菌基因组发现了内源质粒。这个结果令他非常兴奋。因为红霉素是一个临床非常重要的抗生素，内源质粒的发现，为在其产生菌中建立质粒介导的转化系统奠定了重要基础。在我回国前，Julian E Davies 教授与 Hutchinson CR 教授的合力帮助，使我有机会与实力很强的生产红霉素的美国 Abbott 公司建立了联系。为了支持我回国后的科研实验，Julian E Davies 教授提议并争取到 Abbott 公司给我赠送了低温冰箱、Vortex、电泳、真空旋转蒸发仪等仪器，无疑对我回国重头建立分子生物学实验条件起到了很大的作用。在我回国后他又主动通过朋友来中国之际，给我从美国用冰盒带来了许多分子生物学实验用的限制性内切酶。他对我工作的无私帮助和关怀，体现了科学家科学无国界的无私的风范，激励着我为科学奋斗和无私奉献的精神。

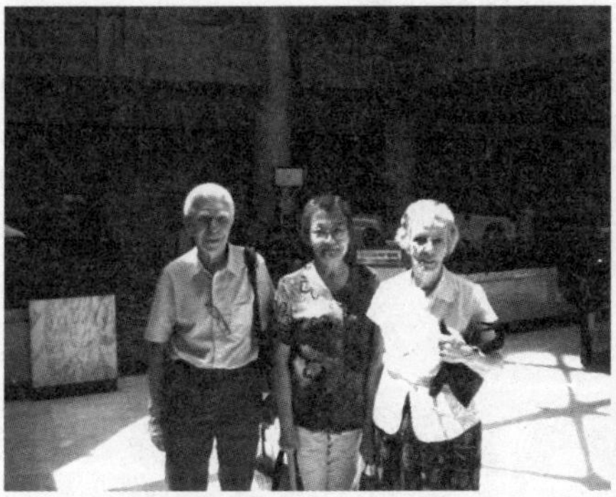

2007 年在中国与 Julian 和他夫人的合影

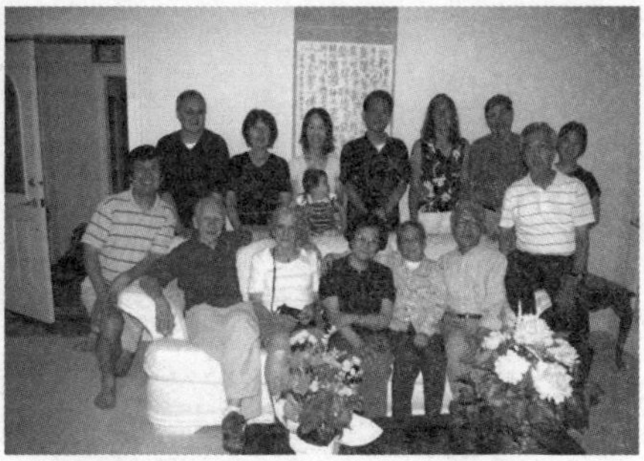

2008 年在美国与 Julian（1 排右 1）和他夫人（右 2）及国外同行

韩国明知大学徐冑源（Suh Joowon）教授

徐冑源（Suh Joowon）是韩国明知大学教授。1985～1987 年间，我和徐冑源教授同在 Hutchinson 教授实验室进修。当时 Hutchinson 教授实验室云集了来自意大利、韩国、日本、德国、俄罗斯、西班牙、伊朗和中国等多国的 20 位科研人员。徐教授在美国是以博士后的身份在实验室工作。我们之间相处非常融洽，经常在一起交流工作中的思路、心得和实验技巧，也常在一起开 Party。徐在生活中把我看成了老大姐，可以说无话不谈。在我即将回国的时候还托我帮他找对象。当时在国内我的实验室恰好有个朝鲜族女学生在攻读硕士学位。然而遗憾的是，由于各种原因，回国后未能帮他促成这段姻缘喜事。但是，我依旧把这位女学生推荐到韩国明知大学徐胄源教授的实验室进修去了。

徐回韩国后在明知大学生物科学与生物信息学院任教授。他是一个非常有爱心的基督教徒，脸上永远挂着笑容，对待学生和同事都是非常和蔼可亲。他也是一个热心的社会活动家，在韩国科研和企业的合作方面开展了许多有意义的牵线搭桥工作。他还兼任韩国保健食品与医药材料中心主任、韩国应用生物化学学会主席。他与中国许多大学和企业都建立了联系，在中—韩科学技术交流，中—韩友谊方面付出很多。应他的邀请，我曾三次赴韩国进行访问和学术交流。1994 年出席中-韩第二届生物技术研讨会，2000 年经他中介，我们向韩国希杰集团公司转让了泰古霉素生产技术，作为韩国明知大学客座教授，1996 年 6 月 ~9 月我在徐教授实验室协助培养研究生，我丈夫作为专利代理专家也被邀请一同前往。通过与徐教授的交往，加深了对韩国科研、教学、人文等方面的了解，促进了我的学术升华与发展，也为中—韩的技术交流贡献了微薄之力。

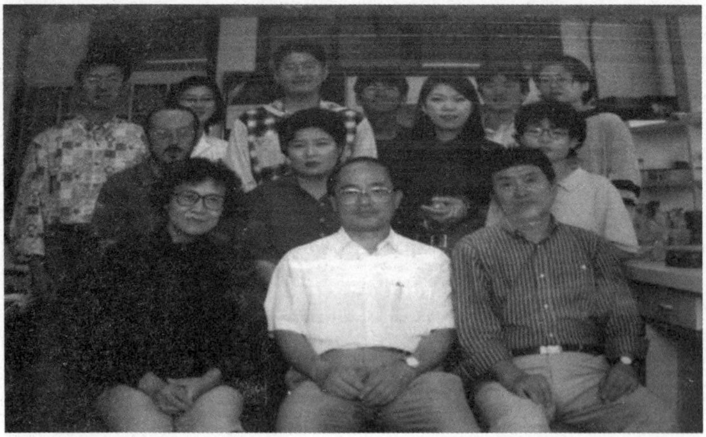

在徐胄源教授实验室
前排自左：王以光　徐胄源　杨　厚

怡悦与欣慰

我享受工作的愉悦，准确地说是“Bench work”。一进实验室就像进入“战斗”岗位，有时连喝水的工夫都顾不上。我对研究工作的习惯是，只要实验一出结果就想进行下一个实验，不愿花时间去总结。记得2003年我被卫生部评审工程院院士候选人时，有一位院士问我：“为什么你的SCI文章比较少”。我的回答是：一个原因是我比较注重实验工作往前推进，不太关心论文的写作，有点舍不得在这方面花费时间；另一方面我不理解，为什么一定要在国外期刊发表文章才被大家看中认可呢？如果把优秀的论文都在国外杂志发表，那就只能将质量差的论文在国内杂志发表，如此下去，国内刊物的质量和影响因子何时才能得到提高？其实，我在1994年有关《基因工程丙酰螺旋霉素的研究》以及1996年有关《硫霉素（甲砜霉素）生物合成基因的研究》论文，当时应该是处于世界前沿。但是我仍选择投送中国抗生素杂志。至今我坚持认为，我们应该把中国的学术刊物办好，让世界学界逐渐了解认同我们的水平，让它在世界上也有立足之地。至于那年院士评审没有通过是因为SCI文章少或是其他原因，对我来讲只是一次尝试和经历。自始至终我都持有一颗平常心，既没有跟任何人打招呼、走后门，也没有为此觉得失落遗憾，我依然快乐着。如今，已近80杖朝之年的我，仍然喜欢亲自动手挑菌、提取DNA、观察菌的生长……，我能从菌的生长外观了解菌的“喜、怒、哀、乐”，我从菌的味道可以判断发酵的好坏。实验工作的成效需要我们的悟性和感情投入，只有全身心地付出，才能把实验做好。有的时候学生反映实验出不来结果，我就要亲自观察他操作的每一步，不放过每一个细节，或者就要亲自上手操作一遍，这样才能了解问题的所在，解决问题，收获喜悦。

我享受实验室配制培养基和包扎摇瓶的过程，欣赏摇床室传出的铿锵回荡声，喜闻发酵车间散发的浓浓气息，所有这些使我感受到一种特殊的亲切和愉悦。尽管我从擅长发酵的专长步入了分子生物学领域，但我依旧认为发酵是微生物药物研发不可或缺，甚至可以说是最关键的环节之一。

菌种-发酵-化学提取是微生物药物研发的不可分割的三个学科。发酵在其中起到了承上启下的作用，有成效的发酵能发挥菌种的潜能，也决定化学提取的成败和效率。正如我的一位导师著名微生物学家所言："Microbe can do everything，if we could take care of it"。发酵工作正是"take care"的环节。尤其是现在微生物药物面临资源匮乏，发现新的化合物面临极大挑战的今天，我们更应该重视和加强对发酵学科的研究与创新。

我珍爱对陌生领域工作的挑战，从抗生素工艺到基因工程抗生素，从微生物药物到分子生物学的研究，以及涉及纤溶酶、绿脓杆菌耐药机制和人类基因-肌纤调节蛋白的研究，要求我必须不断学习新知识，接受新观念，与学生共同探索，向专家虚心请教，使我真正领悟到活到老学到老的真谛。

情爱与幸福

人们常说，一个全身心在事业上奋斗的女性背后，一定有个全力支撑着她的男人。我和老伴的相遇与结合，也许就是一种缘分吧。可能因为我天性活泼、开朗，招人喜爱，从小学开始直到在苏联结婚前，追求的人就不下十个。然而，真正让我有些印象和动心的是含蓄稳重的他。那是在俄专合唱团一次活动中，正当我们跟着唱机学唱一首歌时，唱机突然停转了，大伙无奈地待在原地不知等待着什么，总之唱不下去啦。坐着满屋子的人都很着急，大家七嘴八舌地喧闹着……。就在此时，一个人悄然走出来，到前面去干什么我不清楚，他就是杨厚。在人群嘈杂的情况下，他那稳重自信的举止，给我留下了难忘的印象。自那以后直到离开俄专，我们没有再相遇过，因为我在俄专 9 班，他在 75 班，平时没有什么碰面的机会。真的没有想到，后来在苏联列宁格勒中国留学生合唱团我们又相遇了。1956 年的夏天，合唱团组织到苏联南方巡回演出，他负责合唱团的生活后勤工作，其间也许刻意和我安排在一个船舱，这样就有了较多的接触机会。

其实他不是一个善于表达的人，跟他在一起似乎没有太多的话可说。然而他有一颗柔润而细腻的爱心，有一种无形的吸引力让我愿意和他接触。在列宁格勒学习的日子里，我们经常去看电影，哪怕严寒的冬天，他也给我买“мороженое”，在“Невский Проспект”散步时，我们品尝“пирошки”，在零下40℃的夜晚还去“ЦПКО”公园相聚。记得有一次，他不小心脚踩到了冰窟窿，袜子全被弄湿了，我只能把他的脚捂在胸口为他取暖。1957年的暑假，他利用在铁道学院学习可以免费乘火车的优势，独自一人回国专程到常州看望我的养母。此次旅行，他得到了“准岳母”的认可，达到了预期的目的。1960年我们通过毕业论文答辩后，5月1日在中国驻苏联大使馆履行登记，举行了婚礼。

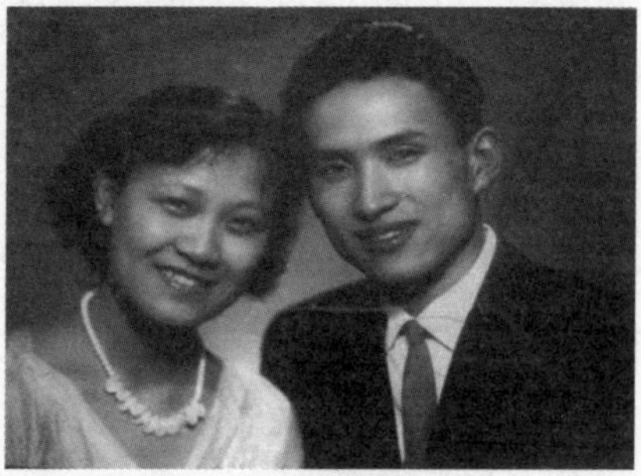

结婚照

记得1960年5月1日的清晨，我独自一人从我校所在地（Улица Попова）乘有轨电车到他学校 седмая красноармейская улица 学生宿舍。他的同学为我从苏联同学那里借了一件白色“婚纱”和项链，他也从中国同学那里借了一件样式比较好看的西服，这就是我们的婚礼服。我“娘家”的同学们晚上来到婚礼现场，参加婚礼Party，为我们祝福，我俩合唱了一首俄文抒情歌曲作为答谢。

1960年的10月回国后，他奔赴大西北青海西宁铁道学院，我被分配在北京中国医学科学院抗菌素研究所，从此开始了两地分居的生活。在那70年代动荡的岁月里，研究所曾有搬迁安徽六安的计划。为了解决一些职工两地分居的问题，在所领导关照下，先把我爱人调到研究所，以便搬迁到安徽后再按专业需要安置到合适的单位。但是由于在京中央直属科研事业单位外迁计划未实现，而调入我们所的人员留在北京未受任何影响。就这样，夫妻两地分居的问题总算解决了。我爱人的人事关系正式转入研究所了。在这10年当中，根据组织安排，他经历了六次工作调动，从西宁铁道学院、西宁-上海列车段、包头铁道学院、呼和浩特铁路局、北京铁道部国际联运局（借调）直到四川资阳431机车厂，远离他留苏学习的铁路运输专业已经整整十个年头。所以，即使户口落在北京，他再回到所学专业的工作岗位亦非易事。就这样阴差阳错地迫使他改行，最后在医药卫生系统的抗菌素研究所从事科研管理工作。1985年，根据所领导决定，派他到上海参加第三届全国专利代理人培训班，结业后，获得国家知识产权局颁发的专利代理人资格证书，从此开始了他的兼职专利代理生涯。1987年调到中国医学科学院，从筹建科技开发处到转改科技产业处，一直工作到退休。回想这段经历，我的内心总有一种难以抚平的歉疚感。因为他的关心、照顾和支持，才有我事业的发展与成就，但他却不得不放弃自己的专业，丧失更好发挥才智的机会，尽管为了解决分居我曾多次向所领导提出过我的调动问题，然而领导坚持不放，确保了我为之奋斗一生的抗生素专业。

其实，他在业务上是一个很爱钻研的人。60年代初国家遭受自然灾害期间，在大西北西宁市，吃的是青稞面，每月只供应一两油。即使在这样的条件下，在呼和浩特铁路局工作期间，他还以第一作者身份发表了平生第一篇研究论文。1987年由研究所调到医科院工作，从无到有，筹建医科院科技开发处，他想方设法创造条件，确保新机构尽快运转起来。同时，他在工作中十分留意平时积累实践经验，从理论上升华和归纳科研开发管理的理念，经常总结和发表文章。所以1992年，他以第一作者发表的十篇研究论文和工作报告，通过了医科院专业委员会评审，顺利晋升为研究员。对于一个非医药专业科班出身的科研管理人员来说，他的奋斗，他的拼搏，真的不是一件容易的事情。记得80年代一次看到他正在起草命题为《论科研生产力的转化》的文章，我觉得脑子里是一片雾水，真不知他是怎么下笔完成的。当然，我和杨厚都不会忘记和深表感激的是，他人生道路的转折和发展有成的事业，是与当时医科院副院长陈妙兰教授的支持、提携分不开的。

老伴全力支持我的工作，从1979年我第一次赴美学习深造，直到

1993 年期间，先后 5 次历时五年连续身居他国。家有身体欠佳脾气波动的老母，下有正在成长需要呵护的孩子。尤其 1991 年后，老母身体每况愈下，家中又添了小孙子，眼下已是四世同堂。医科院工作和家庭的两副重担都压在他一人的肩上，但他从未流露过怨言或不满。每当我又要离家远走的时候，他总是默默地含情相送，因为他懂得，既然我再次出国，说明一定是必须的。我经常与他分享实验的快乐，也与他述说实验的挫折；他为我的成功欣慰，也为我的困难担忧。我所写的文字材料，他会认真推敲精心修改，小到标点符号，大到文字的准确表述。基因工程一类新药——可利霉素研制的“第一桶金”，来自北京首科集团有限公司对项目的早期投入，也得益于他的积极推荐。在可利霉素资金匮乏步履艰难的时候，还是他，通过其小弟的关系找到了北京宝亿通商贸有限公司，为完成可利霉素质量研究提供了资金保证。因此可以说，可利霉素研制 20 年的征程中，不仅有他精神上的陪伴，也有他为解决资金困难做出的贡献。

我丈夫在生活上是一个非常细致的人。无论住房条件原本什么样，他总会尽力将它收拾得干净整洁、温馨有序，让你感受到家是一个爱意浓浓的避风港。俄罗斯有句谚语道：“与心爱的人在一起，哪怕住在小茅屋也如同天堂”。我们的住房历经了多次变迁。起初的居住条件再差，只要我们有一颗爱心，就能用双手铸就一个温暖幸福的家。杨厚有一双熊掌般的手，但却十分灵巧，家里几乎所有的东西都能拆卸修理，小到折损的项链、断裂的木制衣架，大到厨房、卫生间的地漏、排风扇。他有一个专用木柜抽屉，装满了平时购置、收集的各种工具、废料以备修理之用。“无师自通”的他，还能自娱自乐地画些油画，挂在家里欣赏解闷。

我和他的性格差异很大，我开朗、他内敛；我话多、他寡言；我性急、他慢条斯理；我反应敏捷、他沉稳……。但是我们有着共同的人生观、价值观，他容忍我的急躁，我善解他的腼腆，我们没有真正吵闹和生气过，经过磨合，他的性格逐渐开朗起来，我也变得更加耐心和细心。我们就这样相互包容、谅解、呵护地走过了五十五个春秋。

我的丈夫拥有一个友爱、团结、和睦的大家庭。他的父母养育了 10 个孩子，他排行老三，上有两个姐姐，下有两个妹妹和四个弟弟。父母都是最普通的教师，当年拉扯 10 个子女有多艰难是可想而知的。丈夫自高中毕业留苏学习到回国工作，从此就离开那个大家庭了。除了我俩之外，其他兄弟姐妹各家都在大连。因为我们不在他父母身旁，当二老或其中一人在世的时候，我们经常回去看望他们。而在父亲去世后，逢年过节，作为大儿媳，我总是提醒丈夫及时给老母亲寄钱表示孝心。他大姐病重期间，作为弟媳，我也毫不犹豫地为她解囊相助。尽管这样，由于我们常年在外，难以尽到长子、长媳和大哥大嫂的义务，总是感到有些内心歉疚。由于二老教育有方，大连兄弟姐妹大家庭情深义重，而对远在北京的我们更是关爱有加。我们每年的生日，他们总是第一时间送来问候与祝福。尤其三妹，她会自编一首祝福歌为我们迎来一个温馨优雅的清晨。每逢春节，他们从不忘记邀请我们回大连与家人团聚。对我们的生活、身体、冷暖更是千叮万嘱，问长问短，使我们深深感受到来自远方浓浓的手足情，它在一定程度上弥补了我们儿女不在身边的孤独感。

屹立渤海湾的大连，是我留苏前念大学一年级的滨海城市，是我丈夫留苏前完成高中学业的故乡，再说那里有这么多情深意切的兄弟姐妹，我们对它始终怀有一种情不自禁的爱慕与向往。所以每次回到大连，我们总想故地重游，看看过去曾经待过的地方。

2014 年春节回大连与全家团聚期间，我和丈夫不忘九泉之下的二老，主动表示前往墓地祭奠父母的期盼。作为长子、长媳，我们的心愿永远铭刻在亲手书写的“新春祭语”之中。

【新春祭语】

喜盼新春迎马年，长子携妻回大连。

手足相聚言不尽，憾缺二老在身边。

酸辣苦甜忆往事，铸就前程路漫漫。

今日来到墓碑前，拂尘插花表心愿。

思念父母养育恩，祈福安详在九泉。

长子：厚　　长妻：以光

2014 年 1 月 26 日　大连

除了大连，我们还观光过祖国青山绿水的其他一些景点，如青岛崂山、北京教师疗养院、北京房山十渡、新疆吐鲁番、厦门鼓浪屿、黑龙江绥芬河、天津邮政博物馆、浙江杭州以及俄罗斯海参崴等。

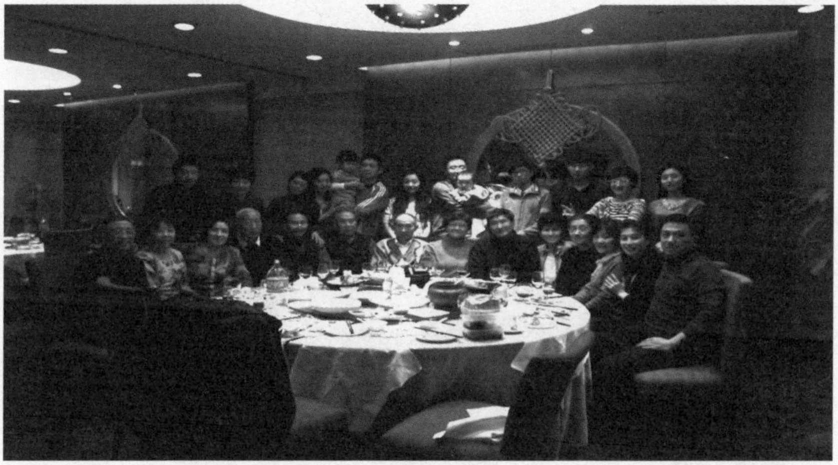

2014 春节全家团聚

一排右起：小弟、弟媳；三弟媳、三弟；大妹；杨厚、王以光；大妹夫；大姐夫；二弟；小妹夫、小妹；四弟媳、四弟。

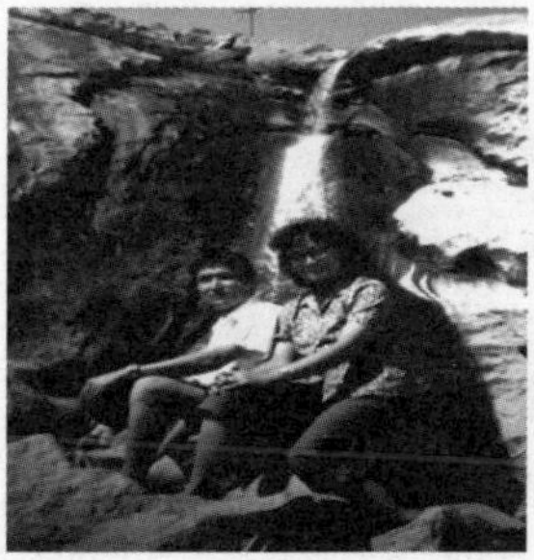

1981 年 45 岁青岛崂山

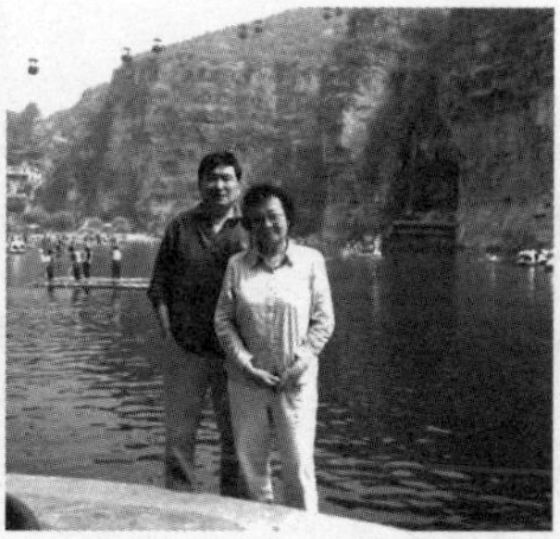

2001 年 65 岁北京十渡

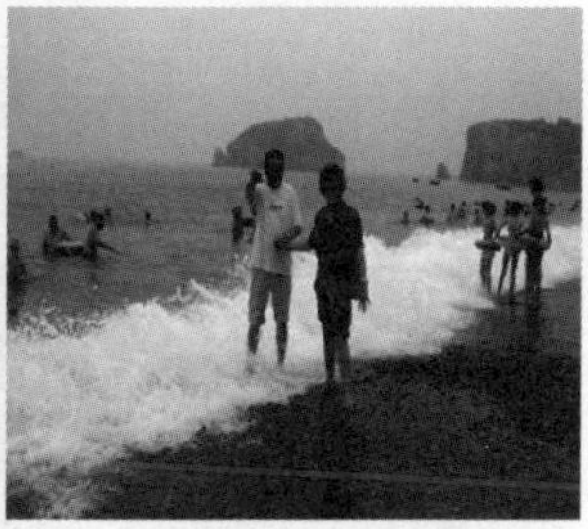

2004 年 68 岁大连滨海

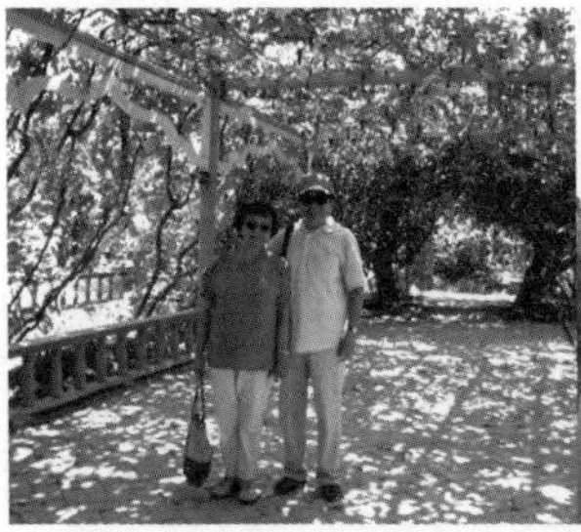

2005 年 69 岁新疆

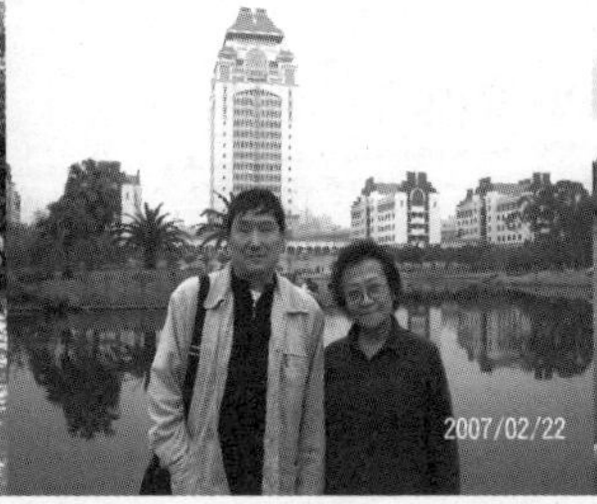

2007 年 71 岁厦门

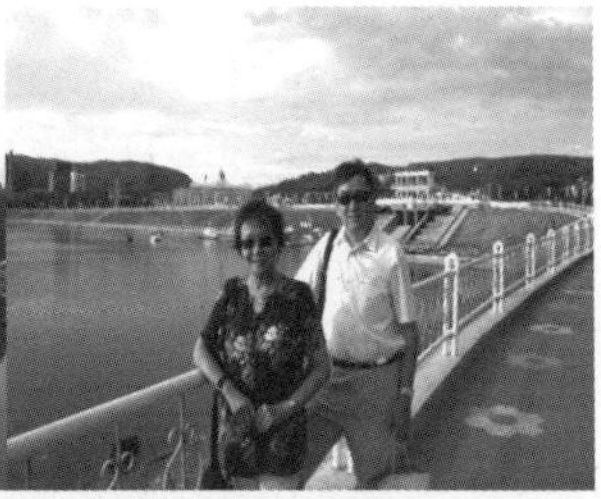

2009 年 73 岁中俄边境绥芬河

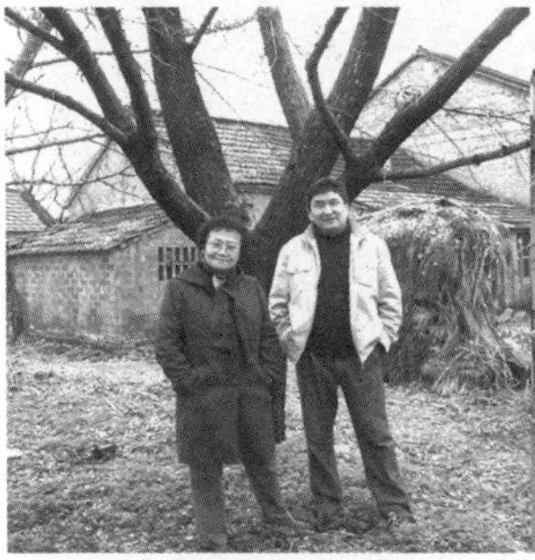

2007 年 71 岁泰州杨厚老家银杏树

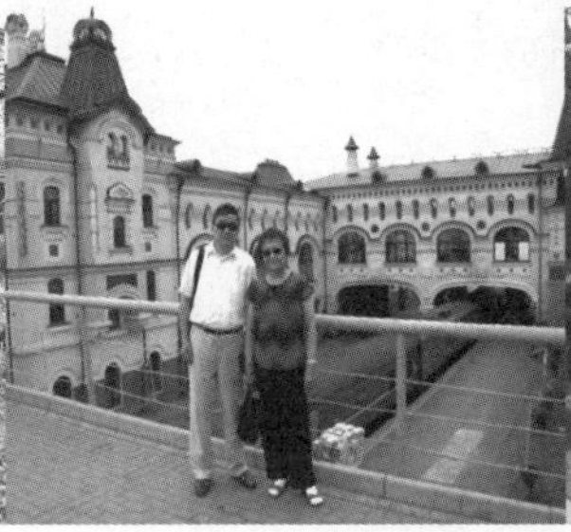

2009 年 73 岁俄罗斯远东海参崴

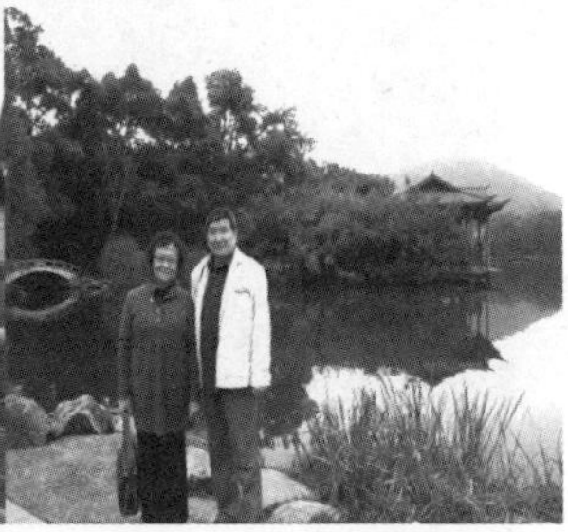

2009 年 73 岁杭州

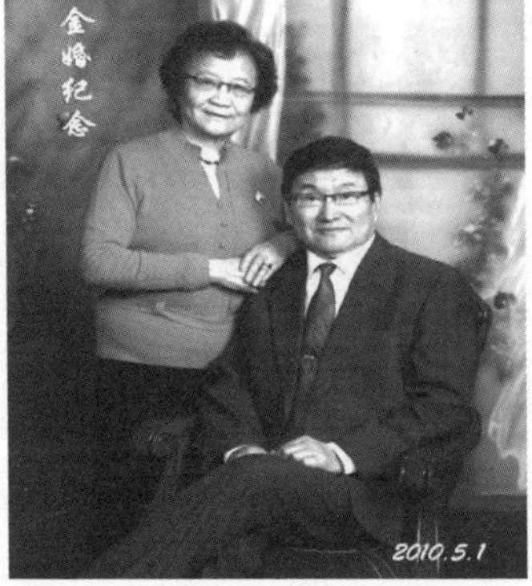

2010 年 74 岁金婚

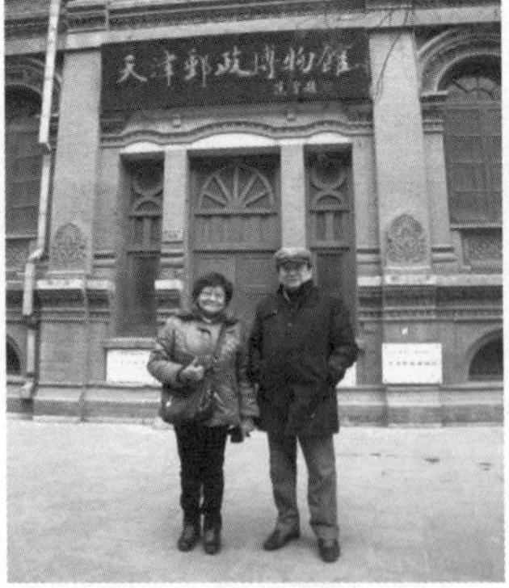

2015 年 79 岁　天津老街

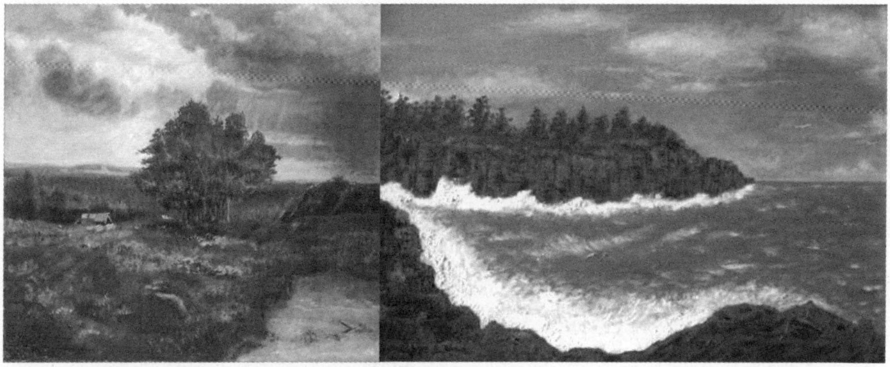

杨厚的油画处女作

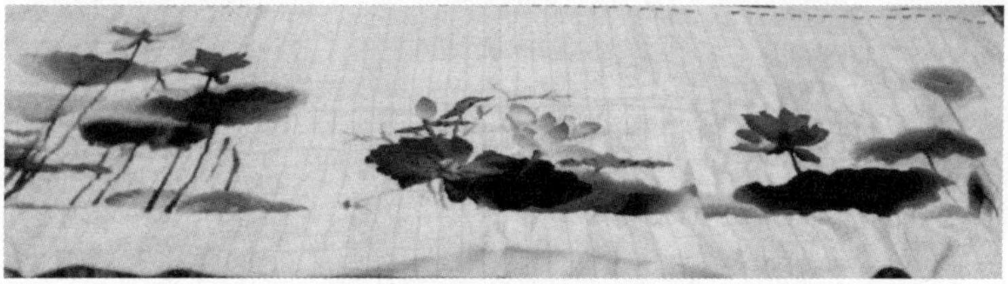

我完成的十字绣处女作

孩子与欣慰

杨晋

拥有两个儿子是我一生中的幸运。老大杨晋出生在1961年国家遭受自然灾害的年代。怀孕2~3个月时我曾晕倒过两次。尽管怀孕期间在食堂每顿饭一个窝窝头和5分钱的大白菜，但是多亏留苏期间的“营养储蓄”让我挺了过来。可生下老大后，奶水极度欠缺，牛奶供应严格限量，每天只有半磅奶。我56天产假后老大仅靠这半磅奶维系过活。我实在不知道拿什么来喂养孩子，后来只好用炒面粉调点面糊糊，实际上就是糨糊啊。可怜儿子饥不择食，一会儿工夫也照样吃完了。就这样稀里糊涂地把他养大了。老大是一个善良、温顺、老实的孩子，从小学开始就是三好学生，少先队大队长，一直受到老师的表扬，曾被戏称为“五分加绵羊”的好学生。在家里也很懂事，特别是我出差在外、波及北京的唐山大地震期间，人们都慌张地住进帐篷，家里还来了两个亲戚小男孩，我养母又常犯高血压头痛病……。老伴每天为大院居民奔波防震减灾器材，有时连饭也顾不上吃。老二整天享受着和大院孩子们玩耍的欢乐，大小家务活只能靠老大去做。由于他的表现优秀，1977年初中刚毕业的他，就被学校推荐上了军校参军了。

他被分配在武汉通信技术学校学习，后来干的通信兵工作。生性爱学习的他，远离我们后自己购买了全套高中学习教材，自学完成高中课程，还买了一台小电视机，跟着电视学英语。有一次我到部队去看望他时，指导员夸奖他说，杨晋自持力强，业余时间别人打球、玩耍，他都不参加，一个人埋头苦学着。这对一个16~17岁的孩子来讲，真的很不容易做到。功夫不负有心人，由于他自学苦练掌握了一定的基础知识，1979年部队推荐他，以优异的成绩考上了武汉空军雷达学院。这是一所培养雷达军事指挥和工程技术人才的专业院校，被誉为雷达兵军官成长的摇篮。毕业后被分配到北京空军研究所，1991年复员出国留学，在美国上了大学，攻读了硕士学位。现在是美国一名资深的电脑软件设计工程师。他如愿以偿，实现了自己的夙愿。他的成长过程，显现了人生命力的强悍、拼搏和奋斗精神的潜力。他拥有一个能干、质朴的妻子和一双聪明懂事的孩子，儿子杨然已经从美国出类拔萃的加州理工学院（Caltech）毕业，现在就读美国西北大学攻读博士学位，女儿杨安琪学习、游泳、音乐、舞蹈全面发展。

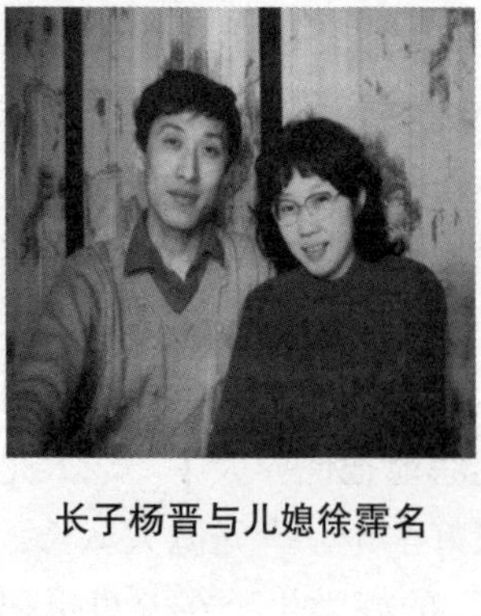

长子杨晋与儿媳徐霈名

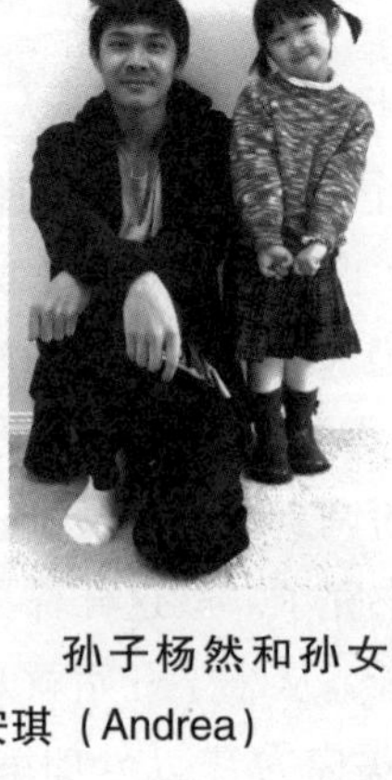

孙子杨然和孙女杨安琪（Andrea）

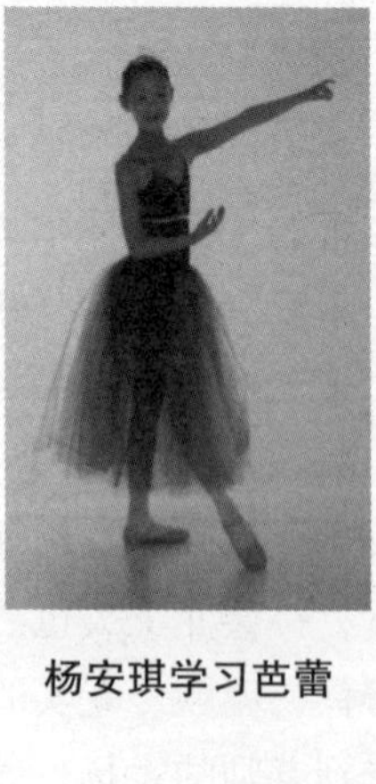

杨安琪学习芭蕾

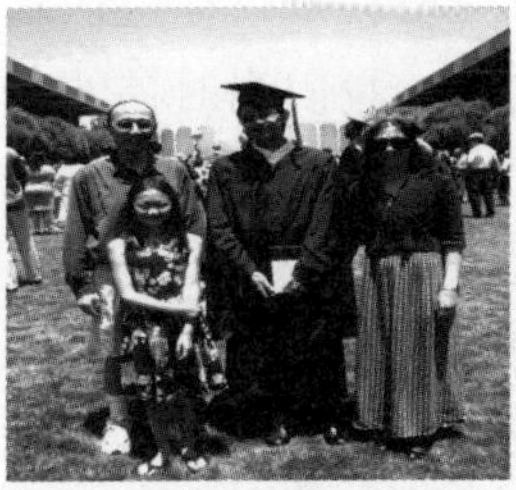
2013 年杨然美国加州理工学院毕业典礼

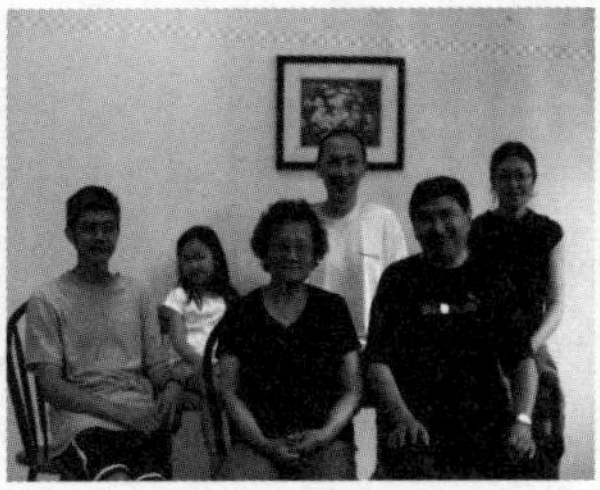
2008 年在美国杨晋家

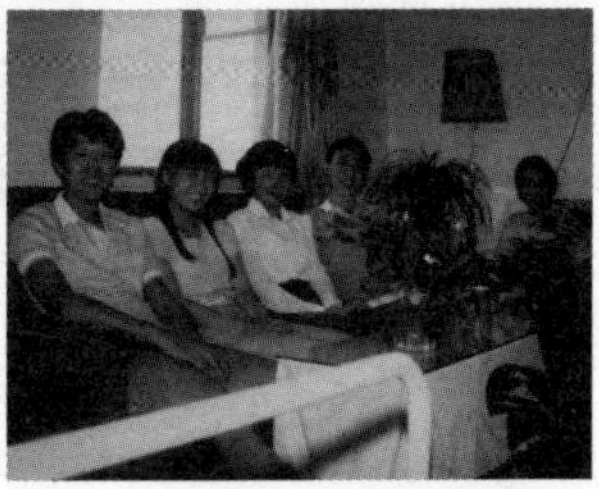
1985 年老母与儿孙们在天坛西里一号院北楼

杨晖

老二杨晖与他的哥哥不同，出生于 1964 年的他比哥哥幸运，来到世界刚 56 天就被送到中国医学科学院实验医学研究所创办的全日制托儿所。每天用餐四次，除两磅半牛奶外，水果、甜点样样俱全。但是他是个很有个性的孩子。小时候比较淘气，在小学经常受到老师的批评。他爱“招猫逗狗”或做“恶作剧”，时常惹来大院邻居孩子们的告状诉苦。所以，每次学校参加老二家长会的任务只能由他爸爸来完成啦。老二的学习成绩在小学是排名第 20 名前后。然而，他不是一个不求上进的孩子，他个性较强，热爱生活，怀有丰富的情商。小学三、四年级的他，可以因为同学的转校而写出伤感动情的信。上高中时，为了同学可以冒着酷暑到北戴河为大家采购螃蟹。从他的作文可以看出，他是一个非常阳光、思想健康、充满情趣的孩子。所以我还是看好他的发展潜能和进步前景。为了今后打好基础，我把他初中安排在区重点中学，学习开始有了进步，考试成绩上升到前 10 名。高中考上了北京市重点北京师大附中。报考大学时我们没有给他任何压力，但他决定必须报考全国重点北京大学，而且选报的是在北京大学生物系中本市仅有七个名额的细胞生化和遗传专业。

他在念高一的时候，曾因上课时跳窗出去打乒乓球而受到老师的批评。但是从高二开始就知道认真读书，学习非常刻苦，而且用功起来一发不可收拾，一坐就是四个小时，我有时提醒他出去玩一下，他却说“谁让你小时候不让我出去玩呀?”。他读过的书每一页都做了批注、符号，说明他是认真地读过了。有本厚厚的英文原版“生物化学”教科书，他也认真地阅读过。高考那年，竞争十分激烈，录取率是七比一。我们当时住的是筒子楼-北楼，家里就是中间打了隔断分成三个空间的屋子，完全不隔音。老母亲每晚必须看电视，小晖就是在厨房间点着一盏台灯复习功课，最终如愿以偿考上北大的。不过令我纳闷的是，按照录取分数线，他原本应该达到所报专业要求，但是没有被该专业录取，而是被化学系录取。为此我专程去北京大学了解情况，在生物系主任家门口坐等系主任回来问个明白。最后被告知，小晖的位置被学校领导点名的另一名考生取代了。当然他说，北京大学生物系建系时间较短，而北大化学系建系时间长，师资力量雄厚，就读化学系其实是不错的选择。后来小晖在化学系学习期间，也选修了生物课程，应该是获得化学和生物专业双学士学位。

1987 年，小晖从北大毕业后直接赴美国威斯康星大学就读博士学位。他凭借自己托福和 GRE 成绩的实力，获得了学校的全额奖学金，此前我仅帮他递送过申请材料。就读不到两年的他，突然有一天给我来电话（我已经回国），说他不想读 Ph. D，而想进美国医学院读 MD，以后当医生。哦！天哪，我清楚他读 Ph. D 的日子里非常努力，研究工作的实验进展良好，导师也很满意，读生物学博士要比读医学博士容易得多。在美国要进医学院谈何容易，首先要有绿卡，才能贷款，还要通过严格的考试，还要经历漫长的实习期，付出多少时间和代价。但是他说已经做了决定，算了算学习年限时间，他认为值得。好吧！我只能支持他的决定，但是帮不了他任何忙。我只知道他在威斯康星大学获得了硕士学位后，在一个公司找到了工作，白天上班，晚上复习功课，在公司获得绿卡后，通过了美国医学院考试，1997 年最终获得了医学博士学位 MD。以后又经过漫长的实习和全美国的统一考试，2002 年获得了美国影像学医生正式执照。他现在是几家医院影像学诊断医生委员会主任。他为实现梦想的胆识令我钦佩，也为他实现梦想奋斗、拼搏的毅力和付出感到欣慰。杨晖拥有一个幸福的家庭。女儿 Vickie 也是一个很有思想的孩子。八岁时为了环保的问题曾给布什总统写信，布什还给她回了信。她现在美国 John Hopkins 大学学习。儿子 Micheal 在上高中。

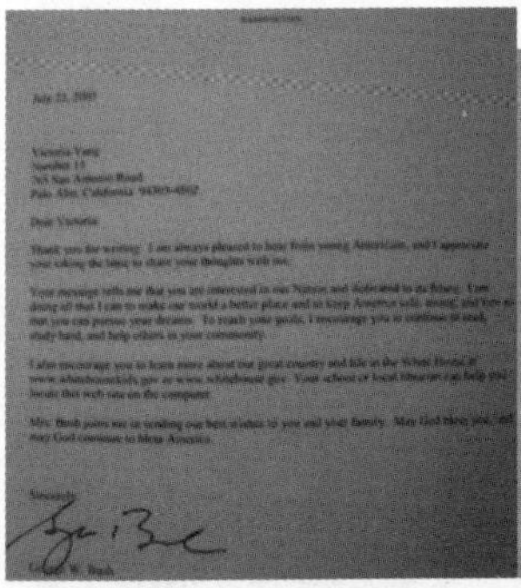

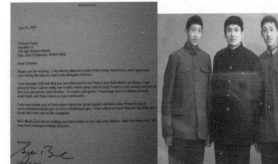

布什给 Vickie 的回信

父子仨

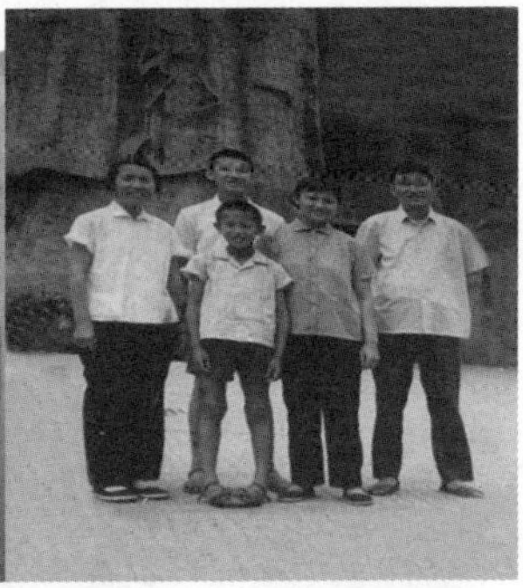

1972 年全家去动物园

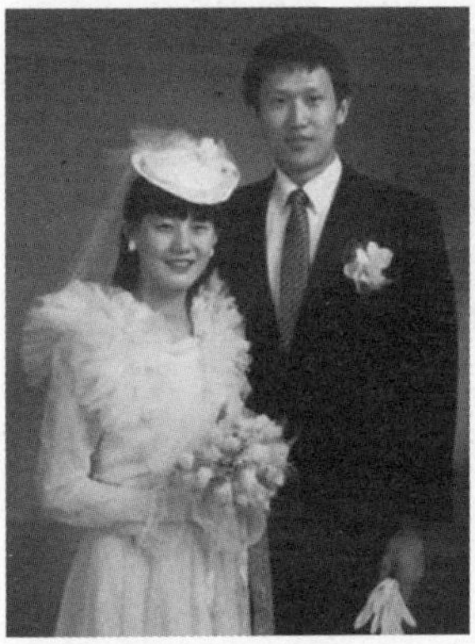

杨晖和儿媳黄曼

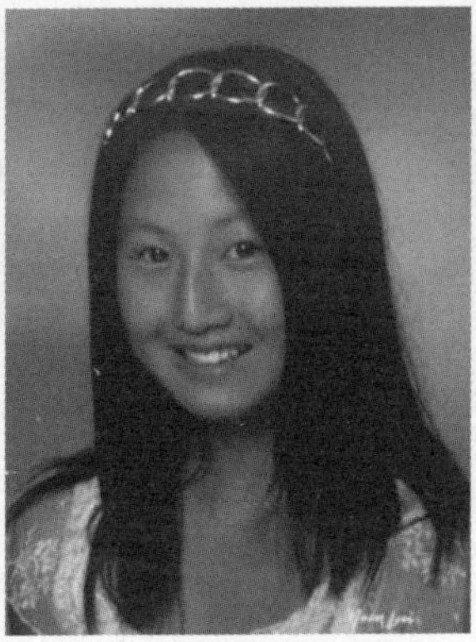

孙女（杨维维 Vickie）

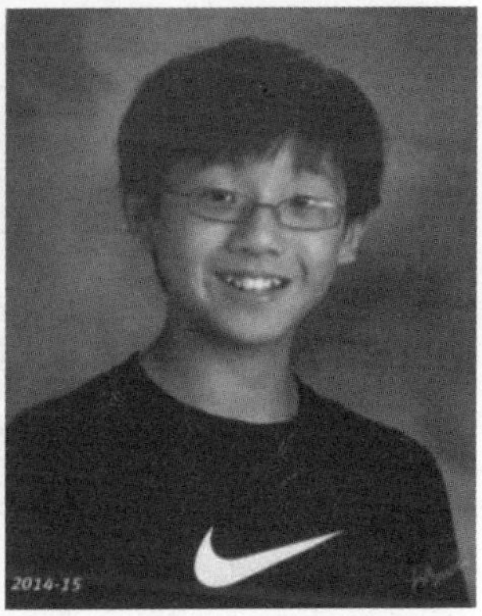

孙子（杨迈克 Micheal）

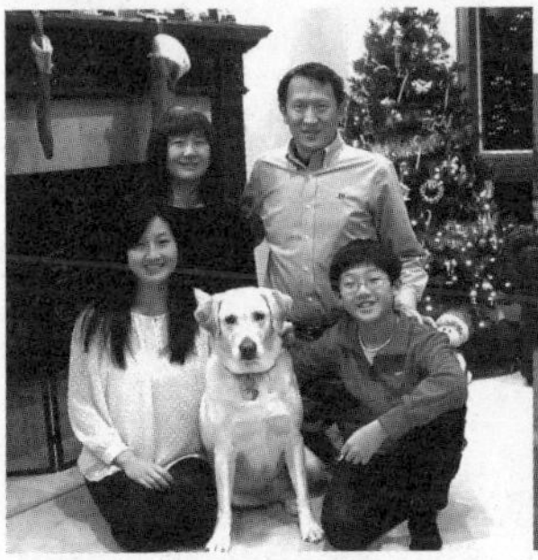

2013 年　杨晖全家圣诞节

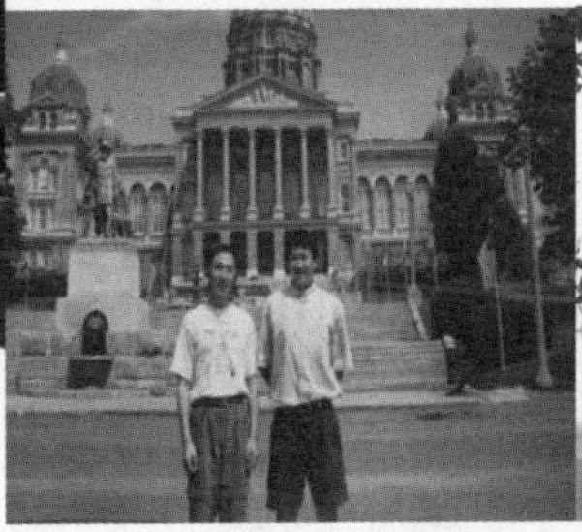

兄弟俩在美国

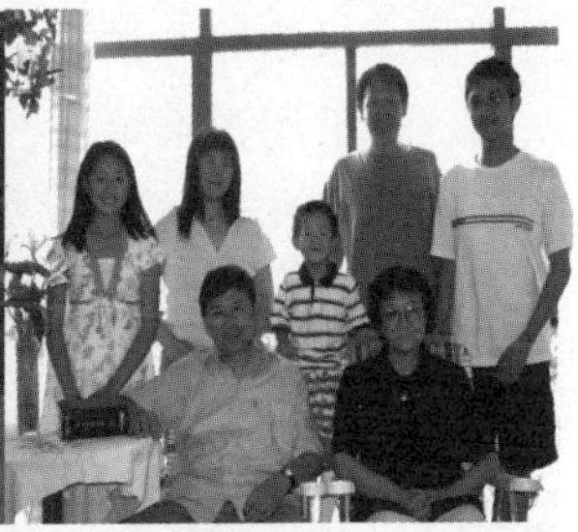

2006 年杨晖全家及杨然回国

怡悦与乐趣

作为一名职业女性，我年轻的时候基本没有什么业余生活。周末只有一天，忙着洗衣服、买菜、做饭、料理家务，我们家的三顿饭总比别人家晚一些。住平房的时候家中还养过鸡，老伴在小院里盖了个鸡窝。每天清晨放它们出窝的时候，总是一只大公鸡带头，两只母鸡跟在后面猛跑，孩子姥姥称这两支母鸡是“大媳妇”和“小媳妇”。每天喂食的时候，只要一敲食盆儿，公鸡就领头带着两个“媳妇”低头奔跑过来用餐。这样的生活给两个孩子带来了不少欢乐。直到有一天街道办事处通知不让在宿舍区饲养家禽，两个孩子各抱着一只母鸡，不肯撒手，最后无奈只好送给邻居成了他们的盘中餐。

那些年代的我，从没想过逛逛商店给孩子买件衣服，都是弄个纸样回来，自己照着裁剪，用缝纫机给他们做衣服。日子过得太快了，在我们忙忙碌碌中孩子已经长大了。老大 16 岁就离开了家，老二大学一毕业就出国，这段时间里，我自己也接二连三地出国。现在回想起来，和家人团聚欢度的时间太少，偶尔和孩子们陪同姥姥去趟动物园或公园，次数屈指可数。90 年代初，我们家增添了第一个孙子然然，过了一段四世同堂的日子，直到老母亲 1995 年去世，儿孙们都先后出国，从此开始了只有我和老伴二人世界的生活。

多年依靠我的老母离世了，子孙们都去异国他乡了，原来忙碌惯的我，心里一下子觉得空荡荡的，我要很快适应并把今后的生活安排好才行。我喜欢看电视里的美食节目，选看掌握一些家里有条件做到的菜饭要领，如鸡蛋要炒的嫩，就须添加一点水；红烧肉要上色，需要在油里放一点糖；苦瓜用开水焯过，应放在冷水里“激”一下等等。有的时候是学一些新的菜谱，开阔思路。我愿意尝试新的菜肴，看过节目之后就仿效着做一做。因此，尽管我一直返聘在工作岗位，却愿意回家尽量自己动手做饭，还不愿意让老伴插手。

我喜欢音乐和舞蹈，年轻的岁月没有时间，到了古稀、杖朝之年，我却要寻找机会满足自己的兴趣爱好，报名参加了街道社区的小合唱。练歌活动每周一次，大家聚在一起没有任何压力，就是为了开开音、松松喉，享受一些优美的旋律。有时街道社区组织一些文化演出娱乐活动，我们也会应邀参加合唱演出。

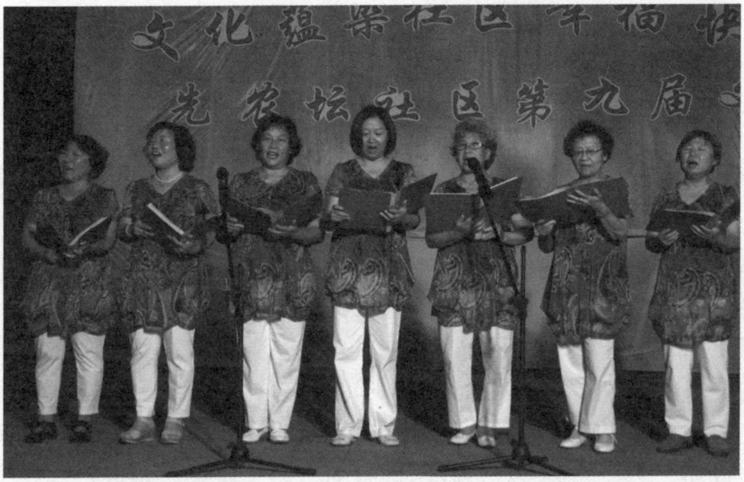

78 岁 参加社区文化节演出（右二：王以光）

我从留苏毕业回国，已有 55 年工作、生活在天坛公园的周围。它是我每天生活空间的户外延伸。它那古老优雅的建筑群和郁郁葱葱的苍松劲柏，赋予它世界文化遗产的美名，成为国内外游人必去的重要景点。对于生活在它身旁的我而言，它更大吸引力是城区独有的森林公园。明清以来，这座皇家林园广种松柏，至今已成森然巨林。每到春天各种花卉相继开放，呈现了百花争艳的花花世界。天坛公园是我每日清晨参加广场舞的场地，而广场舞可以算作我的“加油站”，从中我享受着音乐的旋律与节奏，简单易学的舞步给我增添了生命的活力。它让我能够保持较好的身体协调能力。近 80 岁的我，如今依旧能手不颤抖地挑取菌落，进行实验操作；依旧拥有比较健康的体魄在工作岗位发挥余热；依旧使我的头脑保持一定的智力跟上时代发展的脚步。一言以蔽之，每天跳完广场舞后，我心情舒畅，心态平和，怡悦有加，回到实验室去工作的感觉真是妙不可言。我会努力坚持下去的。

我是个闲不住的人，周末或晚上也不能不离不弃地守在电视机旁。由于睡眠不好，晚上不能动脑，不能看书。记得年轻时从苏联回国的火车上曾经绣过十字绣。如今我看到现在十字绣的作品繁多，花样翻新、琳琅满目。我的业余生活便增添了十字绣的内容。先后买了三个图样，恰好给我一生中最心爱的男人一人一幅。现在已经完成了给老伴的荷花绣。这是他喜爱和挑选的，也是一幅最简单的。尽管图案简单，但是完成一针一线都要细心耐心，不能错位，否则就要拆掉重来。所以，利用业余时间，哩哩啦啦绣了也近半年时间。我很享受刺绣的过程，每当完成一定段落能够看出一些图案的模样时，心中就有一种满足的喜悦感。当老伴满意地欣赏着为他绣好的图案作品时，我也情不自禁地与他分享着怡悦。现在手中还有两幅是准备送给老大和老二的。老大喜欢朦胧的江南景色，虽然篇幅不大但是格子只有1毫米，密密麻麻，没有一点空隙，颜色变化细微，没有十二分的爱心耐心细心是难以完成的。尽管这样，我也有充分准备绝不马虎。剩下的两幅十字绣已经绣了三年，两个儿子回国时均已初审过属于自己的半成品，幸好都很喜欢。我给谁绣的，心中就想念着谁，这种感受一直伴随着我做十字绣的全过程。

网购、理财也是我的另一种乐趣。我不追求金钱，但我享受收获。我愿将部分余款投入金融市场，参与运作，经受检验。如果根据自己的认识和操作理念，能够掌控自有资金的走向，赢得一点正效应哪怕不算太多，也是一种成就感与欣慰。通过这种追求挑战，锻炼自己的应变能力，学到一些金融知识和理财技巧，也不失为另一种乐趣吧。

兴中国抗生素，志在探索创新

四十年代青霉素的问世，开拓了人类对抗生素临床应用的认知。随之而来的是，世界各国掀起了抗生素筛选的热潮。1956 年 1 月 14 日至 20 日，中央召开知识分子问题会议，发出“向科学进军”的号召，制定了在十二年内，要使一些最急需的学科（包括抗生素）接近国际先进水平的科学发展规划。当年，原中央卫生研究院更名为中国医学科学院。在这种形势下，我国第一个专门研制抗生素的科研机构-中国医学科学院抗菌素研究所于 1958 年正式成立（1987 年更名为中国医学科学院医药生物技术研究所）。那个年代，我国抗生素产品/菌种以及相应的生产工艺与技术，基本依赖进口，严重制约着我国抗生素的临床应用和医药产业的发展。研究所建立初期的主要方向和任务是，定向筛选国外临床已经证明有效和国内急需的抗生素品种，从我国资源寻找自主的抗生素产生菌，建立适合于自主菌种的生产工艺，以发展我国的抗生素事业。正是在这种形势下，我从前苏联学成回国被分配到研究所，并在当时的实验工厂，从事本所自主寻找的抗生素产生菌的发酵工艺研究。

灰黄霉素的研制

灰黄霉素为一个抗真菌抗生素，主要用于皮肤真菌感染。1960 年参加工作，我被分配到研究所实验工厂后，在范成典和吴国悟老师指导下参与灰黄霉素的研制，与课题组成员解美玉和徐泉生共同进行灰黄霉素试制中发酵条件的研究。我的主要贡献是：

1．为了解发酵罐搅拌器对菌丝损伤以致对发酵效价的影响，提出在摇瓶发酵中添加玻璃棒模拟机械搅拌作用，观察其对菌体损伤及发酵效价的影响，结果表明，菌丝断裂对灰黄霉素产生不利，随即对发酵罐搅拌器进行了改进。

2．对发酵罐中通气量与溶氧系数关系以及对发酵效价的影响进行了研究，结果使灰黄霉素发酵效价从最初的200微克/毫升，提高到800～1000微克/毫升。

3．对灰黄霉素发酵工艺中的种子质量控制指标进行了研究，确定以菌体形态（中性红染色）、菌体指数生长期和培养液pH值为种子质量的控制指标。

4．对灰黄霉素发酵过程的发育阶段进行了研究，根据菌丝中胞浆、异染粒、脂肪粒和空胞的情况可以分为原生质体均匀、出现空胞、异染粒产生、脂肪粒产生、异染粒和脂肪粒增大、充满空胞和自溶等七个阶段，此项研究为发酵中止、放罐提供了依据。

以上研究结果分别发表在1964年召开的第三次全国抗菌素学术会议论文汇编：

扫描件：①种子的控制指标，②深层培养中灰黄霉菌的发育阶段，③灰黄霉素试制的发酵条件研究，以及全国第三次抗菌素学术会议论文集第二册抗菌素生产工艺，④ 灰黄霉素试制中发酵条件的研究。

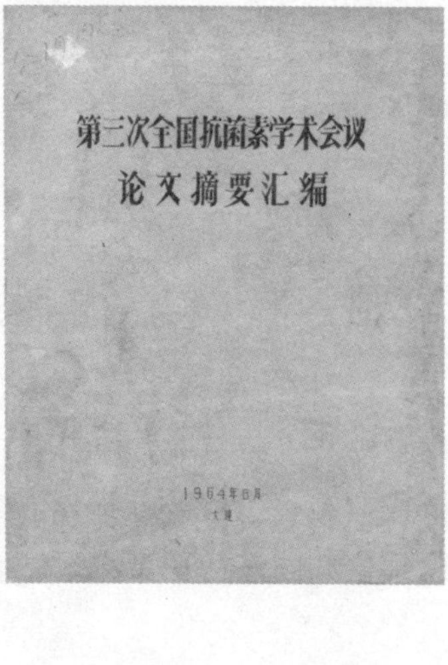

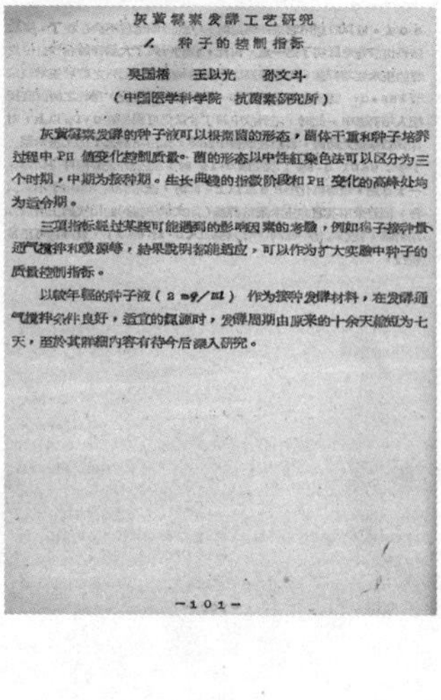

灰黄霉素发酵工艺研究

1. 种子的控制指标

吴国楷　王以光　孙文斗

（中国医学科学院　抗菌素研究所）

灰黄霉素发酵的种子液可以根据菌的形态，菌体干重和种子培养过程中PH值变化控制质量。菌的形态以中性红染色法可以区分为三个时期，中期为接种期。生长曲线的指数阶段和PH变化的高峰处均为适合期。

三项指标经过某些可能遇到的影响因素的考验，例如种子接种量、通气搅拌和碳源等，结果说明都能适应，可以作为扩大实验中种子的质量控制指标。

以较年轻的种子液（2 mg/ml）作为接种发酵材料，在发酵通气搅拌条件良好，适宜的氮源时，发酵周期由原来的十余天缩短为七天，至於其详细内容有待今后深入研究。

-101-

灰黄霉素試制的发酵条件研究

范成典　王以光　解葵玉　徐泉生

（中国医学科学院　抗菌素研究所）

灰黄霉素产生菌76号（Penicillium urticae）是本所由中国土壤中分离而得，其所产生的抗菌素經鉴别后肯定为灰黄霉素，为了扩大試制，进一步摸索了灰黄霉素扩大試制的发酵条件。採用的发酵培养基主要包括花生餅粉，乳糖、葡萄糖、磷酸盐等，試驗过程中发現在500毫升摇瓶中灰黄霉素的发酵单位很稳定，但試驗扩大到40公升不銹鋼发酵罐中时灰黄霉素产量明显下降，为了寻找原因配合做了机械效应、通气量等試驗。試驗扩大到200公升不銹鋼发酵罐中时，灰黄霉素产量又趋正常。

整个发酵条件試驗中初步获得下列結果：

(1) 在500毫升摇瓶中放置一根或四根短小玻璃棒进行发酵，結果使灰黄霉素产量明显下降，在40公升发酵罐中經攪拌培养2天以上的菌体，其产生灰黄霉素的能力明显下降，看来剧烈的机械效应可能对灰黄霉素发酵不利。

(2) 500毫升摇瓶中培养基装量超过150毫升将使灰黄霉素产量下降，这点説明选擇合宜的通气量是十分重要的。

(3) 培养基中鉄离子（Fe^{++}）加入量在5—100微克／毫升范围内，並不影响灰黄霉素的正常发酵。

(4) 种子接种量用5，10，15，20％时，对灰黄霉素产量影响不大，看来10％左右即可，过多量既不經济又不能提高产量。

(5) 种子菌令，不易过老，若一、二級种子菌令都是48小时，

—103—

灰黄霉素发酵工艺研究

Ⅱ　深层培养中灰黄霉菌的发育阶段

王以光　吴国裕

（中国医学科学院　抗菌素研究所）

根据菌絲中空胞、異染粒及脂肪粒的变化，可以将灰黄霉菌在深层发酵时的发育划分为七个阶段：起初原生质比較均匀，繼出現空胞，並先后产生異染粒，脂肪粒，逐漸増大至消失，末期空胞充滿整个空間，有凝聚状大顆粒聚积，直至自溶。抗菌素一般在異染粒消失时产生，至后期产量达高峰，脂肪粒的多少与抗菌素的产量有一定的关係，曾观察了不同結构和容积的发酵器，摇瓶和种子培养中的菌絲形态，得到基本上一致的結果。

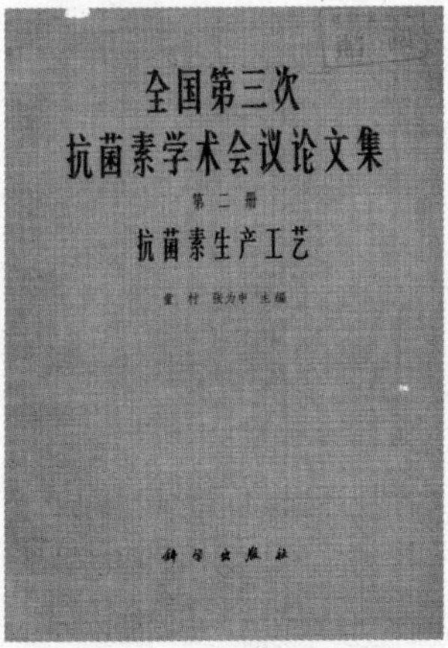

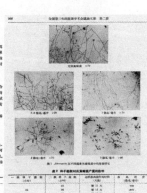

灰黄霉素試制中发酵条件的研究

范成典　王以光　解葵玉　徐泉生

（中国医学科学院抗菌素研究所，北京）

灰黄霉素于1939年被Oxford等由青霉菌 *Penicillium griseofulvum* 的菌体中分离而得[1]。它对一些植物真菌病害有一定的防治效果。对实验动物和人的皮肤絲状真菌感染也有显著的疗效。由于临床的需要，我所抗生菌室于1960年从国内土壤分离得到三株可产生灰黄霉素的菌种[2]，我們在生化室所选用的孢子、种子及发酵培养基的基础上，对76号菌种进行了某些发酵条件的研究，以便为今后工厂生产提供参考資料。

实 驗 方 法

效价测定　采用生物卷曲法（試驗菌为 *Alternaria* sp.）測定菌体中灰黄霉素的含量。取一定量的发酵液，离心去上清液，加入发酵液二倍量的乙醇，振荡半小时后过滤，将此提取液用巧比克液体培养基（蔗糖3%，不加玉米浆，pH 4—5）稀释不同倍数，滴入試驗菌孢子悬液，26°C培养14—16小时，在显微鏡下观察試驗菌菌体的卷曲程度，以灰黄霉素标准品稀释成2微克，1微克，0.5微克/毫升作为对照（图1）。

檢定試驗菌保存于砂土管中，使用前轉种到巧比克-玉米浆斜面培养基上26°C培养7天，用无菌生理盐水制成孢子悬液（此悬液在冰箱中可保存20天）。

溶解氧系数的測定　溶解氧系数測定采用亚硫酸鈉法[3]。

实驗結果与討論

孢子培养　将保存在砂土管中灰黄霉菌孢子接种到蔗糖-巧比克培养基上，26—28°C培养14天左右（孢子呈灰綠色）。为了避免在种子培养阶段菌絲長成小球，可将斜面孢子再接种到麦麸（60%）颗末（40%）混合物或純麦麸上，培养7天左右即可使用。

由表1可見当孢子接种量相同时，麦麸接种不易長小球，用孢子悬液接种时，加大接种量，是否还長小球，尚需进一步实驗。

表1　孢子接种方式及接种量对种子生长的影响

接种方式	孢子悬液接种		麦麸接种	
孢子数*	18125×10⁴	83700×10⁴	18125×10⁴	83700×10⁴
生長情況	小球状	小球状	小球状	絮状，濃稠

* 为种人100毫升种子培养基中的孢子数（个/毫升）。

种子培养　为适应工业生产，采用二級培养方式，种子培养基为巧比克玉米浆，一級种子在500毫升三角瓶中旋轉摇床培养，然后以10%左右的接种量轉入二級培养，温度26—28°C，一、二級种子菌龄的选擇見表2，除一、二級种子菌龄均为24及48小时者对灰黄霉素产量不利外，其他情况下培养的种子都是比較合宜的。

200　全国第三次抗菌素学术会議論文集　第二册

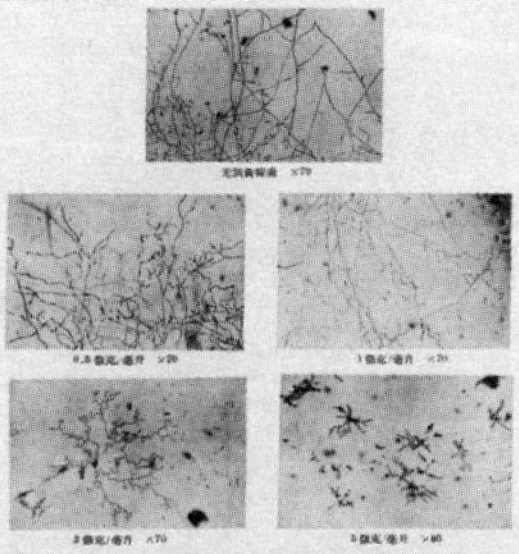

无灰黄霉素　×70

0.5微克/毫升　×70

1微克/毫升　×70

2微克/毫升　×70

5微克/毫升　×70

图1　*Alternaria* 在不同濃度灰黄霉素中的卷曲情况

表2　种子菌龄对灰黄霉素产量的影响

一級种子菌龄（小时）	二級种子菌龄（小时）	达到最高效价的时間（天数）	最高效价（微克/毫升）
24	24	第11天	900
	36	第13天	1800
	48	第13天	1600
36	24	第13天	1800
	36	第13天	1600
	48	第13天	1800
48	24	第13天	1700
	36	第13天	1600
	48	第13天	600

灰黄霉素試制中发酵条件的研究 261

为了接种200升发酵罐，二級种子曾在40升罐中培养。通气攪拌条件对种子生长很有影响(表3)。攪拌轉速較慢，通气較大比較合宜。通气攪拌条件对种子生长，特别是对接种龄的影响，尚需进一步探討，用时間来控制接种龄是不合适的。

表3 通气攪拌条件对种子生长的影响

罐号	301	304
轉速(轉/分)	300	200
攪拌*	两层攪拌	一层攪拌
通气(体积/体积/分)	1:0.8	1:1.5
生长情况	稠，有小球	30小时，很稠，紅色

* 301罐攪拌：下层渦輪式，直徑10厘米，六桨，桨高2厘米，上层六桨弯叶式，直徑、桨高同上。
304罐攪拌：六桨渦輪式，直徑14厘米，桨高3.5厘米。

种子接种量經搖瓶試驗証明，在种子生长良好时接种量5%已足够，一般情况下可用10%(表4)。

表4 种子接种量对灰黄霉素产量的影响

接种量(%)	效价(微克/毫升)	达到最高效价的时間(天)
5	800	第13天
10	800	第13天
15	690	第13天
20	750	第13天

发酵培养 发酵培养基(%)为工业乳糖(实含糖量60%)7，工业葡萄糖(实含糖量50%)2，花生餅粉1，KH_2PO_4 0.4，KCl 0.1，NaCl 0.5，$CaCO_3$ 0.8，自来水，自然pH，培养温度26—28℃。搖瓶中灰黄霉素在此培养基上可穩定在1600微克/毫升左右。

消沫剂的影响 我們选用豆油及液体石蜡作为消沫剂，并比較它們对灰黄霉素产量的影响，結果見表5—6。

表5 豆油对灰黄霉素产量的影响

加入方式	加入时間(小时)	加入总量(%)	灰黄霉素效价(微克/毫升) 9天	11天	13天
一次加入	0	0	1400	2060	2360
一次加入		0.2	950	1600	1600
一次加入		0.5	1100	1550	1600
一次加入		0.75	650	900	1600
一次加入		1.0	460	1200	1600
一次加入		1.5	530	1200	1600
一次加入	96	0	1400	2060	2260
		0.2	1100	1800	2400
		0.5	1050	1400	1800
		0.75	480	1100	1600
		1.0	480	1100	1800
		1.5	300	700	1600
少量分次加入		0.34			1400
对照		0			1600

262 全国第三次抗菌素学术会議論文集 第二册

表6 液体石蜡对灰黄霉素产量的影响

加入时間(小时)	加入量(%)	效价(微克/毫升)
0	0	1760
	0.2	2170
	1.0	2175
96	0	1760
	0.2	1825
	1.0	2150

从表5—6的結果看来，用豆油作消沫剂时，灰黄霉素产量有降低的趋势，特别是0.75%以上时，对前期灰黄霉素的产量有明显的抑制作用，但在少量多次加入时，影响不大。本試驗中沒有考慮搖瓶与罐通气量的差别，在通气情况良好的条件下，豆油有可能作为碳源被利用，对灰黄霉素产量的作用应另加考察，液体石蜡对灰黄霉素产量似乎有刺激作用，但在罐上的消沫能力还需实驗証明。

鉄离子的影响 由表7結果得知，在种子培养基或发酵培养基中含有鉄离子(Fe^{+++})5—100微克/毫升时对培养无不良影响。鉄制发酵罐的发酵液中鉄离子含量一般約30微克/毫升，推想灰黄霉素大量生产时可选用鉄制发酵罐。但在实际生产中，消沫油与鉄离子共存时，易产生过氧化物，其对灰黄霉素产量的影响，尚需进一步实驗。

表7 鉄离子对灰黄霉素产量的影响

种子培养基Fe^{+++}含量(微克/毫升)	发酵培养基中Fe^{+++}含量(微克/毫升)	灰黄霉素效价(微克/毫升)
5	5	1700
	50	1600
	100	1600
	0	1700
50	5	1600
	50	1500
	100	1600
	0	1700
100	5	1700
	50	—
	100	1650
	0	1800
0	5	1700
	50	1600
	100	1700
	0	1600

通气攪拌的影响 在搖瓶中探索不同装量条件对灰黄霉素的效价情况。由图2結果看来，在溶解氧系数小于2.02×10^{-7}克分子O_2/大气压·分·毫升时，灰黄霉素效价明显降低。

为了了解机械攪拌作用对菌体的損伤及灰黄霉素效价的影响，在搖瓶中作了添加玻

灰黄霉素試制中发酵条件的研究 263

璃棒的試驗(玻璃棒长1.5厘米，直徑0.5厘米)，測定溶解氧系数的結果表明，加入玻璃棒后对通气量并无影响(都在2.85×10^{-7}克分子O_2/大气压·分·毫升左右)。但表8的結果表明，玻璃棒可使菌体断裂，因而灰黄霉素产量明显下降，这点与文献报道青霉素的情况恰恰相反[4]。因而在确定发酵罐中通气攪拌时，需要考慮攪拌对菌体損伤的作用。

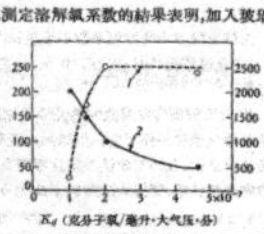

图2 K_d值与效价的关系

1. K_d值与效价的关系；
2. 三角瓶中之装量与K_d值的关系。

发酵罐中发酵条件試驗 40升发酵罐的結构为：罐高72厘米，罐直徑27厘米，两层攪拌叶，下层六桨渦輪式，直徑10厘米，桨高2厘米，上层弯叶式間距20厘米。下层攪拌叶离罐底6厘米，轉速300轉/分，擋板三个。独孔式空气分布管，空气流量1:0.7—0.8。在这样的发酵罐中进行发酵試驗的結果，从72小时开始，菌絲逐漸減少，到最后几乎变成清液，罐内壁及罐蓋菌絲层很厚，并长有孢子，沒有效价产生。

表8 玻璃棒对灰黄霉素产量的影响

玻璃棒加入量(根)	形态	灰黄霉素效价(微克/毫升)
1	菌絲断裂，分枝增多	450
5	菌絲严重断裂	100
不加	无断裂现象	2000

表9 发酵罐中培养的时間对灰黄霉素效价的影响

接出时間(天)	灰黄霉素效价(微克/毫升)	接出时間(天)	灰黄霉素效价(微克/毫升)
1	1200	4	600
2	1200	5	400
3	600	6	200

40升发酵罐中实际装量只有15—20升，液高27—36厘米，上层攪拌叶的作用不大，相反可能将深层菌絲推向罐蓋及罐壁。故改为一层攪拌叶，为了提高通气攪拌效果，将攪拌叶加大(直徑14厘米，桨高3.5厘米，攪拌器离罐底13厘米)，并使攪拌叶盘与軸成60°角，使攪动液面呈波浪形，以便将粘壁菌絲洗下。为了防止后期菌絲自溶，在第九天以后通气量改为1:0.5。經更改攪拌后，菌絲量可維持在7/10左右，开始效价一般200微克/毫升左右。

发酵过程中，每天自罐内取样轉入搖瓶培养，以观察灰黄霉素的产生情况，結果見表9。

表9的結果表明，发酵罐内发酵，前期(1—2天)的条件对灰黄霉素的产生沒有什么不良影响，第三天以后的条件对灰黄霉素的产生不利，可能是第二天以后菌絲长稠，通气攪拌条件不能满足菌体的需要。从形态观察并未发现有菌体損伤现象，故考慮主要是溶

264 全国第三次抗菌素学术会議論文集 第二册

解氧不足。

为使发酵罐中的溶氧系数与搖瓶相当，通气量从24小时开始加大至1:1.5。第六天以后(当发酵液变稀时)减为1:0.5。結果前期菌絲生长良好，但过早自溶，效价情况仍沒有好轉。

40升发酵罐内发酵液的单位低的原因，尚待进一步探討，从上面一些試驗看来，主要还是与通气攪拌条件有关，但簡单地亚硫酸鈉法測得的K_d值来进行搖瓶到罐的扩大試驗是不合适的，我們初步认为灰黄霉素发酵中要求溶解氧量大。后来，我們又在200升发酵罐内进行試驗，測得的溶解氧系数比40升罐大(表10)。

表10 发酵罐的溶氧系数

40升罐 通气量(体积/体积/分)	40升罐 K_d (10^{-7}克分子氧/毫升·大气压·分)	200升罐 通气量(体积/体积/分)	200升罐 K_d (10^{-7}克分子氧/毫升·大气压·分)
1:0.7	1.59	1:0.5	5.72
1:1	1.529	1:0.7	6.71
1:1.5	2.18	1:1	8.85
1:20	2.44		

发酵过程中通气条件0—36小时为1:0.3，36—216小时为1:0.5，216小时以后为1:0.3；攪拌轉速220—300轉/分。

在200升发酵罐中，平均效价可达800微克/毫升左右，个别批号在1000微克/毫升以上(表11)。

表11 200升罐中灰黄霉素的效价情况

罐号	批号	效价(微克/毫升)	罐号	批号	效价(微克/毫升)	罐号	批号	效价(微克/毫升)
	1	1000		1	800		1	700
201	2	1600	202	2	600		2	1600
	3	650		3	600	203	3	700
							4	800
							5	800

各个批号之間，效价波动較大，可能与消毒后原始糖量有关，这一方面尚需作进一步的工作。此外灰黄霉素发酵周期太长，乳糖用量很大，价格昂贵，这些对大量生产是不利的，因此进一步研究縮短发酵周期，及乳糖代用品是很必要的。

参考文献

[1] Oxford, A. E., Raistrick, H., Simonart, P.: *Biochem. J.*, 33: 240, 1939.
[2] 方綱等：引自《抗菌素研究 II. 抗菌素的生产工艺》，205页，上海科学技术出版社，1963。
[3] 上海医药工业研究所所刊，第4期，18页，1960。
[4] Веронова, Н. М.: *Тр. института микробиологии*, вып. VI, 265, 1959.

5. 1963 年，与吴国悟老师将灰黄霉素试制技术转让给上海第三制药厂。灰黄霉素研制成果于 1978 年获得全国科学大会奖

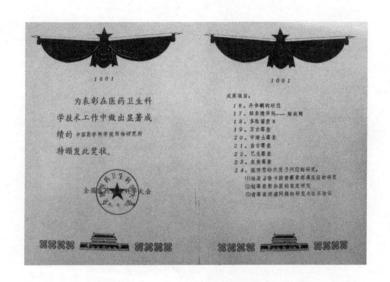

麦迪霉素的研制

麦迪霉素为 16 元环大环内酯类抗生素，由于它具有较广谱的抗革兰阳性细菌的活性，同时对支原体活性强，口服方便，毒副作用较低，临床应用比较广泛。70 年代以前，我国抗生素产品/菌种以及相应的生产技术和工艺基本依赖进口，严重制约着我国抗生素的临床应用和医药产业的发展。为了填补空白，我所于 1974 年成立了抗革兰阳性细菌感染的抗生素筛选组，我作为成员之一，从定向筛选大环内酯类抗生素产生菌和早期鉴别技术开始，直至确认获得麦迪霉素产生菌。之后作为试制组负责人，主要负责麦迪霉素发酵工艺的研究。为了研究麦迪霉素的发酵培养基配方，针对我国土壤分离的麦迪霉素菌种，在系统探索斜面培养基培养时间、斜面保存时间和种子培养基培养条件、种龄等科研实践基础上，综合归纳了数

十种发酵培养基配方，经过反复考察，优选确定的发酵培养基配方及发酵工艺，在多家企业长期生产实践中得到了认可，并且一直沿用数十年。

麦地霉素的发酵工艺研究总结

王以光　　1978 年

一 孢子培养

（1）斜面培养基试验

采用了 12 种斜面培养基，在 2，3，5，7，8，12 号培养基上生长较好，3 号培养基上孢子较多，可在制作砂土管时采用。由于合成培养基质量较易控制，我们选用 8 号合成五号培养基作为常规使用斜面。结果如表一。

表一

编号	斜面培养	斜面生长情况	发酵效价 一次	μg/ml 二次	平均值 μg/ml
1	甘油天门冬素	+	因生长不好	未做发酵	
2	酵母麦芽琼脂	+++	1311	1230	1271
3	改良蒲氏（Pridhamis）	+++	1464	1248	1356
4	麦片琼脂	++	1380	1145	1262
5	伊氏（Emerson's）	+++	1320	1150	1235
6	麦夫加磷琼脂	++	1326	1365	1345
7	麦夫琼脂	+++	1398	1308	1353
8	合成五号培基	++	1255	1257	1256
9	葡萄糖巧贝克	+	因生长不好	未做发酵	
10	淀粉胺培基	+	〃	〃	
11	天门冬素培基	+	〃	〃	
12	本氏（Bennet）+1%甘油培基	+++	1248	1230	1239

注：+++生长好，气生菌丝较丰富，++气生菌丝较贫乏，+生长差，无气生菌丝

（2）斜面培养时间

在合成五号培养基上 28℃培养 4－5 天，长成菌苔。7 天时菌苔丰厚，基内菌丝浅褐色气生菌丝白色，10－11 天气生菌丝转灰，基内菌丝色变深。5 天和 11 天斜面发酵效价偏低，宜采用培养 7 天斜面，结果如表二

表二

	发酵效价（一）	μg/ml（二）	平均值
5 天	1101	1068	1084
7 天	1410	1272	1341
11 天	1299	870	1084

（3）菌种稳定性试验

3-1 传代试验：

U－205 菌种在合成五号培养基上连续传代至第 4 代效价没有明显差别，5 代斜面气生菌丝显著变少，效价降低。结果如表三。

表三

斜面代数	发酵效价（一）	μg/ml（二）	平均值
1 代	877	1287	1082
2 代	1109	1368	1238
3 代	1000	1290	1145
4 代	1032		1032
5 代	712		712

3.2 斜面保存试验：

合成五号培基上生长七天的斜面菌丝，在 10℃冰箱中保存，观察保存时间对发酵效价的影响，结果见 表四。一代至三代均可保存二个月，在二个月之内发酵效价基本稳定。

表四

斜面代数	斜面保存时间（天）	发酵效价 μg/ml
一代	0	1380
一代	15	1110
一代	30	1254
一代	60	1060
二代	0	1380
二代	15	1257
二代	30	1272
二代	60	1300
三代	0	1200
三代	15	1305
三代	30	1326
三代	60	1372

二 种子培养

（1）种子培养基

用 1748 原种在以葡萄糖 2%，$(NH_4)_2SO_4$ 0.5%，NaCl　0.4%，淀粉 1.5%，$CaCO_3$

25

表十　十九种发酵培养基配方

	1	2	3	4	5	6	7	8	9	10	11	12	13	14	15	16	17	18	19
黄豆饼粉	1.0	1.5			3.0	4.0		0.5		4.0	2.0	4.0	3.0		1.5	3.0	1.0	1.0	0.4
葡萄糖	3.0		2.0		3.5						2.5	0.05	5.0	2.0	2.0	1.0	1.0	1.0	3.0
NaCl	2.2		0.5	2.0		0.5		0.3	0.1		0.5	0.3							0.2
$CaCO_3$	0.1	0.1	0.5	0.5	0.3	0.75		0.5	0.3		0.1		0.6	0.6	0.5	0.4	0.4	0.4	0.3
$CoCl_2$	0.5																		
猪油	0.0005																		
淀粉	0.4	2.0		4.0						2.0		2.0				1.0	2.0		
酪蛋白		1.0																	
玉米浆			2.0					1.0							1.0	0.5	0.3	0.3	
$MgSO_4$			0.1	0.1	0.5	0.5			0.0005			0.05				0.05			
NH_4Cl				0.5															
KH_2PO_4				0.2									0.05	0.05					
豆油				0.32															0.3
KH_2PO_4					0.25				0.05			0.1							
甜菜碱					0.4														
乳糖						2.0												2.0	
KCl						0.05								0.4		0.4	0.3	0.3	
鱼粉							1.5									2.0	0.5	0.5	
$(NH_4)_2SO_4$								0.2					0.7	0.5		0.5			
蔗糖								2.0											
甘油									2.0						0.5				
玉米粉								5.0											
酵母膏									1.0										
糊精									2.0						1.5				
KNO_3									0.2										
$CuSO_4$									0.0005										
$MnCl_2$									0.0										
蛋白胨												0.1			1.0				1.0
$CaCl_2$												0.1							
酪素													0.02						
麦夫													0.3						
酵母粉														0.25	0.5				
肉膏															1.0				0.5
$FeSO_4$																	[illegible]	[illegible]	
发酵效价 μg/ml	375	<60	<90	低	334	164	179	低	<50	172	275	189	188	148	低	256	208	233	176

0.3%为基础的培养基上，比较了玉米浆，黄豆饼粉，酵母膏等几种氮源；又在以黄豆饼粉 1%，玉米浆 0.5%，$(NH_4)_2SO_4$ 0.5%，NaCl　0.4%，$CaCO_3$ 0.3%为基础培养基上试验了葡萄糖等几种碳源，结果见表五。由此初步看出氮源以黄豆饼粉 1%，玉米浆 0.5%为好，碳源以单一葡萄糖为好。

表五

培养基：基础培基	培养基：氮源或碳源	发酵效价（平均值）μg/ml
葡萄糖 2% $(NH_4)_2SO_4$　0.5% NaCl　0.4% 淀粉 1.5% $CaCO_3$ 0.3%	黄豆饼粉 1%，玉米浆 0.5% 玉米浆 1.5% 酵母膏 0.5% 玉米浆 0.5%	277 168 268 -
黄豆饼粉 1% 玉米浆 0.5% $(NH_4)_2SO_4$　0.5% NaCl　0.4% $CaCO_3$ 0.3%	麦芽糖 2% 饴糖 2% 葡萄糖 3.5% 麦芽糖 2%，葡萄糖 1% 淀粉 1.5%，葡萄糖 2%	150 283 407 302 333

种子培养基配方的确定，试验结果见表六

用正交表 16（215）安排 6 个因子，2 个水平。表头设计为：

因子与交互作用	磷酸二氢钾	葡萄糖	磷酸盐 x 葡萄糖	玉米浆	磷酸盐 x 玉米浆	淀粉	黄豆饼粉×硫酸铵	黄豆饼粉	硫酸铵	黄豆饼粉×葡萄糖
列号	1	2	3	4	5	6	7	8	9	10

试验结果表六

因子 水平 No	磷酸二氢钾	葡萄糖	玉米浆	淀粉	黄豆饼粉	硫酸铵	发酵效价 μg/ml	种子生长
1	0.05	1.0	0	0	1.0	0	1320	+
2	0.05	1.0	0	0	2.0	0.5	1503	+++
3	0.05	1.0	0.5	1.5	1.0	0.5	1578	+++
4	0.05	1.0	0.5	1.5	2.0	0	1488	++
5	0.05	2.0	0	1.5	1.0	0.5	1362	+++
6	0.05	2.0	0	1.5	2.0	0	1188	++
7	0.05	2.0	0.5	0	1.0	0	1233	++
8	0.05	2.0	0.5	0	2.0	0.5	1917	+++
9	0.1	1.0	0	0	1.0	0.5	1254	+++
10	0.1	1.0	0	0	2.0	0	1629	+++
11	0.1	1.0	0.5	1.5	1.0	0	1122	++
12	0.1	1.0	0.5	1.5	2.0	0.5	882	+++
13	0.1	2.0	0	1.5	1.0	0	1062	++
14	0.1	2.0	0	1.5	2.0	0.5	1233	+++
15	0.1	2.0	0.5	0	1.0	0.5	1593	+++
16	0.1	2.0	0.5	0	2.0	0	1053	+++

方差分析：在本实验条件下所选择的因素均不显著，考虑到种子生长情况，凡是加(NH4)2SO4 的配方，种子生长均较好，最后确定种子培养基配方为：黄豆饼粉 2%,葡萄糖 2 %， $KH_2PO_4$0.05%,$(NH_4)_2SO_4$ 0.5%,$CaCO_3$0.3%

（2） 种子培养条件

通气量试验：摇瓶中不同装量试验结果见表七，说明通气量对种子及发酵效价影响不大，摇瓶试验中种子培养基装量选用 100ml/500ml

表七

摇瓶装量 ml/ml	种子菌丝浓度%	发酵效价 μg/ml
50/500	13	425
100/500	17	540

种子培养温度： 28 ℃

（3）种龄试验

用斜面直接种入种子罐，观查不同种龄的种子对发酵效价的影响，结果见表八，说明过于年青和过老的种子，发酵效价较低。生长在 40 － 96 小时之间，一般发酵效价差别不大。种子转种指标可以根据外观的粘稠度来控制。也可参考菌丝形态。

表 八

种子生长时间 (hr)	生长川观	效价μg/ml (平均值)
40－47	见不到菌丝	750－1254
67	肉眼可见絮状菌丝	1206
84	菌丝生长很浓	1086
96	菌丝生长很浓	1167
106	稍变稀	1188
112	较稀	500

接种量试验 表 九

接种量%	发酵效价μg/ml
1%	913
5%	1032
10%	1045
20%	972

由表九可知，接种量 1%－20%对发酵效价影响不大，一般以 5%－10%为宜。

三、发酵试验

（1)、基础培养基的选择

参考大环内酯类抗菌素的发酵培基，我们选用和设计了十九种发酵培基进行比较，实验结果见表十，表明 5 号发酵培基效价显著高于其它培基。此外，综合实验结果可以得出几点分析意见：

1.1 氮源中以黄豆餅粉较好，如 1、5、11、16、17、18 号都是以黄豆餅粉为主要氮源，效价均较高。

1.2 碳源中较好的是葡萄糖。

1.3 改变发酵培基对发酵周期影响不大，高峰均在 48hr－72hr。

（2)、碳源试验

以黄豆餅粉 3%，$CaCO_3$0.3,$MgSO_4$0.1%,$KH_2PO_4$0.14%为基础培养，比较了几种单一碳源及葡萄糖与其它碳源组成的混合碳源，试验结果见表十一，效价以 3.5%葡萄糖为好。其它碳源发酵效价明显降低。3.5%葡萄糖与 2%其它碳源组成的混合碳源，效价彼此差不多，不比单一的 3.5%葡萄糖高。以 3.5%碳源为基准，我们又试验了葡萄糖与淀粉的不同配比。结果见表十二，证明少量葡萄糖与淀粉合用，效价可与单一葡萄糖时接近，为降低成本，可用淀粉代替大部分葡萄糖。

（3)、氮源试验

在葡萄糖 3.5%，淀粉 2%，$KH_2PO_4$0.14%,$MgSO_4$0.1%,$CaCO_3$0.3%基础培基上，比较了黄豆饼粉等单一氮源及黄豆饼粉与其它辅助氮源的混合氮源，结果见表十三，氮源以单一 3%黄豆饼粉为好。

（4） 无机盐的微量元素试验

在黄豆饼 3%,葡萄糖 3.5%,淀粉 2%,CaCO30.3%， $MgSO_4$0.1%,$KH_2PO_4$0.14%基础培养基上考察了 $FeSO_4$,$CuSO_4$,$ZnSO_4$,$MnCl_2$,$CoCl_2$ 等的作用结果见表十四。试验结果表明， 0.001%$FeSO_4$,5μg/ml$CuSO_4$ 及 1μg/ml$MnCl_2$ 对发酵效价有一定的促进作用。

表十一

碳源	发酵效价 μg/ml （平均值）
葡萄糖 3.5%	1176
淀粉 3.5%	330
糊精 3.5%	363
玉米粉 3.5%	295
甘油 3.5%	710
蔗糖 3.5%	145
乳糖 3.5%	282
麦芽糖 3.5%	255
葡萄糖 3.5% 淀粉 2 %	1254
葡萄糖 3.5% 糊精 2 %	1176
葡萄糖 3.5% 玉米粉 2 %	1215
葡萄糖 3.5% 蔗糖 2 %	1218
葡萄糖 3.5% 甘油 2 %	1086
葡萄糖 3.5% 乳糖 2 %	1095
葡萄糖 3.5% 麦芽糖 2 %	1230

表十二

葡萄糖%	淀粉%	效价（平均值） μg/ml
3.5	—	1225
—	3.5	330
0.5	3.0	1063
1.0	2.5	1155
1.5	2.0	1243
2.0	1.5	1463
2.5	1.0	1257
3.0	0.5	1063

（5） 有机酸及其它有机物对发酵效价的影响

用 1748 原种试验了醇类，甜菜碱，有机酸对发酵效价的作用，见表十六，试验结果表明 9.3%甜菜碱可以提高发酵效价 40 %左右，但在 U － 205 菌种上甜菜碱作用不甚显著。

表十三

氮 源	发酵效价 μg/ml （平均值）
黄豆饼粉 3 %	1272
鱼粉 2.2%	768
花生饼粉 3 %	702
玉米浆 2.5%	268
黄豆饼粉 2.5 % ，$NaNO_3$ 0.4%	528
黄豆饼粉 2.5 %, NH_4NO_3 0.2%	792
黄豆饼粉 2.5 %, $(NH_4)_2SO_4$0.3%	1017
黄豆饼粉 2.5 %， NH_4Cl 25%	717
黄豆饼粉 2.5 %，酵母粉 0.5%	1086
黄豆饼粉 2.5 %,蛋白胨 0.25%	1224
黄豆饼粉 2.5 %,玉米浆 0.5%	1131
黄豆饼粉 2.5 %，鱼粉 0.4%	1191

表十四

无机盐		发酵效价 μg/ml （平均值）
—	—	1102
$FeSO_4$	0.001%	1561
$FeSO_4$	0.02	1275
$CuSO_4$	5μg/ml	1461
$CuSO_4$	50μg/ml	742
$ZnSO_4$	5μg/ml	1231
$ZnSO_4$	50μg/ml	1211
$MnCl_2$	1μg/ml	1464
$MnCl_2$	5μg/ml	1393
$CoCl_2$	1μg/ml	1276
$CoCl_2$	5μg/ml	1134

（6）发酵培基适宜配方的选择

用 L_{27}（3^{13}）正交表考察黄豆饼粉，葡萄糖，KH_2PO_4，$MgSO_4$，淀粉等 5 因素之水平试验： CaCO3 0.3%为培养基的基础配方，试验结果见表十五。

（7）消沫剂的影响：

比较了豆油及消沫剂对发酵效价的影响，结果见表十七， 0.5%以上豆油对发酵效价有明显提高作用，合成消沫剂对发酵效价有一定作用。

表十五

水平 因子 编号	黄豆饼粉	葡萄糖	KH_2PO_4	$MgSO_4$	淀粉	效价 μg/ml (平均值)
1	1.0	1.0	0	0	0	270
2	1.0	1.0	0.14	0	2.0	426
3	1.0	1.0	0.28	0	4.0	368
4	1.0	3.0	0	0.1	2.0	344
5	1.0	3.0	0.14	0.1	4.0	624
6	1.0	3.0	0.28	0.1	0	543
7	1.0	5.0	0	0.5	4.0	218
8	1.0	5.0	0.14	0.5	0	624
9	1.0	5.0	0.28	0.5	2.0	567
10	3.0	5.0	0	0.1	2.0	566
11	3.0	5.0	0.14	0.1	4.0	1326
12	3.0	5.0	0.28	0.1	0	1060
13	3.0	1.0	0	0.5	4.0	274
14	3.0	1.0	0.14	0.5	0	548
15	3.0	1.0	0.28	0.5	2.0	860
16	3.0	3.0	0	0	0	362
17	3.0	3.0	0.14	0	2.0	1200
18	3.0	3.0	0.28	0	4.0	1090
19	5.0	3.0	0	0.5	4.0	400
20	5.0	3.0	0.14	0.5	0	1200
21	5.0	3.0	0.28	0.5	2.0	965
22	5.0	5.0	0	0	0	460
23	5.0	5.0	0.14	0	2.0	1158
24	5.0	5.0	0.28	0	4.0	920
25	5.0	1.0	0	0.1	2.0	362
26	5.0	1.0	0.14	0.1	4.0	685
27	5.0	1.0	0.28	0.1	0	780

（8） 通气量试验

在摇瓶中比较了不同装量培养基对发酵效价的影响，如表十八所示，通气量对发酵效价影响较大，装量为 30ml/500ml 时，效价最高，当装量至 100ml/500ml

时，效价显著下降。

方差分析：

因素	F值	显著性	最适水平%
黄豆饼粉	4.69	**	3.0
葡萄糖	0.52	—	3.0
KH_2PO_4	5.94	**	0.14
MgSO4	0.24		0.1
淀粉	0.35		可不加
葡萄糖 xKH_2PO_4	3.05	*	
MgSO4xKH_2PO_4	5.26	**	

$F_{0.01}$=6.23　　$F_{0.05}$=3.63　　$F_{0.1}$=2.67

表十六

原种

加入物	加入浓度%	发酵效价 μg/ml（平均值）
—	—	527
甜菜碱	0.3	751
乙醇	0.4	572
丙醇	0.4	608
丁醇	0.4	324
乙醇，丙醇	各0.2	495
乙醇，丁醇	各0.2	500
丙醇，丁醇	各0.2	475
柠檬酸	6μg/ml	517
丙酮酸钠	0.2%	465
乙酸钠	0.2%	生长受抑制
乳酸铵	0.2%	427
脯氨酸	0.2%	532
苹果酸	0.2%	512
琥珀酸	0.1%	505

U－205菌种

加入物	加入浓度%	发酵效价 r/ml
—	—	1158
甜菜碱	0.3	1367

（9）试验了24℃，28℃，32℃三种不同温度对发酵的影响，结果表Ⅳ－（19表明，在此试验条件下，发酵温度以28℃较为合适，在24℃情况下，代谢缓慢，发酵周期延长至96小时，但发酵效价偏低。

表十七

消沫剂	加入量	发酵效价 μg/ml（平均值）
—	—	1158
豆油	0.2%	1202
豆油	0.5%	1541
豆油	1.5%	1560
合成消沫剂	3/万	1398

表十八

摇瓶装量	发酵效价 μg/ml（平均值）
30ml/500ml	1143
50ml/500ml	909
100ml/500ml	424

表十九

温度℃	48hr 效价 μg/ml	72hr 效价 μg/ml	96hr 效价 μg/ml
24	700	985	1080
28	1062	1380	1026
32	1017	1317	1119

四、发酵罐扩大试制总结（在苏州第二制药厂做）

麦地霉素U－205菌种发酵基本工艺流程

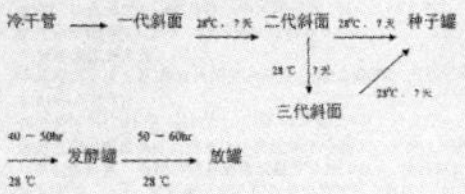

麦地霉素U－205菌种发酵基本工艺条件

（1）孢子培养基

KNO_3 0.1%、NaCl 0.05%、KH_2PO_4 0.05%、$FeSO_4 7H_2O$ 0.0001%、$MgSO_4 7H_2O$ 0.05%、可溶性淀粉2%，琼脂2%、PH7.0蒸馏水

10磅20分消毒

（2）孢子斜面保存条件 0℃冰箱保存二个月之内

（3）孢子接种方式

孢子直接种入种子罐，二支装量为50ml茄形瓶用300ml，无菌水洗下孢子悬液种入250立升种子罐。

（4）种子培养基

玉米浆0.5%，黄豆饼粉1.0%，葡萄糖2.0%，$(NH_4)_2SO_4$ 0.5%，NaCl 0.4%，淀粉1.5%，$CaCO_3$ 0.3%，消毒前加豆油0.3%，也可同时加入3/万合成消沫剂。（现改为黄豆饼粉2.0%，葡萄糖2.0%，KH_2PO_4 0.05%，$(NH_4)_2SO_4$ 0.5%

$CaCO_3$ 0.3%）

（5）种子培养条件

温度：28℃

转速：320转/分，罐压0.4－0.5ATM，气流开始微量，30小时前后加至1:1

罐型：H:D＝2.4:1　d=1/3D

单层搅拌叶，装量250L/400L罐

空气分布管烛孔，孔至搅伴叶距离=0.8d

(6) 种子移种指标

6.1 外观：菌丝长浓，一般菌丝浓度为10－20%（离心法）

7.2 种子菌丝形态：菌丝细长，革兰氏染色或美兰染色，色深，均匀，分节，无空泡，菌丝分之成网

(7) 发酵培养基

黄豆饼粉3.0%，葡萄糖3.5%，淀粉2%　$MgSO_4 7H_2O$ 0.1%，KH_2PO_4 0.14%，$CaCO_3$ 0.3%，PH自然　消毒前加豆油0.5%

(8) 发酵条件

温度28℃，转速：280转/分，罐压:0.4－0.5

气流开始微量，15－24小时加至1:1左右

罐型：H:D＝2:1　d=1/3 D　，中间距=2 d，装量3吨/4吨

空气分部管通风孔到第一层搅拌叶距离为0.65d

(9)发酵罐控制指标

主要根据菌丝形态，菌丝内原生质凝集，空泡成串，原生质部分与空泡部分大小基本相等（照片8）

其它参考指标，PH开始回升(5.3－5.6)，残糖2%以下。

发酵过程中观察菌丝形态变化。在淀粉培养基上，发酵4—12hr，外观可见菌丝，用革兰氏染色，镜检时能看到菌丝发芽；12—24hr，菌丝粗壮，着色深，开始呈现分支24—32hr，可见菌丝着色均匀菌丝稍细长，舒展，成网状。至40hr，菌丝分节，着色稍浅，分支稍细而短：48hr菌丝粗细明显不均，着色浅且有少量空泡；52-56hr，菌丝内空泡成串，空泡部分与原生质部分相等。此时放罐较合适，56-65hr，菌丝细碎，原生质凝集成点状，空泡增大，菌丝自溶，此时放罐效价稍低，发酵液不好过滤。

根据U－205在发酵罐中的生长和代谢情况，可分为下列四个阶段，表二十

表二十

发酵时间	0－12hr	12－32hr	32－48hr	48－56hr
菌丝生长阶段	Ⅰ出芽期	Ⅱ对数生长期	Ⅲ成熟期	Ⅳ衰老期
碳源利用情况	平均每4hr利用0.2%	同前	平均每4hr利用0.3%	利用缓慢，残糖在2%左右
菌丝浓度	少量	逐渐增加10－40%	维持一定水平40%	变化不大
PH	下降6.7－5.7	维持一定水平5.3－5.5左右	稍下降至5.2－5.3	稍回升至5.6
抗菌素效价	—	开始产生	直线上升	继续积累

(10)十罐批发酵基本数据汇总，表二十一

表二十一

批号	斜面代数	种子移种时间hr	种子菌丝浓度%	发酵培基	出罐时PH	出罐时残糖%	出罐时间hr	发酵最高效价μg/ml	出罐效价μg/ml
1	2代	44	6	葡萄糖	6.3	0.38	47	1390	1390
2	2代	49	16	葡萄糖	5.3	0.93	46	1560	1347
3	2代	48	20	葡萄糖	5.35	0.97	43	1277	1277
4	2代	58	12	淀粉**	5.3	1.3	52	1680	1680
5	2代	78	8	淀粉**	5.59	0.97	65	1351	1264
6	2代	50	10	葡萄糖2%淀粉2%	5.92	0.61	59	1484	1463
7	2代	43	21	淀粉	5.60	1.11	52	1855	1855
8	2代	43	10	葡萄糖	5.2	0.85	45	1326	1188
9	2代	40	12	淀粉	5.6	1.99	56	1860	1860
10	2代	41	18	淀粉	5.3	1.24	50	1740	1740

*1,2,3,8批为葡萄糖3.5%培基，除第二批外平均效价为1331r/ml，第二批效价较高，可能是加油量较多的原因。4，5，9，10批为葡萄糖3.5%，加淀粉2%培基（**）除第五批外平均效价为1748r/ml，通过发酵罐试验，证实葡萄糖加淀粉培基优于葡萄糖培基。两种发酵培养基代谢曲线图谱。

（11）两种发酵培养基代谢曲线图谱

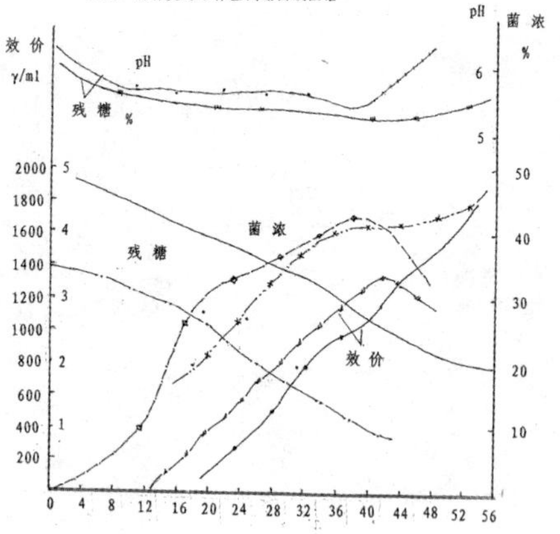

·—· 葡萄糖培基

— 淀粉培基　(均为三代平均值)

小时

1976 年，我与课题组成员金文藻和王彩芬等，将麦迪霉素研制技术转让给苏州第二制药厂，并于 1977 年完成临床试验研究，通过技术成果鉴定，于 1983 年获得北京市卫生局生产批文。

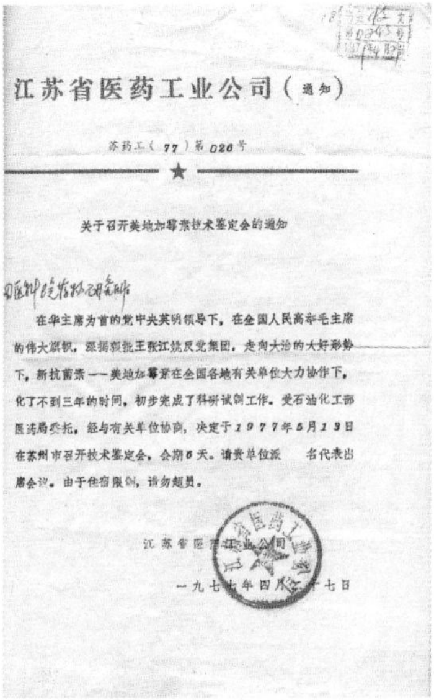
江苏省医药工业公司（通知）

苏药工（77）第026号

关于召开美地加霉素技术鉴定会的通知

在华主席为首的党中央英明领导下，在全国人民高举毛主席的伟大旗帜，深揭狠批王张江姚反党集团，走向大治的大好形势下，新抗菌素——美地加霉素在全国各地有关单位大力协作下，化了不到三年的时间，初步完成了科研试制工作。受石油化工部医药局委托，经与有关单位协商，决定于1977年5月13日在苏州市召开技术鉴定会，会期6天。请贵单位派　　名代表出席会议。由于住宿限制，请勿超员。

江苏省医药工业公司

一九七七年四月二十七日

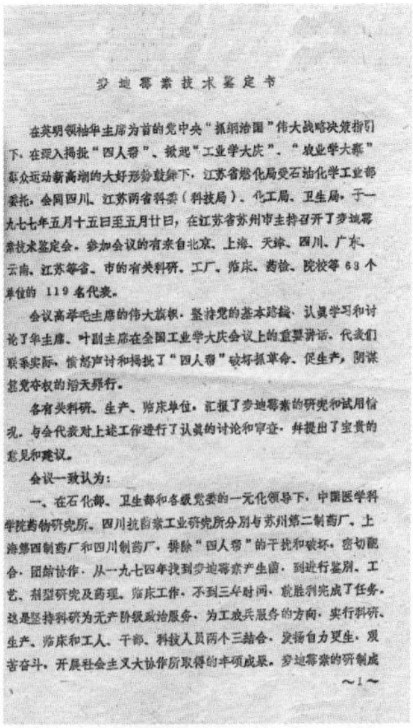
麦迪霉素技术鉴定书

在英明领袖华主席为首的党中央"抓纲治国"伟大战略决策指引下，在深入揭批"四人帮"、掀起"工业学大庆"、"农业学大寨"群众运动新高潮的大好形势鼓舞下，江苏省燃化局受石油化学工业部委托，会同四川、江苏两省科委（科技局）、化工局、卫生局，于一九七七年五月十五日至五月廿日，在江苏省苏州市主持召开了麦迪霉素技术鉴定会。参加会议的有来自北京、上海、天津、四川、广东、云南、江苏等省、市的有关科研、工厂、临床、药检、院校等63个单位的119名代表。

会议高举毛主席的伟大旗帜，坚持党的基本路线，认真学习和讨论了华主席、叶副主席在全国工业学大庆会议上的重要讲话。代表们联系实际，愤怒声讨和揭批了"四人帮"破坏抓革命、促生产，阴谋篡党夺权的滔天罪行。

各有关科研、生产、临床单位，汇报了麦迪霉素的研究和试用情况。与会代表对上述工作进行了认真的讨论和审查，并提出了宝贵的意见和建议。

会议一致认为：

一、在石化部、卫生部和各级党委的一元化领导下，中国医学科学院药物研究所、四川抗菌素工业研究所分别与苏州第二制药厂、上海第四制药厂和四川制药厂，排除"四人帮"的干扰和破坏，密切配合，团结协作，从一九七四年找到麦迪霉素产生菌，到进行鉴别、工艺、剂型研究及药理、临床工作，不到三年时间，就胜利完成了任务。这是坚持科研为无产阶级政治服务，为工农兵服务的方向，实行科研、生产、临床和工人、干部、科技人员两个三结合，发扬自力更生，艰苦奋斗，开展社会主义大协作所取得的丰硕成果。麦迪霉素的研制成

～1～

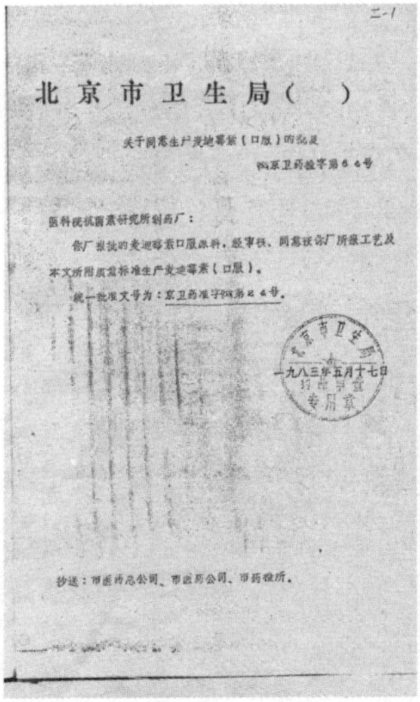
二-1

北京市卫生局（　）

关于同意生产麦迪霉素（口服）的批复

(83)京卫药检字第64号

医科院抗菌素研究所制药厂：

你厂报批的麦迪霉素口服原料，经审核，同意按你厂所报工艺及本文所附质量标准生产麦迪霉素（口服）。

统一批准文号为：京卫药准字(83)第24号。

一九八三年五月十七日

抄送：市医药总公司、市医药公司、市药检所。

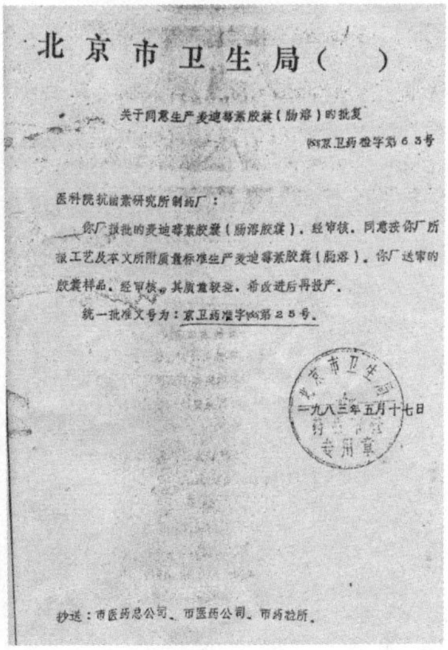
北京市卫生局（　）

关于同意生产麦迪霉素胶囊（肠溶）的批复

(83)京卫药检字第63号

医科院抗菌素研究所制药厂：

你厂报批的麦迪霉素胶囊（肠溶胶囊），经审核，同意按你厂所报工艺及本文所附质量标准生产麦迪霉素胶囊（肠溶）。你厂送审的胶囊样品，经审核，其质量较差，希改进后再投产。

统一批准文号为：京卫药准字(83)第25号。

一九八三年五月十七日

抄送：市医药总公司、市医药公司、市药检所。

麦迪霉素从 1974 年确定产生菌至 1977 年完成临床试验，共花费两年多的时间，该项目研制工作一直由我丈夫杨厚（他当时在科研处工作）主抓，下面为在技术鉴定会上代表研究所发言的部分手稿。

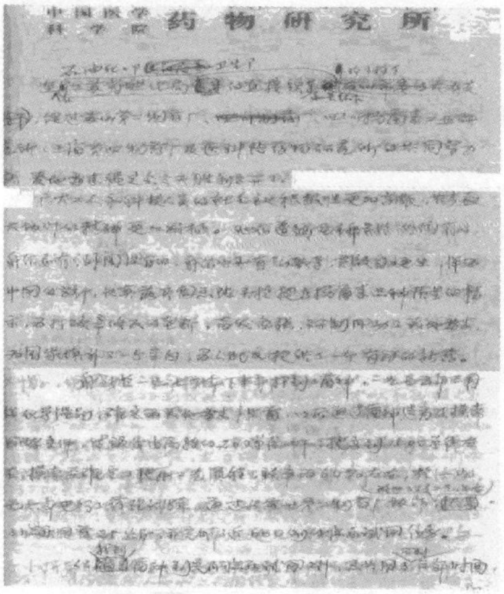
中国医学科学院 药物研究所

我曾在中国医学科学院开发工作经验交流会上，代表课题组做了报告，介绍了麦迪霉素研制工作经验体会，下面附上部分手稿。

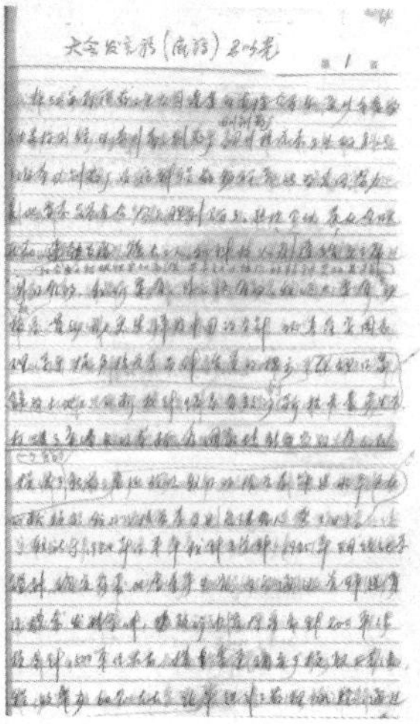

麦迪霉素的研制成果，1978 年获得全国科学大会奖。

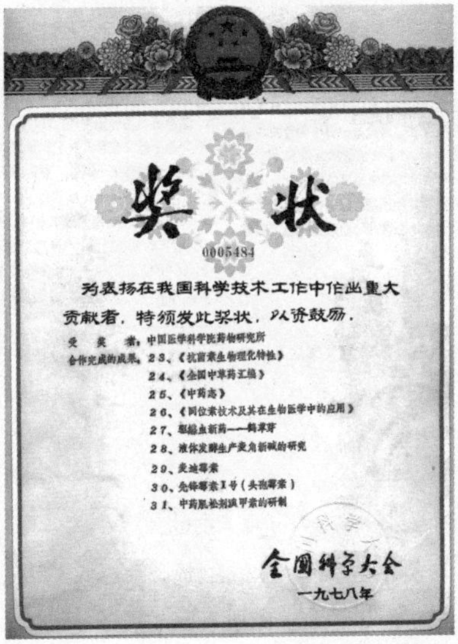
奖状
0005484
为表扬在我国科学技术工作中作出重大
贡献者，特颁发此奖状，以资鼓励。
受奖者：中国医学科学院药物研究所
合作完成的成果：23、《抗菌素生物理化特性》
24、《全国中草药汇编》
25、《中药志》
26、《同位素技术及其在生物医学中的应用》
27、驱绦虫新药——鹤草芽
28、液体发酵生产麦角新碱的研究
29、麦迪霉素
30、先锋霉素Ⅰ号（头孢霉素）
31、中药肌松剂汉甲素的研制
全国科学大会
一九七八年

螺旋/乙酰螺旋霉素的研制

螺旋霉素也是一个 16 元环大环内酯类抗生素，由于其具有较强的组织渗透性，在体内抗菌活性强，组织分布广，在临床上成为一个很重要的抗生素。继完成麦迪霉素研制工作后，我又立即投入螺旋霉素的研制项目，主要负责发酵罐中试研究，与吴剑波和赵厚明等建立了一套可以产业化的发酵提取工艺路线，尤其是对螺旋霉素产生菌发酵过程抗生素合成期代谢调控的研究，在工业化生产中发挥了重要指导作用［微生物通报 1980，7（2）：56］。

1978 年，我们在无锡第二制药厂进行了该项生产工艺的中试放大实验研究，并积累了药理及临床试验样品。与无锡第二制药厂共同完成了放大制剂工作。1980 年，在 16 家医院完成了乙酰螺旋霉素临床试验研究。

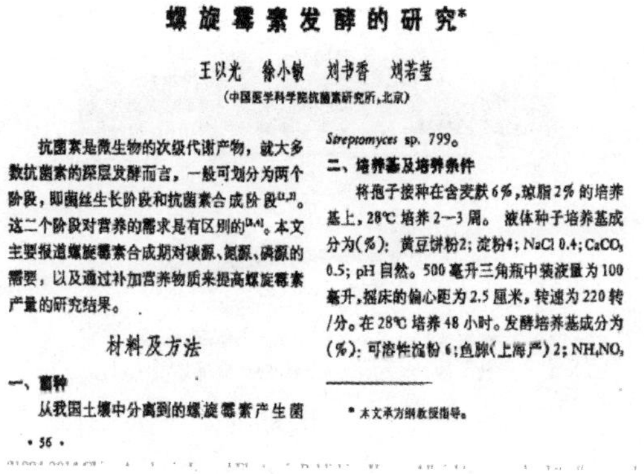

螺旋霉素发酵的研究*

王以光　徐小敏　刘书香　刘若莹

（中国医学科学院抗菌素研究所，北京）

抗菌素是微生物的次级代谢产物，就大多数抗菌素的深层发酵而言，一般可划分为两个阶段，即菌丝生长阶段和抗菌素合成阶段[1,2]。这二个阶段对营养的需求是有区别的[3,4]。本文主要报道螺旋霉素合成期对碳源、氮源、磷源的需要，以及通过补加营养物质来提高螺旋霉素产量的研究结果。

材料及方法

一、菌种

从我国土壤中分离到的螺旋霉素产生菌 *Streptomyces* sp. 799。

二、培养基及培养条件

将孢子接种在含麦麸 6%，琼脂 2% 的培养基上，28℃ 培养 2—3 周。液体种子培养基成分为(%)：黄豆饼粉2；淀粉4；NaCl 0.4；$CaCO_3$ 0.5；pH 自然。500 毫升三角瓶中装液量为 100 毫升，摇床的偏心距为 2.5 厘米，转速为 220 转/分。在 28℃ 培养 48 小时。发酵培养基成分为(%)：可溶性淀粉 6；鱼粉（上海产）2；NH_4NO_3

* 本文承方纲教授指导。

· 56 ·

1982 年 9 月，经卫生部、国家医药管理总局授权，由江苏省卫生厅、医药局和我所共同召开科技成果鉴定会，乙酰螺旋霉素的研制成果，分别获得卫生部 1983 年乙等科技成果奖和江苏省科技三等奖。

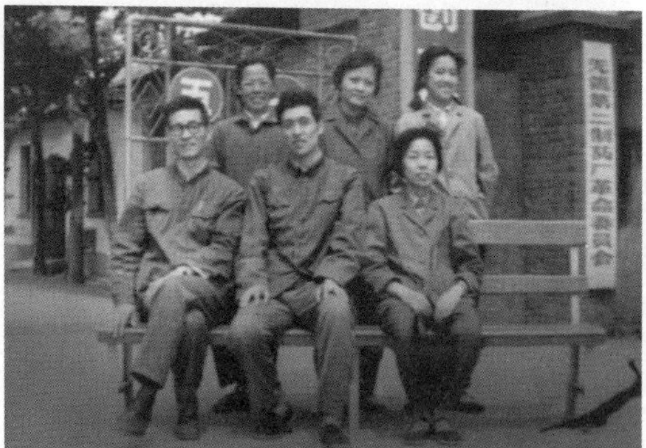

无锡第二制药厂螺旋霉素试制研究

左 1：张树法，2：吴剑波，3：周杏华

后排左 1：刘书香，2：王以光，3：李宝义

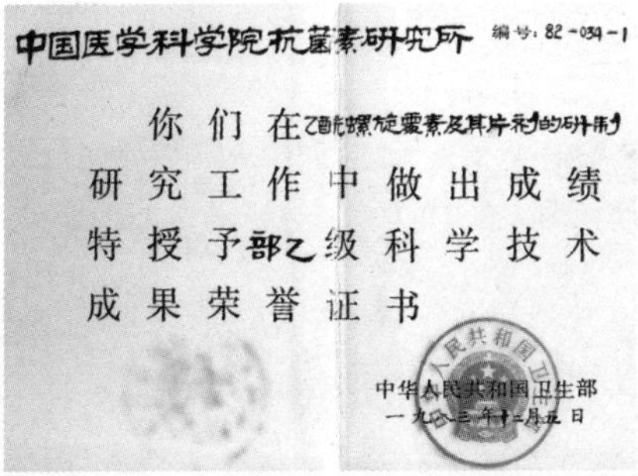
中国医学科学院抗菌素研究所 编号：82-034-1

你们在乙酰螺旋霉素及其片剂的研制

研究工作中做出成绩

特授予部乙级科学技术

成果荣誉证书

中华人民共和国卫生部

一九八三年十二月五日

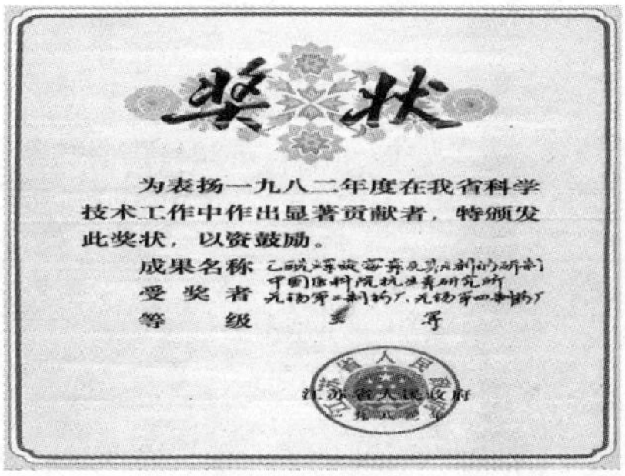
奖状

为表扬一九八二年度在我省科学技术工作中作出显著贡献者，特颁发此奖状，以资鼓励。

成果名称 乙酰螺旋霉素及其片剂的研制

受奖者 中国医科院抗生素研究所 无锡第二制药厂、无锡第四制药厂

等级 三 等

江苏省人民政府

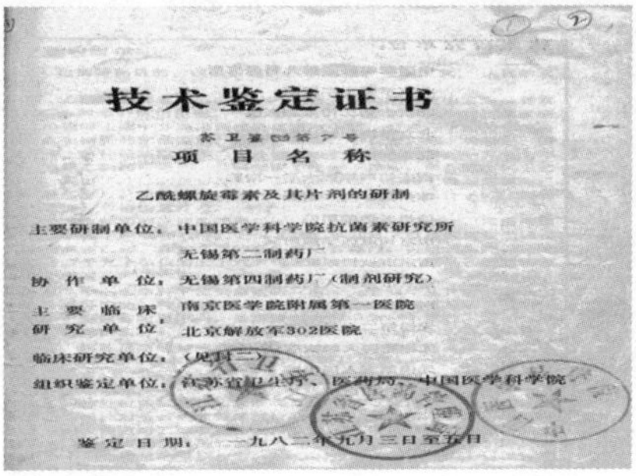
技术鉴定证书

项目名称

乙酰螺旋霉素及其片剂的研制

主要研制单位：中国医学科学院抗菌素研究所

无锡第二制药厂

协作单位：无锡第四制药厂（制剂研究）

主要临床研究单位：南京医学院附属第一医院

北京解放军302医院

临床研究单位：（见附一）

组织鉴定单位：江苏省卫生厅、医药局、中国医学科学院

鉴定日期：一九八二年九月三日至五日

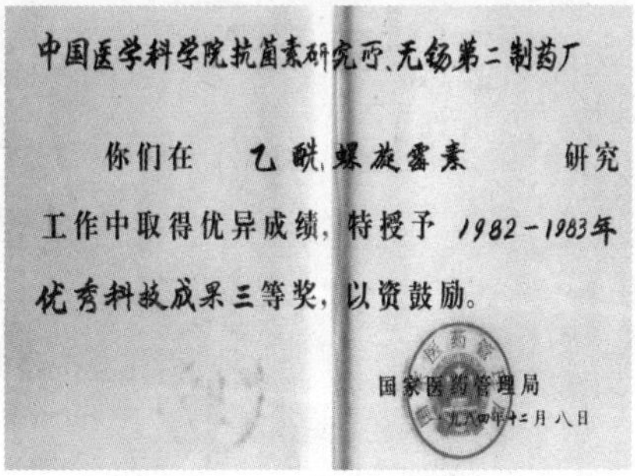
中国医学科学院抗菌素研究所、无锡第二制药厂

你们在 乙酰螺旋霉素 研究

工作中取得优异成绩，特授予1982-1983年

优秀科技成果三等奖，以资鼓励。

国家医药管理局

一九八四年十二月八日

麦迪霉素、乙酰螺旋霉素技术转让，相继扶持了我国300多家抗生素制药企业（包括原料与制剂）的创建，推动了我国抗生素产业的崛起与发展，基本结束了我国大环内酯抗生素依赖进口的历史，有力支撑着我国临床抗感染治疗，产生了显著的社会效益和巨大的经济效益。1984年至90年代后期，年产量达到650余吨，使我国成为乙酰螺旋霉素生产和销售的“超级大国”。该项目获得了国家医药管理局1982~1983年优秀科技成果三等奖。

80年代后期，我在美国威斯康星大学访问进修期间，采用分子生物学手段，从螺旋霉素产生菌克隆抗性基因，验证了通过抗性基因转入螺旋霉

素产生菌，提高发酵单位的分子育种技术。研究内容发表在 1991 年召开的第二次全国抗生素产生菌遗传育种与生物合成学术研讨会以及第六届全国抗生素学术会议论文摘要汇编。

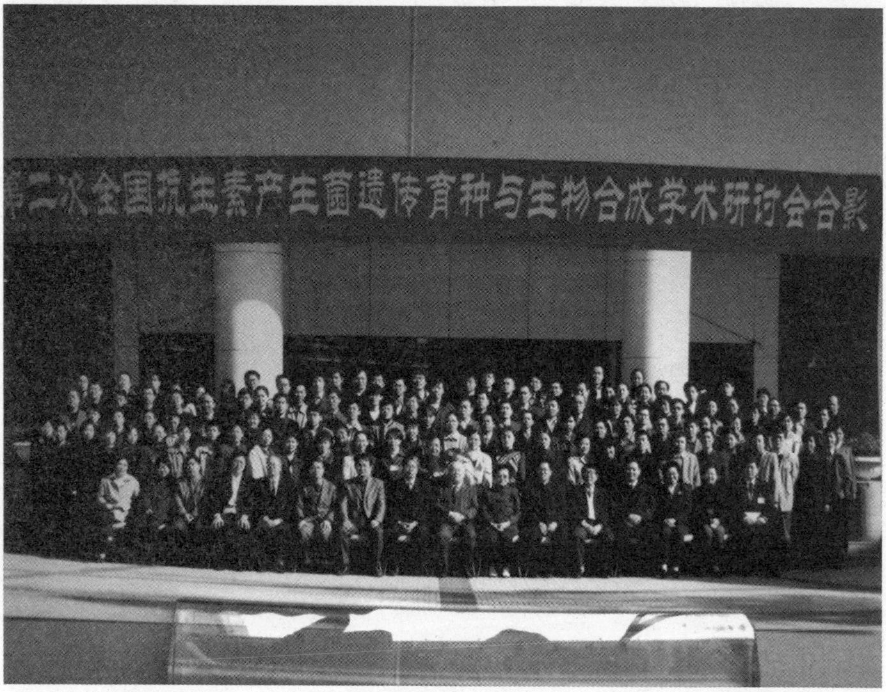

第二次全国抗生素产生菌遗传育种与生物合成学术研讨会代表合影

左：2：储炬，3：陈代杰，5：黄乐毅，9：许文思，10：王以光，11：张嗣良，13：李友荣，15：顾觉奋，16：张月琴，17：张华

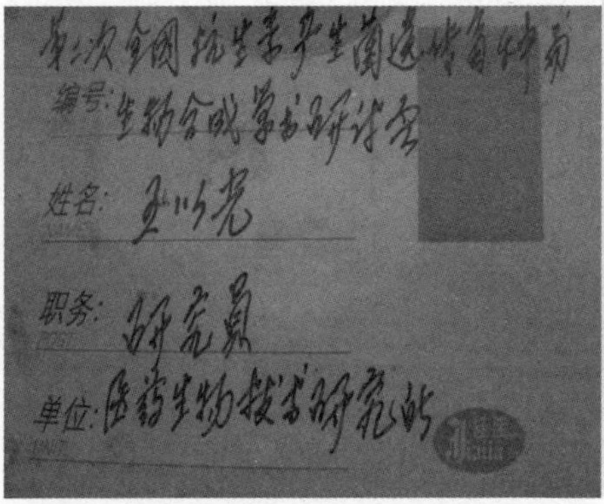

利用螺旋霉素抗性基因提高螺旋霉素的发酵产率

徐小敏　王以光　唐莉

（中国医学科学院　医药生物技术研究所）

我们曾从以大肠杆菌-链霉菌穿梭质粒载体pNMJ1建立的螺旋霉素产生菌(S.spiramyceticus U-1941)基因文库中，利用ActI和ActIII为探针，克隆了螺旋霉素聚酮合成酶基因pCN 3H8.（分子量为44kb，插入片段为32.5kb），基于许多抗生素产生菌的抗性基因往往与生物合成基因连锁的特点，我们从pCN 3H8 DNA中，以对螺旋霉素敏感的兰杀卡菌素产生菌S.griseofuscus为受体菌，发现了螺旋霉素抗性基因pSG3的存在，进一步分析pSG3质粒DNA，发现它含有两个质粒pSGE和pSGA，分子量分别为7.3kb和5.3kb。DNA转化实验证明，螺旋霉素抗性基因在质粒pSGE上。以pSGE为探针的分子杂交实验证明，pSGE来源于螺旋霉素产生菌的总体DNA，并与PCN 3H8杂交，说明PSGE来源于PCN 3H8 DNA。酶切分析表明，PSGE 3kb部分来源于载体pNMJ1，4kb部分来源于PCN 3h8 DNA，整个重组质粒PSGE可能是PCN 3H8 NDA转化兰杀卡菌素产生菌(S. griseofuscus原生质体在体内缺失所形成。用PSGE重组质粒再转化S. griseofuscus的实验确证PSGE含有螺旋霉素抗性基因。

将PSGE DNA转入螺旋霉素产生菌，获得含PSGE DNA的克隆菌株，其发酵水平比原生质体再生株及含载体的对照株提高1.8倍—3.8倍。对螺旋霉素的抗性水平也提高一倍。从高产的转化子中均能提取到质粒DNA，说明PSGE DNA携带螺旋霉素抗性基因，与螺旋霉素产生菌的基因重组后，可能通过增强产生菌的抗性水平提高自身产生螺旋霉素的能力。

—65—

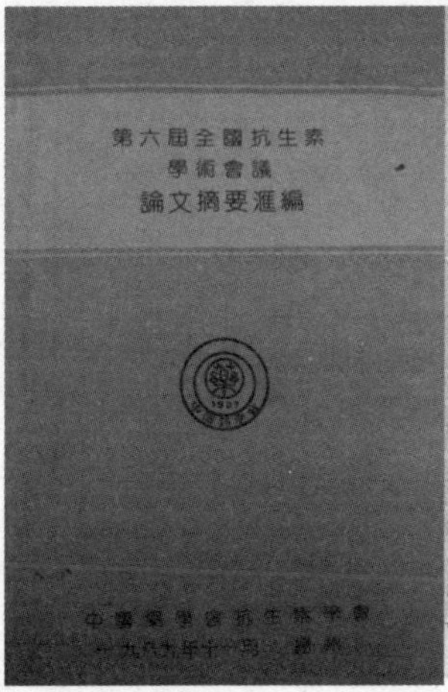

利用基因克隆技术提高螺旋霉素产率

唐莉　王以光　徐小敏

中国医学科学院医药生物技术研究所

利用穿梭粘粒 PNMJ1 为载体，建立了螺旋霉素产生菌(S.spiramyceticus u-1941) 的基因文库。根据不同的聚酮合成酶基因间有一定的同源性，因此以放线紫红素聚酮合成酶基因 actⅠ、actⅢ为探针，经菌落原位杂交从螺旋霉素产生菌的基因文库中检测出含同源DNA 序列的阳性菌落 PCN3H8，PCN3H8 DNA (43kb) 的分子杂交及阻断突变株互补实验表明 PCN3H8 确实包含有与 actⅠ、actⅢ同源的螺旋霉素聚酮合成酶基因。按照抗生素生物合成基因往往与抗性基因连锁的特点，我们将 PcN3H8 DNA 转化入对螺旋霉素敏感的 S·griseofuscus 原生质体中，获得对螺旋霉素抗性的转化子，从抗性转化子中分离获得重组质粒 PSG3 (7.7kb)，酶切分析结果表明 PSG3DNA 是 PCN3H8 DNA 转化 S.griseofuscus 时发生体内缺失而形成，将 PSG3 再转化 S·griseofuscus，转化子均表现为对螺旋霉素抗性，抗性水平可稳定在 [illegible]/ml，由此证明了 S·griseofuscus 转化子对螺旋霉素的抗性是由于 PSG3 DNA 的作用，将抗性基因 PSG3 DNA 转入螺旋霉素产生菌 S·ambofaciens 原生质体中，转化子的螺旋霉素的效价比原生质体再生株及原株提高六倍以上，经多次传代，效价活性稳定。

—29—

西罗莫司（雷帕霉素）的研制

西罗莫司又称为雷帕霉素（RP），是一个重要的免疫调节剂，在器官移植后防止免疫反应中有重要作用。我从 1993 年开始，与徐小敏、张秀华、白兰芳和武临专等课题组成员，着手进行雷帕霉素菌种特性、选育、发酵、代谢及发酵罐中试、补料等项研究。由于 RP 是胞内产生的抗生素，为了适应大量菌种选育筛选工作的需要，我们进行了从胞内释放 RP 的方法学研究，并完成了简便易行的 RP 发酵生物活性测定方法研究。

1994 年，我们和团队成员金文藻、李嗣英合作，申请了“雷帕霉素的开发研究”卫生部开发基金项目，该项研究成果于 1998 年获得北京市卫生局科技成果壹等奖；2000 年，雷帕霉素技术转让给华北制药集团并通过其新药研究开发中心验收，于 2005 年获得新药证书。

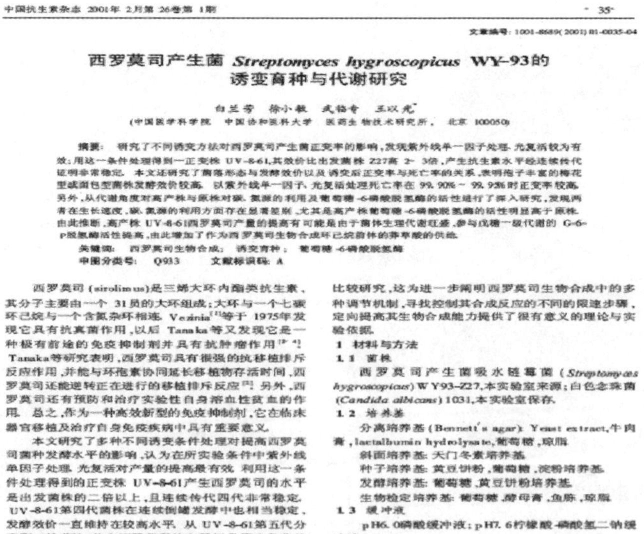

中国抗生素杂志 2001年 2月第 26卷第 1期 ·35·

文章编号：1001-8689(2001)01-0035-04

西罗莫司产生菌 *Streptomyces hygroscopicus* WY-93的诱变育种与代谢研究

白兰芳 徐小敏 武临专 王以光*

(中国医学科学院 中国协和医科大学 医药生物技术研究所，北京 100050)

摘要：研究了不同诱变方法对西罗莫司产生菌正变率的影响，发现紫外线单一因子处理、光复活较为有效；用这一条件处理得到一正变株 UV-8-61，其效价比出发菌株 Z27高 2~3倍，产生抗生素水平经连续传代证明非常稳定。本文还研究了菌落形态与发酵效价以及诱变后正变率与死亡率的关系，表明孢子丰富的梅花型或面包型菌株发酵效价较高。以紫外线单一因子、光复活处理死亡率在 99.90%~99.93%时正变率较高。另外，从代谢角度对高产株与原株对碳、氮源的利用及葡萄糖-6-磷酸脱氢酶的活性进行了深入研究，发现两者在生长速度，碳、氮源的利用方面存在显著差别，尤其是高产株葡萄糖-6-磷酸脱氢酶的活性明显高于原株。由此推断，高产株 UV-8-61西罗莫司产量的提高有可能是由于菌体生理代谢旺盛，参与成糖一级代谢的 G-6-P脱氢酶活性提高，由此增加了作为西罗莫司生物合成环己烷前体的莽草酸的供给。

关键词：西罗莫司生物合成；诱变育种；葡萄糖-6-磷酸脱氢酶
中图分类号：Q933 文献标识码：A

西罗莫司(sirolimus)是三烯大环内酯类抗生素，其分子主要由一个 31员的大环组成；大环与一个七碳环己烷与一个含氮杂环相连。Vezinia[1]等于 1975年发现它具有抗真菌作用，以后 Tanaka等又发现它是一种极有前途的免疫抑制剂并具有抗肿瘤作用[2~4]。Tanaka等研究表明，西罗莫司具有很强的抗移植排斥反应作用，并能与环孢素协同延长移植物存活时间，西罗莫司还能逆转正在进行的移植排斥反应[5]。另外，西罗莫司还有预防和治疗实验性自身溶血性贫血的作用。总之，作为一种高效新型的免疫抑制剂，它在临床器官移植及治疗自身免疫疾病中具有重要意义。

本文研究了多种不同诱变条件处理对提高西罗莫司菌种发酵水平的影响，认为在所实验条件中紫外线单因子处理、光复活对产量的提高最有效。利用这一条件处理得到的正变株 UV-8-61产生西罗莫司的水平是出发菌株的二倍以上，且连续传代四代非常稳定。UV-8-61第四代菌株在连续倒罐发酵中也相当稳定，发酵效价一直维持在较高水平。从 UV-8-61第五代分离到 9株菌株，其产西罗莫司的水平都是原出发菌的三倍以上，且连续传代三代均非常稳定，并经 TLC、HPLC等分析证明了该菌株发酵效价的提高确实为西罗莫司。另外，从代谢水平对高产株与原株生长碳、氮源的利用及葡萄糖-6-磷酸脱氢酶的活性进行了深入比较研究，这为进一步阐明西罗莫司生物合成中的多种调节机制，寻找控制其合成反应的不同的限速步骤，定向提高其生物合成能力提供了很有意义的理论与实验依据。

1 材料与方法

1.1 菌株

西罗莫司产生菌吸水链霉菌(*Streptomyces hygroscopicus*) WY93-Z27，本实验室来源；白色念珠菌(*Candida albicans*) 1031，本实验室保存。

1.2 培养基

分离培养基(Bennett's agar)：Yeast extract，牛肉膏，lactalbumin hydrolysate，葡萄糖，琼脂。

斜面培养基：天门冬素培养基。

种子培养基：黄豆饼粉，葡萄糖，淀粉培养基。

发酵培养基：葡萄糖，黄豆饼粉培养基。

生物检定培养基：葡萄糖，酵母膏，鱼胨，琼脂。

1.3 缓冲液

pH6.0磷酸缓冲液；pH7.6柠檬酸-磷酸氢二钠缓冲液。

1.4 试剂

甲基磺酸乙酯(ethylmethyl sulfide，EMS) Sigma公司产品；NADPNa，Boehringer公司产品；D-Glucose-6-PhosphateNa，Sigma公司产品。

· 148 ·　　中国抗生素杂志 2000年 4月第 25卷第 2期

研究简报

雷帕霉素发酵生物活性的测定方法
Bioassay of rapamycin in fermentation

白兰芳*　武临专　徐小敏　王以光
Bai Lanfang, Wu Linzhuan, Xu Xiaomin and Wang Yiguang
(中国医学科学院 中国协和医科大学 医药生物技术研究所，北京 100050)
(Institute of Medicinal Biotechnology Chinese Academy of Medical Sciences and Peking Union Medical College, Beijing 100050)

摘　要　由吸水链霉菌(*Str. hygroscopicus*) WY93-Z27中分离出具有抗真菌和免疫抑制活性的雷帕霉素，主要存在于菌丝内，少量分泌到细胞外。为适应大量菌种选育工作的需要，我们研究了：(1)几种处理菌丝的方法，结果以 SDS裂解菌丝操作简便，省时，成本低；(2)固体发酵与液体发酵法生物活性结果没有正相关关系；(3)一定条件下，液体发酵上清液效价可替代菌体效价用于初筛工作。

关键词　雷帕霉素；发酵；生物活性；直线相关

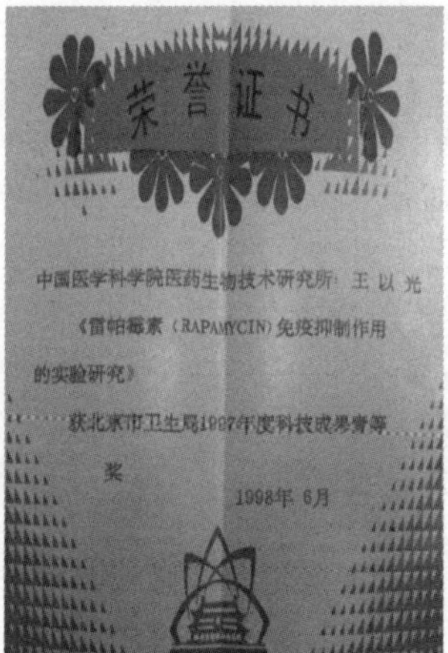
荣誉证书
中国医学科学院医药生物技术研究所：王以光
《雷帕霉素（RAPAMYCIN）免疫抑制作用的实验研究》
获北京市卫生局1997年度科技成果
奖
1998年 6月

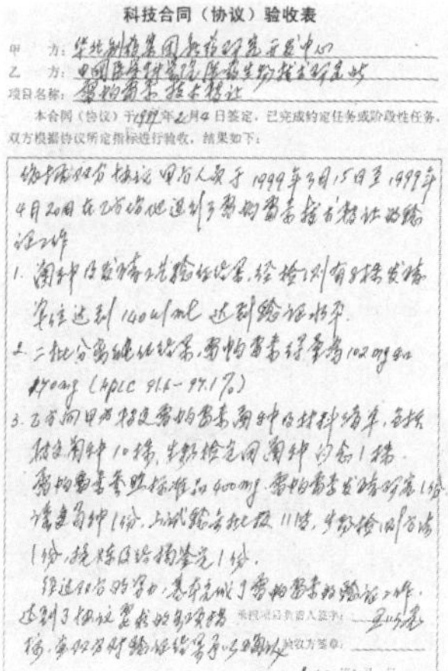
科技合同（协议）验收表

甲　方：华北制药集团新药研究开发中心
乙　方：中国医学科学院医药生物技术研究所
项目名称：雷帕霉素技术转让

本合同（协议）于　年　月　日签定，已完成约定任务或阶段性任务，双方根据协议所定指标进行验收，结果如下：

项目负责人签字：
验收方签章：
年　月　日

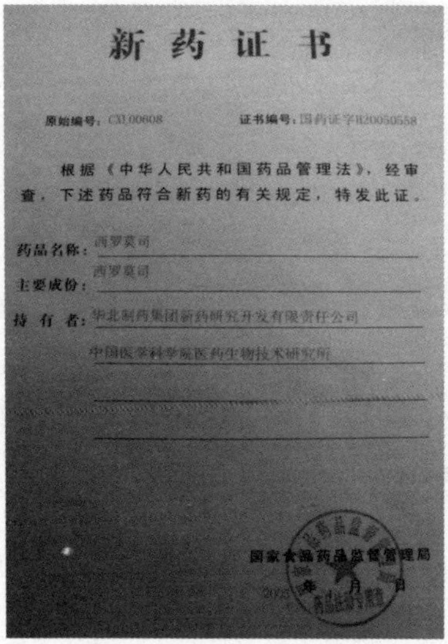
新药证书

原始编号：CXL00608　　证书编号：国药证字H20050558

根据《中华人民共和国药品管理法》，经审查，下述药品符合新药的有关规定，特发此证。

药品名称：西罗莫司

主要成份：西罗莫司

持有者：华北制药集团新药研究开发有限责任公司

中国医学科学院医药生物技术研究所

国家食品药品监督管理局

年　月　日

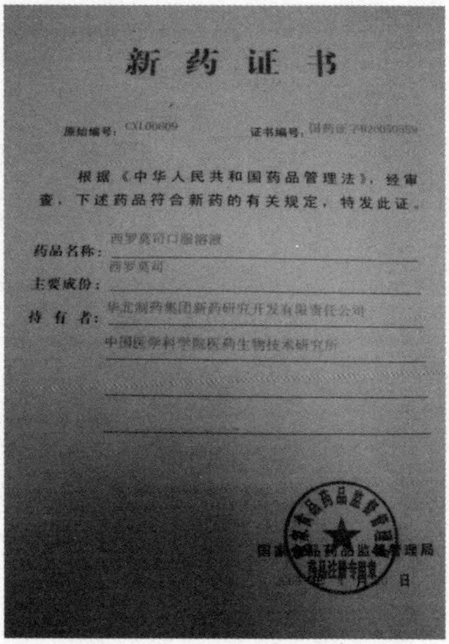
新药证书

原始编号：CXL00609　　证书编号：国药证字H20050559

根据《中华人民共和国药品管理法》，经审查，下述药品符合新药的有关规定，特发此证。

药品名称：西罗莫司口服溶液

主要成份：西罗莫司

持有者：华北制药集团新药研究开发有限责任公司

中国医学科学院医药生物技术研究所

国家食品药品监督管理局

年　月　日

泰古霉素的研制

泰古霉素又名替考拉宁，主要是TeicoplaninA2组分，为一个糖肽类抗生素，其抗菌作用为抑制细胞壁中肽聚糖的合成，对革兰阳性菌如葡萄球菌、链球菌、肠球菌和大多厌氧性阳性菌敏感。主要用于金葡菌及链球菌属等敏感菌所致的严重感染，如心内膜炎、骨髓炎、败血症及呼吸道、泌尿道、皮肤、软组织等感染，其活性谱范围与万古霉素相似，但不良反应较少。由于替考拉宁独特的作用机制，很少出现替考拉宁的耐药菌株。所以对青霉素类及头孢菌素类、大环内酯类、四环素和氯霉素、氨基糖苷类和利福平耐药的革兰阳性菌，仍对替考拉宁敏感。

我与课题组成员周红霞及合作伙伴金文藻教授，主要完成了泰古霉素对韩国希杰（Cheil Jedang）制药公司的技术转让。这是本研究所第一个对国外进行技术转让的项目。在我们之前，俄罗斯同行曾就该项目对韩国进行过技术转让，但未能得到韩国制药公司的认可。本次转让经韩国明智大学徐胄源（Suh Joowon）教授 Obyung bio1 公司中介，对中国的技术考核要求依然苛刻，在合同中明确规定了对 A2 组分发酵及提取工艺所达到指标的要求是：发酵液中 A2 总含量不低于 1.5g/L，A2 总组分含量不低于 40%的提取收率，在纯化产品中 A2 总组分不低于 80%、A3 组分不超过 15%，除 A2、A3 组分以外，其他未知成分不超过 5%等等。

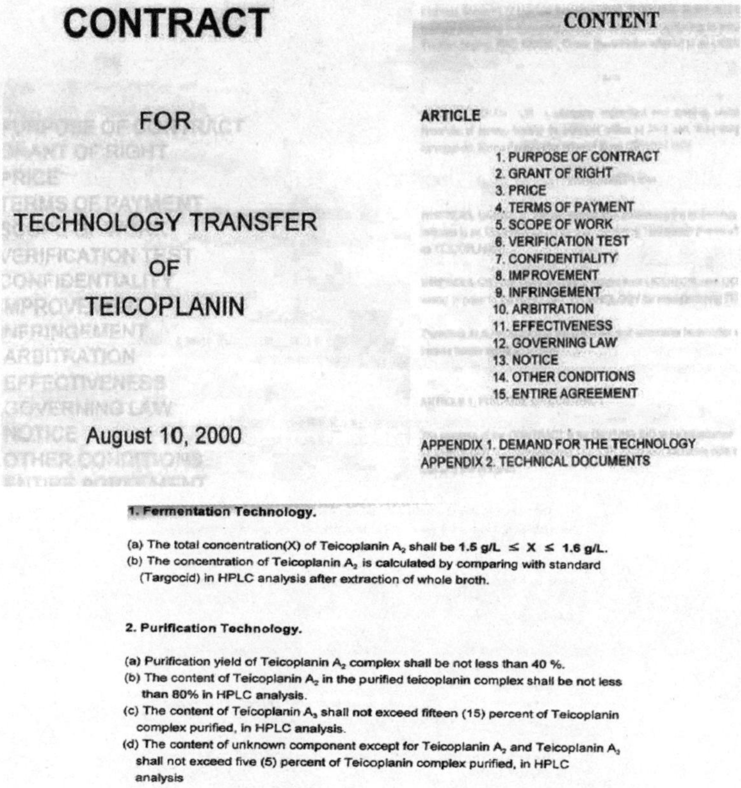

CONTRACT

FOR

TECHNOLOGY TRANSFER

OF

TEICOPLANIN

August 10, 2000

CONTENT

ARTICLE

1. PURPOSE OF CONTRACT
2. GRANT OF RIGHT
3. PRICE
4. TERMS OF PAYMENT
5. SCOPE OF WORK
6. VERIFICATION TEST
7. CONFIDENTIALITY
8. IMPROVEMENT
9. INFRINGEMENT
10. ARBITRATION
11. EFFECTIVENESS
12. GOVERNING LAW
13. NOTICE
14. OTHER CONDITIONS
15. ENTIRE AGREEMENT

APPENDIX 1. DEMAND FOR THE TECHNOLOGY
APPENDIX 2. TECHNICAL DOCUMENTS

1. Fermentation Technology.

(a) The total concentration(X) of Teicoplanin A_2 shall be 1.5 g/L $\leq$ X $\leq$ 1.6 g/L.
(b) The concentration of Teicoplanin A_2 is calculated by comparing with standard (Targocid) in HPLC analysis after extraction of whole broth.

2. Purification Technology.

(a) Purification yield of Teicoplanin A_2 complex shall be not less than 40 %.
(b) The content of Teicoplanin A_2 in the purified teicoplanin complex shall be not less than 80% in HPLC analysis.
(c) The content of Teicoplanin A_3 shall not exceed fifteen (15) percent of Teicoplanin complex purified, in HPLC analysis.
(d) The content of unknown component except for Teicoplanin A_2 and Teicoplanin A_3 shall not exceed five (5) percent of Teicoplanin complex purified, in HPLC analysis

与韩国的技术转让合同及要求是：

总共安排我们在一个月的期限内，按照三次重复实验的时间表进行技术验收，一次实验数据不达标，即意味着转让不成功。由于当地实验条件和环境与我国差异较大，我们课题组认真对待实验中的每一个环节，适时调整掌握实验条件，不放过任何一个微小细节，终于在规定时间内，全部按要求完成了该项产品发酵和提取工艺的技术转让。

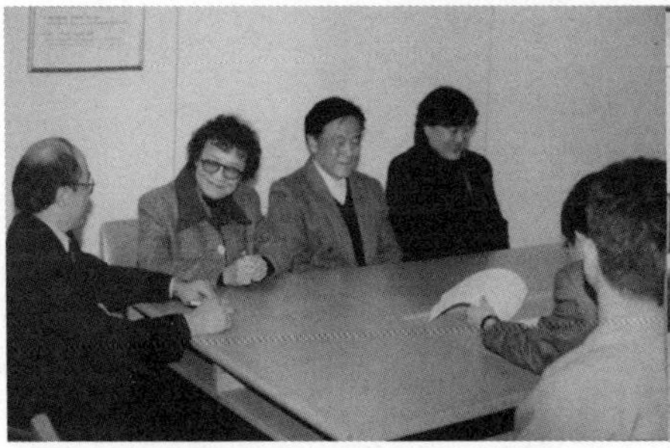

与韩国明知大学徐胄源（Suh Joowon）教授

洽谈技术转让事项（左：徐胄源　王以光　金文藻　周红霞）

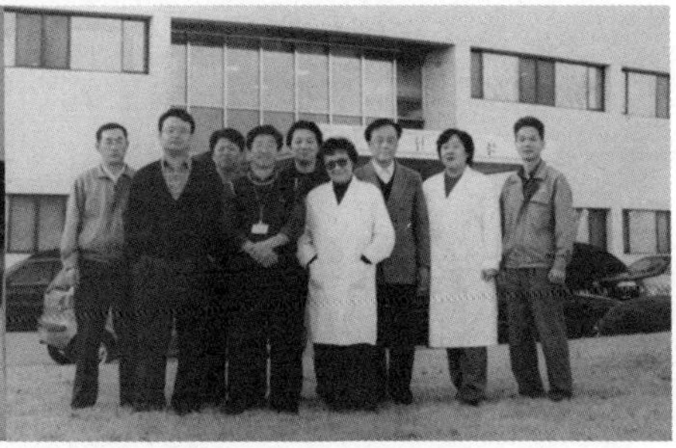

与希杰公司科技人员合影

右 2 起：周红霞　金文藻　王以光

VERIFICATION CERTIFICATE

RESULTS OF VERIFICATION EXPERIMENTS OF TEICOPLANIN PRODUCTIVITY IN SHAKEN FLASKS

30th Oct. – 28th Nov., 2000

The mutant strains of *Actinoplanes teichomyceticus* with high productivity level were obtained. There are a few mutant strains obtained by a special combination of methods of induced mutagenesis. According to the Contract it was necessary to test the productivity of one of these strains. This work was started on 30th Oct. 2000 when flasks were inoculated by pieces of mycelium of the mutant strain #10 from slants.

Conditions

- volume of flask 500 ml and volume of liquid culture 50 ml of seed culture or 60 ml of fermentation culture
- seed culture : 220rpm at 28℃ for 48hr.
- fermentation culture : 10% of seed culture broth was inoculated to fermentation medium, 220rpm at 28℃ for 5-7 days

The samples were taken, checked pH and productivity by HPLC during 5 – 7 days of fermentation.

Methods

After 5 days fermentation, broth was taken daily and extracted by n-Propyl alcohol (0.6ml for 0.9ml of broth) for 1hr. HPLC analysis were carried out to analyze concentration of Teicoplanin A2 complex in broth with a Waters μBondapak™ C18 (Part No. WAT027324), 10μ, Ø-3.9mm, L-300mm, in gradient system (SHIMADZU SCL-10A System with eluent phase 10% acetonitrile 10min., 10 to 30% acetonitrile gradient 20min. and 30 to 100% acetonitrile gradient 10min.) at 254 nm and flow rate of 2ml/min.

TARGOCID® was used for the standard solution.

Calculation formula for Teicoplanin concentration in broth

Concentration of Teicoplanin in broth (g/l)

= Sample peak area (sum of A2-1,2,3,4 and 5 peaks) ÷ Standard peak area (sum of A2-1,2,3,4 and 5 peaks) x 1mg/ml x dilution factor (10/6)

Results

The verification consisted of three experiments. In the first experiment, 3-5 flasks of culture broth were analyzed for the productivity of Teicoplanin on 8th Nov. 2000. The results demonstrated that mutant strain #10 of *A. teichomyceticus* produced a quantity of Teicoplanin 1.474 g/l. The result is represented in Table 1.

Table 1. The result of verification of Teicoplanin productivity of *Actinoplanes teichomyceticus* strain #10. Experiment 1 (30th Oct.2000 – 8th Nov.2000).

Strain	#10
Vol. flask (ml) / Vol. culture (ml)	500 / 60
Flask number	3
Average concentration of Teicoplanin A2 complex (g/l)	1.747

The second experiment (8th Nov.2000 – 17th Nov.2000) was performed by analyzing Teicoplanin productivity of 5 flasks inoculated with first generation of strain #10. The result is represented in Table 2.

Table 2. The result of verification of Teicoplanin productivity of *Actinoplanes teichomyceticus* strain #10. Experiment 2 (8th Nov.2000 – 17th Nov.2000).

Strain	#10
Vol. flask (ml) / Vol. culture (ml)	500 / 60
Flask number	5
Average concentration of Teicoplanin A2 complex (g/l)	1.625

In the third experiment (15th Nov.2000 – 24th Nov.2000), strain #10 of second generation was inoculated into 5 flasks. The result is represented in Table 3.

Table 3. The result of verification of Teicoplanin productivity of *Actinoplanes teichomyceticus* strain #10. Experiment 3 (15th Nov.2000 – 24th Nov.2000).

Strain	#10
Vol. flask (ml) / Vol. culture (ml)	500 / 60
Flask number	5
Average concentration of Teicoplanin A2 complex (g/l)	1.211

CONCLUSION

During the verification experiments, strain #10 of *Actinoplanes teichomyceticus* produced 1.528 g/l of Teicoplanin A2 complex in flask scale on the average.

Dr. Yiguang Wang
Professor of
Institute of Medical Biotech. Beijing

Dr. Joo Won Suh
President of
Obyung Bio

泰古霉素发酵技术转让验收报告

Calculation method for yield of Teicoplanin purification

Final products were analyzed by HPLC using Targocid® as standard solution and the quantity of the teicoplanin A_2 complex(A_{2-1}, A_{2-2}, A_{2-3}, A_{2-4}, A_{2-5}) was determined. The yield of purification was calculated by following formula.

$$\text{Yield of purification (c)} = \frac{\text{Weight of product (b)} \times 100}{\text{Conc. of teicoplanin } A_2 \text{ complex of broth} \times \text{loaded volume (a)}}$$

Table 1. The results of purification experiments

	A(g)	B(g)	c(%)	A_2complex(%) by HPLC	A_3factor(%) by HPLC
Puri 1-1	490.5	280.3	57.14	78.10	0.83
Puri 1-2	490.5	229.3	46.74	79.32	0.80
Puri 2	994.5	643.0	64.79	80.25	0.71
Puri 3	1170.0	610.0	52.14	84.20	0.39
Average	-	-	55.20	80.47	0.68

Conclusion

According to the contract, the yield of purification shall be over 40%, content of A_2 factor by HPLC shall be over 80% and content of A3 factor by HPLC shall be lelow 15%. By the way, average of tests satisfied the terms of the Contract. Therefore, Cheiljedang agree to the results of purification technology and Institute of Medicinal Biotech also agree to it.

Wenzao Jin

Dr. Wenzao Jin
Professor of
Institute of Medicinal Biotech. Beijing

Dr. Joo Won Suh
President of
Obyung Bio.

泰古霉素提取技术转让验收报告

泰古霉素此次技术转让的成功，也算为我们中国从事抗生素研发的科技人员争了光，得到了韩国明智大学徐胄源教授的赞赏，他说这是中国与韩国科技合作的荣耀。

希杰制药公司相关人员为泰古霉素的成功研制获得了嘉奖，并得到岗位的晋级。我们泰古霉素课题组和团队，也为研究所的对外影响与创收做

Dear Prof. Wang:

Congratulations on your excellent work for improving the productivity of teichoplanin! I was very surprised to hear that you have improved the productivity in such a short time. You even have not mentioned about it a couple of weeks ago. Luckily, I have inserted the sentence in the Article 4-4 (An amount of remaining payment of CONTRACT PRICE shall be decided by the result of VERIFICATION TEST) so that your institute can get more remaining payment after VERIFICATION TEST.

It is very important to keep the contract and promise. It is not just for individual person but for the country's honor, China and Korea. I know you are an honorable scientist.

韩国明智大学徐青源教授的来信

出一定贡献。

基因工程抗生素的研制

90年代初期，我们开创了基因工程研制新型螺旋霉素衍生物-丙酰螺旋霉素、可利霉素（曾用名生技霉素、必特螺旋霉素）的新技术。

重视和加强创制新药的研究与开发，是我国的基本国策和参与国际市场竞争的需要。通过新药研制形成我国自主的新药体系与机制，是从事药物研究工作者的努力方向。

长期以来，以传统筛选模式为主的新抗生素研究不仅存在盲目性、重复性和工作量大等问题，且耗时漫长而收效有限。目前临床使用比较多的是14元大环内酯类抗生素（主要为红霉素衍生物）化学半合成改造的衍生物，如克拉霉素、罗红霉素、地红霉素以及阿奇霉素（半合成产物为15元环）等。改造后的红霉素类抗生素，在抗菌活性、血药浓度、半衰期、对酸的稳定性及不良反应方面均有明显的改善，在临床用药中占有重要的地位。对16元环大环内酯类抗生素的改造及应用，除罗吉他霉素（rokitamycin）和醋酸麦迪霉素（acetylmedicamycin）外，相关报道较少。然而，总体而言，由于这些改造均系通过发酵及化学手段两个环节完成的，其反应步骤多，生产成本高，三废危害重等问题的困扰，对该类半合成抗生素的市场前景带来了日趋明显的负面影响。

16元环大环内酯类抗生素如螺旋霉素，其特点是，在胃肠道中的稳定性好，组织分布广，体内持续时间长，无其他大环内酯类抗生素所致的肝损害，对胃肠道的反应明显低于14元环大环内酯类。螺旋霉素类药物在体内能迅速而广泛地分布至组织，大部分组织浓度高于血药浓度。此外，该类药物能很好地渗透入细胞内发挥作用，在体内具有提高吞噬细胞的吞噬功能，产生持续的抗生素后效应，且安全性能好。所以老人、儿童、孕妇均可使用，是门诊病人和医院外感染群体较理想的口服抗生素。

对16元环大环内酯类抗生素构效关系的研究表明，碳霉糖4″位亲脂酰基基团对于分子向细胞的渗透有重要作用，而增加酰基碳链的长度可以提高其亲脂性，即增加碳糖4″位的酰基碳链长度，有可能提高16元环大环内酯类抗生素的血药浓度及其在体内的抗菌活性。

基因工程丙酰螺旋霉素

基于麦迪霉素与螺旋霉素均具有16元大环内酯，而前者结构中的碳霉糖4″位为丙酰基，所以利用麦迪霉素产生菌中4″位丙酰基转移酶活性，有可能进行螺旋霉素丙酰化改造，获得4″位为丙酰基的螺旋霉素-丙酰螺旋霉素。

我曾与团队成员刘若莹教授合作，通过高温诱变，从麦迪霉素产生菌（S. mycarofaciens 1748），得到了不产生麦迪霉素的变株（称为68变株），

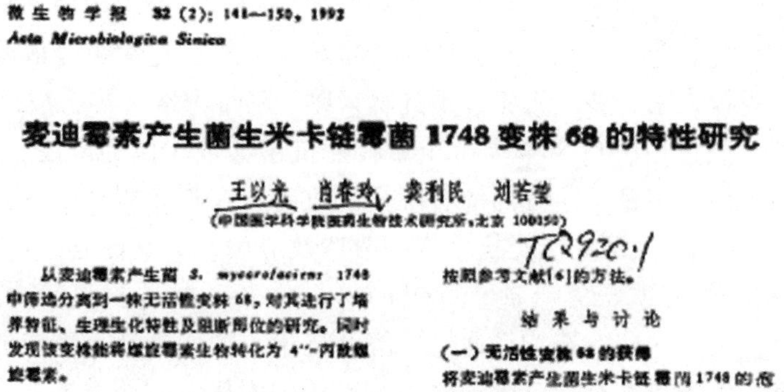
微生物学报 32 (2): 141—150, 1992
Acta Microbiologica Sinica

麦迪霉素产生菌生米卡链霉菌 1748 变株 68 的特性研究

王以光 肖春玲 粪利民 刘若莹
（中国医学科学院医药生物技术研究所，北京 100050）

TQ920.1

从麦迪霉素产生菌 S. mycarofaciens 1748 中筛选分离到一株无活性变株 68，对其进行了培养特征、生理生化特性及阻断部位的研究。同时发现该变株能将螺旋霉素生物转化为 4''-丙酰螺旋霉素。

按照参考文献[6]的方法。

结果与讨论

（一）无活性变株 68 的获得

将麦迪霉素产生菌生米卡链霉菌 1748 的孢

通过研究证明，该变株丧失了合成内酯环的能力，但具有转化外源加入的内酯环使其碳霉糖 4″羟基丙酰化的能力。

采用微生物转化法，创制新型大环内酯抗生素-丙酰螺旋霉素的研究，于 1993 年获得中国发明专利 ZL87104409. 9。

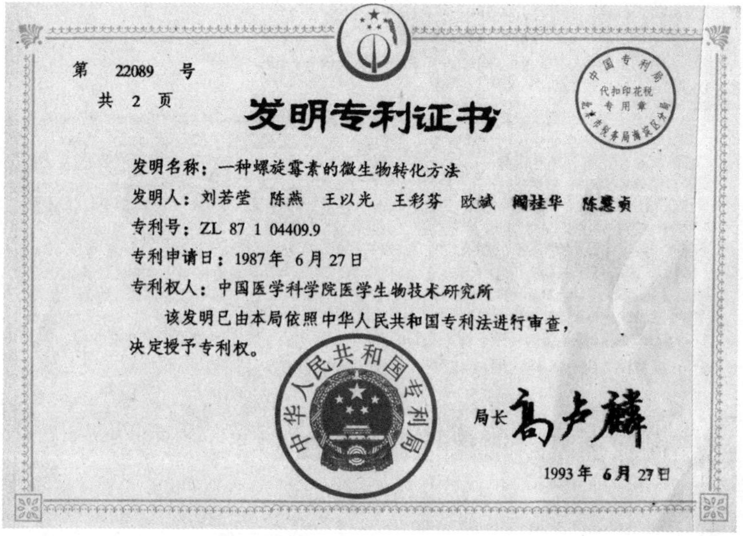
第 22089 号

共 2 页

发明专利证书

发明名称：一种螺旋霉素的微生物转化方法

发明人：刘若莹 陈燕 王以光 王彩芬 欧斌 阚桂华 陈懋贞

专利号：ZL 87 1 04409.9

专利申请日：1987 年 6 月 27 日

专利权人：中国医学科学院医学生物技术研究所

该发明已由本局依照中华人民共和国专利法进行审查，决定授予专利权。

中华人民共和国专利局

局长 高卢麟

1993 年 6 月 27 日

通过微生物转化获得丙酰螺旋霉素的同时，我们在国家 863 计划资助下［课题编号 102-18-51、102-19-8］，开展了抗生素基因工程研究，通过构建麦迪霉素产生菌基因组文库、基因同源筛选、分子杂交、异源表达等技术，从麦迪霉素产生菌获得了 4″羟基丙酰基转移酶基因，并成功地在螺旋霉素产生菌中得到了表达，获得了基因重组技术产生的丙酰螺旋霉素。

生物工程学报 5(4):261—269,1989
Chinese Journal of Biotechnology

研究报告

麦迪霉素生物合成基因克隆研究

王以光
(中国医学科学院医药生物技术研究所，北京)

利用穿梭粘粒载体pNJ_1组建了麦迪霉素产生菌*Streptomyces mycarofaciens* 1748的基因文库，用与麦迪霉素生物合成有类似途径的放线紫红素聚酮合成酶基因 ActⅠ，ActⅢ为探针，从麦迪霉素产生菌的基因文库中，获得了与ActⅠ，ActⅢ基因有同源性的阳性克隆，对其中PCN8B12、6C5及11E11克隆DNA进行了酶切分析，其分子量分别为36kb，48.5kb及41.6kb。PCN6C5 DNA中包含有PCN 8B12的全部DNA片段，PCN 11E11与PCN 8B12及PCN 6C5有6.75kb的重叠区。通过分子杂交实验，初步将麦迪霉素聚酮合成酶基因定位在PCN 8B12 DNA的EcoRⅠ-BamHⅠ 4.02kb片段上（与ActⅢ基因有同源性）及PCN 8B12(6C5)，PCN11E11DNA BglⅡ-BglⅡ 2.42kb与PCN11E11 BglⅡ-BglⅡ 10kb片段上（与ActⅠ基因有同源性）。PCN 8B12及PCN 6C5克隆DNA在麦迪霉素聚酮合成酶基因缺陷型变株*Streptomyces mycarofaciens* var.68及不产抗生素的变铅青链霉菌*Streptomyces lividans* TK24受体菌的表达产物，经TLC及HPLC等分析表明与麦迪霉素标准品相似。

关键词 麦迪霉素；生物合成基因；聚酮合成酶基因

生物工程学报 8(1):1—14,1992
Chinese Journal of Biotechnology

麦迪霉素4″酰化酶基因的克隆及在螺旋霉素产生菌中的表达

王以光 金莲舫 金文藻 张秀华 曾 应
徐小敏 姚 军
(中国医学科学院医药生物技术研究所，北京)

从含麦迪霉素生物合成基因[1]的初级克隆pCN6C5中，发现并分离了麦迪霉素4″酰化酶基因，与质粒载体pIJ680相连，获得重组质粒p66B，在螺旋霉素产生菌中得到表达，其主要产物为4″异戊酰螺旋霉素。以p66B DNA BamHI-BamHI 2.3kb插入片段为探针，从麦迪霉素产生菌基因文库中获得了另一阳性克隆pCN10F5，Southern分子杂交确定pCN10F5 BamHI-BamHI 8.0kb为同源片段。以pWHM3及pIJ680为载体，获得重组质粒pWF5及p6F5，分子大小分别为15.2kb及13.3kb。通过DNA转化，并经分子杂交实验证明，获得含重组质粒的螺旋霉素产生菌克隆菌株。其主要产物经分离、纯化后，分析其理化性质和光谱数据，鉴定为丙酰螺旋霉素Ⅱ和Ⅲ。研究还表明，麦迪霉素基因文库中只有pCN10F5 DNA与碳霉素产生菌的4″异戊酰化酶基因同源，提示pCN6C5克隆携带的麦迪霉素4″酰化酶基因与pCN10F5的4″丙酰化酶基因及碳霉素4″异戊酰化酶基因有一定的区别。

关键词 麦迪霉素4″酰化酶基因，丙酰螺旋霉素，异戊酰螺旋霉素

《中国生素杂志》1994，19(2)109～116

基因工程丙酰螺旋霉素

王以光　金莲舫　徐小敏　　张叙伦　曾　应

（中国医学科学院　医药生物技术研究所，北京100050）

摘　要　以碳霉素4″异戊酰基转移酶基因(CarE)为探针，从麦迪霉素产生菌基因文库中，经菌落杂交获得阳性菌落pCN10F5。经分子杂交证明pCN10F5DNA 的BamHI-BamHI8.0kb片段与CarE基因同源。将pCN10F5 BamHI-BamHI8.0kb片段分别克隆到pIJ680、pWHM3、pWHM601质粒载体上，获得重组质粒p6F5、pWF5和pGF5。含上述重组质粒的螺旋霉素产生菌克隆菌株均产生与丙酰螺旋霉素相类似的产物，且以pIJ680为载体的克隆菌株产生丙酰螺旋霉素的比例最高，最稳定。含p6F5克隆菌株的发酵产物经提取、纯化后，进行理化性质及各种光谱数据的分析，证明其主要产物为丙酰螺旋霉素Ⅱ及Ⅲ。分子杂交实验证明螺旋霉素产生菌克隆菌株中，确实含有p6F5 BamHI-BamHI8.0kb片段。

经分子杂交、亚克隆及基因表达实验，将麦迪霉素4″羟基丙酰基转移酶基因，定位于EcoRI-EcoRI-PstI的2.65kb片段上。核苷酸序列分析结果显示该基因由1164个核苷酸组成，G+C%为70.0%，SD序列为GAGGT，起始密码为ATG，终止密码为TGA，共编码388个氨基酸残基，蛋白的分子量为42.8kD，与CarE基因编码的氨基酸相同性为67.9%。研究并建立了基因工程菌的发酵工艺及提取流程，菌种性能稳定，目前已进入中试。

关键词　麦迪霉素4″羟基丙酰基转移酶基因；基因工程杂合抗生素；丙酰螺旋霉素

进一步完成了麦迪霉素4″羟基丙酰基转移酶基因结构的研究，确定为一个新基因［NCBI 基因库收录号为 D63662］。

微生物学报36（6）：417～422，1996
Acta Microbiologica Sinica

麦迪霉素4″-O-丙酰基转移酶(mpt)基因结构的研究*

张叙伦　王以光

（中国医学科学院中国协和医科大学医药生物技术研究所　北京　100050）

摘　要　对含有麦迪霉素4″-O-丙酰基转移酶(mpt)基因的 BamHI-BamHI 8.0 kb 的 DNA 片段进行限制性酶切分析，绘制出了含有21个酶切位点的限制性酶切图谱。以含有碳霉素异戊酰基转移酶基因(CarE)的2.4 kb DNA 片段为探针，经 Southern blot 分子杂交，将 mpt 定位于一个 EcoRI-EcoRI-PstI 3.0 kb 的 DNA 片段上。将该片段克隆至大肠杆菌/链霉菌穿梭质粒载体 pWHM3 上，获得重组质粒 pWFPE。含有 pWFPE 的螺旋霉素产生菌产二素链霉菌(*S. ambofaciens*)及变铅青链霉菌(*S. lividans*)TK24 均可将内源产生的或外源加入的螺旋霉素酰化为4″-O-丙酰螺旋霉素。对 EcoRI-EcoRI-PstI 3.0 kb DNA 片段上 mpt 基因进行序列分析，在该片段上有一个开放阅读框架，它以 ATG 为起始密码子，以 TGA 为终止密码子，与其序列对应的编码产物含有388个氨基酸。mpt 基因的 G+C mol%为68.0，密码子第三位上 G+C mol%为91.5。mpt 基因编码的氨基酸序列与 CarE 基因编码的氨基酸序列的相同性为67.6%，相似性为86.4%。在起始密码子上游6bp 处存在一保守的 SD 序列 GAGGT，同时还发现存在较保守的启动子，在终止密码子下游有一反向重复顺序，充当转录终止子。

关键词　核苷酸序列，麦迪霉素4″-O-丙酰基转移酶基因，螺旋霉素，丙酰螺旋霉素利用启动子探针质粒，从麦迪霉素产生菌获得了具强启动活性 DNA 片段，并利用其强启动功能，提高了麦迪霉素 4' 羟基丙酰基转移酶基因在螺旋霉素产生菌中的表达。

生物工程学报 12(3):251～257,1996
Chinese Journal of Biotechnology

利用强启动功能片段提高麦迪霉素 4″-羟基丙酰化酶基因的表达

顾海东　王以光*　徐小敏　魏贤英　冯明华
（中国医学科学院中国协和医科大学医药生物技术研究所　北京　100050）

摘　要　利用 PCR 技术将本室克隆到的强启动功能片段取代麦迪霉素丙酰化酶基因（mpt）的启动子或与 mpt 基因自身启动子串连，获得含 mpt 重组质粒 pCHFPE3 和 pCHFPE2。用含有这两个质粒的 *Streptomyces lividans* TK24 对螺旋霉素进行微生物转化，结果表明，与含有原启动子的 mpt. *S. lividans* TK24 (p. WFPE) 相比，丙酰螺旋霉素的组分比例分别提高了 89.02%和 58.53%。含重组质粒 pCHFPE2 的螺旋霉素产生菌 *S. spiramyceticus* 发酵产物中丙酰螺旋霉素的组分也有较大幅度的提高。说明利用该强启动功能片段可以提高麦迪霉素丙酰化酶基因的表达。

关键词　启动子，PCR，螺旋霉素，丙酰螺旋霉素

基因工程丙酰螺旋霉素的研制成功，于 1993 年获得北京市发明协会金奖。

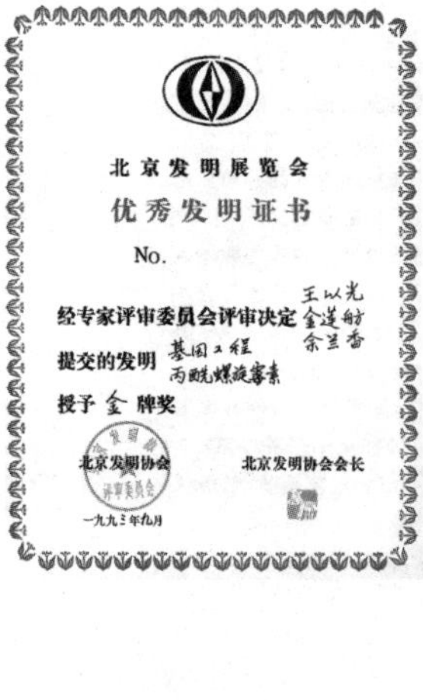
北京发明展览会
优秀发明证书
No.
经专家评审委员会评审决定 王以光 金莲舫 余兰香
提交的发明 基因工程丙酰螺旋霉素
授予 金 牌奖
北京发明协会
北京发明协会会长
一九九三年九月

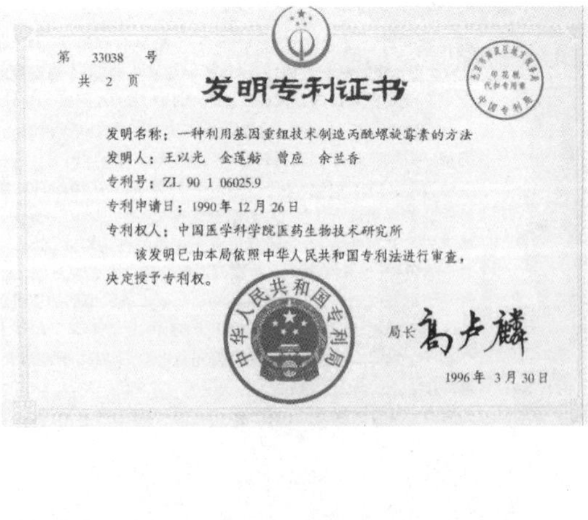
第 33038 号
共 2 页
发明专利证书
发明名称：一种利用基因重组技术制造丙酰螺旋霉素的方法
发明人：王以光　金莲舫　曾应　余兰香
专利号：ZL 90 1 06025.9
专利申请日：1990 年 12 月 26 日
专利权人：中国医学科学院医药生物技术研究所
该发明已由本局依照中华人民共和国专利法进行审查，决定授予专利权。
局长 高卢麟
1996 年 3 月 30 日

1996 年获得国家发明专利 ZL97104440.6，2000 年获得北京市科技进步二等奖。

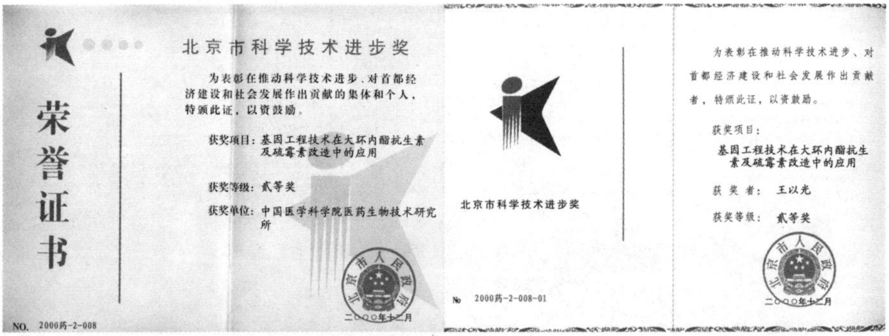
荣誉证书
北京市科学技术进步奖
为表彰在推动科学技术进步、对首都经济建设和社会发展作出贡献的集体和个人，特颁此证，以资鼓励。
获奖项目：基因工程技术在大环内酯抗生素及硫霉素改造中的应用
获奖等级：贰等奖
获奖单位：中国医学科学院医药生物技术研究所
二〇〇〇年十二月
NO. 2000药-2-008
北京市科学技术进步奖
No 2000药-2-008-01
为表彰在推动科学技术进步、对首都经济建设和社会发展作出贡献者，特颁此证，以资鼓励。
获奖项目：
基因工程技术在大环内酯抗生素及硫霉素改造中的应用
获奖者：王以光
获奖等级：贰等奖
二〇〇〇年十二月

基因工程可利霉素

在研发丙酰螺旋霉素过程中，我们从麦迪霉素产生菌基因文库中发现有与编码 4″-异戊酰基转移酶相似的基因。为了进一步利用碳链较长的脂肪酰改造螺旋霉素，以获得抗菌活性更好的螺旋霉素衍生物，使基因工程技术研制新抗生素能具有实用意义，我们从碳霉素产生菌中克隆获得了特异性较强的 4″羟基异戊酰基转移酶基因（*ist*）。同时，从本实验室构建的螺旋霉素产生菌基因组文库中，利用 PCR 技术克隆两段与螺旋霉素生物合成基因不相关的Ⅱ型聚酮合酶基因[29,4]，作为基因同源双交换的片段。将 *ist* 与抗性标记基因（硫链丝菌素抗性基因-*tsr*）和两段Ⅱ型聚酮合酶基因相连，构建重组质粒，以避免基因双交换造成对螺旋霉素生物合成基因簇结构的破坏。利用基因重组技术，将 4″羟基异戊酰基转移酶基因整合至螺旋霉素染色体，获得了稳定型（当时命名为生技霉素）基因工程菌株 WSJ-1。

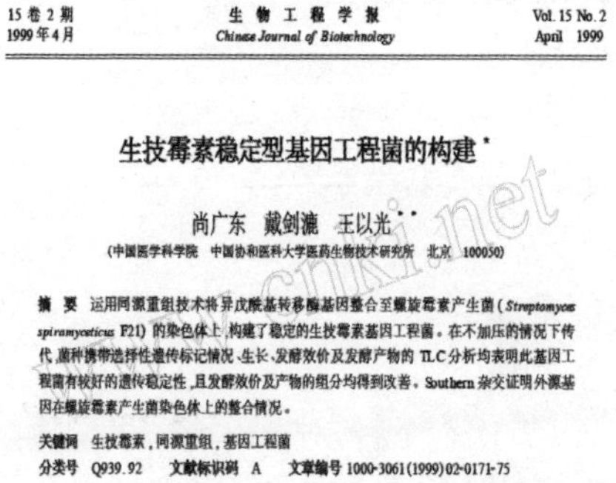

15 卷 2 期 1999 年 4 月 生物工程学报 Chinese Journal of Biotechnology Vol. 15 No. 2 April 1999

生技霉素稳定型基因工程菌的构建*

尚广东 戴剑漉 王以光**
(中国医学科学院 中国协和医科大学医药生物技术研究所 北京 100050)

摘 要 运用同源重组技术将异戊酰基转移酶基因整合至螺旋霉素产生菌(*Streptomyces spiramyceticus* F21)的染色体上,构建了稳定的生技霉素基因工程菌。在不加压的情况下传代,菌种携带选择性遗传标记情况、生长、发酵效价及发酵产物的 TLC 分析均表明此基因工程菌有较好的遗传稳定性,且发酵效价及产物的组分均得到改善。Southern 杂交证明外源基因在螺旋霉素产生菌染色体上的整合情况。

关键词 生技霉素,同源重组,基因工程菌
分类号 Q939.92 文献标识码 A 文章编号 1000-3061(1999)02-0171-75

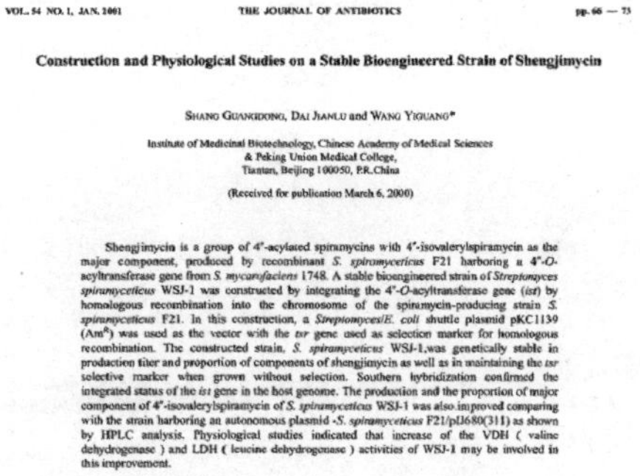

VOL. 54 NO. 1, JAN. 2001 THE JOURNAL OF ANTIBIOTICS pp. 66 — 73

Construction and Physiological Studies on a Stable Bioengineered Strain of Shengjimycin

SHANG GUANGDONG, DAI JIANLU and WANG YIGUANG*
Institute of Medicinal Biotechnology, Chinese Academy of Medical Sciences
& Peking Union Medical College,
Tiantan, Beijing 100050, P.R.China

(Received for publication March 6, 2000)

Shengjimycin is a group of 4"-acylated spiramycins with 4"-isovalerylspiramycin as the major component, produced by recombinant *S. spiramyceticus* F21 harboring a 4"-*O*-acyltransferase gene from *S. mycarofaciens* 1748. A stable bioengineered strain of *Streptomyces spiramyceticus* WSJ-1 was constructed by integrating the 4"-*O*-acyltransferase gene (*ist*) by homologous recombination into the chromosome of the spiramycin-producing strain *S. spiramyceticus* F21. In this construction, a *Streptomyces*/*E. coli* shuttle plasmid pKC1139 (Am^R) was used as the vector with the *tsr* gene used as selection marker for homologous recombination. The constructed strain, *S. spiramyceticus* WSJ-1, was genetically stable in production titer and proportion of components of shengjimycin as well as in maintaining the *tsr* selective marker when grown without selection. Southern hybridization confirmed the integrated status of the *ist* gene in the host genome. The production and the proportion of major component of 4"-isovalerylspiramycin of *S. spiramyceticus* WSJ-1 was also improved comparing with the strain harboring an autonomous plasmid -*S. spiramyceticus* F21/pIJ680(311) as shown by HPLC analysis. Physiological studies indicated that increase of the VDH (valine dehydrogenase) and LDH (leucine dehydrogenase) activities of WSJ-1 may be involved in this improvement.

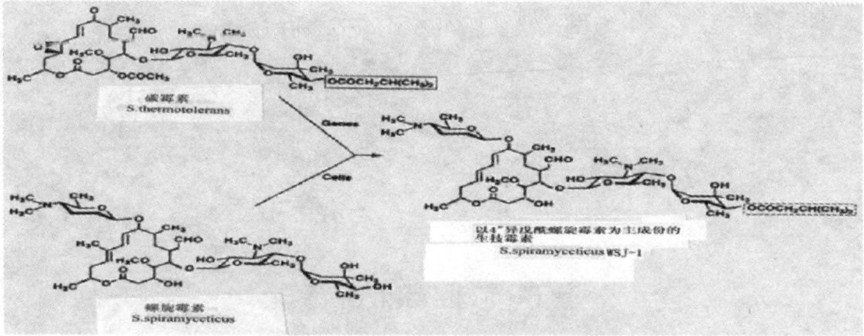

生技霉素基因工程菌的构建策略图

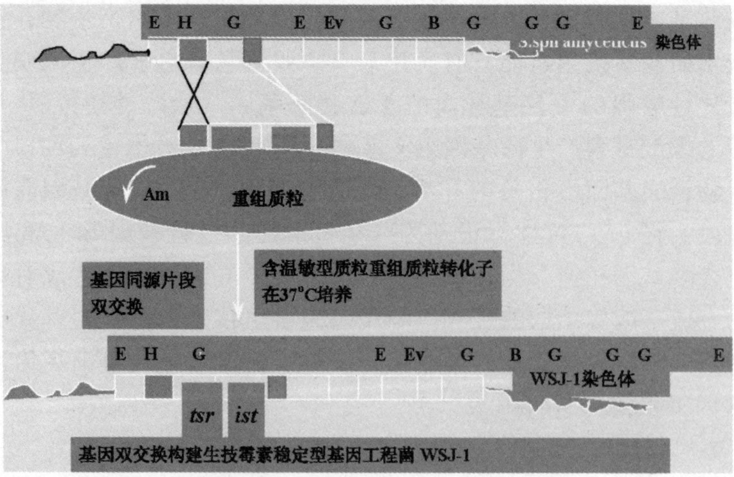

生技霉素基因工程菌基因重组构建模式

生技霉素基因工程菌基因稳定性及代谢调控的研究，获得国家自然科学基金资助（编号：39500003）。利用基因重组技术研制生技霉素的成果，于2000年获得国家发明专利（ZL97104440.6）。其稳定型基因工程菌构建技术所获得的菌种，2004年获国家发明专利（ZL02148771.5）。

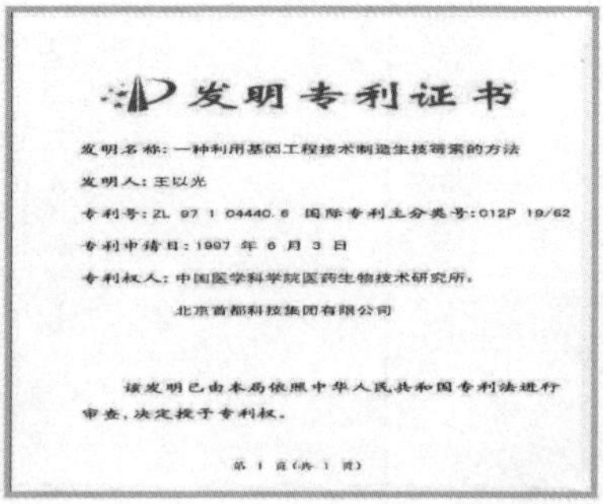

发明专利证书

发明名称：一种利用基因工程技术制造生技霉素的方法

发明人：王以光

专利号：ZL 97 1 04440.6 国际专利主分类号：C12P 19/62

专利申请日：1997 年 6 月 3 日

专利权人：中国医学科学院医药生物技术研究所，
北京首都科技集团有限公司

该发明已由本局依照中华人民共和国专利法进行审查，决定授予专利权。

第 1 页（共 1 页）

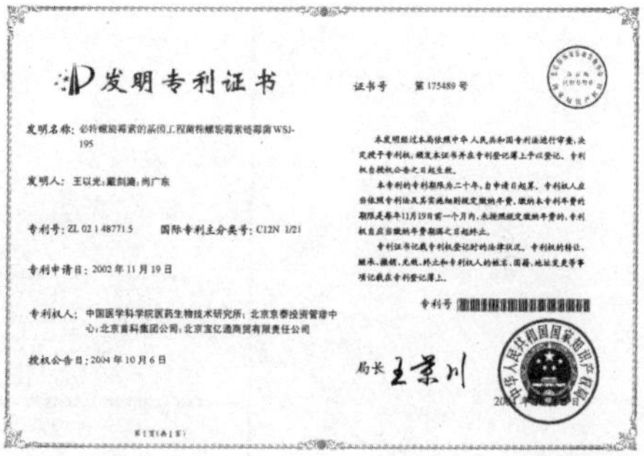

发明专利证书

证书号 第175489号

发明名称：必特螺旋霉素的基因工程菌株螺旋霉素链霉菌WSJ-195

发明人：王以光；戴剑漉；尚广东

专利号：ZL 02 1 48771.5 国际专利主分类号：C12N 1/21

专利申请日：2002 年 11 月 19 日

专利权人：中国医学科学院医药生物技术研究所；北京京泰投资管理中心；北京首科集团公司；北京宝亿通商贸有限责任公司

授权公告日：2004 年 10 月 6 日

本发明经过本局依照中华人民共和国专利法进行审查，决定授予专利权，颁发本证书并在专利登记簿上予以登记。专利权自授权公告之日起生效。

本专利的专利期限为二十年，自申请日起算。专利权人应当依照专利法及其实施细则规定缴纳年费。缴纳本专利年费的期限是每年11月19日前一个月内。未按照规定缴纳年费的，专利权自应当缴纳年费期满之日起终止。

专利证书记载专利权登记时的法律状况。专利权的转让、继承、撤销、无效、终止和专利权人的姓名、国籍、地址变更等事项记载在专利登记簿上。

专利号

局长 王景川

第1页（共1页）

药效学研究表明，生技霉素在体内外抗菌活性，均明显优于乙酰螺旋霉素，尤其对某些耐药菌（如耐β-内酰胺金葡菌、耐红霉素金葡菌等）有效，与同类药无明显的交叉耐药性，体外抗支原体、衣原体、脲支原体的活性与阿奇霉素相当，同时具有良好的抗生素后效应（PAE）和亚抑菌浓度效应（PASME），并在人体外周血液多形核白细胞（PMNS）内具有明显的杀菌作用。临床前一般药理、毒理、长毒、致突变、致畸等实验研究表明，可利霉素属于低毒性抗生素。采用先进的LC-MS-MS技术，深入研究了可利霉素在动物和人体的药代动力学，结果表明，可利霉素进入体内后，口服吸收快、生物利用度高，与螺旋霉素相比，其具有更高的组织亲和性，且组织分布广，组织浓度维持时间较长，48小时其浓度仍达到MIC以上，其原型药及其主要代谢产物均具有抗菌活性，使其能更充分地发挥治疗作用。消除半衰期长，使其能够以每日1次方案给药，有利于提高患者的用药依从性。已完成的临床试验研究证明，可利霉素用于治疗呼吸道感染疗效确切，服用安全性、耐受性良好，不良反应率低，对上呼吸道感染的总有效率与阿奇霉素相当。可利霉素在抗感染性疾病中的应用，于

2006年申请获得国家发明专利（ZL200310122420.9）。

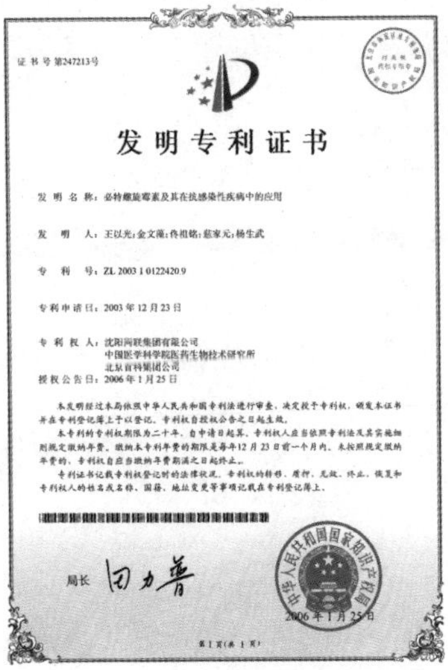

证书号第247213号

发明专利证书

发明名称：必特螺旋霉素及其在抗感染性疾病中的应用

发明人：王以光；金文藻；佟祖铭；赫家元；杨生武

专利号：ZL 2003 1 0122420.9

专利申请日：2003年12月23日

专利权人：沈阳同联集团有限公司
中国医学科学院医药生物技术研究所
北京百科集团公司

授权公告日：2006年1月25日

本发明经过本局依照中华人民共和国专利法进行审查，决定授予专利权，颁发本证书并在专利登记簿上予以登记。专利权自授权公告之日起生效。

本专利的专利权期限为二十年，自申请日起算。专利权人应当依照专利法及其实施细则规定缴纳年费。缴纳本专利年费的期限是每年12月23日前一个月内。未按照规定缴纳年费的，专利权自应当缴纳年费期满之日起终止。

专利证书记载专利权登记时的法律状况。专利权的转移、质押、无效、终止、恢复和专利权人的姓名或名称、国籍、地址变更等事项记载在专利登记簿上。

局长 田力普

中华人民共和国国家知识产权局

2006年1月25日

第1页（共1页）

目前，我们已建立了一套包括基因工程菌育种、发酵工艺及质量标准可控提取工艺的抗生素基因工程菌实用化技术。90年代后期，尽管国内外利用基因工程技术创造新化合物的报道不少，然而至今尚未见有临床有效的基因工程抗生素的相关报道，其主要原因是，基因工程技术操作后的菌种发酵不稳定、发酵单位低、发酵产物成分复杂，难以建立质量可控的提取工艺路线。为了解决这些难题，我们课题组历经艰辛、付出努力，首先，在构建稳定表达的基因工程菌方面，实施多种手段遗传育种，尤其是在常规诱变基础上，开展原生质体融合、微波处理、太空育种、基因串联，即将基因工程菌中与螺旋霉素异戊酰基化密切相关的ist基因进行串联，通过增强基因剂量提高产生菌异戊酰基化能力；同时也利用强启动活性的启动子红霉素抗性基因ermE基因启动子序列替换原ist基因启动子序列，以增强串联ist基因的表达，从源头提高基因工程菌产生异戊酰螺旋霉素主组分的比例。

·406· 中国抗生素杂志 2009年 7月第 34卷第 7期

遗传育种与生物合成

文章编号: 1001-8689(2009)07-0406-05

新一代必特螺旋霉素基因工程菌的微波诱变

戴剑漉[1] 李瑞芬[1,2,+] 武临专[1] 王以光[1,*]

(1中国医学科学院 北京协和医学院 医药生物技术研究所
卫生部抗生素生物工程重点实验室， 北京 100050;
2沈阳同联制药集团， 沈阳 110122)

摘要： 本文探讨微波诱变对新一代必特螺旋霉素基因工程菌的育种效果。以经紫外诱变筛选的新一代必特螺旋霉素产生菌 *Streptomyces spiramyceticus* NBT-U149为出发菌株进行微波诱变筛选。辐射分四种方式:培养皿加盖冷却;加盖不冷却;不加盖冷却;不加盖不冷却,辐射时间分别为 10、20、30、40、50、60、80、100和 120s。每次辐射 5s后,冰上快速冷却 20s再照射,并将照射时间累计。以不同的辐射时间设定为不同的微波处理剂量,计算致死率。结果表明,必特菌株对微波敏感,微波辐射 60s时致死率达到 92.55%。微波诱变在以脉冲频率为 2450MHz的 800W家用微波炉条件下,其最佳作用方式为培养皿不加盖、冰上快速冷却,最佳辐射时间为 50s。初筛摇瓶正突变率达到 57.14%,复筛摇瓶发酵效价是出发菌株 1.6倍以上的有 10株,占初筛菌株的 2%。最终筛选得到突变株 *Streptomyces spiramyceticus* NBT-UM22,其必特螺旋霉素发酵产量是出发菌株的 1.87倍,且组分比例无明显变化。

药 物 生 物 技 术
10 Pharmaceutical Biotechnology 2007,14(1):10~13

必特霉素基因工程菌航天育种的研究

王红远,周红霞,戴剑漉,孙桂芝,王以光*

(中国医学科学院中国协和医科大学医药生物技术研究所,北京 100050)

摘 要 探讨航天技术对必特霉素基因工程菌的育种效果。我国返回式搭载卫星对基因工程必特霉素菌种进行了航天育种,共搭载4个菌株以沙土、甘油、斜面等不同方式,经受航天环境条件处理后计算其孢子存活率、营养缺陷型出现率及菌株的发酵效价。在本实验条件下菌株的存活率均很低,尤其是沙土方式的致死率为 100%,甘油及斜面孢子的致死率分别为 99.79%~100%和 99.81%~100%。营养缺陷型出现率为 1.65%。存活菌株的负突变率高于正突变率。经筛选从 408 株正突变株获得了发酵效价提高 11.3%~14.5%的菌株。航天技术有可能应用于基因工程必特霉素的育种,但适于其育种的空间条件必须经过详尽而细致的研究和控制。

.826.　　中国抗生素杂志2010年11月第35卷第11期

文章编号：1001-8689(2010)11-0826-05

微生物药物筛选

利用强启动子*PermE**提高4"-异戊酰基转移酶基因在变铅青链霉菌TK24中对螺旋霉素的4"-异戊酰化水平

杨永红[1,2]　赫卫清[2]　李瑞芬[2,3]　戴剑漉[2]　杨勋[1]　王以光[2*]　武临专[2*]
(1 华中师范大学生命科学学院，武汉 430079；2 中国医学科学院/北京协和医学院，医药生物技术研究所，
卫生部抗生素生物工程重点实验室，北京 100050；3 同联药业沈阳抗生素厂，沈阳 110112)

摘要：目的　提高螺旋霉素生物转化为4"-异戊酰螺旋霉素的水平，为构建以4"-异戊酰螺旋霉素为主要组分的必特螺旋霉素新一代基因工程菌提供指导。**方法**　构建重组质粒pKC1139-e-ist-ist和pKC1139-ist-ist，它们分别含有5'-上游插入红霉素抗性基因强启动子*PermE**的4"-异戊酰基转移酶基因串连双拷贝，和4"-异戊酰基转移酶基因串连双拷贝；将它们分别导入到变铅青链霉菌TK24中，比较它们对螺旋霉素的4"-异戊酰化能力。**结果**　在加入终浓度为50μg/mL螺旋霉素时，变铅青链霉菌TK24[pKC1139-e-ist-ist]比变铅青链霉菌TK24[pKC1139-ist-ist]对螺旋霉素的4"-异戊酰化水平提高近4倍。**结论**　在变铅青链霉菌TK24中，*PermE**可以增强4"-异戊酰基转移酶基因表达，明显提高对螺旋霉素的4"-异戊酰化水平。

所述异戊酰螺旋霉素基因工程菌育种研究成果，2011年获得中国发明专利（ZL200910148767.8）。

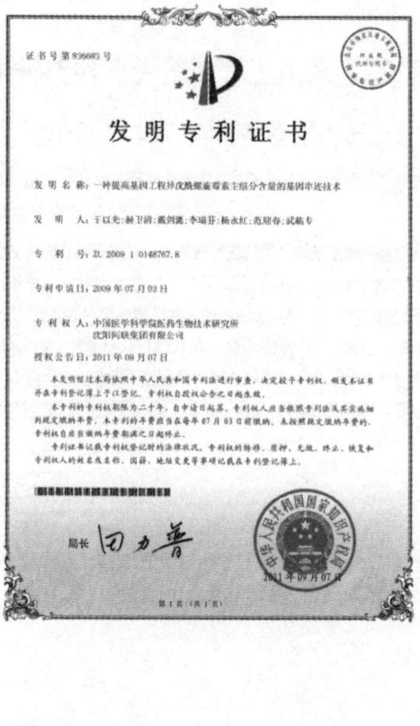

进一步地，利用“响应面中心组合设计”等方法，在发酵培养基方面进行了优化研究与探索，通过发酵工艺放大、发酵参数测试，为可利霉素中试制备临床用药提供保证，并为以后产业化生产奠定了基础。通过育种及发酵工艺的研究，使可利霉素基因工程菌的发酵单位从最初的 400～700 微克/毫升提高至 3000～4000 微克/毫升。在进行可利霉素发酵中试研究的同时，在金文藻教授领导下，研究并建立了可利霉素提取工艺，确保了相当稳定的产品组分与质量。在此基础上，建立了可利霉素药物的鉴别、纯度、质量标准及测量方法。为了建立稳定的提取工艺和制定可控的质量标准，该项研究得到了中国生物制品检定所金少鸿教授和胡昌勤教授的精心指导与帮助。目前，化学Ⅰ类新药可利霉素已经通过中国药审中心的审评。我所转让的可利霉素合作企业沈阳同联集团，已在内蒙古呼伦贝尔建成北方生物化工产业基地，作为可利霉素原料药生产厂，并在上海建成符合 GMP 要求的制剂药厂，现已完成生产现场国家考核阶段。可利霉素的研制成功，被业内认为，在利用基因工程技术创制有实用价值抗生素方面，我国走在了世界前沿。

第 27卷 第 6期　　沈 阳 药 科 大 学 学 报　　Vol.27 No.6
2010年 6月　　Journal of Shenyang Pharmaceutical University　　Jun. 2010 p.482

文章编号：1006-2858(2010)06-0482-07

响应面法优化必特螺旋霉素发酵培养基

戴剑漉[1]，李瑞芬[1,2]，王以光[1]，武临专[1]，赫卫清[1]
(1. 中国医学科学院 北京协和医学院医药生物技术研究所卫生部抗生素生物工程重点实验室，北京 100050;
2. 沈阳同联制药集团，辽宁 沈阳 110122)

摘要：**目的** 利用响应面法对新一代必特螺旋霉素基因工程菌 (*Streptomyces spiramyceticus*, WSJ-2)，即含有整合型双拷贝 4位异戊酰基转移酶基因 (4″-isovaleryltrasferase gene, *ist*)工程菌发酵培养基进行优化。**方法** 以发酵效价和异戊酰螺旋霉素组分含量为指标，通过部分因子析因设计实验，筛选出影响较大的主要影响因子。其次，进行最陡爬坡实验，最后，通过中心组合设计，利用 DX7 trail 7.0软件进行回归分析，确定主要影响因子的最佳浓度，得到优化发酵培养基。**结果** 综合培养基组成对发酵效价和组分含量的影响获得 2个主要影响因子，即 KH_2PO_4 和 NaCl，通过最陡爬坡实验和响应面法，确定了优化发酵培养基组成为 ($g \cdot L^{-1}$)：淀粉 60、碳酸钙 7.0、$MgSO_4$ 2.0、NH_4NO_3 6.0、酵母粉 3.0、鱼粉 15、$MnCl_2$ 0.10、NaCl 12.5、KH_2PO_4 0.645。验证实验表明在优化培养基中发酵相对效价为 142%与预测值 139%比较接近，效价比原配方提高了 42%，而其总异戊酰基螺旋霉素组分的含量与原配方基本一致。**结论** 对新构建的必特螺旋霉素基因工程菌采用响应面中心组合设计，可以较有效地进行发酵培养基的优化。

·180· 中国抗生素杂志 1996年6月第21卷第3期

异戊酰螺旋霉素基因工程菌发酵放大实验的研究*

魏贤美 王以光
（中国医学科学院 协和医科大学医药生物技术研究所， 北京 100050）

摘 要 曾利用基因工程重组技术得到发酵主要产物为4"异戊酰螺旋霉素的基因工程菌。本文报道该工程菌在发酵罐放大实验中的稳定性以及生产能力，为进一步中试作好准备。共上8批种子罐，20批发酵罐，考察了种子罐中菌丝生长情况，发酵中补氨和补全料等情况下总糖、氨基氮、pH、效价、组分的变化情况，摸索出适合该菌的基本工艺流程。使发酵效价、异戊酰基化组分得到改善。

关键词 基因工程菌 异戊酰螺旋霉素 发酵放大实验

基因工程可利霉素的研制成功首先在于国家的支持。自1988年首次获得国家863立项后，1990~1995年，2002~2006年，2009~2011年相继获得863项目、科技部创新药物平台支持，1996~1998年又获国家自然科学基金项目资助。与此同时，相关企业的早期介入，也确保了基因工程可利霉素研制工作的延续。早在1996年，北京首科集团公司就在必特螺旋霉素实验室研究阶段进行了风险投资。

1999年北京市宝亿通商贸有限公司、2000年北京京泰投资管理中心相继投入资金参股，支持完成了临床申报和Ⅰ期临床实验研究；2003年可利霉素90%股权转让给沈阳同联集团有限公司。集团公司董事长姜恩鸿高瞻远瞩，思维清晰，决策果断，诚信务实。他追求创新发展，能够立足本国，放眼世界，他依靠诚信务实，能够赢得国家支持和业界认同。作为企业领军人物，他高度重视基因工程可利霉素的研发，至今已经连续12年，投入了大量的财力、人力，由公司承担该项目的合作团队主要负责组织完成Ⅱ期、Ⅲ期临床实验研究以及各项新药申报工作。迄今作为化学Ⅰ类新药，可利霉素已经通过中国药审中心的审评。集团公司已在内蒙古呼伦贝尔建成北方生物化工产业基地，作为可利霉素原料药生产厂，并在上海建成符合GMP要求的制剂药生产厂，现已完成生产现场国家考核阶段，并且批准获得新药证书。沈阳同联集团有限公司在研制基因工程可利霉素方面的作用功不可没，他们的投入和参与，为我国自主研发首个有实用价值的基因工程抗生素，创造了不可或缺的良好条件，做出了重要的贡献。

可利霉素研制成功获得新药证书后，由上级主管部门组织召开了科技成果发布会。作为国家1.1类新药，可利霉素不仅填补了我国抗生素研发创新的空白，也将为医药市场解决换代产品的需求。

最新的研究表明，可利霉素主组分异戊酰螺旋霉素Ⅰ、Ⅱ、Ⅲ三个单组分与可利霉素的抗菌活性没有显著差异。进一步研制可利霉素单组分-异戊酰螺旋霉素Ⅰ（现命名埃莎霉素Ⅰ，IA-Ⅰ）产生菌，对于简化生产工艺、质量控制与制剂改良尤其是注射剂型，均有重要的社会和经济意义。为此，我们利用基因敲除技术，在螺旋霉素产生菌和可利霉素产生菌（WSJ-1）中，通过阻断3-O-酰基转移酶基因，构建了只产生螺旋霉素组分Ⅰ和IA-Ⅰ组分的菌种。然后，利用调节基因提高了WSJ-2产生埃莎霉素Ⅰ组分的产量。该项研究成果2012年获得中国发明专利（ZL201010237595.4），现正进入国际PCT专利申请阶段。进一步研发单组分可利霉素的工作仍在继续中。

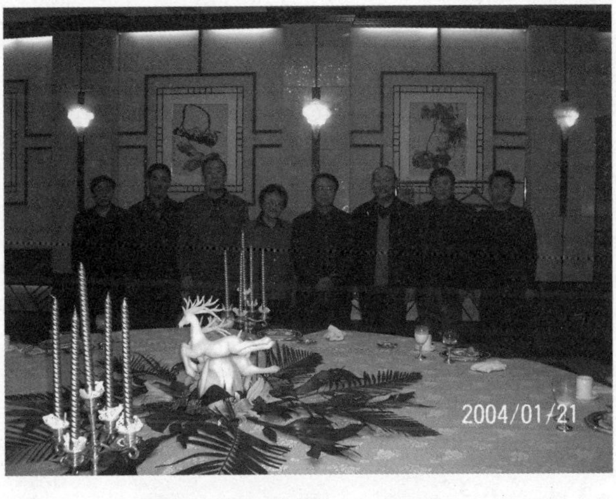

左3：沈阳同联集团董事长　姜恩鸿　4：王以光

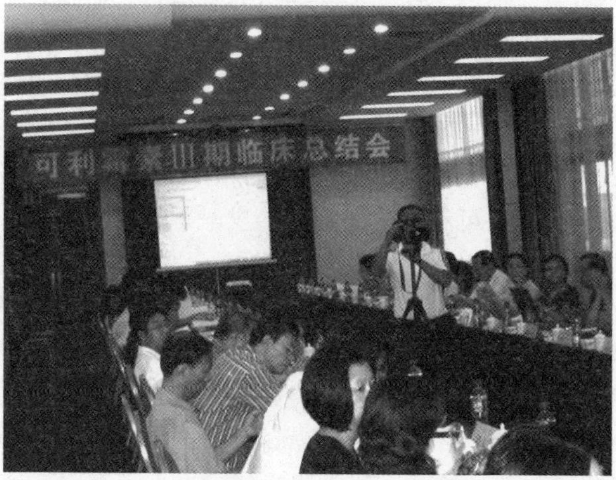

由沈阳同联有限公司主持的可利霉素Ⅲ期临床总结会

23 卷 4 期
2007 年 7 月

生 物 工 程 学 报
Chinese Journal of Biotechnology

Vol. 23 No. 4
July 2007

螺旋霉素 3-O-酰基转移酶基因的删除和主要产生螺旋霉素组分 Ⅰ菌株的获得

Deletion of Spiramycin 3-O-acyltransferase Gene from Streptomyces spiramyceticus **F21 Resulting in the Production of Spiramycin Ⅰ as Major Component**

武临专[1]，马春燕[2]，王以光[1]*，戴剑漉[1]，李京艳[1]，夏焕章[2]

WU Lin-Zhuan[1], MA Chun-Yan[2], WANG Yi-Guang[1]*, DAI Jian-Lu[1], LI Jing-Yan[1] and XIA Huan-Zhang[2]

1 中国医学科学院/中国协和医科大学医药生物技术研究所，北京 100050
2 沈阳药科大学制药工程学院，沈阳 110015
1 *Institute of Medicinal Biotechnology, CAMS & PUMC, Beijing 100050, China*
2 *School of Pharmaceutical Engineering, Shenyang Pharmaceutical University, Shenyang 110015, China*

摘 要 螺旋霉素(SP)为 16 元环大环内酯类抗生素，含有螺旋霉素 Ⅰ、Ⅱ和 Ⅲ个组分，其结构的差异为 16 元内酯环的 C_3 上分别连接羟基(SP Ⅰ)、乙酰基(SP Ⅱ)和丙酰基(SP Ⅲ)；SP Ⅱ和 SP Ⅲ是在相同的 3-*O*-酰基转移酶催化下 SP Ⅰ进一步酰化的产物。SP Ⅰ、SP Ⅱ和 SP Ⅲ在生物学活性方面无大差异。为简化螺旋霉素组分，便于今后对其结构进行进一步改造，根据碳霉素和麦迪霉素生物合成中的 3-*O*-酰基转移酶序列，设计了简并性 PCR 引物，并采用 SON-PCR(single oligonucleotide nested PCR)方法，从螺旋霉素产生菌 *S. spiramyceticus* F21 中进行特异性扩增，获得了螺旋霉素 3-*O*-酰基转移酶基因(*sspA*)及其侧翼序列，共约 4.3kb(其中的 3457nt DNA 序列已被 Genbank 收录，DQ642742)。采用 DNA 同源双交换技术对 *S. spiramyceticus* F21 中的 *sspA* 进行了删除。对螺旋霉素原株和 *sspA* 缺失变株进行发酵产物提取和 HPLC 分析表明：原株中 SP Ⅰ、SP Ⅱ和 SP Ⅲ的相对含量分别为 7.8%、67%和 25%，变株中则分别为 72%、18%和 9.6%；变株主要组分为 SP Ⅰ。螺旋霉素 *sspA* 缺失变株的获得为螺旋霉素组分简化及其衍生物的结构改造奠定了基础。

Curr Microbiol (2011) 62:16-20
DOI 10.1007/s00284-010-9664-8

Construction of 4″-Isovalerylspiramycin-I-Producing Strain by In-Frame Partial Deletion of 3-*O*-Acyltransferase Gene in *Streptomyces spiramyceticus* WSJ-1, the Bitespiramycin Producer

Chunyan Ma · Hongxia Zhou · Jingyan Li ·
Jianlu Dai · Weiqing He · Hongyuan Wang ·
Linzhuan Wu · Yiguang Wang

Received: 21 July 2009 / Accepted: 20 April 2010 / Published online: 19 May 2010

Abstract Bitespiramycin (BT), a multi-component antibiotic consisted mainly of 4″-isovalerylspiramycin I, II and III, is produced by *Streptomyces spiramyceticus* WSJ-1, a recombinant spiramycin-production strain that harbored the 4″-*O*-acyltransferase gene (*ist*) from *Streptomyces mycarofaciens* 1748, which could isovalerylate the 4″-OH of spiramycin. To eliminate the production of components 4″-isovalerylspiramycin II and III, therefore reducing the component complexity of BT, inactivation of the *srpA* gene, which encodes the 3-*O*-acyltransferase responsible for the acylation of spiramycin I to spiramycin II and III, was performed in *Streptomyces spiramyceticus* WSJ-1, by in-frame partial deletion. The resulting strain, *Streptomyces spiramyceticus* WSJ-2, is a 4″-isovalerylspiramycin-I-producing strain as expected.

4″-*O*-acyltransferase gene (*ist*) from *Streptomyces mycarofaciens* 1748 [1].

Results from Phase-II clinical trials indicated that BT had an efficacy rate of 93% in combating human upper respiratory bacterial infections, which was similar to that of azithromycin as positive control drug. However, BT-treated patients showed fewer side effects. Therefore, BT seemed to be a promising new antibiotic for commercial production (unpublished data).

BT is a bio-derivative of spiramycin (SP). Because SP has three components, i.e., SPI, SPII, and SPIII, BT has also three major components, as stated above. Besides, several minor components, such as 4″-butyryl-, 4″-propionyl- and 4″-acetyl- spiramycin also appeared in BT, because of the relaxed substrate specificity of the 4″-isovaleryltransferase encoded by *ist*. A total of more than 16

Journal of Chromatography A, 1217 (2010) 1419–1424

Contents lists available at ScienceDirect

Journal of Chromatography A

journal homepage: www.elsevier.com/locate/chroma

ELSEVIER

Short communication

On-line identification of 4″-isovalerylspiramycin I in the genetic engineered strain of *S. spiramyceticus* F21 by liquid chromatography with electrospray ionization tandem mass spectrometry, ultraviolet absorbance detection and nuclear magnetic resonance spectrometry

Jingyan Li[a], Chunyan Ma[a], Hongyuan Wang[a], Yinghong Wang[b], Linzhuan Wu[a], Yiguang Wang[a,*]

[a] *Key Laboratory of Biotechnology of Antibiotics, Ministry of Health, Peking Union Medical College & Chinese Academy of Medical Sciences, Beijing 100050, China*
[b] *Key Laboratory of Bioactive Substances and Resources Utilization of Chinese Herbal Medicine, Ministry of Education, Institute of Materia Medica, Peking Union Medical College & Chinese Academy of Medical Sciences, Beijing 100050, China*

ARTICLE INFO

Article history:
Received 22 April 2009
Received in revised form
26 November 2009
Accepted 22 December 2009
Available online 4 January 2010

Keywords:
Isovalerylspiramycin I
Spiramycin-like macrolides
Crude extract
Structural characterization
LC-DAD-UV-ESI-MS^n
Stop-flow LC-^1H NMR

ABSTRACT

LC-hyphenated techniques were applied to the on-line identification of isovalerylspiramycin I (Isp I), a spiramycin-like macrolide in the crude extract of fermentation broth from a genetically engineered strain of *S. spiramyceticus* F21. In the structural characterization of the large molecular secondary metabolite of Isp I, LC-DAD-UV-ESI-MS^n analysis played a crucial role, and stop-flow LC-^1H NMR measurement, with bitespiramycin used as reference, was a valuable complement approach. This rational approach proved to be an efficient means for the rapid and accurate structural determination of known microbial secondary metabolites, by which targeted isolation of component(s) of interest can be subsequently performed for further biological and pharmacological studies in drug development.

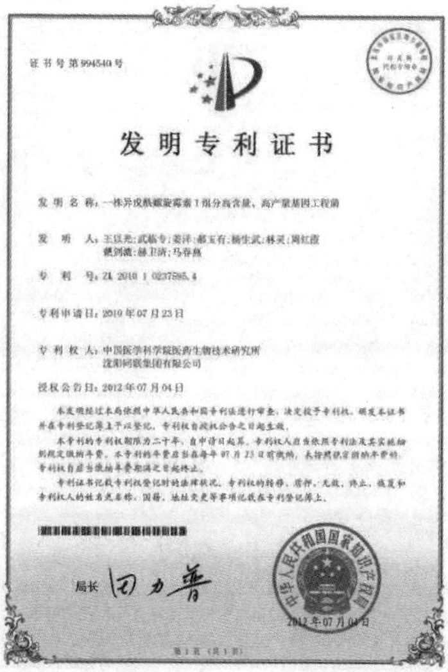

证书号第994540号

发明专利证书

发明名称：一株异戊酰螺旋霉素Ⅰ组分高含量、高产量基因工程菌

发明人：王以光;武临专;姜洋;郝玉有;杨生武;林灵;周红霞
戴剑漉;赫卫清;马春燕

专利号：ZL 2010 1 0237595.4

专利申请日：2010年07月23日

专利权人：中国医学科学院医药生物技术研究所
沈阳同联集团有限公司

授权公告日：2012年07月04日

本发明经过本局依照中华人民共和国专利法进行审查，决定授予专利权，颁发本证书并在专利登记簿上予以登记。专利权自授权公告之日起生效。

本专利的专利权期限为二十年，自申请日起算。专利权人应当依照专利法及其实施细则规定缴纳年费。本专利的年费应当在每年07月23日前缴纳。未按照规定缴纳年费的，专利权自应当缴纳年费期满之日起终止。

专利证书记载专利权登记时的法律状况。专利权的转移、质押、无效、终止、恢复和专利权人的姓名或名称、国籍、地址变更等事项记载在专利登记簿上。

局长 田力普

中华人民共和国国家知识产权局
2012年07月04日

第1页（共1页）

潜心育人，耕耘收获

研究生培养是研究所科研工作的重要组成部分。一方面研究生是当前科研工作不可或缺的助手，另一方面他们是未来科研工作的新生力量和接班人。这些年轻人大学毕业后，之所以选择走上研究生的道路，说明他们是对科学研究事业的追崇与热爱。所以，对科研工作负责和对学生负责，应当是在导师心中沉甸甸的一种使命感。我从 1982 年至 2014 年共培养 45 名研究生，其中博士研究生 18 名，硕士研究生 27 名。除上述正常渠道统考招进的生源外，由于受到导师招收研究生年龄的限制，有些后期招收的研究生，大多都是通过与其他单位联合培养的方式进行的。

心系学子，言传身教

研究生论文选题，不仅影响到他们学习研究的兴趣与动力，还关系到他们今后的发展方向。所以应当仔细考量认真对待，尽量跟踪该领域的前沿，不断学习更新知识，加快研发工作的步伐。由于所选课题处于创新和探索阶段，多数具有较大的挑战性。也只有具备这些特点与条件的课题，才有希望申报获得国家科技部或国家自然科学基金的资助，确保研究课题顺利进行。在研究生培养方面，我所坚持的原则是，严格要求，言传身教，认真细致，一丝不苟。可以说，学生们完成实验与论文的全过程，也是我与他们共同奋斗的历程。例如经常深入课题组了解情况发现问题，与他们共同分析实验结果。每当工作遇到挫折时，我会经常在夜里突然醒悟琢磨出一些思路，第二天一上班告诉学生，共同拟定解决办法，有时还真的就见到成效。每当实验取得进展，是我感到最兴奋最欣慰的时刻，总会情不自禁地与学生们分享内心的喜悦，并对他们给予鼓励和嘉奖。对于学生的研究论文，需要逐字逐句认真推敲修改，哪怕标点符号也不放过，有的论文历经三次修改才算定稿。为了培养学生的表达能力，毕业论文答辩前的准备工作总要进行多次预答辩演练。

年轻人的进步与成就，是对导师奉献和学生磨炼最美好的回报与慰藉。我所培养的博士生中，有 4 位在研究所五四青年论文报告会上，荣获日本北里大学“大村智青年科技奖”（大村智：2015 年诺贝尔生物医学奖得主）。许多年轻人已经成为科研工作的骨干与栋梁。据了解，留在国内工作的 10 名博士生，均在高等院校或科研机构承担教授或研究员高级职称专业工作，有的已成为本领域有影响的学术带头人。

研究生论文选题大致分以下几个方面：

链霉菌分子生物学基础研究，包括大环内酯抗生素生物合成中关键酶基因的分离、麦迪霉素产生菌基因启动子研究；抗生素生物合成基因研究，包括甲砜霉素生物合成基因、安普霉素生物合成基因、格尔德霉素生物合成基因研究；绿脓杆菌耐药机制的研究；

开源性研究，包括由格尔德霉素生物合成基因研究衍生的新化合物的探索研究；新型纤溶酶的筛选及研究；人类新基因肌原纤维调节因子 MR-1 的研究；以基因为指导的海洋微生物资源的探索研究；

新抗生素开发研究，包括西罗莫司和可利霉素。

历届研究生论文选题

链霉菌分子生物学基础研究

一、龚利民（1982~1985 年硕士生）

论文题目：麦迪霉素产生菌生米卡链霉菌 1748 的质粒研究，研究论文内容 1986 年发表在《Proc CAMS and PUMC》和《生物工程学报》。

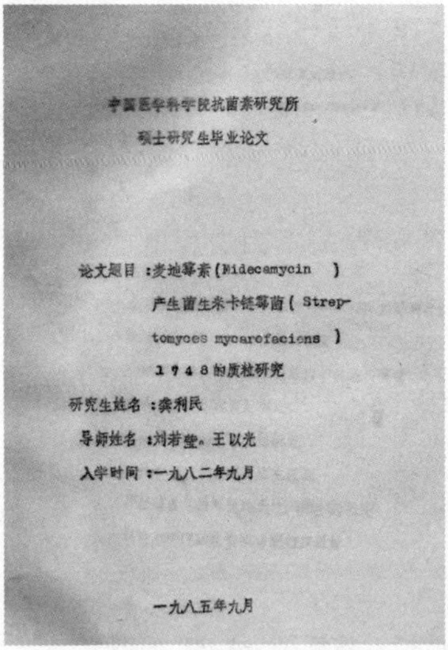

中国医学科学院抗菌素研究所

硕士研究生毕业论文

论文题目：麦迪霉素（Midecamycin）产生菌生米卡链霉菌（Streptomyces mycarofaciens）1748的质粒研究

研究生姓名：龚利民

导师姓名：刘若莹，王以光

入学时间：一九八二年九月

一九八五年九月

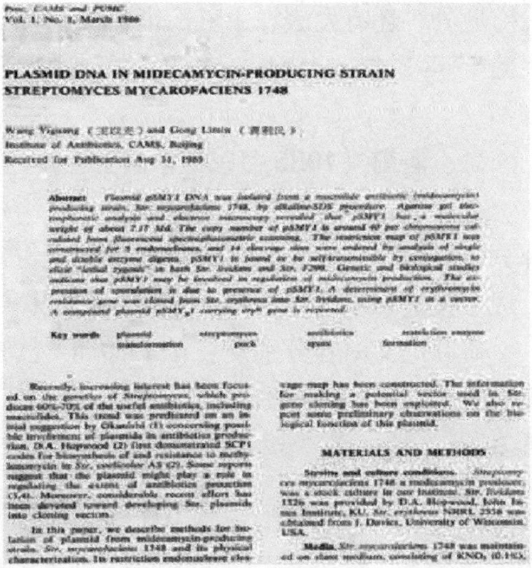

Proc. CAMS and PUMC
Vol. 1, No. 1, March 1986

PLASMID DNA IN MIDECAMYCIN-PRODUCING STRAIN STREPTOMYCES MYCAROFACIENS 1748

Wang Yiguang（王以光）and Gong Limin（龚利民）
Institute of Antibiotics, CAMS, Beijing
Received for Publication Aug 31, 1985

Key words plasmid streptomyces antibiotics restriction enzyme transformation pock spore formation

Recently, increasing interest has been focused on the genetics of *Streptomyces*, which produces 60%–70% of the useful antibiotics, including macrolides. This trend was predicated on an initial suggestion by Okanishi (1) concerning possible involvement of plasmids in antibiotics production. D.A. Hopwood (2) first demonstrated SCP1 codes for biosynthesis of and resistance to methylenomycin in *Str. coelicolor* A3 (2). Some reports suggest that the plasmid might play a role in regulating the extent of antibiotics production (3,4). Moreover, considerable recent effort has been devoted toward developing *Str.* plasmids into cloning vectors.

In this paper, we describe methods for isolation of plasmid from midecamycin-producing strain, *Str. mycarofaciens* 1748 and its physical characterization. Its restriction endonuclease cleavage map has been constructed. The information for making a potential vector used in *Str.* gene cloning has been exploited. We also report some preliminary observations on the biological function of this plasmid.

MATERIALS AND METHODS

Strains and culture conditions. *Streptomyces mycarofaciens* 1748 a midecamycin producer, was a stock culture in our Institute. *Str. lividans* 1326 was provided by D.A. Hopwood, John Innes Institute, KU. *Str. erythreus* NRRL 2338 was obtained from J. Davies, University of Wisconsin, USA.

Media. *Str. mycarofaciens* 1748 was maintained on slant medium, consisting of KNO₃ (0.1%),

生物工程学报2(2)：24—30，1986
Chinese Journal of Biotechnology

研究报道

麦迪霉素产生菌生米卡链霉菌1748的质粒pSMY1及其特性的研究

龚利民 王以光
（中国医学科学院抗菌素研究所，北京）

从大环内酯类抗生素麦迪霉素的产生菌生米卡链霉菌1748（*Streptomyces mycarofaciens* 1748）中首次分离到质粒pSMY1 DNA，通过琼脂糖凝胶电泳和电镜观察，鉴定pSMY1的分子量为7.17×10^6道尔顿。用限制性内切酶EcoRI、PstI、XhoI、SalI和BamHI酶切该质粒DNA，构成了pSMY1的限制性内切酶酶切图谱。EcoRI、PstI对该质粒均只有一个切点。

pSMY1能转化到变青链霉菌1326（*S. lividans* 1326）菌株中，并能稳定地存在，且具有形成麻点（pock）的特性。

关键词 质粒；链霉菌；抗生素；麻点

自从1970年Okanishi等[1]首次报道质粒可能参与抗生素生物合成以来，有关质粒在抗生素产生菌中的存在及其功能的研究受到人们的重视[2-7]，尤其是质粒作为运载体在遗传工程中起着重要作用的报道更引人关注[8,9]。

我们从麦迪霉素产生菌生米卡链霉菌1748中首次分离得到一种质粒DNA，命名为pSMY1。对其进行了电镜观察和限制性内切酶酶切分析，构成了具有14个酶切位点的pSMY1限制性内切酶酶切图谱。pSMY1成功地转化到变青链霉菌1326中，且具有形成麻点特性。

lividans 1326）由D.A.Hopwood赠送。

（二）培养基

1．斜面孢子培养基组成（%）：KNO_3 0.1，NaCl 0.05，$K_2HPO_4\cdot3H_2O$ 0.05，$FeSO_4\cdot7H_2O$ 0.001，$MgSO_4\cdot7H_2O$ 0.05，可溶性淀粉2，琼脂1.5 pH7.0。

2．改良的TSB组成（%）：蛋白胨（武汉）2，葡萄糖0.25，NaCl 0.5，$K_2HPO_4\cdot3H_2O$ 0.25，自然pH。

3．改良的YEME组成（%）：蔗糖10，葡萄糖1，酵母膏（上海）0.3，酶解蛋白胨0.5，麦芽浸膏0.3，$MgCl_2\cdot6H_2O$ 0.1。

4．改良的R_2M

（1）蔗糖10.3%，硫酸钾0.025%，酵

此外，还有发表在第五次全国抗生素学术会议上的论文“麦迪霉素产生菌 1748 质粒 pSMY1 的研究”龚利民，王以光。

二、唐莉（1985~1988 年硕士生）

论文题目：链霉菌基因克隆载体的构建及链霉菌基因文库的建立，其部分研究内容属于 1986~1990 年国家七五攻关资助“大环内酯抗生素生物合成中关键酶基因的分离”课题。

研究论文内容分别发表在 1989 年《遗传》及 1989、1991 年《生物工程学报》（中、英文版）。

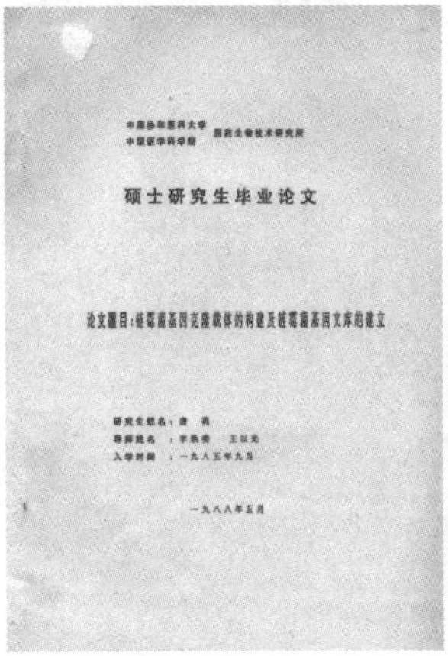

中国协和医科大学
中国医学科学院 医药生物技术研究所

硕士研究生毕业论文

论文题目：链霉菌基因克隆载体的构建及链霉菌基因文库的建立

研究生姓名：唐　莉
导师姓名　：李焕娄　王以光
入学时间　：一九八五年九月

一九八八年五月

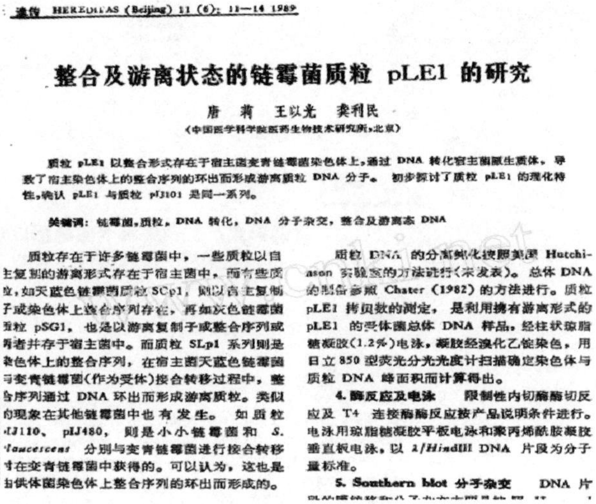

遗传 HEREDITAS (Beijing) 11 (6): 11—14 1989

整合及游离状态的链霉菌质粒 pLE1 的研究

唐　莉　王以光　龚利民
（中国医学科学院医药生物技术研究所，北京）

质粒 pLE1 以整合形式存在于宿主菌变青链霉菌染色体上，通过 DNA 转化宿主菌原生质体，导致了宿主染色体上的整合序列的环出而形成游离质粒 DNA 分子。初步探讨了质粒 pLE1 的理化特性，确认 pLE1 与质粒 pIJ101 是同一系列。

关键词：链霉菌，质粒，DNA 转化，DNA 分子杂交，整合及游离态 DNA

质粒存在于许多链霉菌中，一些质粒以自主复制的游离形式存在于宿主菌中，而有些质粒，如天蓝色链霉菌质粒 SCp1，则以宿主复制子或染色体上整合序列存在，再如灰色链霉菌质粒 pSG1，也是以游离复制子或整合序列或两者并存于宿主菌中。而质粒 SLp1 系列则是染色体上的整合序列，在宿主菌天蓝色链霉菌与变青链霉菌（作为受体）接合转移过程中，整合序列通过 DNA 环出而形成游离质粒。类似的现象在其他链霉菌中也有发生。如质粒 pIJ110、pIJ480，则是小小链霉菌和 *S. glaucescens* 分别与变青链霉菌进行接合转移时在变青链霉菌中获得的。可以认为，这也是由供体菌染色体上整合序列的环出而形成的。

质粒 DNA 的分离纯化按照美国 Hutchi-ason 实验室的方法进行（未发表）。总体 DNA 的制备参照 Chater (1982) 的方法进行。质粒 pLE1 拷贝数的测定，是利用携有游离形式的 pLE1 的受体菌总体 DNA 样品，经柱状琼脂糖凝胶（1.2%）电泳，凝胶经溴化乙锭染色，用日立 850 型荧光分光光度计扫描确定染色体与质粒 DNA 峰面积而计算得出。

4. 酶反应及电泳　限制性内切酶酶切反应及 T4 连接酶酶反应按产品说明条件进行。电泳用琼脂糖凝胶平板电泳和聚丙烯酰胺凝胶垂直板电泳，以 λ/*Hin*dIII DNA 片段为分子量标准。

5. Southern blot 分子杂交　DNA 片

生物工程学报 5(4)：270—278，1989
Chinese Journal of Biotechnology

链霉菌基因克隆载体及基因文库的构建

唐 莉 王以光
（中国医学科学院医药生物技术研究所，北京）

利用麦迪霉素产生菌中分离的质粒pSMY1 (10.8kb)，将pIJ30的硫链丝菌素抗性基因(tsr)克隆到pSMY1上，获得了具有硫链丝菌素抗性选择标记质粒pSJ10。通过DNA体外缺失、片段插入、λ-COS片段的插入及与大肠杆菌质粒的重组等基因技术，获得了一系列pSMY1衍生质粒，包括双标记质粒pSM3、大肠杆菌/链霉菌穿梭质粒pBMJ2和穿梭粘粒pNMJ1。通过对这些质粒的分析，确定了质粒pSMY1的复制必需区为3.06kd的EcoRI-SphI片段。质粒pSJ10、pSM3、pNMJ1具有可选择标记，多个单一酶切的可克隆位点，有一定范围的宿主并能在链霉菌中稳定存在等特点，故可作为链霉菌基因克隆的载体。其中pNMJ1 (11.15kb)是大肠杆菌/链霉菌穿梭粘粒，能有效地运载28—38kb的外源DNA片段，并能在体外包装λ-噬菌体外壳，转导大肠杆菌。利用载体pNMJ1，通过λ-噬菌体蛋白体外包装，在大肠杆菌中建立了螺旋霉素产生菌的基因文库，其基因覆盖率可达90%。重组DNA分子可通过转化转移到链霉菌中。

关键词 质粒；粘粒；基因载体；链霉菌；基因文库

生物工程学报 7(1)，24—31，1991
Chinese Journal of Biotechnology

螺旋霉素聚酮合成酶基因和抗性基因的克隆与表达的研究

唐 莉 王以光 朱学蔚*
（中国医学科学院医药生物技术研究所，北京）

根据不同聚酮合成酶基因DNA的同源性，利用放线紫红素聚酮合成酶基因act I、act III作探针，从螺旋霉素产生菌 Str. spiramyceticus U-1941 基因文库中检测并分离了螺旋霉素聚酮合成酶基因 pCN3H8。限制酶酶切分析表明，其分子量为44kb。通过分子杂交实验，将螺旋霉素聚酮合成酶基因（与act I有同源性）及聚酮氧化还原酶基因（与act III有同源性）进行了定位。pCN3H8 DNA 在麦迪霉素产生菌变株 Str. mycarofaciens subsp. 68中的表达产物，经紫外光谱分析与麦迪霉素相似。pCN3H8 在放线紫红素聚酮合成酶基因缺陷型变株 Str. coelicolor TK17中的表达产物，不具有放线紫红素的色素，其纸层析谱图与螺旋霉素有显著差别。pCN3H8 在变青链霉菌 Str. lividans TK24 中的表达产物，也具有抗菌活性。

将pCN3H8 DNA转化对螺旋霉素敏感的Str. griseofuscus菌株，获得了螺旋霉素抗性的表达。从转化子中分离得到了质粒DNA pSG3，其分子量为7.6kb，可能是pCN3H8 DNA转化Str. griseofuscus时在体内缺失而形成。再转化实验证明，寄主菌对螺旋霉素的抗性，确实是由于pSG3 DNA作用的结果。含质粒pCG4、pSG3的螺旋霉素产生菌 Str. ambofaciens转化子螺旋霉素的产率明显提高。

关键词 螺旋霉素，聚酮合成酶基因，抗性基因

其他还有在会议上发表的论文：

1. 王以光，唐莉．抗生素生物合成基因克隆研究．全国链霉菌分子遗传及基因工程学术讨论会论文汇编，1989，p3

2. 唐莉，王以光，徐小敏．利用基因克隆技术提高螺旋霉素产率．全国第六次抗菌素学术会议论文摘要汇编，1989，p29

3. 王以光，唐莉，朱学蔚，曾应，徐小敏．麦迪霉素、螺旋霉素聚酮合成酶基因和抗性基因的克隆与表达的研究．国家“七五”重点科技攻关项目生物技术论文摘要，1990，12，p23

4. 徐小敏，王以光，唐莉．利用螺旋霉素抗性基因提高螺旋霉素发酵产率．第三届全国分子育种学术讨论会，1991，p65

三、张应禄（1994~1997 年硕士生）

论文题目：克服刺孢吸水链霉菌北京变种 RF220 对外源 DNA 的限制性障碍，应用链霉菌转座子 Tn5096 获取 RF220 抗生素生物合成阻断变株的研究，其研究内容属于 1994 年国家自然科学基金项目“农抗 120 产生菌吸水刺孢链霉菌生物合成酶基因的克隆研究”课题。刺孢吸水链霉菌北京变种 RF220 产生农抗 120 主要用于防治农作物的真菌病害，该菌具有极强和复杂的对外源 DNA 限制修饰系统。本论文研究过程遇到很大的困难，在

与张应禄同学共同奋斗过程中结下了深厚的师生情谊，至今仍保持密切联系。他已成长为农业部门的得力骨干。张应禄的研究成果发表在1999年的《微生物学报》上。

论文题目：

克服刺孢吸水链霉菌北京变种RF220对外源DNA的限制性障碍，应用链霉菌转座子Tn5096获取RF220抗生素生物合成阻断变株的研究

研究生姓名	张应禄
导师姓名	王以光教授
学科专业	微生物药学
入学时间	一九九四年九月
所在院所	医药生物技术研究所

一九九七年六月

39卷 6期 微 生 物 学 报 Vol.39 No.6
1999年12月 Acta Microbiologica Sinica December 1999

转座子Tn5096对刺孢吸水链霉菌北京变种RF220转座的诱变*

张应禄 朱昌雄** 白兰芳 王以光
（中国协和医科大学中国医学科学院医药生物技术研究所 北京 100050）
（**中国农业科学院生物防治研究所 北京 100081）

提 要 用大肠杆菌/链霉菌穿梭质粒pCZA168(*bla*, *tsr*, Tn5096, ColE1 rep, Strep rep^{ts})多次转化农抗120产生菌刺孢吸水链霉菌北京变种(*S. Streptomyces hygrospinosus var. beijingensis*)RF220的原生质体，均未得到转化子。来自吸水链霉菌应城变种(*S. Streptomyces hygroscopicus var.*)10-22突变株的链霉菌质粒pIJ702(*tsr mel*$^{+}$)可以转化RF220，但转化频率只有数十个转化子/μgDNA。用来自RF220本身的pIJ702对消除pIJ702后的RF220的原生质体进行了再转化，转化率没有明显的提高。用氯苄青霉素和甘氨酸协同处理RF220的菌丝体，并经-70℃冷冻原生质体再转化，得到了4个pCZA168的转化子。质粒提取、酶切、抗性测定表明，4个转化子中pCZA168中大肠杆菌DNA部分均被切除，成为大小约5.0~6.0kb的小质粒，命名为pWZH102(*tsr*, Tn5096, strep rep^{ts})。用pWZH102上的转座子Tn5096对RF220进行转座实验，在168个转座个体中，有2株可能为抗生素生物合成阻断变株，另有产生抗生素水平各异的变株，说明Tn5096的转座可以引起表型的不同变化。

其他还有在会议上发表的论文：张应录，王以光．应用链霉菌转座子Tn5096获取RF220抗生素生物合成阻断变株的研究．第八次全国抗生素学术会议论文汇编，1997，p189

大环内酯抗生素生物合成中关键酶基因的分离

一、朱学慰（1986~1989年硕士生）

论文题目：麦迪霉素聚酮缩合酶基因的亚克隆及表达，论文部分研究内容属于1986~1990年国家七五攻关资助“大环内酯抗生素生物合成中关键酶的基因分离”课题。研究结果发表在1991年《生物工程学报》（中、英文版）。

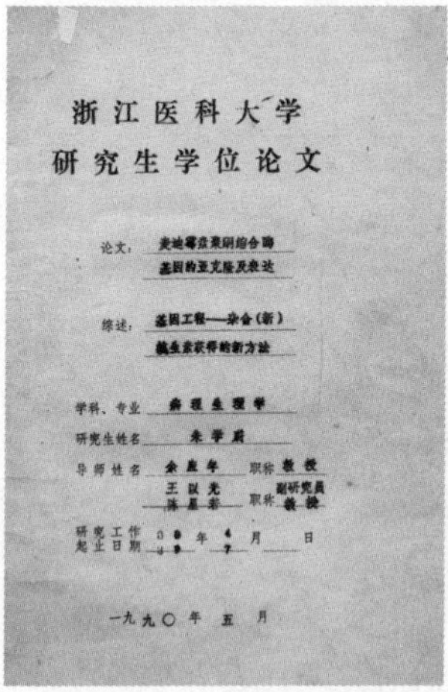

浙江医科大学
研究生学位论文

论文：麦迪霉素聚酮缩合酶基因的亚克隆及表达

综述：基因工程——杂合（新）抗生素获得的新方法

学科、专业 病理生理学

研究生姓名 朱学蔚

导师姓名 余应年 职称 教授

王以光 副研究员

研究工作起止日期 89年4月 90年7月

一九九〇年五月

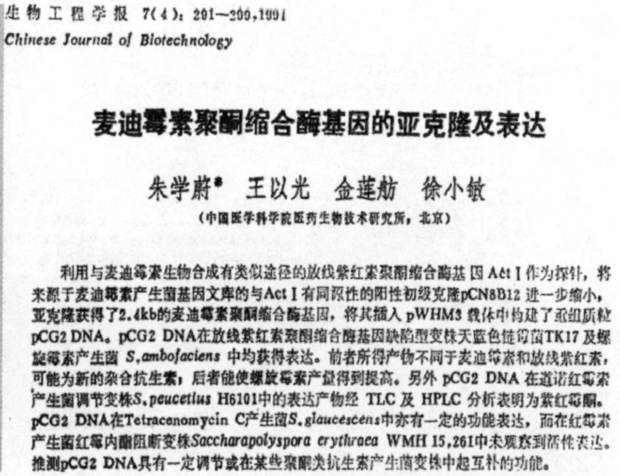

生物工程学报 7(4)：291—299,1991
Chinese Journal of Biotechnology

麦迪霉素聚酮缩合酶基因的亚克隆及表达

朱学蔚* 王以光 金莲舫 徐小敏
（中国医学科学院医药生物技术研究所，北京）

利用与麦迪霉素生物合成有类似途径的放线紫红素聚酮缩合酶基因 Act I 作为探针，将来源于麦迪霉素产生菌基因文库的与Act I 有同源性的阳性初级克隆pCN8B12 进一步缩小，亚克隆获得了2.4kb的麦迪霉素聚酮缩合酶基因，将其插入 pWHM3 载体中构建了重组质粒 pCG2 DNA。pCG2 DNA在放线紫红素聚酮缩合酶基因缺陷型变株天蓝色链霉菌TK17 及螺旋霉素产生菌 *S.ambofaciens* 中均获得表达。前者所得产物不同于麦迪霉素和放线紫红素，可能为新的杂合抗生素；后者能使螺旋霉素产量得到提高。另外 pCG2 DNA 在道诺红霉素产生菌调节变株*S.peucetius* H6101中的表达产物经 TLC 及 HPLC 分析表明为紫红霉酮。pCG2 DNA在Tetracenomycin C产生菌*S.glaucescens*中亦有一定的功能表达，而在红霉素产生菌红霉内酯阻断变株*Saccharapolyspora erythraea* WMH 15,261中未观察到活性表达。推测pCG2 DNA具有一定调节或在某些聚酮类抗生素产生菌变株中起互补的功能。

其他还有在会议上发表的论文：

1. 王以光，朱学蔚，金莲舫，徐小敏. 麦迪霉素聚酮合成酶基因在其他聚酮类抗生素产生菌中表达研究. 863 计划生物技术领域年会，1989~1990，p187

2. 王以光，唐莉，朱学蔚，曾应，徐小敏. 麦迪霉素、螺旋霉素聚酮合成酶基因和抗性基因的克隆与表达的研究. 国家“七五”重点科技攻关项目生物技术论文摘要，1990，12，p23

二、孙巨忠（1989~1992 年硕士生）

论文题目：大环内酯类抗生素聚酮合成酶基因在蒽环类抗生素 tetracenomycinC 聚酮合成酶基因缺陷型菌株中表达的研究，其内容属于 1986~1990 年国家七五攻关资助“大环内酯抗生素生物合成中关键酶的基因分离”课题延续。

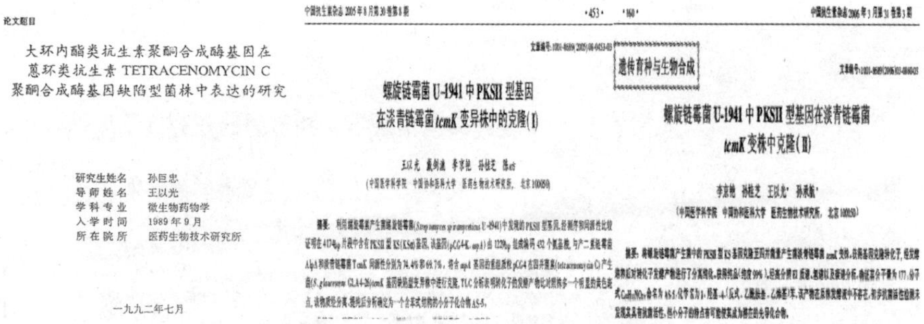

论文题目

大环内酯类抗生素聚酮合成酶基因在
蒽环类抗生素 TETRACENOMYCIN C
聚酮合成酶基因缺陷型菌株中表达的研究

研究生姓名　孙巨忠
导师姓名　王以光
学科专业　微生物药物学
入学时间　1989 年 9 月
所在院所　医药生物技术研究所

一九九二年七月

螺旋链霉菌 U-1941 中 PKSII 型基因
在淡青链霉菌 *tcmK* 变异株中的克隆(I)

遗传育种与生物合成

螺旋链霉菌 U-1941 中 PKSII 型基因在淡青链霉菌
tcmK 变株中克隆(II)

此项工作难度较大，由于当时条件所限，未能有明确的研究结果。2000 年后由他人继续研究，其结果发表在《抗生素杂志》2005，30（8）：453 和 2006，31（3）：160。

麦迪霉素产生菌基因启动子研究

一、金红（1987~1990 年硕士生）

论文题目：麦迪霉素产生菌具启动功能 DNA 片段的克隆和分析，论文内容属于国家自然科学基金项目“麦迪霉素产生菌具强启动功能 DNA 片段结构的研究”课题，研究结果 1994 年发表在《微生物学报》。

其他还有在会议上发表的论文：

1. 王以光，金红. 麦迪霉素产生菌具启动功能 DNA 片段的克隆和分析. 第三届全国分子育种学术讨论会，1991，p53

2. 王以光，顾海东，金红，徐小敏. 麦迪霉素产生菌中具启动活性 DNA 片段的结构和功能分析. 中国学术期刊文摘（科技快报），1996，2（9）：116

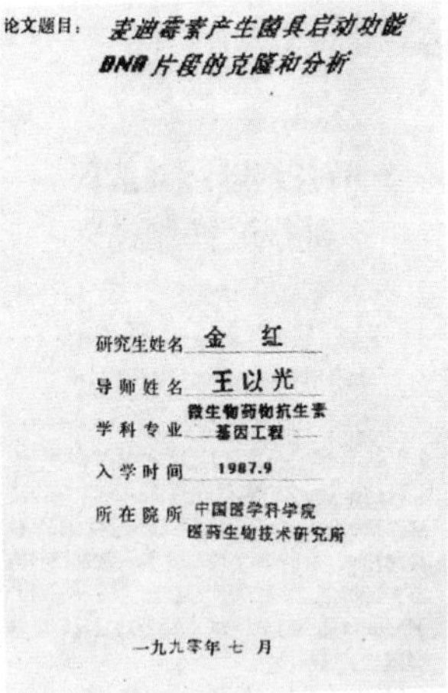
论文题目：麦迪霉素产生菌具启动功能
BNA片段的克隆和分析

研究生姓名　金　红
导师姓名　王以光
学科专业　微生物药物抗生素基因工程
入学时间　1987.9
所在院所　中国医学科学院
医药生物技术研究所

一九九零年七月

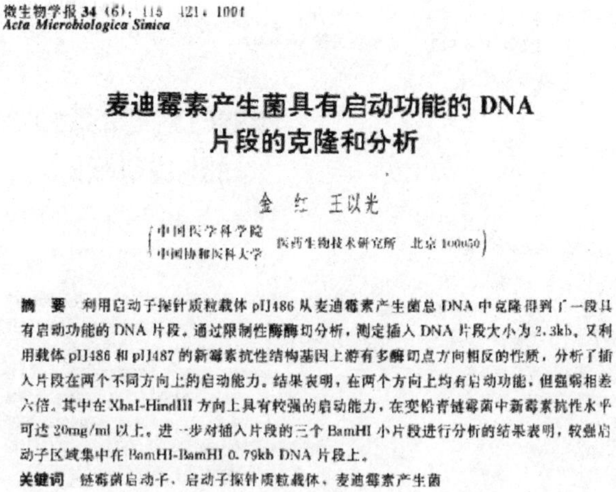
微生物学报 34 (6)：115—121，1994
Acta Microbiologica Sinica

麦迪霉素产生菌具有启动功能的 DNA
片段的克隆和分析

金　红　王以光

（中国医学科学院 中国协和医科大学　医药生物技术研究所　北京 100050）

摘　要　利用启动子探针质粒载体 pIJ486 从麦迪霉素产生菌总 DNA 中克隆得到了一段具有启动功能的 DNA 片段。通过限制性酶酶切分析，测定插入 DNA 片段大小为 2.3kb。又利用载体 pIJ486 和 pIJ487 的新霉素抗性结构基因上游有多酶切点方向相反的性质，分析了插入片段在两个不同方向上的启动能力。结果表明，在两个方向上均有启动功能，但强弱相差六倍。其中在 XbaI-HindIII 方向上具有较强的启动能力，在变铅青链霉菌中新霉素抗性水平可达 $20mg/ml$ 以上。进一步对插入片段的三个 BamHI 小片段进行分析的结果表明，较强启动子区域集中在 BamHI-BamHI 0.79kb DNA 片段上。

关键词　链霉菌启动子，启动子探针质粒载体，麦迪霉素产生菌

二、顾海东（1991~1994 年硕士生）

论文题目：麦迪霉素产生菌具强启动功能 DNA 片段的结构与功能分析，其内容属于国家自然科学基金项目“麦迪霉素产生菌具强启动功能 DNA 片段结构的研究”课题，研究结果 1996 年发表在《遗传学报》（中、英文版）和《生物工程学报》（中英文版）。

其他还有：王以光，顾海东，金红，徐小敏．麦迪霉素产生菌中具启动活性 DNA 片段的结构和功能分析．中国学术期刊文摘（科技快报），1996，2（9）：116

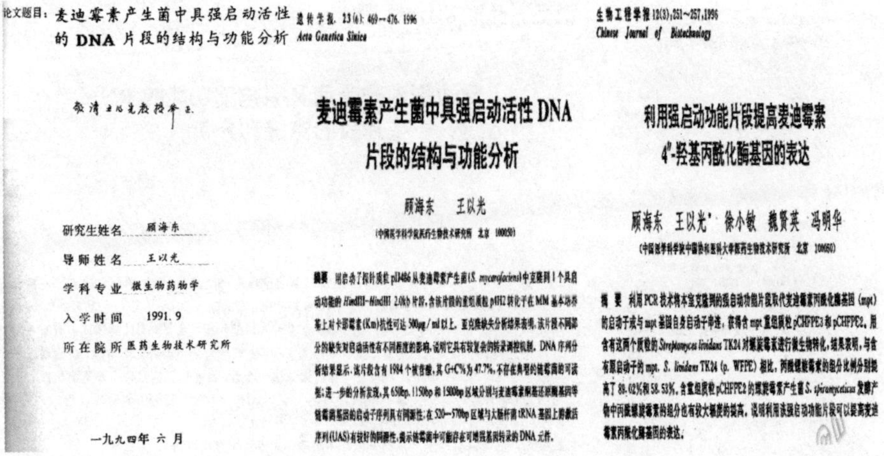
论文题目：麦迪霉素产生菌中具强启动活性的 DNA 片段的结构与功能分析

敬请王以光教授斧正。

研究生姓名 顾海东
导师姓名 王以光
学科专业 微生物药物学
入学时间 1991.9
所在院所 医药生物技术研究所

一九九四年 六 月

遗传学报. 23(6): 469～476. 1996
Acta Genetica Sinica

麦迪霉素产生菌中具强启动活性 DNA 片段的结构与功能分析

顾海东 王以光

(中国医学科学院医药生物技术研究所 北京 100050)

摘要 用启动子探针质粒 pIJ486 从麦迪霉素产生菌(*S. mycarofaciens*)中克隆到 1 个具启动功能的 *Hin*dIII–*Hin*dIII 2.0kb 片段，含该片段的重组质粒 pHJ2 转化子在 MM 基本培养基上对卡那霉素(Km)抗性可达 500μg/ml 以上。亚克隆缺失分析结果表明，该片段不同部分的缺失对启动活性有不同程度的影响，说明它具有较复杂的转录调控机制。DNA 序列分析结果显示，该片段含有 1984 个核苷酸，其 G+C% 为 47.7%，不存在典型的链霉菌的可读框；进一步的分析发现，其 650bp、1150bp 和 1500bp 区域分别与麦迪霉素酮基还原酶基因等链霉菌基因的启动子序列具有同源性；在 520—570bp 区域与大肠杆菌 tRNA 基因上游激活序列(UAS)有较好的同源性，提示链霉菌中可能存在可增强基因转录的 DNA 元件。

生物工程学报 12(3): 251～257, 1996
Chinese Journal of Biotechnology

利用强启动功能片段提高麦迪霉素 4″-羟基丙酰化酶基因的表达

顾海东 王以光* 徐小敏 魏贤英 冯明华

(中国医学科学院中国协和医科大学医药生物技术研究所 北京 100050)

摘要 利用 PCR 技术将本室克隆到的强启动功能片段取代麦迪霉素丙酰化酶基因 (mpt) 的启动子或与 mpt 基因自身启动子串连，获得含 mpt 重组质粒 pCHFPE3 和 pCHFPE2。用含有这两个质粒的 *Streptomyces lividans* TK24 对螺旋霉素进行微生物转化，结果表明，与含有原启动子的 mpt. *S. lividans* TK24 (p. WFPE) 相比，丙酰螺旋霉素的组分比例分别提高了 89.02% 和 58.53%。含重组质粒 pCHFPE2 的螺旋霉素产生菌 *S. spiramyceticus* 发酵产物中丙酰螺旋霉素的组分也有较大幅度的提高，说明利用该强启动功能片段可以提高麦迪霉素丙酰化酶基因的表达。

抗生素生物合成基因研究

硫霉素生物合成基因

一、李戎峰（1988～1991 年硕士生，1991～1994 年博士生，现在美国 John Hopkins 大学工作）

论文题目：硫霉素生物合成基因及环化酶基因克隆的研究，属于 1990 年与中科院植物生理研究所焦瑞身教授课题组共同申请的国家自然科学基金重点项目“放线菌次生代谢产物生物合成的调控和分子生物学研究”内容。研究结果分别发表在《生物工程学报》、《微生物学报》及《抗生素杂志》。

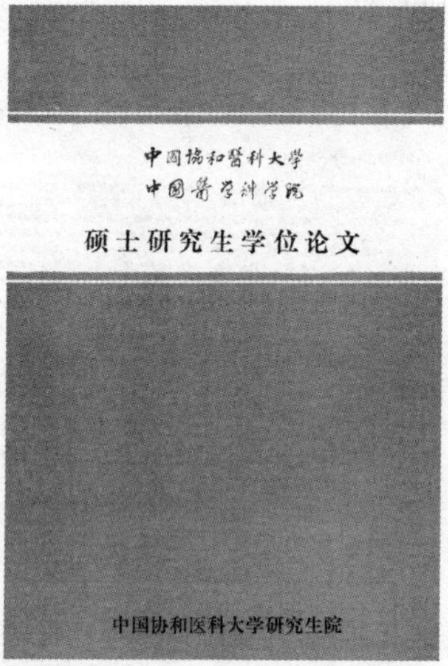
中国协和医科大学
中国医学科学院
硕士研究生学位论文
中国协和医科大学研究生院

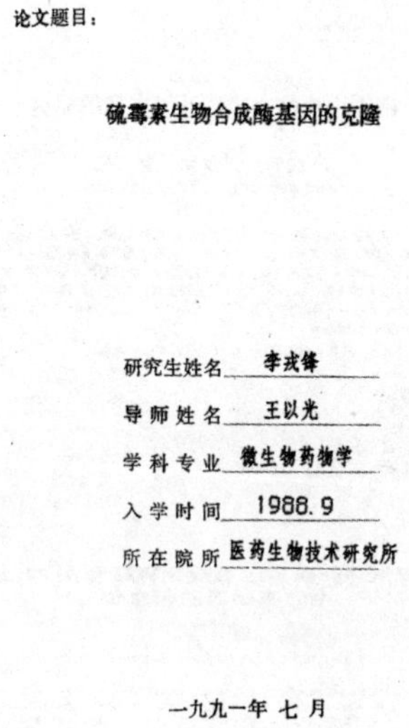
论文题目：

硕霉素生物合成酶基因的克隆

研究生姓名 李戎锋
导师姓名 王以光
学科专业 微生物药物学
入学时间 1988.9
所在院所 医药生物技术研究所

一九九一年 七 月

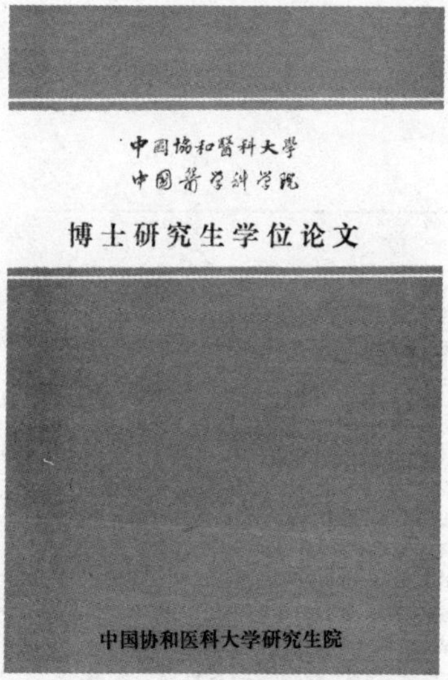
中国协和医科大学
中国医学科学院
博士研究生学位论文
中国协和医科大学研究生院

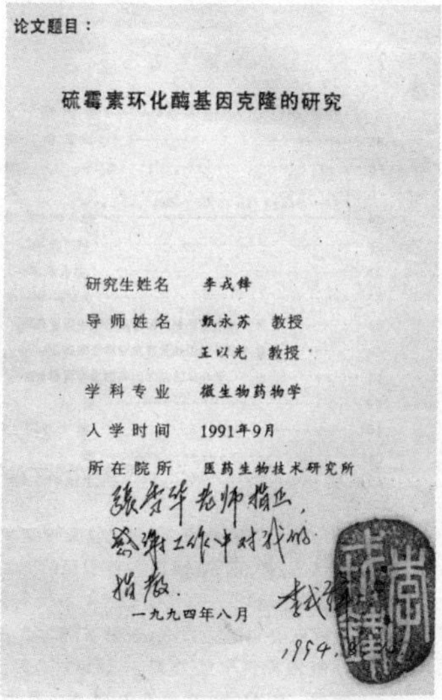
论文题目：

硫霉素环化酶基因克隆的研究

研究生姓名 李戎锋
导师姓名 甄永苏 教授
王以光 教授
学科专业 微生物药物学
入学时间 1991年9月
所在院所 医药生物技术研究所

一九九四年八月

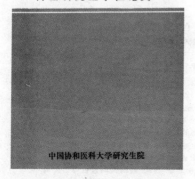

生物工程学报 9(1):1—7，1993
Chinese Journal of Biotechnology

硫霉素生物合成酶基因克隆的研究

李戎锋 王以光 曾 应
(中国医学科学院医药生物技术研究所，北京 100050)

利用NTG诱变从硫霉素产生菌中获得了生物合成阻断变株Y_3。通过对Y_3变株原生质体形成、再生条件及DNA转化的研究，初步建立了以变株为受体的克隆系统，以pIJ680为载体，从硫霉素产生菌*S.cattleya*中鸟枪克隆，获得了能使Y_3变株恢复产生硫霉素的酶基因。根据对Y_3积累的中间产物的分析，认为该酶基因可能与硫霉素生物合成过程中肽的环化作用有关。重组质粒分子大小为9.8kb左右，插入片段大小为4.5kb，分子杂交试验证明插入片段来源于硫霉素产生菌*S.cattleya*。

关键词 硫霉素；生物合成酶基因；阻断变株；克隆受体系统。

中国抗生素杂志1996年4月第21卷第2期 ·89·

牲畜链霉菌(*Streptomyces cattleya*) thienamycin 合成阻断变株的筛选、阻断部位的确定及变株原生质体的研究

李戎锋 王以光
(中国医学科学院 协和医科大学 医药生物技术研究所，北京 100050)

摘 要 以thienamycin(TNM)产生菌*S.cattleya*为出发菌株，利用终浓度为1.5mg/ml强诱变剂亚硝基胍在pH9.0,37℃条件下对其孢子悬液处理30min，得到稳定的TNM生物合成阻断变株Y_2。纸层析后进行茚三酮显迹和生物显迹表明Y_2变株积累一种无活性中间产物，其迁移率不同于TNM。建立了Y_2变株中间产物的分离纯化方法。酸水解和氨基酸组分分析表明Y_2中间产物为谷氨酸和丙氨酸组成的二肽，可能是形成碳青霉烯双环母核的底物，提示丙氨酸可能也是TNM的前体。Y_2变株阻断在形成碳青霉烯双环母核的环化步骤。Y_2变株具有较高的原生质体形成率和再生率。原生质体在40℃进行处理可以在不影响再生率的前提下提高DNA转化率。通过以上研究建立了以Y_2变株为宿主的TNM环化酶基因克隆受体系统。

关键词 牲畜链霉菌 阻断变株 原生质体 thienamycin

生物工程学报 12(1):5～10,1996
Chinese Journal of Biotechnology

硫霉素环化酶基因在变铅青链霉菌TK24中的表达及基因定位

李戎锋 王以光
(中国医学科学院协和医科大学医药生物技术研究所 北京 100050)

摘 要 将含有硫霉素环化酶基因的重组质粒p6BC12转化变铅青链霉菌(*Streptomyces lividans*)TK24。含有p6BC12的转化子细胞抽提液分别与硫霉素生物合成阻断变株Y_1发酵液以及纯化的Y_1中间产物经过体外共培养可产生活性物质。化学分析表明与Y_1发酵液混合后产生的是硫霉素，与纯化的Y_1中间产物混合产生的是一种不稳定的活性物质。说明硫霉素环化酶基因在*S. lividans* TK24中得到了表达，其产物以Y_1中间产物为底物并弥补了Y_1中的缺陷。对p6BC12中4.5kb外源片段进行了限制酶酶切分析，建立了酶切图谱。利用含硫霉素环化酶基因的*S. lividans* TK24转化子体外转化Y_1的应用体系，将硫霉素环化酶基因定位在0.9kb Hinc Ⅱ-Pst Ⅰ片段上，并证明了硫霉素环化酶的活性与IPNS同源片段无关。以上实验为进一步研究硫霉素环化酶基因的结构打下了基础。

关键词 环化酶基因，基因表达，基因定位，硫霉素

中国抗生素杂志1997年10月第22卷第5期 ·321·

论 著

Thienamycin 环化酶基因的结构及在大肠杆菌中表达的研究*

李戎锋** 王以光
(中国医学科学院 中国协和医科大学 医药生物技术研究所，北京100050)

摘 要 对来自重组质粒p6BC12外源片段上的1.3kb片段进行核苷酸序列分析，结果表明整个片段的G+C含量为68.6%，基因结构符合链霉菌基因特点，其上存在一个完整的开放阅读框架(ORF)，由405个碱基组成，编码134个氨基酸，起始密码为ATG，终止密码为TGA，起始密码上游有保守的SD序列GGAGG，推测的-10区为CAGCCT，-35区为TTGCAG，终止密码下游有一个长为18bp的反转重复序列。根据基因定位的结果，认为是thienamycin环化酶基因，它与异青霉素N合成酶基因连锁，与*S. clavuligerus*中异青霉素N合成酶及克拉维酸合成酶相比氨基酸序列的同源性极低，表明这可能是一个新的基因。利用PCR技术将环化酶基因扩增并克隆至大肠杆菌高表达载体pT7-7，使其在大肠杆菌中得到表达。同位素掺入实验结果表明蛋白分子量为14.5kD，与理论值相符。表达产物在体外可分别将纯化的thienamycin环化酶基因阻断变株Y_1的中间产物和Y_2发酵液转化为具抗菌活性物质。

关键词 thienamycin 环化酶基因 序列分析 基因表达

微生物学报 36(2)：87～92，1996
Acta Microbiologica Sinica

牲畜链霉菌异青霉素N合成酶基因的克隆与序列分析*

王以光 李戎锋
(中国医学科学院医药生物技术研究所 北京 100050)

摘 要 产生含硫β-内酰胺类抗生素的不同微生物种属间(包括原核和真核)的异青霉素N合成酶(IPNS)基因存在着明显的同源性。利用*S. lipmanii* IPNS基因探针验证了牲畜链霉菌(*S. cattleya*)染色体DNA中确实含有与之同源的区带，通过与牲畜链霉菌无活性阻断突变株互补克隆的方法，获得了同时含有硫霉素环化酶及IPNS基因的重组质粒。经基因序列分析表明牲畜链霉菌中IPNS基因，由963bp组成，起始密码子为ATG，终止密码子为TGA，共编码321个氨基酸，所克隆的牲畜链霉菌IPNS基因编码蛋白与已知的*S. clavuligerus*的IPNS相似性为56%，与*S. lipmanii*的IPNS相似性为64%。

此外，还有在国内外会议上交流的论文：

1. 李戎锋，曾应，王以光．牲畜链霉菌（Str. cattleya）阻断变株的筛选及原生质体的研究．第三届全国分子育种学术讨论会，1991，p66

2. Li Rongfeng，Wang Yiguang，Zeng Ying. Cloning of genes involved in thienamycin biosynthsis from S. cattleya. ASM conference on Genetics and Molecular Biology of Industrial Microorganism Bloomington，IN，1992

3. 李戎锋，王以光，曾应．硫霉素产生菌牲畜链霉菌基因克隆系统的构建及硫霉素环化酶基因克隆和定位的研究．第七次全国抗生素学术会议论文摘要汇编 p93，中国药学会抗生素学会，中国抗生素杂志社 1993 无锡

4. Wang Yiguang，Li Rongfeng. Cloning of thienamycin cyclase gene from Strepromyces cattleya. Proceedings of the Second Korea-China Biotechnology Symposium. The Korean Society for Applied Microbiology. The Microbiological Society of Korea，1994，Seoul，Korea

5. 王以光，李戎锋．β-内酰胺环化酶基因克隆．β-内酰胺类抗生素科研与临床应用研讨会论文摘要集，1995，p1

6. 王以光，李戎锋，董羽洁．硫霉素生物合成基因的研究．八五 生物技术科研成果论文报告会论文摘要集，1996，6，p28，中国医学科学院中国协和医科大学 年鉴，1996，p41

博士论文在 1994 年研究所五四青年论文报告会上，荣获日本北里大学“大村智青年科技奖”（大村智：2015 年诺贝尔生物医学奖得主）。

二、董钰洁（1993~1996 年硕士生）

论文题目：硫霉素生物合成及其他调节因子的探讨，其内容属于国家自然科学基金重点项目“放线菌次生代谢产物生物合成调控和分子生物学研究”课题。

敬请王老师评阅

学生：魏贤英

题目：

硫霉素基因克隆变株产物的分离纯化，结构鉴定及基因背景的研究

研究生姓名 魏贤英

导师姓名 王以光教授

学科专业 微生物药学

入学时间 一九九六年九月

所在院所 医药生物技术所

一九九八年六月

论文题目：

硫霉素生物合成及其它调节因子的探讨

研究生姓名 董翊洁

导 师 姓 名 王以光教授

学 科 专 业 微生物药学

入 学 时 间 一九九三年九月

所 在 院 所 医药生物技术研究所

一九九六年六月

三、魏贤英（1996~1999 年硕士生）

为在职研究生，论文题目：硫霉素基因克隆变株产物的分离纯化，结构鉴定及基因背景的研究，其内容属于国家自然科学基金重点项目“放线菌次生代谢产物生物合成的调控和分子生物学研究”课题。研究结果发表在《生物医药色谱新进展》。

敬请王老师评阅

学生：魏贤英

题目：

硫霉素基因克隆变株产物的分离纯化，结构鉴定及基因背景的研究

研究生姓名 魏贤英

导师姓名 王以光教授

学科专业 微生物药学

入学时间 一九九六年九月

所在院所 医药生物技术所

一九九八年六月

《生物医药色谱新进展》(第三卷)

高速逆流色谱制备分离纯化硫霉素 64#克隆株发酵产物

杨福全 张天佑
(北京市新技术应用研究所,北京,100035)
魏贤英 李克锋 王以光
(中国医学科学院医药生物技术研究所,北京,100050)

硫霉素是一种超广谱新型 β-内酰胺类抗生素,对绝大多数革兰氏阴、阳性菌和厌氧菌都有很强的作用,对 β-内酰胺酶也有极强的耐受性,特别是对于绿脓杆菌更有不寻常的抑制作用。但是由于其化学性质不稳定,而且采用化学方法合成收率低、成本高,故使其应用受到限制。从硫霉素生物合成研究人手,最终达到使用生物学手段改造其结构是一种比较理想的途径。

硫霉素 64#菌株是以硫霉素生物合成阻断变株 167 作为受体,从硫霉素产生菌种 DNA,用鸟枪克隆及与变株基因互补的策略,获得的克隆株。其发酵产物显示具有广谱的抗菌活性。

高速逆流色谱作为一种新型的制备色谱分离技术,由于不使用任何固体支持介质,因而避免了样品的不可逆吸附以及因吸附所引起的生物活性物质的失活变性等。同时高速逆流色谱还具有分离量较大、分离效率高和分离速度快等优点。

本文报导利用高速逆流色谱分离纯化硫霉素 64#克隆株发酵产物的初步结果。

四、向隆宽（1995~1998 年博士生）

论文题目“卡特利链霉菌 A520 基因文库的构建以及硫霉素生物合成基因的初步研究”，为上述课题之延伸。研究结果发表在《中国抗生素杂志》。

论文题目

卡特利链霉菌 A520 基因文库的构建以及
硫霉素生物合成基因的初步研究

研究生姓名　向隆宽
导师姓名　王以光　教授
学科专业　微生物药学
入学时间　一九九五年九月
所在院所　医药生物技术研究所

一九九八年五月

中国抗生素杂志1998年6月第23卷第3期 ·161·

论　著

硫霉素产生菌卡特利链霉菌 A520基因文库的构建

向隆宽*　王以光　戴剑漉
(中国医学科学院　中国协和医科大学医药生物技术研究所，　北京100050)

摘　要　以大肠杆菌/链霉菌穿梭柯斯质粒 pKC505为载体，构建了卡特利链霉菌(*Streptomyces cattleya*) A520在大肠杆菌 DH1的基因文库，重组质粒插入外源片段的概率在95%以上，插入外源片段的大小为20~30kb。以链霉菌染色体分子量为10^4kb 计算，由4000个转化了构成的基因文库可以概括卡特利链霉菌 A520约99%的基因组。用已经克隆的硫霉素环化酶基因上游的1.5kb DNA 片段作为探针杂交，从基因文库得到32个阳性克隆。用利波曼链霉菌(*S. lipmanii*)中的 IPNS 基因作为探针杂交，从基因文库得到1个阳性克隆 pKW201/DH1，并为 Southern 杂交进一步证实杂交片段在 BamH Ⅰ 2.7 kb 片段上。用来自带小棒链霉菌(*S. clavuligerus*)的克拉维酸生物合成途径中的环化酶基因 cs2作为探针杂交进行筛选，得到1个阳性克隆 pKW301/DH1，说明所构建的基因文库比较完整，并为进一步研究硫霉素产生菌卡特利链霉菌 A520中抗生素生物合成基因打下了良好基础。

安普霉素生物合成基因

一、李天伯（1999~2001 年硕士生）

论文题目：黑暗链霉菌 s.　tenebratiusH6 中与抗生素有关生物合成基因的克隆，其内容属于国家自然科学基金项目“阿普霉素生物合成基因的研究”课题。研究结果 2001 年发表在《生物工程杂志》。

沈阳药科大学
硕士学位论文

黑暗链霉菌 *S. tenebrarius* H6 中与抗生素有关
生物合成基因的克隆

研究生姓名：　李天伯
所学专业：　生化与微生物药学
指导教师：　夏焕章　　副教授

二〇〇一年六月

17 卷 3 期　生 物 工 程 学 报　Vol. 17 No. 3
2001 年 5 月　*Chinese Journal of Biotechnology*　May 2001

链霉菌 *Streptomyces tenebrarius* H6 中与抗生素有关的
糖生物合成基因的克隆

李天伯[1]　尚广东[2]　夏焕章[1]　王以光[2*]
[1](沈阳药科大学　沈阳　110015)
[2](中国医学科学院 中国协和医科大学医药生物技术研究所　北京　100050)

关键词　黑暗链霉菌，dTDP-葡萄糖-4,6-脱水酶基因，糖生物合成基因
中图分类号　Q786　　文献标识码　A　　文章编号 1000-3061(2001)03-0329-03

链霉菌 *S. tenebrarius* H6产生多种氨基糖甙类抗生素，主要有阿普霉素、妥普霉素及卡那霉素 B. 其中阿普霉素因含有8 碳糖的一种特殊结构令人注目，它的抗菌谱广，特别是对革兰氏阴性菌有较强的抗菌活性，不容易产生耐药性，对已有的耐药菌产生的氨基糖苷转移酶等失活酶仍有抵抗力，主要用于牛、猪、鸡等的大肠杆菌、沙门氏菌和支原体所引起的白痢、腹泻和肺炎等疾病。迄今有关八碳糖生物合成基因簇的研究在国内外尚无报道，在该菌株开展有关糖合成代谢基因的研究有着一定的意义。

1.2　方法

1.2.1　链霉菌总 DNA 的提取按文献[2]，*E. coli* 质粒 DNA 的提取、酶切、连接按分子克隆手册[3]进行。

1.2.2　DNA 片段的分离采用琼脂糖凝胶电泳，回收小于10kb 片段采用玻璃乳吸附及洗脱法，按 USA Bio101 Geneclean®II Kit 说明书操作。

1.2.3　*E. coli* 感受态的制备、转化、转染按分子克隆手册[3]进行。

1.2.4　PCR 方法：采用 LA-Taq 酶，40μL 体系，98℃ 2min 热启

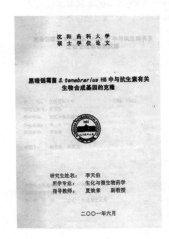

二、杜煜（2000~2004 年博士生）

论文题目：若干抗生素的生物合成基因研究与化学合成研究，主要是利用 dTDP-葡萄糖-4，6 脱水酶基因为探针，对黑暗链霉菌中阿普霉素生物合成基因进行了研究，其结果发表在《Current microbiology》杂志。

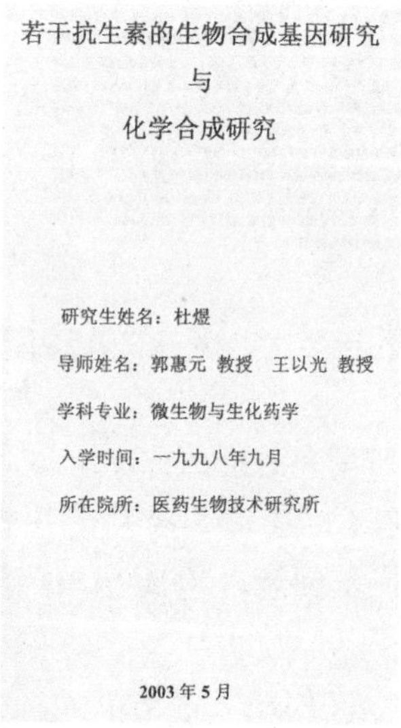

若干抗生素的生物合成基因研究

与

化学合成研究

研究生姓名：杜煜

导师姓名：郭惠元 教授 王以光 教授

学科专业：微生物与生化药学

入学时间：一九九八年九月

所在院所：医药生物技术研究所

2003 年 5 月

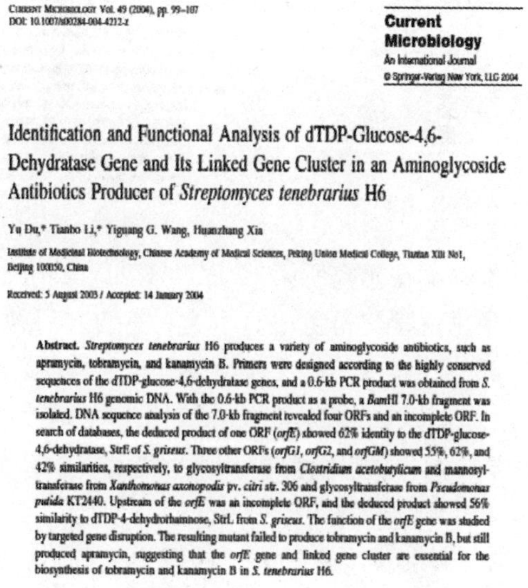

Current Microbiology Vol. 49 (2004), pp. 99–107
DOI: 10.1007/s00284-004-4212-z

Current Microbiology
An International Journal
© Springer-Verlag New York, LLC 2004

Identification and Functional Analysis of dTDP-Glucose-4,6-Dehydratase Gene and Its Linked Gene Cluster in an Aminoglycoside Antibiotics Producer of *Streptomyces tenebrarius* H6

Yu Du,* Tianbo Li,* Yiguang G. Wang, Huanzhang Xia

Institute of Medicinal Biotechnology, Chinese Academy of Medical Sciences, Peking Union Medical College, Tiantan XiIi No1, Beijing 100050, China

Received: 5 August 2003 / Accepted: 14 January 2004

Abstract. *Streptomyces tenebrarius* H6 produces a variety of aminoglycoside antibiotics, such as apramycin, tobramycin, and kanamycin B. Primers were designed according to the highly conserved sequences of the dTDP-glucose-4,6-dehydratase genes, and a 0.6-kb PCR product was obtained from *S. tenebrarius* H6 genomic DNA. With the 0.6-kb PCR product as a probe, a *Bam*HI 7.0-kb fragment was isolated. DNA sequence analysis of the 7.0-kb fragment revealed four ORFs and an incomplete ORF. In search of databases, the deduced product of one ORF (*orfE*) showed 62% identity to the dTDP-glucose-4,6-dehydratase, StrE of *S. griseus*. Three other ORFs (*orfG1*, *orfG2*, and *orfGM*) showed 55%, 62%, and 42% similarities, respectively, to glycosyltransferase from *Clostridium acetobutylicum* and mannosyltransferase from *Xanthomonas axonopodis* pv. *citri* str. 306 and glycosyltransferase from *Pseudomonas putida* KT2440. Upstream of the *orfE* was an incomplete ORF, and the deduced product showed 56% similarity to dTDP-4-dehydrorhamnose, StrL from *S. griseus*. The function of the *orfE* gene was studied by targeted gene disruption. The resulting mutant failed to produce tobramycin and kanamycin B, but still produced apramycin, suggesting that the *orfE* gene and linked gene cluster are essential for the biosynthesis of tobramycin and kanamycin B in *S. tenebrarius* H6.

格尔德霉素生物合成基因

一、高群杰（1999~2002 年博士生）

论文题目：geldamycin 产生菌吸水链霉菌 17997 中安莎类抗生素生物合成基因簇的克隆与研究，其内容属于 973 前期基础研究项目“Geldanamycin 组合生物合成的研究”课题。因为属于开创性研究，当时国外也没有相关报道，致使研究工作进行异常艰辛，而且测序工作进度很慢，故在有限的时间里未能得到很满意的研究结果，不过，他的工作为后继者奠定了良好基础。其研究工作发表在《抗生素杂志》。

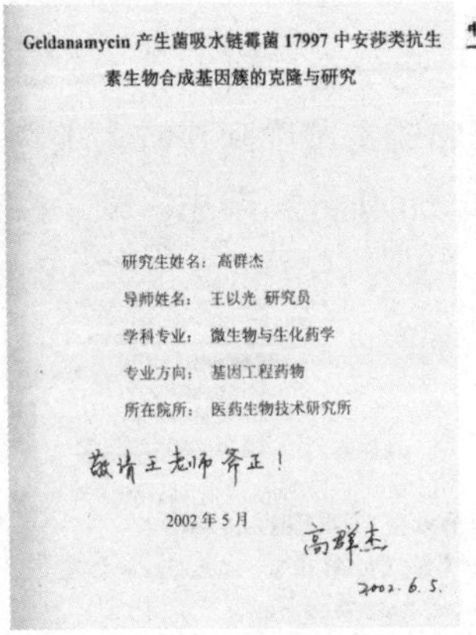

Geldanamycin 产生菌吸水链霉菌 17997 中安莎类抗生素生物合成基因簇的克隆与研究

研究生姓名：高群杰

导师姓名：王以光 研究员

学科专业：微生物与生化药学

专业方向：基因工程药物

所在院所：医药生物技术研究所

敬请王老师斧正！

2002 年 5 月

高群杰

2002.6.5.

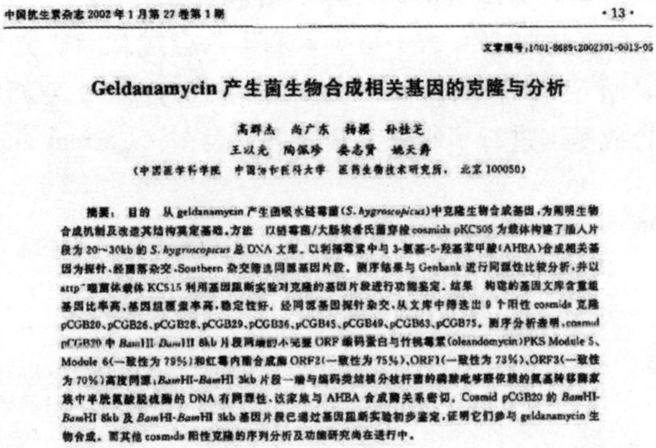

中国抗生素杂志 2002 年 1 月第 27 卷第 1 期 ·13·

文章编号：1001-8689(2002)01-0013-05

Geldanamycin 产生菌生物合成相关基因的克隆与分析

高群杰 尚广东 杨[illegible] 孙桂芝

王以光 陶佩珍 姜志贤 姚天爵

（中国医学科学院 中国协和医科大学 医药生物技术研究所，北京 100050）

摘要：目的 从 geldanamycin 产生菌吸水链霉菌（*S. hygroscopicus*）中克隆生物合成基因，为阐明生物合成机制及改造其结构奠定基础。方法 以链霉菌/大肠埃希氏菌穿梭 cosmids pKC505 为载体构建了插入片段为 20~30kb 的 *S. hygroscopicus* 总 DNA 文库。以利福霉素中与 3-氨基-5-羟基苯甲酸（AHBA）合成相关基因为探针，经菌落杂交、Southern 杂交筛选同源基因片段，测序结果与 Genbank 进行同源性比较分析，并以 attp⁻噬菌体载体 KC515 利用基因阻断实验对克隆的基因片段进行功能鉴定。结果 构建的基因文库含重组基因比率高、基因组覆盖率高，稳定性好，经同源基因探针杂交，从文库中筛选出 9 个阳性 cosmids 克隆 pCGB20、pCGB26、pCGB28、pCGB29、pCGB36、pCGB45、pCGB49、pCGB63、pCGB75。测序分析表明，cosmid pCGB20 中 *Bam*HI-*Bam*HI 8kb 片段两端的小完整 ORF 编码蛋白与竹桃霉素（oleandomycin）PKS Module 5、Module 6（一致性为 79%）和红霉内酯合成酶 ORF2（一致性为 75%）、ORF1（一致性为 73%）、ORF3（一致性为 70%）高度同源，*Bam*HI-*Bam*HI 3kb 片段一端与编码类结核分枝杆菌的磷酸吡哆醛依赖的氨基转移酶家族中半胱氨酸脱硫酶的 DNA 有同源性，该家族与 AHBA 合成酶关系密切。Cosmid pCGB20 的 *Bam*HI-*Bam*HI 8kb 及 *Bam*HI-*Bam*HI 3kb 基因片段已通过基因阻断实验初步鉴定，证明它们参与 geldanamycin 生物合成。而其他 cosmids 阳性克隆的序列分析及功能研究尚在进行中。

本论文在研究所第 17 届“五四”青年论文报告会上，荣获 2015 年诺贝尔生物医学奖得主“日本大村智青年科技奖”。

此外，还有其论文研究内容被后续工作沿用所发表的论文有：

1. 王以光，高群杰，韩锋，杜煜，尚广东. 3-氨基-5-羟基苯甲酸（AHBA）合酶基因保守序列发现潜在的生物合成基因簇. 2004 全国药学会学术年会 昆明，7，19~21，一等奖

2. 李京燕，赫卫清，杜煜，武临专，高群杰，孙桂芝，王以光. 吸水链霉菌 17997 基因阻断变株发酵产物的 HPLC 型分析. 中国科协 2005 年学术年会论文集，p451

3. 赫卫清，周红霞，王红远，高群杰，王以光. 格尔德霉素基因工程高产菌株的构建和培养. 生物工程学报 2008，24（1）：15-20

4. 武临专，张会图，韩峰，高群杰，孙桂芝，王以光. 具有产生安莎类抗生素潜能的放线菌的分子筛选. 中国抗生素杂志 2008，33（7）：396-402

5. 武临专，刘爱明，马春燕，韩锋，张会图，高群杰，王以光. Streptomyces sp. 4353 中 3-氨基-5-羟基-苯甲酸（AHBA）合酶基因的克隆及其在大肠杆菌中的表达. 中国抗生素杂志 2009，34（1）：24-29

6. 张会图，刘爱明，武临专，孙桂芝，韩锋，高群杰，张玉琴，王

以光*. AHBA 合酶基因的筛选与放线菌素 D 产生菌的发现. 中国抗生素杂志 2009, 34 (1): 30

7. Z. Huitu, W. Linzhuan, L. Aiming, S. Guizhi1, H. Feng, L. Qiuping, W. Yuzhen, X. Huanzhang, G. Qunjie and W. Yiguang. PCR screening of 3-amino-5-hydroxybenzoic acid synthase gene leads to identification of ansamycins and AHBA-related antibiotic producers in Actinomycetes. Journal of Applied Microbiology 2009, 106 (3): 755-763

二、赫卫清（2003~2006 年博士生）

论文题目：吸水链霉菌 17997 中格尔德霉素生物合成基因簇的研究，属于 973 课题内容，研究结果发表在《Current microbiology》。

本论文在研究所第 21 届“五四”青年论文报告会上，荣获“日本大村智青年科技奖”（大村智：2015 年诺贝尔生物医学奖得主）。

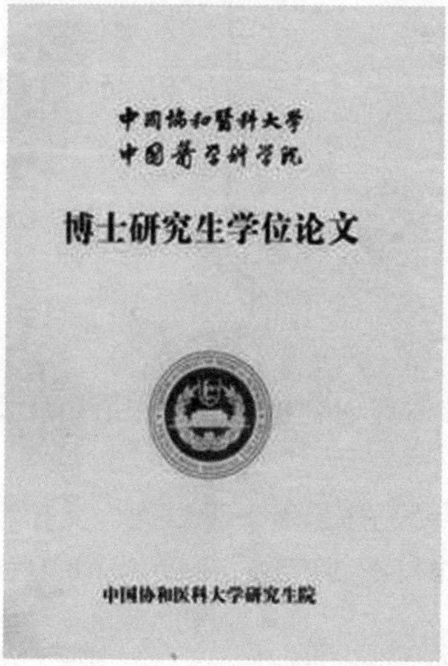

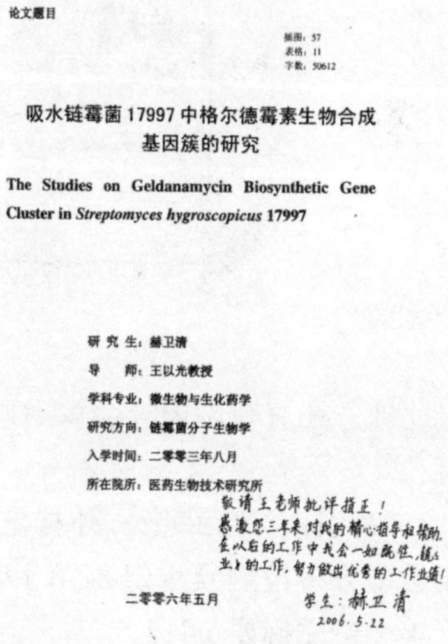
论文题目

插图：57
表格：11
字数：50612

吸水链霉菌 17997 中格尔德霉素生物合成基因簇的研究

The Studies on Geldanamycin Biosynthetic Gene Cluster in *Streptomyces hygroscopicus* 17997

研 究 生：赫卫清
导　　师：王以光教授
学科专业：微生物与生化药学
研究方向：链霉菌分子生物学
入学时间：二零零三年八月
所在院所：医药生物技术研究所

敬请王老师批评指正！
感激您三年来对我的精心指导和帮助。
在以后的工作中我会一如既往，兢兢业业的工作，努力做出优秀的工作业绩！

二零零六年五月

学生：赫卫清
2006.5.22

Current Microbiology Vol. xx (2006), pp. 1–8
DOI: 10.1007/s00284-005-0203-y

Current Microbiology
An International Journal

Identification of AHBA Biosynthetic Genes Related to Geldanamycin Biosynthesis in *Streptomyces hygroscopicus* 17997

Weiqing He, Linzhuan Wu, Qunjie Gao, Yu Du, Yiguang Wang

Institute of Medicinal Biotechnology, Chinese Academy of Medical Sciences, Peking Union Medical College, Tiantan Xili No1, Beijing 100050, China

Received: 13 July 2005 / Accepted: 31 October 2005

Abstract. To clone and study the geldanamycin biosynthetic gene cluster in *Streptomyces hygroscopicus* 17997, we designed degenerate primers based on the conserved sequence of the ansamycin 3-amino-5-hydroxybenzoic acid (AHBA) synthase gene. A 755-bp polymerase chain reaction product was obtained from *S. hygroscopicus* 17997 genomic DNA, which showed high similarity to ansamycin AHBA synthase genes. Through screening the cosmid library of *S. hygroscopicus* 17997, two loci of separated AHBA biosynthetic gene clusters were discovered. Comparisons of sequence homology and gene organization indicated that the two AHBA biosynthetic gene clusters could be divided into a benzenic and a naphthalenic subgroup. Gene disruption demonstrated that the benzenic AHBA gene cluster is involved in the biosynthesis of geldanamycin. However, the naphthalenic AHBA genes in the genome of *Streptomyces hygroscopicus* 17997 could not complement the deficiency of the benzenic AHBA genes. This is the first report on the AHBA biosynthetic gene cluster in a geldanamycin-producing strain.

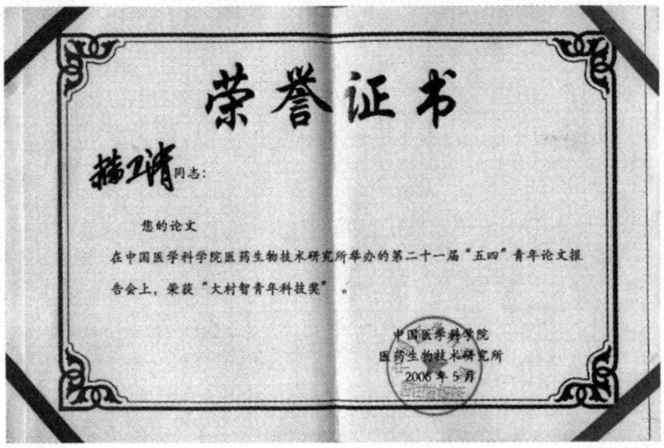
荣誉证书

赫卫清同志：

您的论文

在中国医学科学院医药生物技术研究所举办的第二十一届"五四"青年论文报告会上，荣获"大村智青年科技奖"。

中国医学科学院
医药生物技术研究所
2006年5月

此外，还有在国内外会议上以及论文研究内容被后续工作沿用所发表的有：

1. 赫卫清，李京艳，孙桂芝，刘玉瑛，孙承航，王以光. 反相高效液相谱型分析检测吸水链霉菌 17997 变株发酵新产物. 2005 年第 10 届抗生素年会论文摘要 p414

2. Weiqing He, Qunjie Gao, Yu Du, Guandong Shang, Guizhi Sun, Jingyan Li, Chenghang Sun, YiguangWang. Studies on the biosynthetic gene clusters in a geldanamycin producing strain S. hygroscopicus17997. The 5th In-

ternational symposium of Industrial Microbiology and Biotechnology ISIMB Shanghai，2005，Jun，27-29

3. 李京燕，赫卫清，杜煜，武临专，高群杰，孙桂芝，王以光. 吸水链霉菌 17997 基因阻断变株发酵产物的 HPLC 型分析. 中国科协 2005 年学术年会论文集 p451

4. 赫卫清，刘玉瑛，孙桂芝，王以光. 格尔德霉素生物合成基因功能的验证. 生物工程学报，2008，24（7）：1133-1139

5. 赫卫清，周红霞，王红远，高群杰，王以光. 格尔德霉素基因工程高产菌株的构建和培养. 生物工程学报 2008，24（1）：15-20

6. 刘爱明，武临专，王以光，张会图，赫卫清，李永海，张侃. 苯安莎类抗生素的一种早期鉴别方法. 中国抗生素杂志 2008，33（7）：403-406

7. 李京艳，赫卫清，孙桂芝，王以光. 高效液相色谱质谱法测定格尔德霉素基因阻断变株产物. 药物分析杂志 2008，28（5）：670-673

三、高慧英（1999~2002 年硕士生）

该生系受华北制药集团新药研发中心贺秉坤所长之委托代培的研究生，论文题目“基因阻断技术鉴定 Streptomyces hydroscopicus17997 中 geldamycin 生物合成相关基因”，其内容属于 973 课题。研究结果发表在《生物工程学报》。

论文题目

基因阻断技术鉴定 *Streptomyces hygroscopicus* 17997 中 geldanamycin 生物合成相关基因

研究生姓名： 高慧英
导师： 王以光教授
学科专业： 微生物与生化药学
研究方向： 抗生素生物合成分子生物学
入学时间： 1999 年 9 月
所在院所： 医药生物技术研究所

19 卷 4 期 2003 年 7 月 生物工程学报 Chinese Journal of Biotechnology Vol. 19 No. 4 July 2003

吸水链霉菌 *Streptomyces hygroscopicus* 17997 中噬菌体基因转移系统的建立及其应用

高慧英 王以光* 高群杰 尚广东 孙桂芝 杨 樱
（中国医学科学院中国协和医科大学医药生物技术研究所，北京 100050）

摘 要 由吸水链霉菌 *Streptomyces hygroscopicus* 17997 产生的格尔德霉素 geldanamycin（GA）属安莎类抗生素，具有良好的抗肿瘤和抗病毒活性. 本文应用链霉菌温和噬菌体 ΦC31 衍生的 KC515 载体，在吸水链霉菌 *S. hygroscopicus* 17997 中建立并优化了 *S. hygroscopicus* 17997 的基因转染体系. 利用所建立的基因转染体系，以基因阻断技术从 *S. hygroscopicus* 17997 基因文库含有多组 PKS 基因柯斯质粒中，鉴定了与 GA PKS 生物合成相关基因的柯斯质粒，该工作为 GA 生物合成基因簇的克隆奠定了基础.

绿脓杆菌耐药机制的研究

一、王秋菊（1994~1996 年硕士生）

论文题目：绿脓杆菌耐 β-内酰胺酶基因的克隆及其应用，其内容属于国家自然科学基金项目“绿脓杆菌耐 β-内酰胺类抗生素的机制及治疗对策的研究”。研究内容 1997 年发表在《中国抗生素杂志》。

论文题目：

绿脓杆菌β-内酰胺酶基因的克隆及其应用

研究生姓名	王秋菊
导师姓名	王以光教授
学科专业	微生物药学
入学时间	一九九四年九月
所在院所	医药生物技术研究所

一九九七年五月

中国抗生素杂志 1997年 6月第 22卷第 3期 · 161·

论　著

铜绿假单胞菌中β-内酰胺酶基因的克隆及其应用

王以光* 王秋菊 宋建新** 程巧梅
（中国医学科学院 / 中国协和医科大学 医药生物技术研究所，北京 100050）

摘　要　从北京医院临床分离的铜绿假单胞菌，经药敏试验确证对头孢唑林（CEZ）及氨苄西林（ABPC）耐药的菌株 69株中，提取总 DNA，分别用 BamHI 和 Sau3AI 部分酶切后，与 BamHI 酶切的载体 pACYC184（CP^R, TC^R, 4.2kb）连接，转化大肠杆菌 HB101，在含氯霉素（CP）50μg/ml和 ABPC 100μg/ml的选择性 LB琼脂平板上筛选，获得了稳定性耐 ABPC的菌落，从中提取质粒 DNA，并经酶切分析，证明是重组质粒 pWW-1，但结构比较复杂，推测有可能铜绿假单胞菌的 DNA在大肠杆菌中发生了重排。将 pWW-1重新转化大肠杆菌 HB101，以 CP、ABPC筛选转化子，从中提取质粒 DNA，得到重组质粒 pWW-2，经酶切分析确定 pWW-2的分子量为 5.1kb，外源片段约 0.9kb，推测其中含编码β-内酰胺酶的基因。以 pACYC184为探针进行 Southern分子杂交，证明 pWW-2确实为来源于 pACYC184的重组质粒。利用克隆的含有铜绿假单胞菌β-内酰胺酶基因的大肠杆菌 PSAE作为指示菌，建立了微生物来源的β-内酰胺酶抑制剂抗菌物质筛选模型，利用该指示菌筛选的具抗菌活性的物质，大部分具抗铜绿假单胞菌的性能。

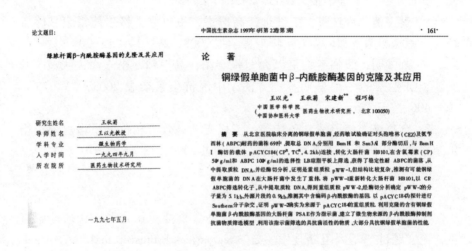

此外，在会议上发表交流的论文有：

王秋菊，王以光，缪竞智．绿脓杆菌中 β-内酰胺酶基因探针的建立．β-内酰胺类抗生素科研与临床应用研讨会论文摘要集 1995，p2

二、程巧梅（1995~1998 年博士生，现在美国波斯顿工作）

论文题目：绿脓杆菌外膜蛋白与耐药性关系及其基因的克隆与应用研究，其内容属于国家自然科学基金项目“绿脓杆菌耐 β-内酰胺类抗生素的机制及治疗对策的研究”。研究内容发表在《中国抗生素杂志》。

论文题目

绿脓杆菌外膜蛋白与耐药性关系及其基因的克隆与应用研究

研究生姓名　程巧梅

导师姓名　王以光教授

学科专业　微生物药学

入学时间　一九九五年八月

所在院所　医药生物技术研究所

一九九八年五月

· 442 ·　　中国抗生素杂志 1997年 12月第 22卷第 6期

铜绿假单胞菌临床分离株中外膜蛋白与耐药性的关系研究*

程巧梅**　王以光　高美英***

(中国医学科学院 / 中国协和医科大学 医药生物技术研究所，　北京 100050

*** 同济医科大学附属同济医院，　武汉 430050)

摘　要　通过对铜绿假单胞菌临床分离株的诱变，采用亚胺培南/西司他丁（1∶1，商品名泰能）浓度梯度平皿筛选与液体筛选相结合得到泰能耐药菌株 715/R，715/R（对泰能的 MIC 为 64μg/ml），连续传 20代其耐药性保持稳定；对其测定了对泰能的外膜通透性，并与原泰能敏感菌株作了比较；我们还对它们的膜蛋白进行了 SDS-PAGE分析。结果表明：铜绿假单胞菌对泰能的耐药性与外膜蛋白缺失引起的外膜通透率的降低有一定相关性。

中国抗生素杂志 1997年 4月第 22卷第 2期　　· 99 ·

检测铜绿假单胞菌临床分离株外膜通透性的方法*

程巧梅　宋建新**　王以光　高美英**

(中国协和医科大学　中国医学科学院医药生物技术研究所，　北京 100050;

** 同济医科大学同济医院，　武汉 430030)

摘　要　建立了一种简易可行的测定铜绿假单胞菌对药物外膜通透性的方法，在此基础上，对临床分离的耐β-内酰胺类抗生素(至少耐 1种β-内酰胺类抗生素)的铜绿假单胞菌测定了对头孢唑林及亚胺培南/西司他丁的外膜通透性，结果表明：在测试的 10株菌株中对头孢唑林的通透率为 100%的有 7株，占 6.93%；而在测试的 32株菌株中对亚胺培南/西司他丁的通透率为 100%的有 7株，占 21.87%，10株对头孢唑林敏感的大肠杆菌均显示良好的外膜通透性。并对建立的方法进行了讨论。

临床内科杂志 1998 年第 15 卷第 5 期　　· 267 ·

β-内酰胺类抗生素通透力和抗菌活性的测定及其临床研究

宋建新　高美英　程巧梅　王以光

摘要　用改良微生物法测定 5 种抗生素通过 30 株铜绿假单胞菌外膜的通透率并检测其 MIC 及观察临床疗效。结果头孢唑林、哌拉西林、头孢哌酮、头孢他定和亚安培南的通透率依次为 18.75%、53.12%、35.75%、38.90%和 40.92%。耐药率为 100%、40.0%、26.7%、23.3%和 13.3%。结果表明β-内酰胺类抗生素通过铜绿假单胞菌外膜的通透率偏低，但与其抗菌活性及临床疗效呈一定正相关。

关键词　β-内酰胺类抗生素　　微生物抗药性

由于抗生素的大量而且不当使用造成临床上细菌耐药率不断升高，铜绿假单胞菌对β-内酰胺类抗生素的耐药引起广泛关注。研究表明，β-内酰胺类抗生素的抗菌活性与其透过细菌细胞膜的能力密切相关。为此，我们检测了β-内酰胺类抗生素中的 5 种常用药物透过铜绿假单胞菌的通透率，并对其抗菌活性及临床疗效进行了相应观察，现报道如下。

浮于缓冲液中，加入一定浓度抗生素溶液，取 0 分钟和 30 分钟样品，采用杯碟法检测上清中抗生素浓度。以 0 分钟样品测得的量作为起始浓度，以细菌细胞对抗生素的吸收率代表通透率。具体步骤见参考文献[1]。

结　果

其论文经盲评，获得复旦大学谈家桢基金九源奖学金叁等奖。

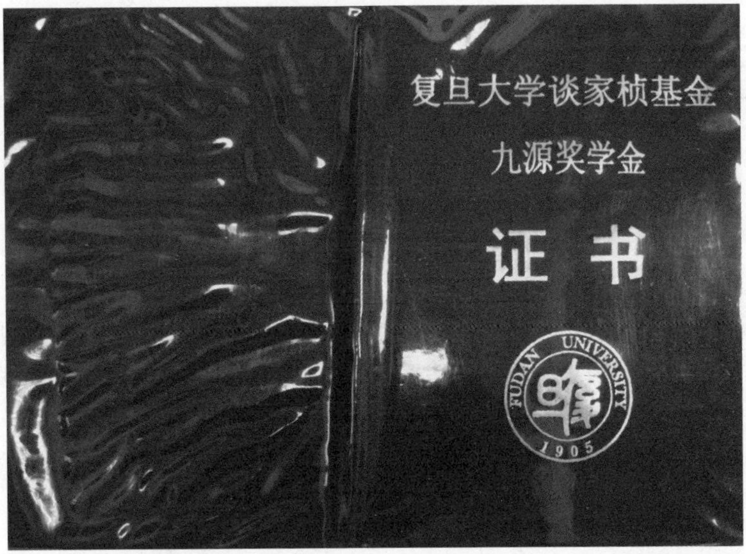

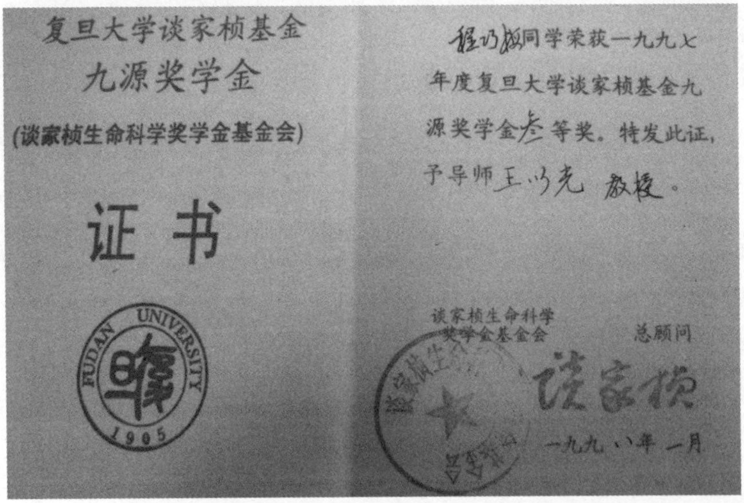

复旦大学谈家桢基金

九源奖学金

(谈家桢生命科学奖学金基金会)

证书

FUDAN UNIVERSITY 1905

程[illegible]同学荣获一九九七年度复旦大学谈家桢基金九源奖学金叁等奖。特发此证，予导师王[illegible]克教授。

谈家桢生命科学奖学金基金会 总顾问

谈家桢

一九九八年一月

该项研究受到了临床单位的重视，同济医学院高美英大夫主动联系要求合作，随后共同申请了国家自然科学基金，并共同完成了论文在《华中科技大学学报》（医学英、德文版）上发表。

Journal of Huazhong University of Science and Technology [Med Sci]
华中科技大学学报［医学（英德文）版］ 22 (4): 339-342, 2002 339

The Mechanism of Resistance of Pseudomonas Aeruginosa to β-lactam Antibiotics and Clinical Significance*

SONG Jianxin (宋建新)[1], RUAN Qiurong (阮秋蓉)[2], QI Junying (齐俊英)[1],
GAO Meiying (高美英)[1], WANG Yiguang (王以光)[3]
[1] *Department of Infectious Diseases, Tongji Hospital, Tongji Medical College, Huazhong University of Science and Technology, Wuhan 430030*
[2] *Department of Pathology, School of Basic Medical Sciences, Tongji Medical College, Huazhong University of Science and Technology, Wuhan 430030*
[3] *Institute of Medicinal Biotechnology, Peking Union of Medical College and Chinese Academy of Medical Sciences, Beijing 100050*

Summary To study the resistant mechanism and clinical significance of pseudomonas aeruginosa to β-lactam antibiotics, the outer membrane permeability rate of 30 P. aeruginosa strains to 5 β-lactam antibiotics was measured and their production of β-lactamase and the β-lactamase genes they carried detected. Furthermore, the relationship between the permeability, β-lactamase and the clinical effects of β-lactam antibiotics was observed. By using ^{14}C-penicillin and liquid-scintillant isotope assay, the affinity of penicillin binding proteins (PBPs) was measured and their roles in the resistant mechanism studied. It was revealed that the permeability rate was higher in sensitive strains than in resistant ones ($P < 0.05$). All strains harbored 1-4 β-lactamase genes and produced β-lactamase. Higher permeability rate and higher degree of stability to β-lactamase indicated better clinical therapeutic effects. The affinity of PBPs changed little without regard to the permeability and β-lactamase. These results suggested that the permeability of outer membrane and β-lactamase, but not PBPs, played important roles in the resistant mechanism of P. aeruginosa to β-lactam antibiotics and affected the clinical therapeutic effectiveness of some patients.

Key words Pseudomonas aeruginosa; β-lactamase; antibiotics; outer membrane

* This project was supported by a grant from Natural Sciences Foundation of China (No. 39570846).

开源性研究

格尔德霉素生物合成衍生物的研究

发现新的抗生素是我们的研究目标，在格尔德霉素生物合成研究过程中，发现其核心基团3-氨基-5-羟基苯甲酸（AHBA）合酶基因，在安莎类抗生素产生菌中高度保守，这一特点有可能用于寻找新的安莎类化合物，为此，在相关研究生培养中，包含了这项研究内容。

一、刘爱明（2006~2008年硕士生，与沈阳药科大学联合培养）

论文题目：安莎类抗生素产生菌分子生物学筛选及其化学结构早期鉴别的研究，其研究结果发表在《中国抗生素杂志》。

中国抗生素杂志 2008年7月第33卷第7期 ·403·

文章编号：1001-8689(2008)07-0403-04

苯安莎类抗生素的一种早期鉴别方法

刘爱明[1,2] 武临专[2*] 王以光[2] 张会图[2] 赫卫清[2] 李永海[2] 张侃[2]
(1 沈阳药科大学，沈阳 110016;
2 卫生部抗生素生物工程重点实验室，
中国医学科学院医药生物技术研究所，北京 100050)

摘要： 目的 建立一种对苯安莎类抗生素特异的颜色反应早期鉴别方法。方法 根据碱性处理苯安莎类抗生素，使其安莎链与苯环连接的酰胺键开裂后化合物呈紫色的原理，建立了将发酵液粗提品进行薄层色谱层析后采用 2.0mol/L NaOH溶液喷涂显色的早期鉴别方法；以格尔德霉素为例，在硅胶板上的检测灵敏度为 4μg 结论 采用该颜色鉴别反应方法：①对两株确证为新的格尔德霉素产生菌 *Streptomyces* sp. 4-4以及 *Streptomyces* sp. 3-57进行了佐证；②对吸水链霉菌 *Streptomyces hygroscopicus* 17997的一株格尔德霉素生物合成后修饰基因阻断变株 CT-1中产生的格尔德霉素前体物及其类似物，在硅胶板上进行了快速定位和初步鉴别

沈阳药科大学硕士学位论文

安莎类抗生素产生菌分子生物学筛选
及其化学结构早期鉴别的研究

研究生姓名： 刘爱明
所学专业： 微生物与生化药学
指导教师： 夏焕章 教授
王以光 研究员

2008年6月

·24· 中国抗生素杂志 2009年1月第34卷第1期

文章编号：1001-8689(2009)01-0024-06

Streptomyces sp. 4353中3-氨基-5-羟基-苯甲酸（AHBA）合酶基因的克隆及其在大肠埃希菌中的表达

武临专[1] 刘爱明[1,2] 马春燕[1,2] 韩锋[1,2] 张会图[1] 高群杰[1] 王以光[1,*]
（1 中国医学科学院 中国协和医科大学 医药生物技术研究所，卫生部抗生素生物工程重点实验室，北京 100050；
2 沈阳药科大学，沈阳 110016）

摘要： 目的 克隆 *Streptomyces* sp. 4353 中的 3-氨基-5-羟基-苯甲酸（AHBA）合酶基因，并将其在大肠埃希菌中表达。方法 参与 AHBA 生物合成的 5 个基因，即氨基奎尼酸脱水酶基因、氨基奎尼酸/莽草酸脱氢酶基因、AHBA 合酶基因、氧化还原酶基因和磷酸酶基因通常连锁，形成一个 AHBA 生物合成基因簇。本文通过分析、比较已知 AHBA 生物合成基因簇的基因组织结构特点和序列保守性，设计引物，以 *Streptomyces* sp. 4353 的总 DNA 为模板，在已知 737bp AHBA 合酶基因部分序列的基础上，通过 PCR 扩增其上、下游 DNA 序列，克隆至 pMD18-T 载体上，测序、拼接并进行生物信息学分析。以 pET24a(+)为表达载体，对克隆得到的 AHBA 合酶基因在大肠埃希菌 BL21-Codon Plus(DE3)-RIL 中进行表达和 SDS-PAGE 检测。结果 从 *Streptomyces* sp. 4353 中得到了一段 2872bp 大小的 DNA 片段(NCBI GenBank 接受号 EU734184)，其中含有 AHBA 生物合成基因簇中的 AHBA 合酶基因、氧化还原酶基因和磷酸酶基因(部分)；AHBA 合酶基因在大肠埃希菌中得到了成功表达，在 SDS-PAGE 上可见到清晰的、与预计大小(42.7ku)一致的蛋白表达特异条带。结论 *Streptomyces* sp. 4353 中的 AHBA 合酶基因的克隆以及在大肠埃希菌中的表达为进一步研究该基因的功能奠定了基础。本研究克隆得到的 2872bp DNA 片段还有可能用于 AHBA 的杂合/异源生物合成，以及安莎类抗生素的组合生物合成。

其他还有：

张会图，刘爱明，武临专，孙桂芝，韩锋，高群杰，张玉琴，王以光. AIIBA 合酶基因的筛选与放线菌素 D 产生菌的发现. 中国抗生素杂志 2009，34（1）：30

二、韩锋（2003~2004 年硕士生）

论文部分内容与 AHBA 基因保守性的分析有关。其部分研究结果在 2000 年全国药学会学术年会（昆明，7，19~21）上报告，其命题为“利用 3-氨基-5-羟基苯甲酸（AHBA）合酶基因保守序列发现潜在的生物合成基因簇”，获得一等奖。

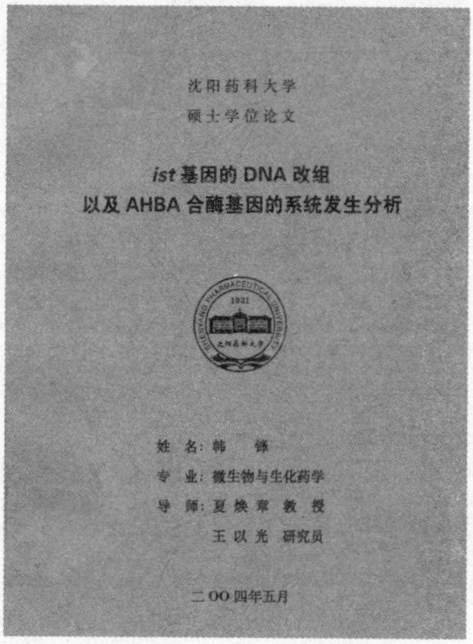

沈阳药科大学
硕士学位论文

ist 基因的 DNA 改组
以及 AHBA 合酶基因的系统发生分析

姓　名：韩　锋
专　业：微生物与生化药学
导　师：夏焕章　教授
　　　　王以光　研究员

二OO四年五月

其他还有：

1. 张会图，刘爱明，武临专，孙桂芝，韩锋，高群杰，张玉琴，王以光＊. AHBA 合酶基因的筛选与放线菌素 D 产生菌的发现. 中国抗生素杂志 2009，34（1）：30

2. 武临专，刘爱明，马春燕，韩锋，张会图，高群杰，王以光. Streptomyces sp. 4353 中 3-氨基-5-羟基-苯甲酸（AHBA）合酶基因的克隆及其在大肠杆菌中的表达. 中国抗生素杂志 2009，34（1）：24-29

三、张会图（2005~2008 年博士生）

论文题目：以 AHBA 为靶标，从放线菌中 PCR 筛选与其相关化合物产生菌的可行性研究，其研究结果发表在《中国抗生素杂志》和《 J of Appl Microbiology》杂志。

博 士 学 位 论 文

以 AHBA 合酶基因为靶标从放线菌中 PCR 筛选与其相关化合物产生菌的可行性研究

所　　院 ： 医药生物技术研究所
姓　　名 ： 张会图
指导教师： 王以光 张月琴
导师小组：
学科专业： 微生物与生化药学
研究方向： 微生物代谢及药物筛选
完成日期： 2008 年 5 月 26 日

· 396 ·　　中国抗生素杂志 2008 年 7 月第 33 卷第 7 期

微生物药物筛选　　文章编号: 1001-8689(2008)07-0396-07

Molecular screening of potential ansamycin producers from actinomycetes

Wu Lin-zhuan, Zhang Hui-tu, Han Feng, Gao Qun-jie, Sun Gui-zhi and Wang Yi-guang
(Key Laboratory of Biotechnology of Antibiotics, Ministry of Health; Institute of Medicinal Biotechnology, CAMS & PUMC, Beijing 100050)

ABSTRACT 3-amino-5-hydroxybenzoic acid (AHBA) is the specific starter unit for all ansamycin biosynthesis. AHBA synthase is the unique terminal enzyme converting 5-amino-3-dehydro-5-deoxyshikimate into AHBA in the aminoshikimate pathway specifically for AHBA biosynthesis. AHBA synthase gene could be used as a specific and easy-detected gene-marker of ansamycin producing potential of actinomycetes. Multi-alignment of known AHBA synthases involved in ansamycin biosynthesis indicated that AHBA synthases are highly conserved. In this paper, a pair of oligonucleotides was designed successfully for PCR amplification/detection specifically of the 755bp portion of the AHBA synthase genes from unspecified actinomycetes strains. Using this pair of oligonucleotides, a high-throughput PCR screening method for potential ansamycin producers from actinomycetes strains was established. Of the 1900 unspecified soil-isolated strains screened, 33 strains contained AHBA synthase gene. These strains were likely to be potential ansamycin producing strains.

· 30 ·　　中国抗生素杂志 2009 年 1 月第 34 卷第 1 期

文章编号: 1001-8689(2009)01-0030-04

AHBA 合酶基因的筛选与放线菌素 D 产生菌的发现

张会图　刘爱明　武临专　孙桂芝　韩锋　高群杰　张玉琴　王以光*
(中国医学科学院　中国协和医科大学　医药生物技术研究所，卫生部抗生素生物工程重点实验室，北京 100050)

摘要： 根据 3,5-AHBA 合酶基因序列的保守性所设计的简并引物，通过 PCR 的方法，从 20 株未知产物放线菌菌株中，获得两个 AHBA 合酶基因阳性菌株（*S. violaceusniger* 4353 和 *Streptomyces rochei* 4088）。同源性分析显示，克隆到的 3,5-AHBA 合酶与已知的 3,5-AHBA 合酶蛋白序列有一定的同源性（86%～87%）。对其中一株阳性菌株 4353（*S. violaceusniger* 4353）的发酵活性产物进行了化学分离纯化和 TLC、HPLC-UV、MS、^{1}H-NMR 和 ^{13}C-NMR 等分析结构鉴定，表明其发酵产生的一个活性成分为放线菌素 D。基因单交换阻断实验结果证明，4353 菌株所产生的放线菌素 D 确实与 3,5-AHBA 合酶基因相关。本文对获得这一结果的可能原因进行了讨论。

Journal of Applied Microbiology ISSN 1364-5072

ORIGINAL ARTICLE

PCR screening of 3-amino-5-hydroxybenzoic acid synthase gene leads to identification of ansamycins and AHBA-related antibiotic producers in Actinomycetes

Z. Huitu[1], W. Linzhuan[1], L. Aiming[2], S. Guizhi[1], H. Feng[2], L. Qiuping[1], W. Yuzhen[1], X. Huanzhang[2], G. Qunjie[1] and W. Yiguang[1]
1 Key Lab of Biotechnology of Antibiotics, Ministry of Health, Institute of Medicinal Biotechnology, CAMS & PUMC, Beijing, China
2 Shenyang Pharmaceutical University, Shenyang, China

其他还有：

1. 刘爱明，武临专，王以光，张会图，赫卫清，李永海，张侃. 苯安莎类抗生素的一种早期鉴别方法. 中国抗生素杂志 2008，33（7）：

403-406

2. 武临专，刘爱明，马春燕，韩锋，张会图，高群杰，王以光. Streptomyces sp. 4353 中 3-氨基-5-羟基-苯甲酸（AHBA）合酶基因的克隆及其在大肠杆菌中的表达. 中国抗生素杂志 2009，34（1）：24-29

3. 王广林，张会图，张金池，王以光. Red/ET 重组 AHBA 生物合成基因簇打靶载体的构建与鉴定. 安徽师范大学学报 2009，32（6）：569-574

四、王广林（2008~2011 年博士生与南京林业大学联合培养）

论文题目：基于保守性 AHBA 基因簇的安莎类抗生素筛选。研究结果发表在《安徽师范大学学报》、《生物学杂志》和《J of Appl Microbiology》杂志。

第 32 卷 6 期 2009年11月
安徽师范大学学报(自然科学版
Journal of Anhui Nomal University (Natural Science
Vol. 32 No. 6 Nov. 2009

Red/ET 重组 AHBA 生物合成基因簇打靶载体的构建与鉴定

王广林[1,3]，张会图[2]，张金池[1]，王以光[2]

(1. 南京林业大学 森林资源与环境学院, 江苏 南京 210039; 2. 中国协和医科大学 医药生物技术研究所, 北京 100050; 3. 皖西学院 化学与生命科学系, 安徽 六安 237012

摘　要：为确定 3-氨基-5-羟基-苯甲酸(AHBA 生物合成基因簇在链霉菌中与次生代谢产物的关系，运用 PCR 技术，从 33 株 AHBA 合酶基因阳性菌株扩增与 AHBA 生物合成基因簇中编码 AHBA 合酶(A 、氧化还原酶(O 、磷酸化酶(P 基因，获得 24 株 AOP 基因阳性菌株. 根据靶基因 A 基因下游和 P 基因上游同源序列设计 50 bp 引物，中间插入卡那霉素抗性基因的 DNA 片段，进行 PCR，获得外源 DNA 片段. 经过电转化，将外源 DNA 片段和 pKC1139-AOP 重组质粒共转入含重组酶质粒大肠杆菌 HS996/ pSC101-BAD-gba-(Tet . 在 Red 重组酶的作用下，外源 DNA 片段与重组质粒 pKC1139-AOP 上的 AHBA 基因簇的同源区域重组，构建了 AHBA 基因簇打靶载体. 研究显示了 Red/ ET 重组工作效率高、操作简单、精确的优点，可大大缩短构建打靶载体的时间.

第29卷第1期 生物学杂志 Vol.29 No.1
2012年2月 JOURNAL OF BIOLOGY Feb, 2012

doi:10.3969/j.issn.2095-1736.2012.01.001

Sterptomyces rochei 4089的L基因阻断变株的构建及功能研究

王广林[1,2]，张金池[1]，王 群[1]，王以光[3]
（1. 南京林业大学森林资源与环境学院，江苏 南京210039；2. 皖西学院生物与制药工程系，安徽 六安237012；3. 中国医学科学院医药生物技术研究所，北京100050）

摘 要：选用同源重组技术破坏了一株格尔德霉素产生菌 *Sterptomyces rochei* 4089的*L*基因，该基因编码氧化还原酶。以 *Sterptomyces rochei* 4089基因组总DNA为模板，PCR扩增AHBA-*KLM*基因簇，采取Red/ET重组技术，构建*L*基因阻断质粒pKC1139-*KLM*-Km[R]。采用大肠杆菌与链霉菌的结合转移将阻断质粒含AHBA-*KLM*基因簇和Kan表达单元的3.0 kb线性片段转化 *Sterptomyces rochei* 4089菌株，在卡纳霉素的平板上筛选卡纳霉素抗性转化子，经PCR检测分离到*L*基因阻断突变菌株。对原、变株的发酵液进行TLC和HPLC分析显示，*Sterptomyces rochei* 4089基因组中的*L*基因失活后，导致该菌株不能合成安莎类抗生素格尔德霉素。通过阻断*L*基因，为筛查这类放线菌产生安莎类抗生素提供了明确的组分指示作用。

密 级 GK 学 号 2079026

南 京 林 业 大 学

研 究 生 博 士 学 位 论 文

论文题目：基于保守性AHBA基因簇的安莎类抗生素筛选

专　　业：生态学

研究方向：应用生态学

导　　师：王以光 教授

张金池 教授

新型纤溶酶的筛选及研究

一、王骏（1994~1997年博士生）

为了开发利用链霉菌的微生物药用资源，我们自己建立了从链霉菌发酵产物筛选纤溶酶的模型，其论文题目“链霉菌产生的新型纤溶酶的纯化、性质和基因克隆的研究以及溶栓机制的初步探讨”，这是我们首次从链霉菌筛选到的第一个具纤溶酶活性的SW1。对其研究的结果申请并获得了中国发明专利（ZL97112149.4），研究结果发表在《药学学报》和《生物工程学报》（中、英文版）。研究论文1997年在研究所“五四”青年论文报告上被评为日本北里研究所“大村智（Satoshi Omura）教授青年科研奖”，并受到大村智教授的接见。

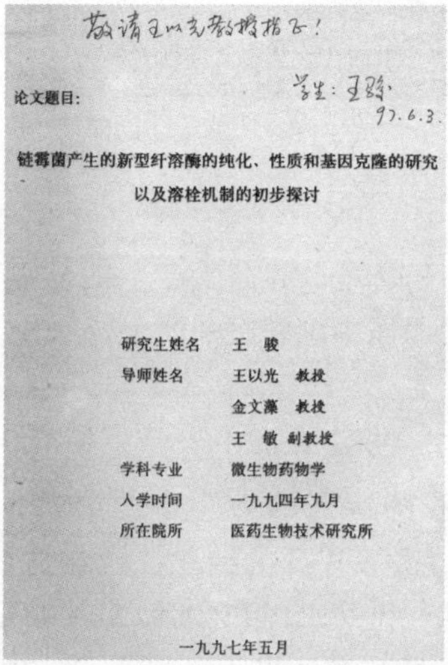

敬请王以光教授指正！

论文题目： 学生：王骏 97.6.3.

链霉菌产生的新型纤溶酶的纯化、性质和基因克隆的研究以及溶栓机制的初步探讨

研究生姓名	王　骏
导师姓名	王以光　教授
	金文藻　教授
	王　敏　副教授
学科专业	微生物药物学
入学时间	一九九四年九月
所在院所	医药生物技术研究所

一九九七年五月

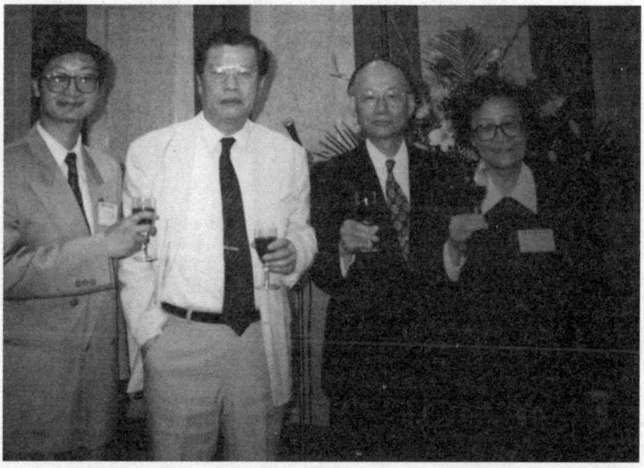

左起：王骏　卢圣栋教授（医科院副院长）大村智教授　王以光

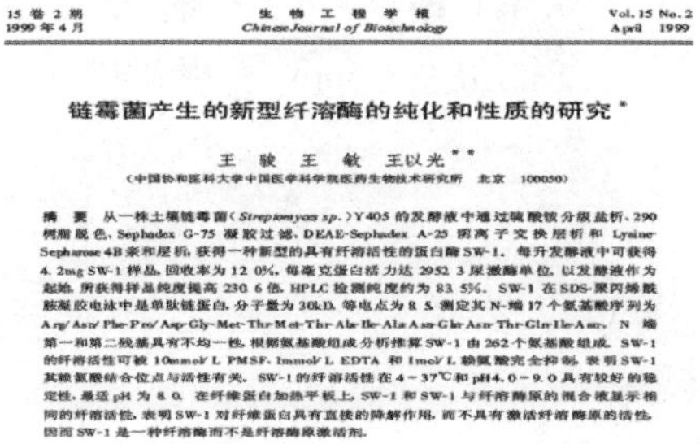

15 卷 2 期 1999 年 4 月　生物工程学报 Chinese Journal of Biotechnology　Vol. 15 No. 2 April 1999

链霉菌产生的新型纤溶酶的纯化和性质的研究*

王　骏　王　敏　王以光**

（中国协和医科大学中国医学科学院医药生物技术研究所　北京　100050）

摘　要　从一株土壤链霉菌（*Streptomyces sp.*）Y405 的发酵液中通过硫酸铵分级盐析、290 树脂脱色、Sephadex G-75 凝胶过滤、DEAE-Sephadex A-25 阴离子交换层析和 Lysine-Sepharose 4B 亲和层析，获得一种新型的具有纤溶活性的蛋白酶 SW-1。每升发酵液中可获得 4.2mg SW-1 样品，回收率为 12.0%，每毫克蛋白活力达 2952.3 尿激酶单位，以发酵液作为起始，所获得样品纯度提高 230.6 倍，HPLC 检测纯度约为 83.5%。SW-1 在 SDS-聚丙烯酰胺凝胶电泳中是单肽链蛋白，分子量为 30kD，等电点为 8.5。测定其 N-端 17 个氨基酸序列为 Arg/Asn/Phe-Pro/Asp-Gly-Met-Thr-Met-Thr-Ala-Ile-Ala-Asn-Gln-Asn-Thr-Gln-Ile-Asn。N 端第一和第二残基具有不均一性。根据氨基酸组成分析推算 SW-1 由 262 个氨基酸组成。SW-1 的纤溶活性可被 10mmol/L PMSF、1mmol/L EDTA 和 1mol/L 赖氨酸完全抑制，表明 SW-1 其赖氨酸结合位点与活性有关。SW-1 的纤溶活性在 4～37℃和 pH4.0～9.0 具有较好的稳定性，最适 pH 为 8.0。在纤维蛋白加热平板上，SW-1 和 SW-1 与纤溶酶原的混合液显示相同的纤溶活性，表明 SW-1 对纤维蛋白具有直接的降解作用，而不具有激活纤溶酶原的活性，因而 SW-1 是一种纤溶酶而不是纤溶酶原激活剂。

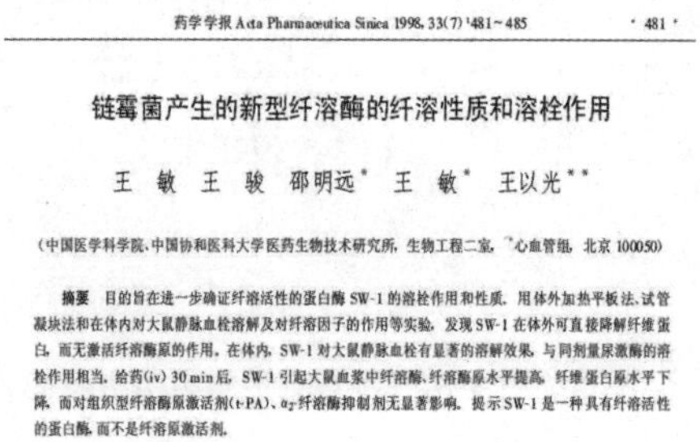

药学学报 Acta Pharmaceutica Sinica 1998, 33(7): 481～485　· 481 ·

链霉菌产生的新型纤溶酶的纤溶性质和溶栓作用

王　敏　王　骏　邵明远*　王　敏*　王以光**

（中国医学科学院、中国协和医科大学医药生物技术研究所，生物工程二室，*心血管组，北京 100050）

摘要　目的旨在进一步确证纤溶活性的蛋白酶 SW-1 的溶栓作用和性质。用体外加热平板法、试管凝块法和在体内对大鼠静脉血栓溶解及对纤溶因子的作用等实验，发现 SW-1 在体外可直接降解纤维蛋白，而无激活纤溶酶原的作用。在体内，SW-1 对大鼠静脉血栓有显著的溶解效果，与同剂量尿激酶的溶栓作用相当。给药(iv) 30 min 后，SW-1 引起大鼠血浆中纤溶酶、纤溶酶原水平提高，纤维蛋白原水平下降，而对组织型纤溶酶原激活剂(t-PA)、α_2-纤溶酶抑制剂无显著影响。提示 SW-1 是一种具有纤溶活性的蛋白酶，而不是纤溶原激活剂。

此外还有：王骏，王以光. 链霉菌产生的新型纤溶酶原激活剂（str-PA）的分离与纯化. 第二届中国新医药博士论坛论文集 1996，10，p115

二、武临专（1997~2002 年博士生）

纤溶酶 CGW-3 是我筛选到的另一个纤溶酶，本论文题目：链霉菌 C-3662 产生的纤溶蛋白酶 CGW-3 的纯化、理化性质及药效学，其研究结果申请并获得中国发明专利（ZL01136006.2）。初步药效及毒副作用研究表明，CGW-3 可望具有被开发的潜力。论文发表在《北京大学学报》和《中国生物化学》、《分子生物学报》以及《微生物学报》。

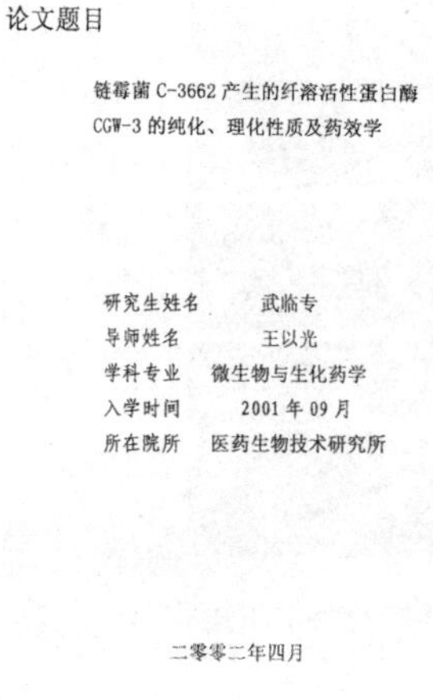

论文题目

链霉菌 C-3662 产生的纤溶活性蛋白酶 CGW-3 的纯化、理化性质及药效学

研究生姓名　武临专
导师姓名　王以光
学科专业　微生物与生化药学
入学时间　2001 年 09 月
所在院所　医药生物技术研究所

二零零二年四月

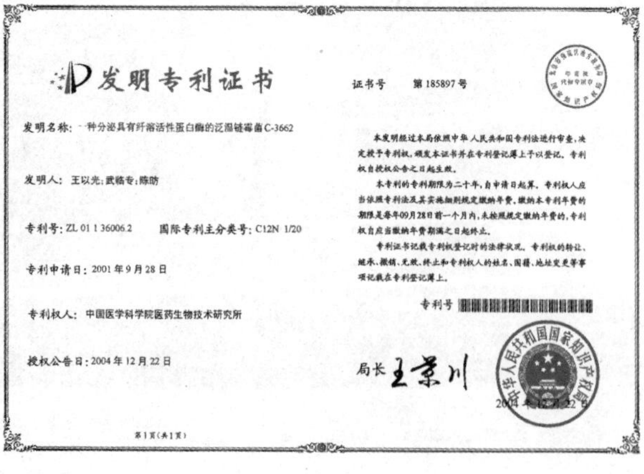

发明专利证书　　证书号　第 185897 号

发明名称：一种分泌具有纤溶活性蛋白酶的泛温链霉菌 C-3662

发明人：王以光；武临专；陈昉

专利号：ZL 01 1 36006.2　国际专利主分类号：C12N 1/20

专利申请日：2001 年 9 月 28 日

专利权人：中国医学科学院医药生物技术研究所

授权公告日：2004 年 12 月 22 日

本发明经过本局依照中华人民共和国专利法进行审查，决定授予专利权，颁发本证书并在专利登记簿上予以登记。专利权自授权公告之日起生效。

本专利的专利期限为二十年，自申请日起算。专利权人应当依照专利法及其实施细则规定缴纳年费。缴纳本专利年费的期限是每年09月28日前一个月内。未按照规定缴纳年费的，专利权自应当缴纳年费期满之日起终止。

专利证书记载专利权登记时的法律状况。专利权的转让、继承、撤销、无效、终止和专利权人的姓名、国籍、地址变更等事项记载在专利登记簿上。

专利号

局长 王景川

2004 年 12 月 22 日

第 1 页（共 1 页）

北京大学学报（医学版）
JOURNAL OF PEKING UNIVERSITY(HEALTH SCIENCES)　Vol.33　No.3　June 2001　·285·

链霉菌产生的纤溶活性蛋白酶 Cgw-3 的初步药效学

ISSN 1007-7626　中国生物化学与分子生物学报　2001年2月
CN 11-3870/Q　Chinese Journal of Biochemistry and Molecular Biology

链霉菌 C-3662产生的纤溶活性蛋白酶的纯化与理化性质

武临专，王以光*
(中国医学科学院中国协和医科大学，医药生物技术研究所，北京　100050)

摘要　从链霉菌 C-3662发酵上清液中，通过硫酸铵沉淀，CM-Sepharose Fast Flow和 Phenyl-Sepharose Fast Flow等层析色谱，分离纯化得到了具有纤溶活性的蛋白酶 CGW-3，反向 HPLC鉴定纯度为 96%；每立升发酵上清液可得到 8 mg纯品，活性回收率 46%，CGW-3为一单肽链蛋白，分子量 22 721，对丝氨酸蛋白酶抑制剂 PMSF敏感，对 EDTA不敏感；其 N端 15 个氨基酸的顺序为 VVGGTRAAQGEFPFM，与微生物来源的胰蛋白酶类丝氨酸蛋白酶有较高的同源性。CGW-3的等电点 pI 9.0，纤溶活性的最适 pH为 7.5~8.0，对温度比较敏感。CGW-3不仅具有直接降解纤维蛋白作用，而且能够激活纤溶酶原。

42卷　5期　微　生　物　学　报　Vol.42　No.5
2002年10月　*Acta Microbiologica Sinica*　October　2002

一种产生纤溶酶的链霉菌 C－3662 的鉴定及发酵研究

武临专　陈　昉　王以光*
（中国医学科学院中国协和医科大学　医药生物技术研究所　北京　100050）
黄　英　刘志恒
（中国科学院微生物研究所　北京　100080）

摘　要：对一株从土壤中分离的纤溶酶产生菌链霉菌 C－3662 的形态、培养、生理生化和化学分类特征进行了研究，发现其与泛温链霉菌（*Streptomyces eurythermus* Corbaz *et al*. 1968）的特征很相符。通过对链霉菌 C－3662 的 16S rDNA 序列进行测定与比对，发现它与泛温链霉菌的 16S rDNA 序列也有高达 98.19% 的同源性。根据多相分类原则，认为链霉菌 C－3662 属于泛温链霉菌。对链霉菌 C－3662 的发酵培养基组成等的研究表明，合适的发酵培养基中应含有氮源黄豆饼粉 2.0%、碳源淀粉 1.0% 和葡萄糖 2.5% 以及少量的无机盐类如硫酸镁。链霉菌 C-3662 的发酵过程研究表明，纤溶酶是在菌丝体生长停止之后才大量产生。

博士论文在第五届药学青年科技工作者最新科研成果学术交流会上获得论文二等奖。

三、龚勇（1997~2000 年博士生）

论文题目：来源于链霉菌的新型纤溶酶的纯化、特性和基因克隆与表达的研究。本研究采用反向遗传学技术，即从分离蛋白着手，经氨基酸测序以其作为核苷酸探针克隆其基因，然后在异源宿主菌中表达，以发现新的纤溶酶。该研究内容发表在《微生物学报》。

论文题目：

来源于链霉菌的新型纤溶酶的纯化、特性和基因克隆与表达的研究

研究生姓名	龚勇
导师姓名	王以光
学科专业	微生物药学
入学时间	一九九七年九月
所在院所	医药生物技术研究所

二〇〇〇年九月

41卷 2期 微生物学报 Vol.41 No.2
2001年4月 *Acta Microbiologica Sinica* April 2001

一种来源于链霉菌的纤溶酶的纯化及其基因的克隆

龚勇 王以光*
（中国医学科学院 中国协和医科大学 医药生物技术研究所 北京 100050）

摘 要：链霉菌C3662的发酵液上清经80%硫酸铵沉淀，DEAE-Sepharose和CM-Sepharose层析分离后纯化出一种纤溶酶。SDS-PAGE显示为单一的条带，分子量约为30kD。以pIJ699为载体，*S. lividans* TK24为宿主菌，鸟枪法克隆纤溶酶基因，从3000个转化子中挑选到1个具活性转化子，经亚克隆，序列测定得到一个903bp的完整ORF，其GC%为68.33%，密码子第三位GC%为95.6%，符合链霉菌基因的典型特征。与多种蛋白酶具有较高的同源性。

更新知识，发掘潜力，开创师生攻坚的先例

学生毕业走上工作岗位，并不意味着师生之间从此不相往来。我的心愿是，期盼每个学生毕业后都能找到自己美好的归宿。只要有求于老师帮忙的，包括出国推荐、寻找工作、归国创业等，我总是会竭尽全力给予帮助的。譬如人类功能基因的研究，是应毕业后在美国休斯敦大学工作的学子龚利民归国创业的请求，才踏入了自己并不熟悉的技术领域。在这个新的领域培养学生的同时，不断学习新知识，逐步填补新盲区。经过我们坚持不懈克服困难，终于发现了一个人类新基因MR-1并完成了其功能的研究，为以后进一步深入系统的研究创造了十分重要的条件。

一、冯爽（1999~2002年硕士生）

论文题目：应用酵母双杂交系统研究与MR-1相互作用的蛋白及MR-1在大肠杆菌中的表达。MR-1是我领导的课题组与归国学生龚利民共同发现的人类新基因，酵母双杂交技术是第一次在实验室用以初步探讨MR-1可能作用的功能蛋白，在完成论文的过程中与李天伯博士一起克服了诸多困难，初步认为MR-1与肌纤收缩调控相关。

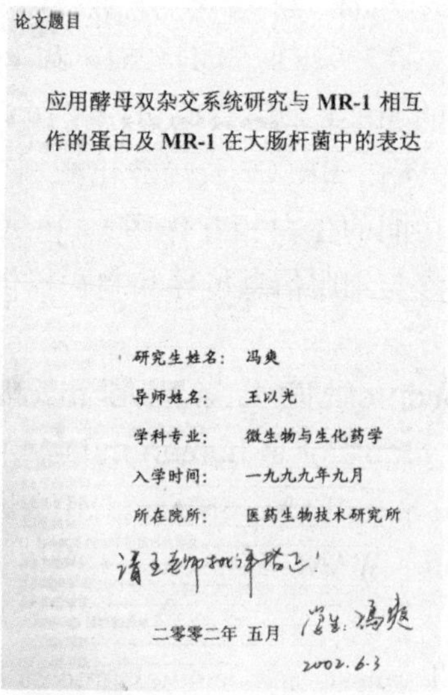
论文题目

应用酵母双杂交系统研究与 MR-1 相互作的蛋白及 MR-1 在大肠杆菌中的表达

研究生姓名：冯爽

导师姓名：王以光

学科专业：微生物与生化药学

入学时间：一九九九年九月

所在院所：医药生物技术研究所

请王老师批评指正！

二零零二年 五月 学生：冯爽

2002.6.3

其研究结果发表在《中国生物工程杂志》（增刊）以及国际会议“New Horizons in the post genomics Era，May 20～22，2004，Beijing，China Session one：Gene expression and RNA technology”上。

应用酵母双杂交及体外结合试验研究参与肌肉收缩调控的新基因 MR-1*

李天伯　冯爽[1]胡洋　杨炜曦　王以光 龚利民

摘要：探寻人骨骼肌中存在的新基因 MR-1（Myofibrillogenesis Regulator1，肌纤基因调节因子）在肌肉收缩中的作用。方法：采用酵母双杂交系统，构建表达 MR-1 基因的诱饵质粒筛选人骨骼肌 cDNA 文库，获得阳性 AD 克隆。分别在大肠杆菌中表达 GST-MR1 融合蛋白，同时体外转录、翻译上述阳性 AD 片段，并进一步通过体外结合实验证明其间的相互作用。结果：获得了与 MR-1 蛋白相互作用的肌球蛋白轻链 MRLC2、肌球蛋白重链的 myomesin1（skelemin）、参与肌肉纹状肌复合酶系的烯醇化酶、真核翻译起始因子 3 亚单位 5（eIF3S5）、含有 RAS、PH、Arf GAP 域和

Ankyrin 重复序列的 MRIP 蛋白编码基因以及一个未知功能基因 murr1 和一个全新基因片段。GenBank 登录号分别为 AF363061、XM012744、XM008524、XM010886、AF359283、NM152516 和 BC009266。结论：本研究表明，在人骨骼肌中的 MR-1 基因编码蛋白与肌肉收缩相关肌球蛋白重链 myomesin1、轻链调节蛋白 MRLC2 及烯醇化酶相互作用，并与转录启始因子及具有 Arf GTP 酶功能的蛋白相互作用，这一结果对于 MR-1 可能参与肌肉收缩调控及可能参与细胞信息传导和凋亡提供了重要的信息。

Characterization of MR-1, a novel myofibrillogenesis regulator in human muscle

LI Tian-bo, LIU Xiu-hua, FENG Shuang, HU Yang, YANG Wei-xi, HAN Yue, WANG Yi-guang, GONG Li-min1

Abstract Myofibrillogenesis is a complex process that depends on the coordinated assembly and integration of a number of cytoskeletal scaffolding and signaling proteins. The actin-myosin contractile apparatus consists of several thick filament proteins and thin filament proteins. Specific regulatory mechanisms are involved in this highly ordered process. In this paper, we reported the identification and characterization of a novel myofibrillogenesis regulator, MR-1. The *MR*-1 gene was cloned from human skeletal muscle cDNA library by using a strategy that involves EST data base searching, PCR and RACE. The *MR*-1 gene is located on human chromosome 2q35 and encodes a 142 aa protein. It spanned about 2887 bp of contiguous DNA. The MR1 gene is composed of 3 distinct exons. A computer search of EST database with the amino acid sequence of MR-1 also identified MR-1 orthologs in mouse, rat, cow, and pig, but no detectable homologs were present in *Saccharomyces cerevisiae*, *Drosophila melenogaster*, *Caenorhabditis elegans*, *Fugu rubripe* or *Danio rerio*. Northern blot revealed that the mRNA level of MR-1 was highest in the skeletal muscle and certain level of MR1 expression also observed in heart, liver and kidney. Immunohistochemical assay confirmed that the MR1 protein is existed in human cardiac myofibrils. It was found by yeast two-hybrid screening and confirmed by in vitro binding assay that MR1 could interact with sarcomeric proteins, such as myosin regulatory light chain, myomesin 1 and β-enolase. These studies suggested that MR1 might play a regulatory role in the muscle cell and it is worth to be investigated further.

二、胡洋（2001~2003年硕士生，与沈阳药科大学联合培养）

论文题目：h-CR-1及m-CR-1基因在E coli和Pichia pastoris中的克隆表达及其抗体制备，研究结果发表在《生物工程学报》及《中国医学科学院学报》

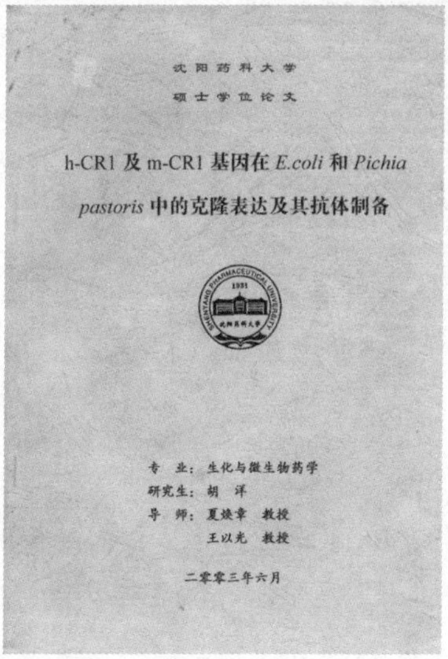

沈阳药科大学

硕士学位论文

h-CR1 及 m-CR1 基因在 *E.coli* 和 *Pichia pastoris* 中的克隆表达及其抗体制备

专　业：生化与微生物药学

研究生：胡　洋

导　师：夏焕章　教授

王以光　教授

二零零三年六月

21 卷 1 期
2005 年 1 月
生 物 工 程 学 报
Chinese Journal of Biotechnology
Vol.21 No.1
January 2005

mMR-1 基因的克隆和在毕赤酵母中分泌表达

Cloning of mMR-1 Gene and Expression in *Pichia pastoris* Systems

李天伯[1]，胡 洋[2*]，王以光[1**]，夏焕章[2]
LI Tian-Bo[1], HU Yang[2*], WANG Yi-Guang[1**] and XIA Huan-Zhang[2]

1. 中国医学科学院中国协和医科大学，北京 100050
2. 沈阳药科大学，沈阳 110015
1. Institute of Medicinal Biotechnology, CAMS &PUMC, Beijing 100050 China
2. Shenyang Pharmaceutical University, Shenyang 110015 China

摘 要 hMR-1为本实验室首次克隆发现的一个人类新基因，[illegible] 利用 RT-PCR 技术从小鼠 C57BL/6J 脾脏 [illegible] RNA 中 [illegible] MR-1 基因(mMR-1)，提交 GenBank 收录号(AY299972)。序列分析证明其与人源 MR-1 基因(hMR-1) 同源性为 90.1%。构建表达载体 pPIC9-mMR-1 电转化 *Pichia pastoris* GS115 [illegible] mMR-1 蛋白的重组酵母菌株。表达的蛋白分子量 25kD，诱导 5d 时产量达到 50mg/L，通过 Western blot 验证了表达产物的正确性。本研究为进一步研究新基因 MR-1 的生物学功能奠定了基础。

关键词 MR-1，克隆与表达，毕赤酵母
中图分类号 Q78 **文献标识码** A **文章编号** 1000-3061(2005)01-0025-05

Abstract hMR-1 (Homo Myofibrillogenesis Regulator 1, AF417001) is a novel homo gene, which was firstly cloned in our laboratory. The former studies revealed that hMR-1 is a transmembrane protein which shows protein interaction with sarcomeric proteins like myomesin 1, myosin regulatory light chain, β-enolase and some cell regulator proteins such as eukaryotic translation initiation factor3 subunit 5 (eIF3S5) and etc. In this work, we focused on cloning the homologous gene of hMR-1 from mouse C57BL/6J and exploring its expression using *Pichia pastoris* yeast system.

Two pairs of primers were synthesized according to the hMR-1 gene homologous sequence on mouse genome chromosome 1. The mouse MR-1 gene (mMR-1) was cloned by PCR following the first strand RT-PCR from mouse C57BL/6J spleen total RNA. Sequence analysis verified that mMR-1 gene and amino acids sequence showed 90.4% and 90.1% identity with hMR-1, respectively. The prediction of hydrophobic transmembrane structure of mMR-1 suggested it is also a transmembrane protein.

The mMR-1 *Pichia pastoris* expression vector pPIC9-mMR-1 was constructed by fusion of the flanking mMR-1 ORF in the pPIC9 plasmid. After linearization of pPIC9-mMR-1 with *Sal* I, the 8.5kb DNA fragment was transformed into *Pichia pastoris* GS115 strain by electroporation. GS115 Mut[+] pPIC9-mMR-1 transformants were selected on minimal methanol medium. Integration of mMR-1 gene into the yeast genome in the recombinants was verified by PCR from the transformants total DNA. The mMR-1 protein was expressed by induction under the concentration of 0.5% methanol. The specific induced protein of 25 kD molecular mass in SDS-PAGE was confirmed to be the mMR-1 protein by Western blot using hMR-1 polyclonal antibody. The expression level of this recombinant mMR-1 protein was about 50 mg/L.

The successful expression of mMR-1 in the *Pichia pastoris* GS115 will facilitate the futher functional analysis of the novel gene MR-1 in animal model.

人肌纤生成调节因子融合蛋白在大肠杆菌的表达和抗体制备

李天伯 胡洋 冯爽 左增艳 王以光*
中国医学科学院 中国协和医科大学 医药生物技术研究所微生物代谢工程室
北京 100050

摘要 **目的** 研究人肌纤生成调节因子（MR-1）的表达，获得MR-1蛋白，制备MR-1抗体，为MR-1生物功能的研究提供基础。**方法** 利用大肠杆菌质粒pGEX-5X-1、pET30a(+)及pET24a(+)，分别构建MR-1及其两端与不同标签序列融合的表达载体。在大肠杆菌BL21(DE3)和BL21-CodonPlus(DE3)-RIL中比较N端和/或C端融合标签序列对该基因表达的影响。通过凝胶蛋白电泳及电洗脱制备目的蛋白，免疫家兔。酶联免疫吸附试验（ELISA）和人乳腺癌细胞Western blot 检测所制备抗体的滴度和免疫原性。**结果** 利用GST或T7-ag序列在其N端融合，使MR1在大肠杆菌BL21-CodonPlus (DE3)-RIL得到表达。利用所表达获得的MR-1-T融合蛋白，制备了针对此蛋白的多克隆抗体。ELISA检测所制备抗体滴度达到1:10^5，Western blot显示所制备的多克隆抗体可用于检测天然细胞中的MR1蛋白。**结论** MR-1蛋白需在N端与GST或T7-Tag序列融合方可实现表达。利用在大肠杆菌表达纯化的蛋白所制备的抗体可用于MR-1生物学功能的研究。

三、杨纬曦（2003~2004 年硕士生，与吉林大学联合培养）

论文题目：新肌纤生成调节因子 MR-1 基因功能的初步探讨。

论文分类号 Q527　　　　　　单 位 代 码 10103
密　　级　　　　　　　　　研 究 生 学 号 2001342025

吉　林　大　学

硕 士 学 位 论 文

新肌纤生成调节因子 MR1 基因功能的初步探讨

Pilot Study on Function of the Novel Homo Gene MR-1

作者姓名：杨炜曦
专　　业：微生物与生化药学
导师姓名　赵　荧　教授
及 职 称：王以光　教授

论文起止年月：　2001 年 9 月至 2004 年 5 月

四、李天伯（2001~2004 年博士生）

在新基因 MR-1 研究方面，李天伯论文起了关键的作用。尽管他在硕士研究生阶段从事链霉菌分子生物学研究，但在新领域 MR-1 人类基因功能研究方面，他的学习领会能力超众，除了完成自己博士论文的课题，许多硕士生的研究工作，他都起到协助我指导的作用。他的论文题目“新基因 MR-1 的功能研究”，是北京市科技项目“心肌肥大和心力衰竭发生相关基因的研究”的主要组成部分，其研究结果申请并获得中国发明专利（ZL 02153656. 2），论文发表在《生物学报》、《Am J of Phys Heart Circ、Hypertension》、《中国病理生理》等杂志。

总字数：6万
总图表数：80幅

论文题目

新基因 MR-1 的功能研究

Studies on the novel homo gene MR-1

博士研究生：李天伯
导　　师：王以光 教授
学 科 专 业：微生物与生化药学
研 究 方 向：基因功能研究
入 学 时 间：二〇〇一年八月
所 在 院 所：医药生物技术研究所

二〇〇四年五月

发明专利证书

发明名称：与细胞重构、传导及凋亡相关的 CR-1 基因

发明人：王以光；李天伯；金由辛；胡洋；李斌；冯爽；包慧中

专利号：ZL 02 1 53656.2　　国际专利主分类号：C12N 15/12

专利申请日：2002 年 12 月 3 日

专利权人：中国医学科学院医药生物技术研究所

授权公告日：2005 年 11 月 9 日

第1页（共1页）

证书号　第 235129 号

本发明经过本局依照中华人民共和国专利法进行审查，决定授予专利权，颁发本证书并在专利登记簿上予以登记。专利权自授权公告之日起生效。

本专利的专利期限为二十年，自申请日起算。专利权人应当依照专利法及其实施细则规定缴纳年费。缴纳本专利年费的期限是每年12月03日前一个月内。未按照规定缴纳年费的，专利权自应当缴纳年费期满之日起终止。

专利证书记载专利权登记时的法律状况。专利权的转移、质押、无效、终止、恢复和专利权人的姓名、国籍、地址变更等事项记载在专利登记簿上。

专利号

局长 田力普

中华人民共和国国家知识产权局
2005 年 11 月 9 日

ISSN 0582-9879　　Acta Biochimica et Biophysica Sinica 2004, 36(6): –　　CN 31-1300/Q

Characterization of MR-1, a Novel Myofibrillogenesis Regulator in Human Muscle

Tian-Bo LI, Xiu-Hua LIU[1], Shuang FENG, Yang HU, Wei-Xi YANG, Yue HAN[1], Yi-Guang WANG*, and Li-Min GONG[2]*

Institute of Medicinal Biotechnology, CAMS and PUMC, Beijing 100050, China;
[1]Department of Pathophysiology, PLA General Hospital, Beijing 100853, China;
[2]Department of Cardiology, the University of Texas MD Anderson Cancer Center, Houston, TX 77030, USA

Abstract The actin-myosin contractile apparatus consists of several thick filament and thin filament proteins. Specific regulatory mechanisms are involved in this highly ordered process. In this paper, we reported the identification and characterization of a novel myofibrillogenesis regulator, MR-1. The *MR-1* gene was cloned from human skeletal muscle cDNA library by using a strategy that involves EST data base searching, PCR and RACE. The *MR-1* gene is located on human chromosome 2q35 and encodes a 142 aa protein. Northern blot revealed that the mRNA level of MR-1 was highest in the skeletal muscle and certain level of MR-1 expression also observed in heart, liver and kidney. Immunohistochemical assay confirmed that the MR-1 protein existed in human myocardial myofibrils. It was found by yeast two-hybrid screening and confirmed by *in vitro* binding assay that MR-1 could interact with sarcomeric proteins, such as myosin regulatory light chain, myomesin 1 and β-enolase. These studies suggested that MR-1 might play a regulatory role in the muscle cell and it was worth investigating further.

Am J Physiol Heart Circ Physiol 290: H279–H285, 2006.
First published August 12, 2005; doi:10.1152/ajpheart.00247.2005.

Role of myofibrillogenesis regulator-1 in myocardial hypertrophy

Xiuhua Liu,[1,*] Tianbo Li,[2,*] Sheng Sun,[1] Feifei Xu,[1] and Yiguang Wang[2]
[1]Department of Pathophysiology, PLA General Hospital, and [2]Institute of Medicinal Biotechnology, Chinese Academy of Medical Sciences and Peking Union Medical College, Beijing, China

Submitted 15 March 2005; accepted in final form 4 August 2005

Liu, Xiuhua, Tianbo Li, Sheng Sun, Feifei Xu, and Yiguang Wang. Role of myofibrillogenesis regulator-1 in myocardial hypertrophy. *Am J Physiol Heart Circ Physiol* 290: H279–H285, 2006. First published August 12, 2005; doi:10.1152/ajpheart.00247.2005.—Myofibrillogenesis regulator-1 (MR-1) is a novel homologous gene, identified from a human skeletal muscle cDNA library, that interacts with contractile proteins and exists in human myocardial myofibrils. The present study investigated MR-1 protein expression in hypertrophied myocardium and MR-1 involvement in cardiac hypertrophy. Cardiac hypertrophy was induced by abdominal aortic stenosis (AAS) in Sprague-Dawley rats. Left ventricular (LV) hypertrophy was assessed by the ratio of LV wet weight to whole heart weight (LV/HW) or LV weight to body weight (LV/BW). Rat MR-1 (rMR-1) expression in the myocardium was detected by immunohistochemical and Western blotting analysis. Hypertrophy was induced by ANG II incubation in cultured neonatal rat cardiomyocytes. The effect of rMR-1 RNA interference on ANG II-induced hypertrophy was studied by transfection of cardiomyocytes with an RNA interference plasmid, pSi-1, which targets rMR-1. Hypertrophy in cardiomyocytes was assessed by [^{3}H]Leu incorporation and myocyte size. rMR-1 protein expression in cardiomyocytes was detected by Western blotting. We found that AAS resulted in a significant increase in LV/HW and LV/BW: 89% and 86%, respectively ($P < 0.01$). Immunohistochemistry and Western blot analysis demonstrated upregulated rMR-1 protein expression in hypertrophic myocardium. ANG II induced a 24% increase in [^{3}H]Leu incorporation and a 65.8% increase in cell size compared with control cardiomyocytes ($P < 0.01$), which was prevented by treatment with losartan, an angiotensin (AT_1) receptor inhibitor, or transfection with pSi-1. rMR-1 expression increased in ANG II-induced hypertrophied cardiomyocytes, and pSi-1 transfection abolished the upregulation. These findings suggest that MR-1 is associated with cardiac hypertrophy in rats in vivo and in vitro.

clarification of cardiac hypertrophy-related novel human genes are important for understanding the molecular mechanisms of cardiac hypertrophy. There is still a broad gap, however, between identifying the defective gene and understanding how this defect leads to the cardiac abnormalities.

Recently, we identified a novel homologous gene, myofibrillogenesis regulator-1 (MR-1), from a human skeletal muscle cDNA library (10). The MR-1 gene (GenBank accession no. AF417001) is located on human chromosome 2q35 (GenBank accession no. AC021016) and spans ~2,887 bp of contiguous DNA. The MR-1 gene is composed of three distinct exons between bp 169 and 713. The 5′- and 3′-acceptor splice sites in each of the introns follow the GT-AG consensus sequence for eukaryotic genes. Exon 1 (212 bp) encodes the whole 5′-untranslated region plus the first 22 amino acids. Exon 2 (169 bp) encodes the next 56 amino acids, whereas exon 3 (713 bp) contains the final 64 codons and an extensive 3′-untranslated region of ~182 bp. This gene encodes a 142-amino acid protein with a hydrophobic transmembrane structure between amino acids 75 and 92. Bioinformatic analysis revealed that MR-1 has no homologous gene in the known human gene database. A computer search of an expressed sequence tag database with the MR-1 amino acid sequence identified MR-1 orthologs in mammals such as mice, rats, cows, and pigs, but no detectable homologs were present in invertebrates such as fugu, zebrafish, *Drosophila*, *Caenorhabditis elegans*, zea, yeast, fungi, *Plasmodium falciparum*, and all 278 known microbial genomes. These findings support the hypothesis that the MR-1 gene exists only in mammals. Further immunohistochemical staining revealed that the MR-1 protein

此外还有

1. 李天伯，冯爽，胡洋，杨炜曦，王以光＊，龚利民＊. 应用酵母双杂交及体外结合试验研究参与肌肉收缩调控的新基因 MR-1. 中国生物工程杂志增刊（生命科学领域联合年会 2002~2002，论文摘要）

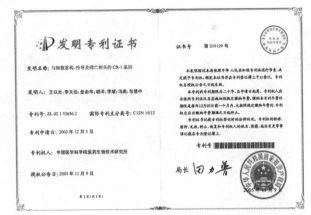

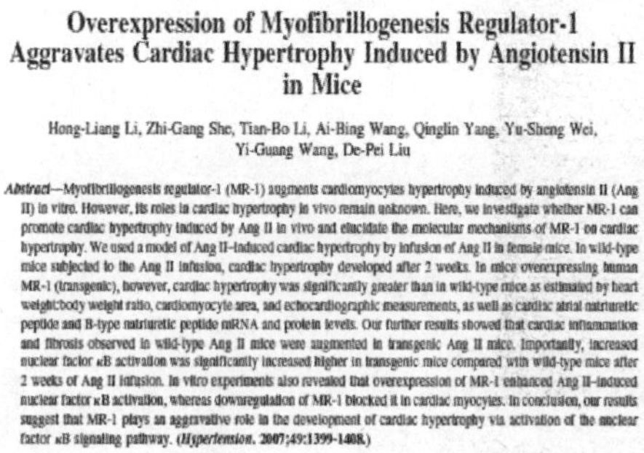

Overexpression of Myofibrillogenesis Regulator-1 Aggravates Cardiac Hypertrophy Induced by Angiotensin II in Mice

Hong-Liang Li, Zhi-Gang She, Tian-Bo Li, Ai-Bing Wang, Qinglin Yang, Yu-Sheng Wei, Yi-Guang Wang, De-Pei Liu

Abstract—Myofibrillogenesis regulator-1 (MR-1) augments cardiomyocytes hypertrophy induced by angiotensin II (Ang II) in vitro. However, its roles in cardiac hypertrophy in vivo remain unknown. Here, we investigate whether MR-1 can promote cardiac hypertrophy induced by Ang II in vivo and elucidate the molecular mechanisms of MR-1 on cardiac hypertrophy. We used a model of Ang II–induced cardiac hypertrophy by infusion of Ang II in female mice. In wild-type mice subjected to the Ang II infusion, cardiac hypertrophy developed after 2 weeks. In mice overexpressing human MR-1 (transgenic), however, cardiac hypertrophy was significantly greater than in wild-type mice as estimated by heart weight:body weight ratio, cardiomyocyte area, and echocardiographic measurements, as well as cardiac atrial natriuretic peptide and B-type natriuretic peptide mRNA and protein levels. Our further results showed that cardiac inflammation and fibrosis observed in wild-type Ang II mice were augmented in transgenic Ang II mice. Importantly, increased nuclear factor κB activation was significantly increased higher in transgenic mice compared with wild-type mice after 2 weeks of Ang II infusion. In vitro experiments also revealed that overexpression of MR-1 enhanced Ang II–induced nuclear factor κB activation, whereas downregulation of MR-1 blocked it in cardiac myocytes. In conclusion, our results suggest that MR-1 plays an aggravative role in the development of cardiac hypertrophy via activation of the nuclear factor κB signaling pathway. (*Hypertension*. 2007;49:1399-1408.)

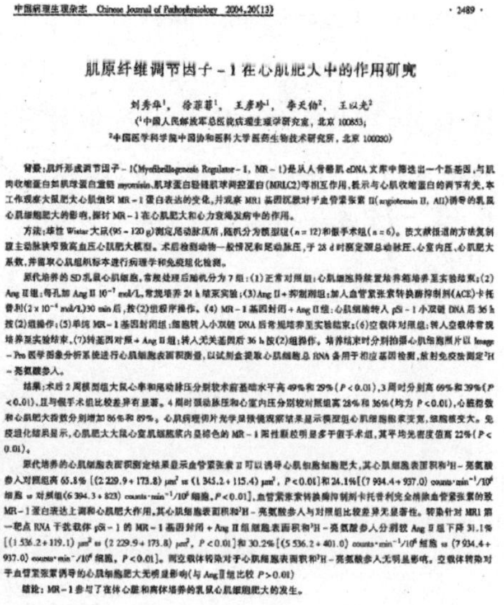

中国病理生理杂志 Chinese Journal of Pathophysiology 2004,20(13) · 2489 ·

肌原纤维调节因子－1在心肌肥大中的作用研究

刘秀华[1]，徐菲菲[1]，王彦珍[1]，李天伯[2]，王以光[2]

([1]中国人民解放军总医院病理生理学研究室，北京 100853；[2]中国医学科学院中国协和医科大学医药生物技术研究所，北京 100050)

背景：肌纤形成调节因子－1(Myofibrillogenesis Regulator－1, MR－1)是从人骨骼肌cDNA文库中筛选出一个新基因，与肌肉收缩蛋白如肌球蛋白重链myomisin、肌球蛋白轻链肌球调控蛋白(MRLC2)等相互作用，提示与心肌收缩蛋白的调节有关。本工作观察大鼠肥大心肌组织MR－1蛋白表达的变化，并观察MR1基因沉默对于血管紧张素II(angiotensin II, AII)诱导的乳鼠心肌细胞肥大的影响，探讨MR－1在心肌肥大和心力衰竭发病中的作用。

方法：雄性Wistar大鼠(95－120 g)测定尾动脉压后，随机分为模型组($n=12$)和假手术组($n=6$)。按文献报道的方法复制腹主动脉狭窄致高血压心肌肥大模型。术后检测动物一般情况和尾动脉压，于28 d时测定颈总动脉压、心室内压、心肌肥大系数，并留取心肌组织标本进行病理学和免疫组化检测。

原代培养的SD乳鼠心肌细胞，常规处理后随机分为7组：(1)正常对照组：心肌细胞持续置培养箱培养至实验结束；(2)Ang II组：每孔加Ang II 10^{-7} mol/L，常规培养24 h结束实验；(3)Ang II＋抑制剂组：加入血管紧张素转换酶抑制剂(ACE)卡托普利(2×10^{-4} mol/L)30 min后，按(2)组程序操作。(4) MR－1基因封闭＋Ang II组：心肌细胞转入pSi－1小双链DNA后36 h按(2)组操作；(5)单纯MR－1基因封闭组：细胞转入小双链DNA后常规培养至实验结束；(6)空载体对照组：转入空载体常规培养至实验结束，(7)转基因对照＋Ang II组：转入无关基因后36 h按(2)组操作。培养结束时分别拍摄心肌细胞照片以Image－Pro医学图象分析系统进行心肌细胞表面积测量，以试剂盒提取心肌细胞总RNA备用于相应基因检测，放射免疫法测定^{3}H－亮氨酸参入。

结果：术后2周模型组大鼠心率和尾动脉压分别较术前基础水平高49%和29%($P<0.01$)，3周时分别高69%和39%($P<0.01$)，且与假手术组比较差异有显著。4周时颈动脉压和心室内压分别较对照组高28%和36%(均为$P<0.01$)，心脏指数和心肌肥大指数分别增加86%和89%。心肌病理切片光学显微镜观察结果显示模型组心肌细胞胞浆变宽，细胞核变大。免疫组化结果显示，心肌肥大大鼠心室肌细胞浆内显棕色的MR－1阳性颗粒明显多于假手术组，其平均光密度值高22%($P<0.01$)。

原代培养的心肌细胞表面积测定结果显示血管紧张素II可以诱导心肌细胞细胞肥大，其心肌细胞表面积和^{3}H－亮氨酸参入对照组高65.8% [(2 229.9＋173.8) μm^2 vs (1 345.2＋115.4) μm^2，$P<0.01$]和24.1%[(7 934.4＋937.0) counts·min^{-1}/10^{6}细胞 vs 对照组(6 394.3＋823) counts·min^{-1}/10^{6}细胞，$P<0.01$]，血管紧张素转换酶抑制剂卡托普利完全消除血管紧张素的致MR－1蛋白表达上调和心肌肥大作用，其心肌细胞表面积和^{3}H－亮氨酸参入与对照组比较差异无显著性。转染针对MR1第一靶点RNA干扰载体pSi－1的MR－1基因封闭＋Ang II组细胞表面积和^{3}H－亮氨酸参入分别较Ang II组下降31.1% [(1 536.2＋119.1) μm^2 vs (2 229.9＋173.8) μm^2，$P<0.01$]和30.2%[(5 536.2＋401.0) counts·min^{-1}/10^{6}细胞 vs (7 934.4＋937.0) counts·min^{-1}/10^{6}细胞，$P<0.01$]。而空载体转染对于心肌细胞表面积和^{3}H－亮氨酸参入无明显影响。空载体转染对于血管紧张素诱导的心肌细胞肥大无明显影响(与Ang II组比较$P>0.01$)

结论：MR－1参与了在体心脏和离体培养的乳鼠心肌细胞肥大的发生。

2. 王以光，刘秀华，李天伯，王彦珍，蔡莉蓉，孙胜，刘凤英. 肌原纤维调节因子-1（MR-1）在心肌肥大中的作用研究. 2004 全国生化与生物技术药物学术年会，广西，北海

3. Tianbo Li，Xiuhua Liu1，Yang Hu，Yiguang Wang. A regulatory role of novel gene MR-1 in the Angiotensin Ⅱ effect on cardiac hypertrophy. The XXXV INTERNATIONAL CONGRESS OF PHYSIOLOGICAL SCIENCES：EB2005 Abstract #17

4. 李天伯，胡洋，王以光，夏焕章. mMR-1 基因的克隆和在毕赤酵母中的分泌表达. 生物工程学报 2005，21，1（25–29）

5. 李天伯，胡洋，冯爽，左增艳，王以光. 人肌纤生成调节因子Ⅰ融合蛋白在大肠杆菌的表达和抗体制备. 中国医学科学院学报 2005，27（1）：42–47

五、戴文建（2006~2009 年博士生）

为了能够得到国家基金的资助，并确保 MR-1 新基因的研究后继有人，

我主动提出聘请本研究所孔维佳博士担当 MR-1 课题申请人，申请到国家 863 项目“成肌原纤维调控基因-1 与心力衰竭和心肌肥大的关系及作为治疗靶点的研究”。在孔博士协助下，后来又邀请到王真博士的参与，在完成论文“MR-1 在血管紧张素Ⅱ诱导心肌肥厚中的作用研究”的同时，承担并完成了 863 科技项目的课题。研究结果发表在《Am J of Phys Heart Circ》、《Biochem and Biophys Research Comm》和《生物化学与生物物理进展》等杂志。

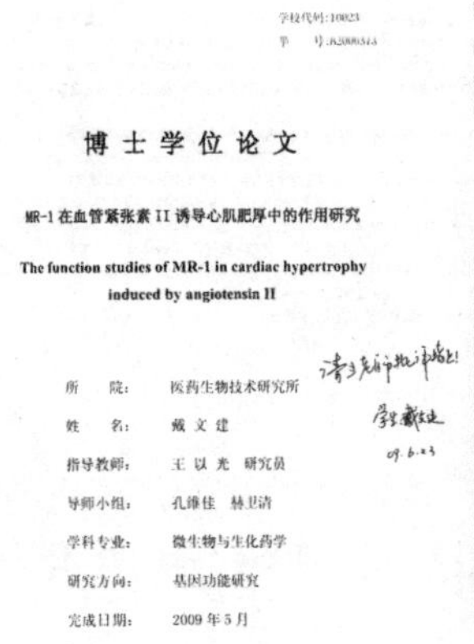
学校代码：10023

博士学位论文

MR-1 在血管紧张素 II 诱导心肌肥厚中的作用研究

The function studies of MR-1 in cardiac hypertrophy induced by angiotensin II

所　　院：医药生物技术研究所
姓　　名：戴文建
指导教师：王以光　研究员
导师小组：孔维佳　林卫清
学科专业：微生物与生化药学
研究方向：基因功能研究
完成日期：2009 年 5 月

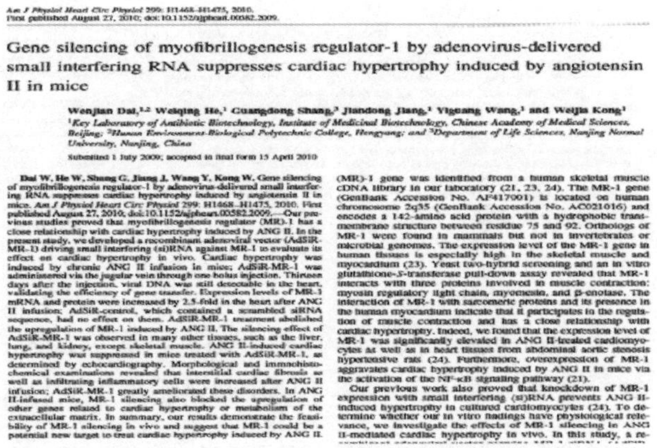
Am J Physiol Heart Circ Physiol 299: H1468–H1475, 2010.
First published August 27, 2010; doi:10.1152/ajpheart.00582.2009.

Gene silencing of myofibrillogenesis regulator-1 by adenovirus-delivered small interfering RNA suppresses cardiac hypertrophy induced by angiotensin II in mice

Wenjian Dai,[1,2] Weiqing He,[1] Guangdong Shang,[3] Jiandong Jiang,[1] Yiguang Wang,[1] and Weijia Kong[1]
[1]Key Laboratory of Antibiotic Biotechnology, Institute of Medicinal Biotechnology, Chinese Academy of Medical Sciences, Beijing; [2]Hunan Environment-Biological Polytechnic College, Hengyang; and [3]Department of Life Sciences, Nanjing Normal University, Nanjing, China

Submitted 1 July 2009; accepted in final form 15 April 2010

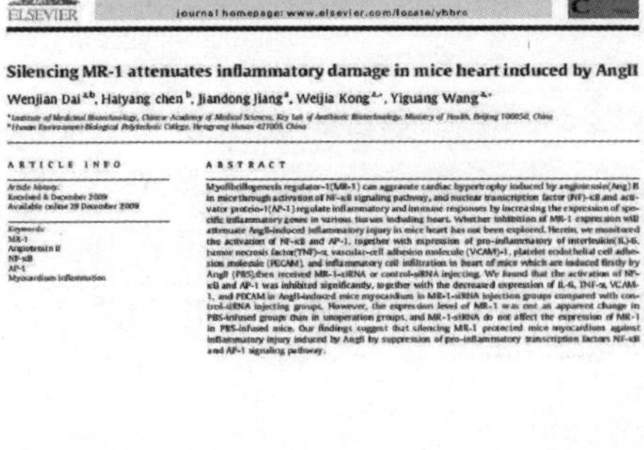
Biochemical and Biophysical Research Communications 391 (2010) 1573–1578

Contents lists available at ScienceDirect
Biochemical and Biophysical Research Communications
journal homepage: www.elsevier.com/locate/ybbrc

Silencing MR-1 attenuates inflammatory damage in mice heart induced by AngII

Wenjian Dai[a,b], Haiyang chen[b], Jiandong Jiang[a], Weijia Kong[a,*], Yiguang Wang[a,*]

ARTICLE INFO

Article history:
Received 8 December 2009
Available online 28 December 2009

ABSTRACT

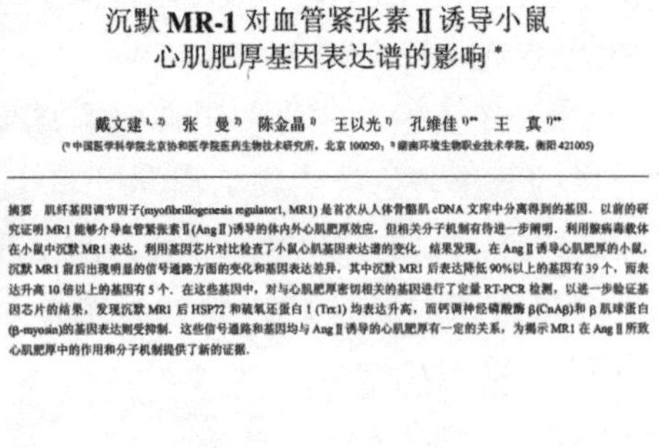
生物化学与生物物理进展
Progress in Biochemistry and Biophysics
2011, 38(7): 633–641
www.pibb.ac.cn

沉默 MR-1 对血管紧张素Ⅱ诱导小鼠心肌肥厚基因表达谱的影响*

戴文建[1,2]　张　曼[2]　陈金晶[1]　王以光[1]　孔维佳[1]**　王　真[1]**
([1]中国医学科学院北京协和医学院医药生物技术研究所，北京 100050；[2]湖南环境生物职业技术学院，衡阳 421005)

摘要　肌纤基因调节因子(myofibrillogenesis regulator1, MR1)是首次从人体骨骼肌 cDNA 文库中分离得到的基因．以前的研究证明 MR1 能够介导血管紧张素Ⅱ(AngⅡ)诱导的体内外心肌肥厚效应，但相关分子机制有待进一步阐明．利用腺病毒载体在小鼠中沉默 MR1 表达，利用基因芯片对比检查了小鼠心肌基因表达谱的变化．结果发现，在 AngⅡ诱导心肌肥厚的小鼠，沉默 MR1 前后出现明显的信号通路方面的变化和基因表达差异，其中沉默 MR1 后表达降低 90%以上的基因有 39 个，而表达升高 10 倍以上的基因有 5 个．在这些基因中，对与心肌肥厚密切相关的基因进行了定量 RT-PCR 检测，以进一步验证基因芯片的结果，发现沉默 MR1 后 HSP72 和硫氧还蛋白 1 (Trx1) 均表达升高，而钙调神经磷酸酶 β(CnAβ)和 β 肌球蛋白(β-myosin)的基因表达则受抑制．这些信号通路和基因均与 AngⅡ诱导的心肌肥厚有一定的关系，为揭示 MR1 在 AngⅡ所致心肌肥厚中的作用和分子机制提供了新的证据．

此外还有：

1. DAI Wen-jian，HE Wei-qing，KONG Wei-jia &WANG Yi-guang.

Effect of silencing of MR-1 gene expression on angiotensin Ⅱ induced myocardial hypertrophy. 2008 年博士论坛（药学）上海

2. 戴文建，王以光. 腺病毒载体的应用研究进展. 医学分子微生物和免疫学学术会议交流研讨会 2009 深圳

立足开发研究，重视成果转化

本所的宗旨是研究开发临床急需的抗感染新抗生素，并为我国制药企业开拓市场参与竞争提供新产品。所以，我培养研究生的指导思想就是，不仅要教会他们寻找抗感染药物的基本理论知识，更重要的是，要培养他们研发抗感染药物、将科技成果转化为生产力的真本领，希望能够将这样的精神传承下去。

雷帕霉素（西罗莫司）

一、白兰芳（1997~2000 年在职硕士生）

论文题目：雷帕霉素产生菌的菌种选育与发酵研究，其内容为开发项目研究课题，曾获得卫生部“雷帕霉素的开发研究”开发基金的资助。论文工作的完成有利于雷帕霉素的技术转让，并发表在《中国抗生素杂志》。

论文题目：

雷帕霉素产生菌的菌种选育与发酵研究

研究生姓名：　白兰芳

导师姓名：　王以光 教授

学科专业：　微生物与生化药学

入学时间：　1997 年 9 月

所在院所：　医药生物技术研究所

二OOO 年五月

中国抗生素杂志 2001年 2月第 26卷第 1期 · 35·

文章编号: 1001-8689(2001)01-0035-04

西罗莫司产生菌 *Streptomyces hygroscopicus* WY-93的诱变育种与代谢研究

白兰芳　徐小敏　武临专　王以光*

(中国医学科学院　中国协和医科大学　医药生物技术研究所，北京 100050)

摘要：研究了不同诱变方法对西罗莫司产生菌正变率的影响，发现紫外线单一因子处理、光复活较为有效；用这一条件处理得到一正变株 UV-8-61，其效价比出发菌株 Z27高 2~3倍，产生抗生素水平经连续传代证明非常稳定。本文还研究了菌落形态与发酵效价以及诱变后正变率与死亡率的关系，表明孢子丰富的梅花型或面包型菌株发酵效价较高。以紫外线单一因子、光复活处理死亡率在 99.90%~99.95% 时正变率较高。另外，从代谢角度对高产株与原株对碳、氮源的利用及葡萄糖-6磷酸脱氢酶的活性进行了深入研究，发现两者在生长速度，碳、氮源的利用方面存在显著差别，尤其是高产株葡萄糖-6磷酸脱氢酶的活性明显高于原株。由此推断，高产株 UV-8-61西罗莫司产量的提高有可能是由于菌体生理代谢旺盛，参与戊糖一级代谢的 G-6-P脱氢酶活性提高，由此增加了作为西罗莫司生物合成环己烷前体的莽草酸的供给。

还有在会议上发表：

徐小敏，张秀华，武临专，白兰芳，王以光．链霉菌 wy-93 产生 rapamycin 的发酵研究．第八次全国抗生素学术会议论文汇编 1997，p80

生技霉素（曾用名必特螺旋霉素，现用名可利霉素）

一、尚广东（1996~1999 年博士生）

为第一位参与基因工程生技霉素菌种构建的研究生，其论文研究结果提供了第一代生技霉素基因工程菌菌种，该项研究获得中国发明专利（ZL02148771.5）。

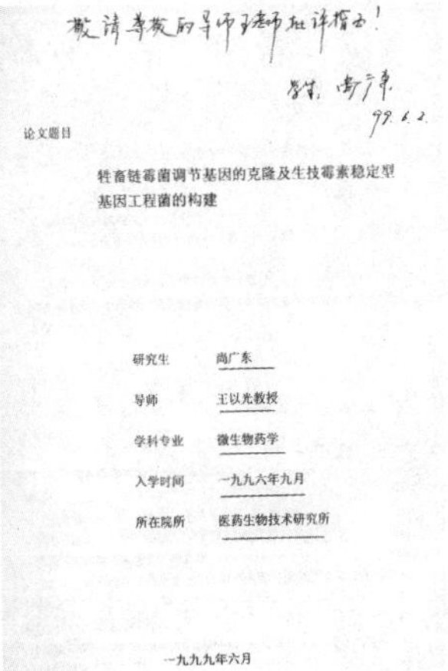

敬请尊敬的导师王老师批评指正！

学生 尚广东
99.6.2.

论文题目

牲畜链霉菌调节基因的克隆及生技霉素稳定型基因工程菌的构建

研究生 尚广东

导师 王以光教授

学科专业 微生物药学

入学时间 一九九六年九月

所在院所 医药生物技术研究所

一九九九年六月

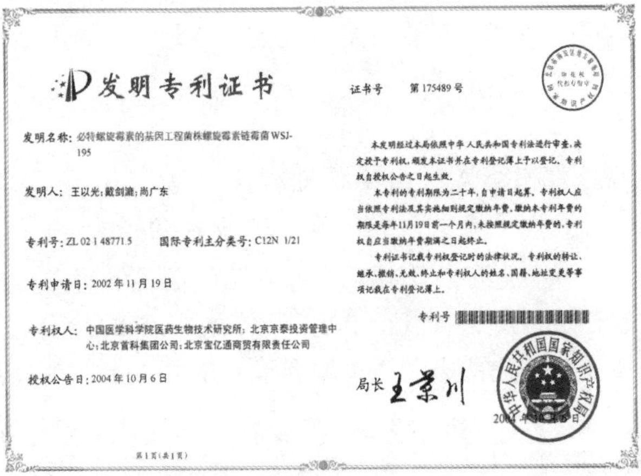

发明专利证书

证书号 第175489号

发明名称：必特螺旋霉素的基因工程菌株螺旋霉素链霉菌WSJ-195

发明人：王以光；戴剑漉；尚广东

专利号：ZL 02 1 48771.5 国际专利主分类号：C12N 1/21

专利申请日：2002年11月19日

专利权人：中国医学科学院医药生物技术研究所；北京京泰投资管理中心；北京首科集团公司；北京宝亿通商贸有限责任公司

授权公告日：2004年10月6日

本发明经过本局依照中华人民共和国专利法进行审查，决定授予专利权，颁发本证书并在专利登记簿上予以登记。专利权自授权公告之日起生效。

本专利的专利期限为二十年，自申请日起算。专利权人应当依照专利法及其实施细则规定缴纳年费。缴纳本专利年费的期限是每年11月19日前一个月内。未按照规定缴纳年费的，专利权自应当缴纳年费期满之日起终止。

专利证书记载专利权登记时的法律状况。专利权的转让、继承、撤销、无效、终止和专利权人的姓名、国籍、地址变更等事项记载在专利登记簿上。

专利号

局长 王景川

中华人民共和国国家知识产权局

第1页（共1页）

其论文“生技霉素稳定型基因工程菌的构建”在科技部生命科学技术发展中心举办的第四届中国新医药博士论坛大会报告，获一等奖；其“生技霉素稳定型基因工程菌的构建及其生理代谢的研究”论文获北京市科学技术协会举办的北京青年优秀科技论文二等奖。

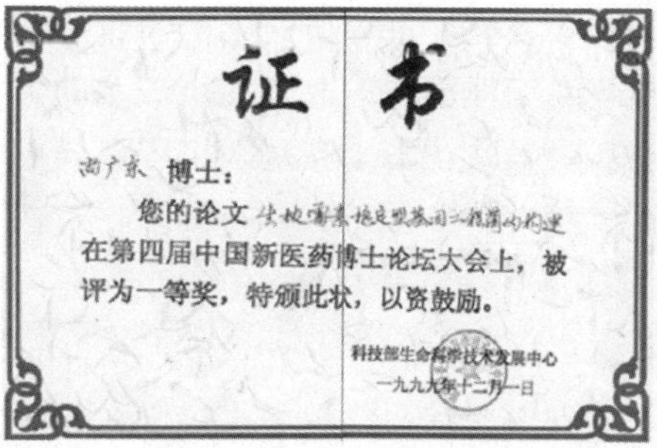

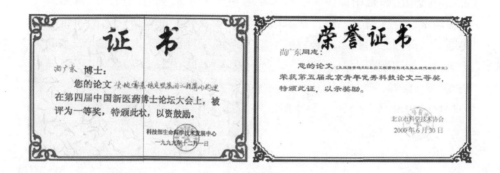

其论文发表在日本抗生素杂志《J of antibiotics》和《生物工程学报》。

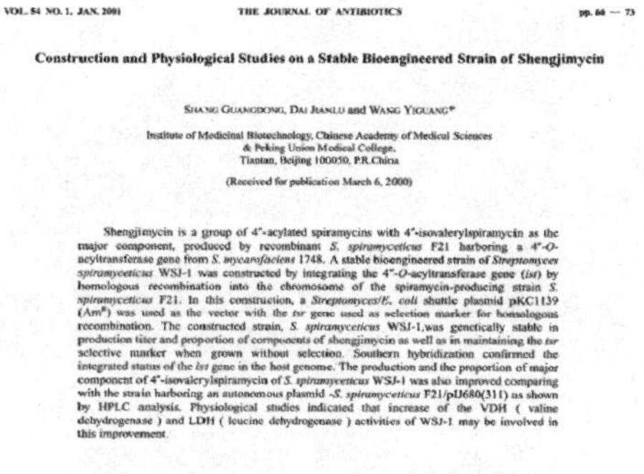

VOL. 54 NO. 1, JAN. 2001 THE JOURNAL OF ANTIBIOTICS pp. 66 — 73

Construction and Physiological Studies on a Stable Bioengineered Strain of Shengjimycin

SHANG GUANGDONG, DAI JIANLU and WANG YIGUANG*

Institute of Medicinal Biotechnology, Chinese Academy of Medical Sciences & Peking Union Medical College, Tiantan, Beijing 100050, P.R.China

(Received for publication March 6, 2000)

Shengjimycin is a group of 4"-acylated spiramycins with 4"-isovalerylspiramycin as the major component, produced by recombinant *S. spiramyceticus* F21 harboring a 4"-*O*-acyltransferase gene from *S. mycarofaciens* 1748. A stable bioengineered strain of *Streptomyces spiramyceticus* WSJ-1 was constructed by integrating the 4"-*O*-acyltransferase gene (*ist*) by homologous recombination into the chromosome of the spiramycin-producing strain *S. spiramyceticus* F21. In this construction, a *Streptomyces*/*E. coli* shuttle plasmid pKC1139 (Am^R) was used as the vector with the *tsr* gene used as selection marker for homologous recombination. The constructed strain, *S. spiramyceticus* WSJ-1,was genetically stable in production titer and proportion of components of shengjimycin as well as in maintaining the *tsr* selective marker when grown without selection. Southern hybridization confirmed the integrated status of the *ist* gene in the host genome. The production and the proportion of major component of 4"-isovalerylspiramycin of *S. spiramyceticus* WSJ-1 was also improved comparing with the strain harboring an autonomous plasmid -*S. spiramyceticus* F21/pIJ680(311) as shown by HPLC analysis. Physiological studies indicated that increase of the VDH (valine dehydrogenase) and LDH (leucine dehydrogenase) activities of WSJ-1 may be involved in this improvement.

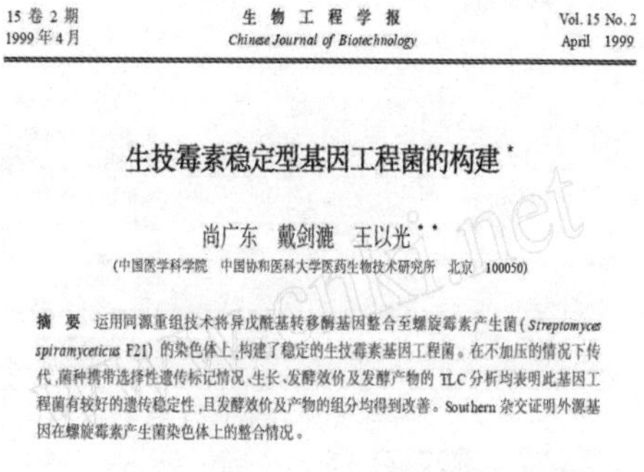

15 卷 2 期 1999 年 4 月 生 物 工 程 学 报 Chinese Journal of Biotechnology Vol.15 No.2 April 1999

生技霉素稳定型基因工程菌的构建*

尚广东 戴剑漉 王以光**

(中国医学科学院 中国协和医科大学医药生物技术研究所 北京 100050)

摘 要 运用同源重组技术将异戊酰基转移酶基因整合至螺旋霉素产生菌(*Streptomyces spiramyceticus* F21) 的染色体上,构建了稳定的生技霉素基因工程菌。在不加压的情况下传代,菌种携带选择性遗传标记情况、生长、发酵效价及发酵产物的 TLC 分析均表明此基因工程菌有较好的遗传稳定性,且发酵效价及产物的组分均得到改善。Southern 杂交证明外源基因在螺旋霉素产生菌染色体上的整合情况。

此外还有发表的论文：

1. 尚广东，戴剑漉，王以光．生技霉素稳定型基因工程菌的构建．中国医学科学院中国协和医科大学科学年会论文集（分组交流）1998，p152

2. 王以光，尚广东，戴剑漉．利用基因整合技术构建稳定型基因工程菌．1998 年中国生物药物研究开发进展北京 p141

二、李瑞芬（2005~2007 年硕士生，沈阳抗生素厂）

李瑞芬是应沈阳同联集团有限公司的要求代为培养的研究生。由于企业不易挑选出符合中国协和医科大学研究生要求的学生，我曾亲自到研究生院请求以特殊情况照顾，并承诺严格要求以保证培养研究生的质量。论文题目：基因重组技术对必特螺旋霉素基因工程菌种的改造和培养基的优化研究。在课题组大力配合下，完成了基因串联技术提高基因工程菌异戊酰螺旋霉素产量的专利申请，获得中国发明专利授权（ZL200910148767.8），论文并在《中国抗生素杂志》发表。

同等学力申请硕士学位　　　　学校代码：10023
学　号：zs2005014

硕 士 学 位 论 文

基因重组技术对必特螺旋霉素基因工程菌种的
改造和培养基的优化研究

所　　院：医药生物技术研究所
姓　　名：李瑞芬
指导教师：王以光教授
学科专业：微生物与生化药学
研究方向：微生物生物技术
完成日期：二OO九年六月

·406·　　中国抗生素杂志 2009年 7月第 34卷第 7期

遗传育种与生物合成

文章编号：1001-8689(2009)07-0406-05

新一代必特螺旋霉素基因工程菌的微波诱变

戴剑漉[1]　李瑞芬[1,2,*]　武临专[1]　王以光[1,*]
（1 中国医学科学院 北京协和医学院 医药生物技术研究所 卫生部抗生素生物工程重点实验室，北京 100050；
2 沈阳同联制药集团，沈阳 110122）

摘要：本文探讨微波诱变对新一代必特螺旋霉素基因工程菌的育种效果。以经紫外诱变筛选的新一代必特螺旋霉素产生菌 *Streptomyces spiramyceticus* NBT-U149为出发菌株进行微波诱变筛选。辐射分四种方式：培养皿加盖冷却；加盖不冷却；不加盖冷却；不加盖不冷却，辐射时间分别为 10、20、30、40、50、60、80、100和 120s。每次辐射 5s后，冰上快速冷却 20s再照射，并将照射时间累计。以不同的辐射时间设定为不同的微波处理剂量，计算致死率。结果表明，必特菌株对微波敏感，微波辐射 60s时致死率达到 92.55%。微波诱变在以脉冲频率为 2450MHz的 800W 家用微波炉条件下，其最佳作用方式为培养皿不加盖、冰上快速冷却，最佳辐射时间为 50s。初筛摇瓶正突变率达到 57.14%，复筛摇瓶发酵效价是出发菌株 1.6倍以上的有 10株，占初筛菌株的 2%。最终筛选得到突变株 *Streptomyces spiramyceticus* NBT-UM22，其必特螺旋霉素发酵产量是出发菌株的 1.87倍，且组分比例无明显变化。

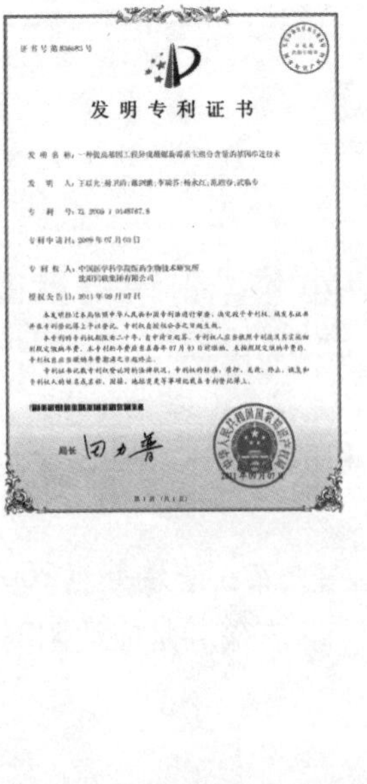

三、马春燕（2005~2007 年硕士生）

与沈阳药科大学夏焕章教授联合培养的硕士生，其论文题目：利用基因工程技术优化必特霉素组分，主要目的是构建产生单组分异戊酰螺旋霉素 I 的基因工程菌。研究结果为开发研制单组分可利霉素打下良好的基础，研究论文发表在《Current Microb》、《J of Chromatography A》和《生物工程学报》等杂志。

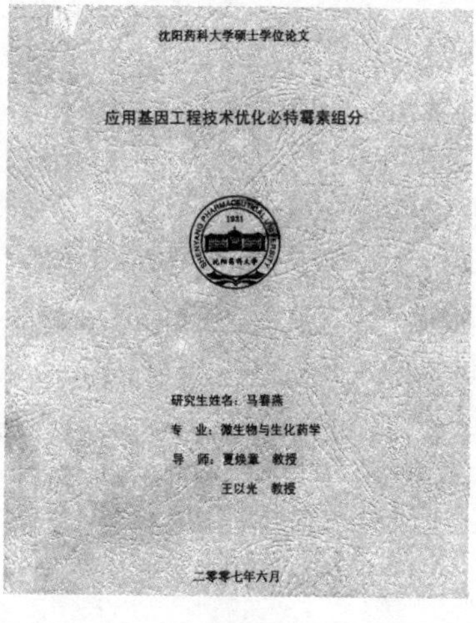
沈阳药科大学硕士学位论文

应用基因工程技术优化必特霉素组分

研究生姓名：马春燕

专　业：微生物与生化药学

导　师：夏焕章　教授

王以光　教授

二零零七年六月

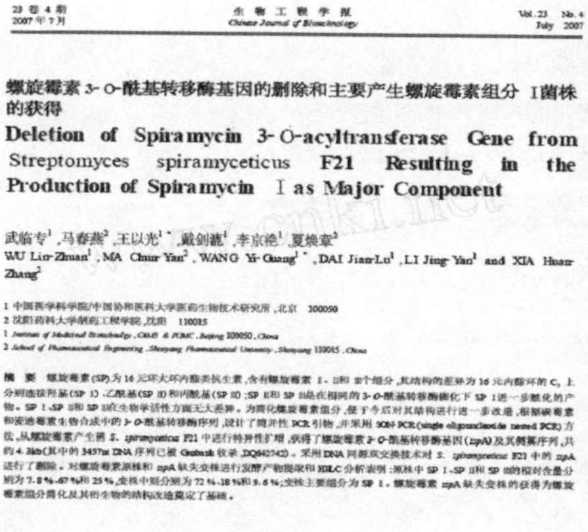
23 卷 4 期 2007 年 7 月　生物工程学报 Chinese Journal of Biotechnology　Vol. 23 No. 4 July 2007

螺旋霉素 3-O-酰基转移酶基因的删除和主要产生螺旋霉素组分 I 菌株的获得

Deletion of Spiramycin 3-O-acyltransferase Gene from Streptomyces spiramyceticus F21 Resulting in the Production of Spiramycin Ⅰ as Major Component

武临专[1]，马春燕[2]，王以光[1*]，戴剑漉[1]，李京艳[1]，夏焕章[2]

WU Lin-Zhuan[1], MA Chun-Yan[2], WANG Yi-Guang[1*], DAI Jian-Lu[1], LI Jing-Yan[1] and XIA Huan-Zhang[2]

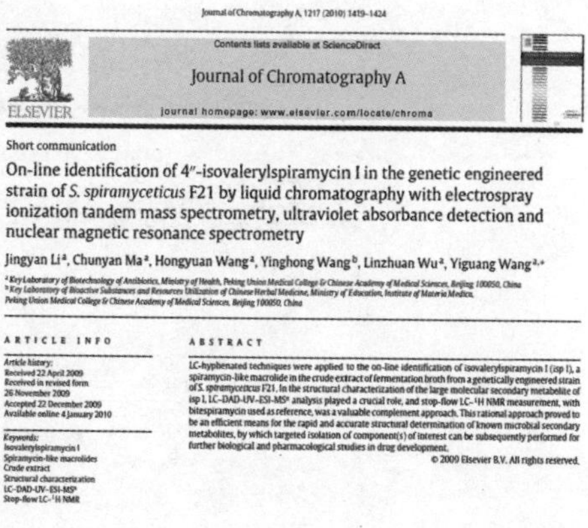
Journal of Chromatography A, 1217 (2010) 1419–1424

Contents lists available at ScienceDirect

Journal of Chromatography A

journal homepage: www.elsevier.com/locate/chroma

Short communication

On-line identification of 4″-isovalerylspiramycin I in the genetic engineered strain of *S. spiramyceticus* F21 by liquid chromatography with electrospray ionization tandem mass spectrometry, ultraviolet absorbance detection and nuclear magnetic resonance spectrometry

Jingyan Li[a], Chunyan Ma[a], Hongyuan Wang[a], Yinghong Wang[b], Linzhuan Wu[a], Yiguang Wang[a,*]

[a] Key Laboratory of Biotechnology of Antibiotics, Ministry of Health, Peking Union Medical College & Chinese Academy of Medical Sciences, Beijing 100050, China
[b] Key Laboratory of Bioactive Substances and Resources Utilization of Chinese Herbal Medicine, Ministry of Education, Institute of Materia Medica, Peking Union Medical College & Chinese Academy of Medical Sciences, Beijing 100050, China

ARTICLE INFO

Article history:
Received 22 April 2009
Received in revised form 26 November 2009
Accepted 22 December 2009
Available online 4 January 2010

Keywords:
Isovalerylspiramycin I
Spiramycin-like macrolides
Crude extract
Structural characterization
LC-DAD-UV-ESI-MS^n
Stop-flow LC-^{1}H NMR

ABSTRACT

LC-hyphenated techniques were applied to the on-line identification of isovalerylspiramycin I (isp I), a spiramycin-like macrolide in the crude extract of fermentation broth from a genetically engineered strain of *S. spiramyceticus* F21. In the structural characterization of the large molecular secondary metabolite of isp I, LC-DAD-UV-ESI-MS^n analysis played a crucial role, and stop-flow LC-^{1}H NMR measurement, with bitespiramycin used as reference, was a valuable complement approach. This rational approach proved to be an efficient means for the rapid and accurate structural determination of known microbial secondary metabolites, by which targeted isolation of component(s) of interest can be subsequently performed for further biological and pharmacological studies in drug development.

© 2009 Elsevier B.V. All rights reserved.

生物工程学报
journals.im.ac.cn
cjb@im.ac.cn
Chin J Biotech 2008, December 25; 24(12): 2088-2092
Chinese Journal of Biotechnology ISSN 1000-3061

麦迪霉素 3-*O*-酰基转移酶在螺旋霉素链霉菌 F21 中的酰化特性

马春燕[1,2]，武临专[1]，戴剑漉[1]，周红霞[1]，李京艳[1]，孙晓春[3]，张侃[1,2]，夏焕章[2]，王以光[1]

1 中国医学科学院中国协和医科大学医药生物技术研究所 卫生部抗生素生物工程重点实验室，北京 100050
2 沈阳药科大学制药工程学院，沈阳 110015
3 中国药科大学，南京 210038

摘 要：螺旋霉素(SP)与麦迪霉素(MD)均为 16 元大环内酯类抗生素，并且结构非常相似。螺旋霉素含有 3 个组分，其结构差异表现在 16 元内酯环 C_3 上的一个取代基的差异，SP I 组分为羟基、SP II 组分羟基乙酰化、SP III 组分羟基丙酰化；麦迪霉素是以麦迪霉素 A_1 为主要组分的多组分抗生素，麦迪霉素 16 元内酯环 C_3 上连接的均为丙酰化羟基。已知这类抗生素 16 元内酯环 C_3 羟基酰化是由一种称为 3-*O*-酰基转移酶的蛋白催化完成。本研究将螺旋霉素产生菌—*Streptomyces spiramyceticus* F21 中的螺旋霉素 3-*O*-酰基转移酶基因用 *Streptomyces mycarofaciens* ATCC 21454 中的麦迪霉素 3-*O*-酰基转移酶基因原位替换后，发现所产生的螺旋霉素仍然含有 3 个组分，并且螺旋霉素 III 组分也不是主要组分，说明麦迪霉素 3-*O*-酰基转移酶在螺旋霉素产生菌—*S. spiramyceticus* F21 中不具有 16 元内酯环 C_3 羟基丙酰化特异性以及酰化高效性，也提示其在麦迪霉素产生菌中的丙酰化特异性和高效性可能与该菌株(种)的特性有关。

Curr Microbiol (2011) 62:16–20
DOI 10.1007/s00284-010-9664-8

Construction of 4″-Isovalerylspiramycin-I-Producing Strain by In-Frame Partial Deletion of 3-*O*-Acyltransferase Gene in *Streptomyces spiramyceticus* WSJ-1, the Bitespiramycin Producer

Chunyan Ma · Hongxia Zhou · Jingyan Li ·
Jianlu Dai · Weiqing He · Hongyuan Wang ·
Linzhuan Wu · Yiguang Wang

Received: 21 July 2009 / Accepted: 20 April 2010 / Published online: 19 May 2010

Abstract Bitespiramycin (BT), a multi-component antibiotic consisted mainly of 4″-isovalerylspiramycin I, II and III, is produced by *Streptomyces spiramyceticus* WSJ-1, a recombinant spiramycin-production strain that harbored the 4″-*O*-acyltransferase gene (*ist*) from *Streptomyces mycarofaciens* 1748, which could isovalerylate the 4″-OH of spiramycin. To eliminate the production of components 4″-isovalerylspiramycin II and III, therefore reducing the component complexity of BT, inactivation of the *sspA* gene, which encodes the 3-*O*-acyltransferase responsible for the acylation of spiramycin I to spiramycin II and III, was performed in *Streptomyces spiramyceticus* WSJ-1, by in-frame partial deletion. The resulting strain, *Streptomyces spiramyceticus* WSJ-2, is a 4″-isovalerylspiramycin-I-producing strain as expected.

4″-*O*-acyltransferase gene (*ist*) from *Streptomyces mycarofaciens* 1748 [1].

Results from Phase-II clinical trials indicated that BT had an efficacy rate of 93% in combating human upper respiratory bacterial infections, which was similar to that of azithromycin as positive control drug. However, BT-treated patients showed fewer side effects. Therefore, BT seemed to be a promising new antibiotic for commercial production (unpublished data).

BT is a bio-derivative of spiramyicn (SP). Because SP has three components, i.e., SPI, SPII, and SPIII, BT has also three major components, as stated above. Besides, several minor components, such as 4″-butyryl-, 4″-propionyl- and 4″-acetyl- spiramycin also appeared in BT, because of the relaxed substrate specificity of the 4″-isovaleryltransferase encoded by *ist*. A total of more than 16

四、戴剑漉（为在职研究生，2014 年取得硕士学位）

在获得单组分异戊酰螺旋霉素Ⅰ的基因工程菌基础上，单组分异戊酰螺旋霉素Ⅰ命名为埃莎霉素，论文题目为：埃莎霉素产生菌的分子育种及其分类的初步鉴定，主要是利用调节基因提高单组分发酵产量，同时，并通过研究初步确定其产生菌为一个新种。研究结果申请并获得中国发明专利两项（ZL201010237595.4 和 201010237573.8），论文发表在《微生物学通报》。

同等学力申请硕士学位
学校代码：10023

硕 士 学 位 论 文

埃莎霉素产生菌的分子育种及其分类的初步鉴定

第一部分 利用调节基因进行必特螺旋霉素单组分（埃莎霉素）产生菌的分子育种
第二部分 基因工程埃莎霉素Ⅰ产生菌以及出发菌株-螺旋霉素产生菌分类的初步鉴定

所 院：医药生物技术研究所
姓 名：戴剑漉
指导教师：王以光 赫卫清 武临专
学科专业：微生物与生化药学
研究方向：微生物生物技术
完成日期：二零一四年五月

敬请王老师指正
戴剑漉
2014.6

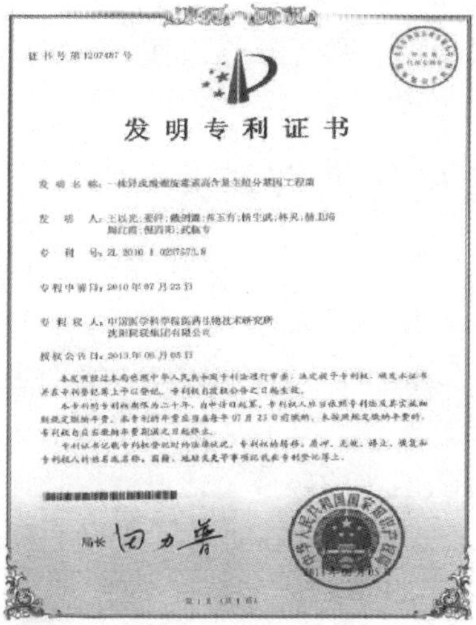

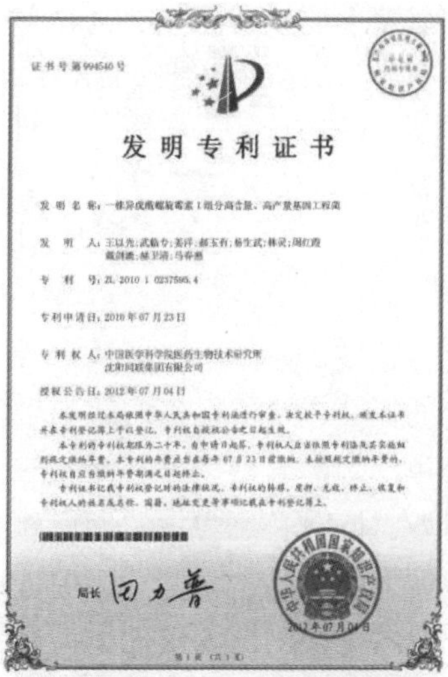

微生物学通报
Microbiology China
tongbao@im.ac.cn

APR 20, 2012, 39(4):503–514

研究报告

埃莎霉素I组分高含量、高产量基因工程菌 WSJ-IA 及其原株的鉴定

戴剑漉[1] 林灵[1,2] 武临专[1] 王以光[1*]

(1. 中国医学科学院 北京协和医学院医药生物技术研究所 卫生部抗生素生物工程重点实验室 北京 100050)
(2. 东北农业大学 黑龙江 哈尔滨 150030)

摘 要：【目的】利用调节基因 *acyB2* 激活异戊酰基转移酶(*ist*)基因表达的特点，将 *ist* 与调节基因 *acyB2* 在异戊酰螺旋霉素(埃莎霉素)I产生菌菌株中共表达，获得埃莎霉素I单组分的高含量及高产量菌株 WSJ-IA，对其及原始螺旋霉素产生菌菌株 *Streptomyces spiramyceticus* F21 进行了初步鉴定。【方法】从形态学、培养和生理生化特征、细胞壁化学组成、16S rRNA 基因序列、5个看家基因(*atpD*、*gyrB*、*rpoB*、*recA* 和 *trpB*)蛋白分析和系统发育树构建等方面对该菌株及其原株进行了鉴定。【结果】两株菌在形态培养特征、生理生化特征、细胞壁化学组成、16S rRNA 基因序列和5个看家基因蛋白水平基本一致，在系统发育树分析中同处在一个分支中。而在16S rRNA 基因序列和5个看家基因蛋白水平在系统发育上它们均与已知相近菌株处于不同的分支上，并且与不同基因的相近菌株各有不同，其中无一报道产生螺旋霉素。【结论】*Streptomyces spiramyceticus* F21 可能是一个产生螺旋霉素的链霉菌新种，16S rRNA 基因序列和5个看家基因蛋白序列分析可以作为埃莎霉素I基因工程菌生产过程中进行鉴别的分子标志。

此外，还有在会议上发表的论文：戴剑漉，林灵，武临专，王以光. 埃莎霉素Ⅰ组分高含量、高产量基因工程菌WSJ-IA及其原株的鉴定. 抗感染药物与耐药菌防控专题研讨会论文集2011，10，广西，南宁 p154.

铸就前程路漫漫，阶梯传承育新人

为了使研究课题能够系统持续发展，并使年轻人在毕业后有继续升华锤炼的机会，给留下来的博士生增负荷、压担子，安排他们作为协助培养研究生的导师，延续他们原先的研究课题，这样一方面可以深化原来的研究课题，同时，也为他们创造独立承担科研课题的条件。赫卫清就是这种传承育人的博士后中的一位。他以这种方式，作为协助培养研究生的导师，延续了博士期间的课题，获得2010年北京市科技之星的资助，后来又在此基础上独立申请了国家自然科学基金新的课题。

赫卫清协助培养的研究生有：

一、刘玉瑛（2004~2007年硕士生，与首都师范大学联合培养）

论文题目：吸水链霉菌17997中格尔德霉素生物合成基因簇中两个调节基因的功能研究，其研究内容为赫卫清博士在读期间研究课题的继续，其研究结果发表在《Arch Microbiology》。

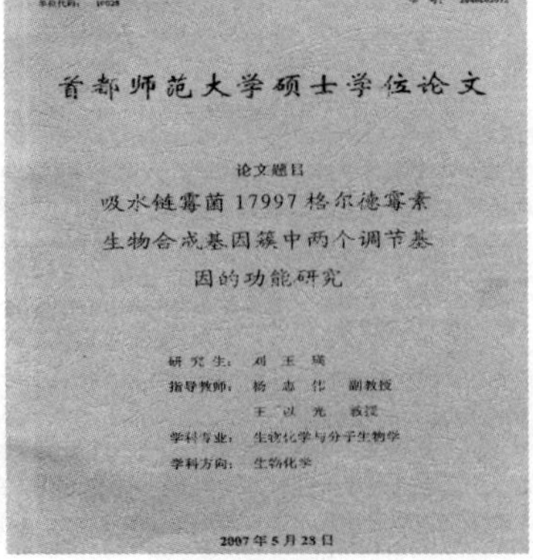
首都师范大学硕士学位论文

论文题目

吸水链霉菌17997格尔德霉素生物合成基因簇中两个调节基因的功能研究

研究生：刘玉瑛

指导教师：杨志伟 副教授

王以光 教授

学科专业：生物化学与分子生物学

学科方向：生物化学

2007年5月28日

二、雷建（2005~2007 年硕士生，与沈阳药科大学联合培养）

论文题目：格尔德霉素生物合成调控基因的研究，其研究内容为赫卫清博士生在读期间的研究课题后续工作，其研究结果与刘玉瑛一起发表在《Arch Microbiology》。

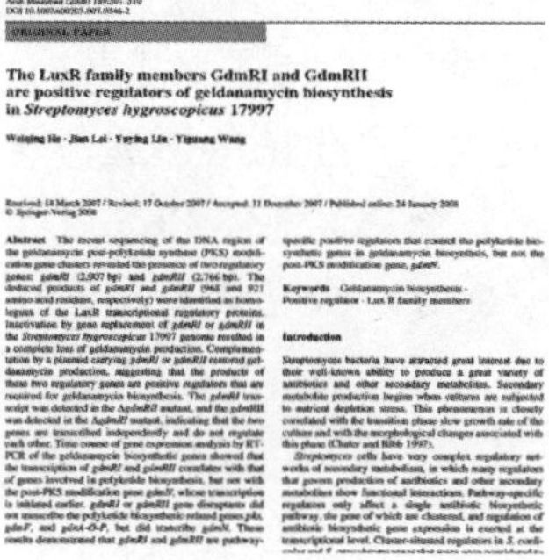
Arch Microbiol (2008) 189:501–510

ORIGINAL PAPER

The LuxR family members GdmRI and GdmRII are positive regulators of geldanamycin biosynthesis in *Streptomyces hygroscopicus* 17997

Weiqing He · Jian Lei · Yuying Liu · Yiguang Wang

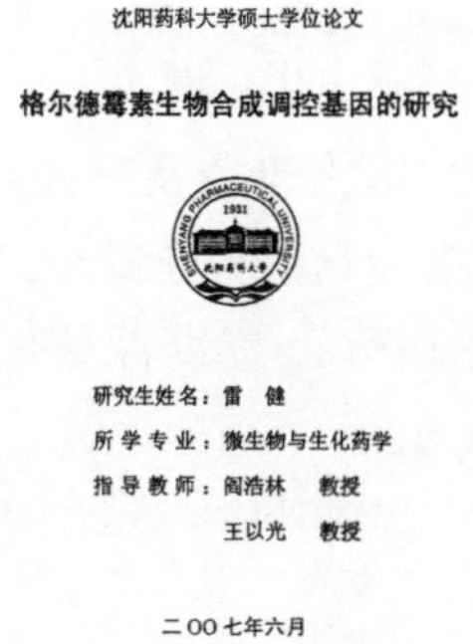
沈阳药科大学硕士学位论文

格尔德霉素生物合成调控基因的研究

研究生姓名：雷 健

所学专业：微生物与生化药学

指导教师：阎浩林 教授

王以光 教授

二OO七年六月

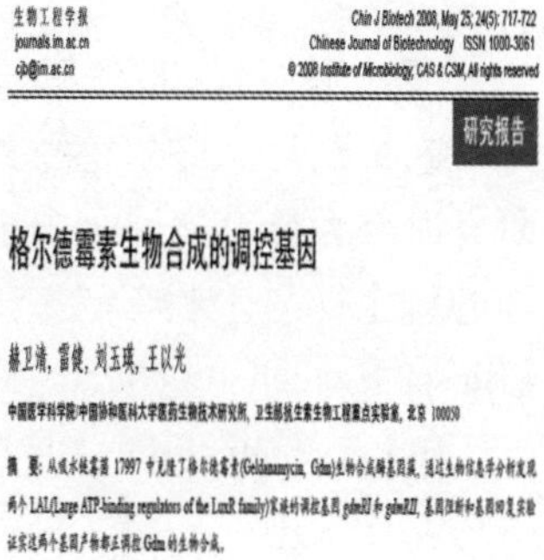
生物工程学报 Chin J Biotech 2008, May 25; 24(5): 717-722

journals.im.ac.cn Chinese Journal of Biotechnology ISSN 1000-3061

cjb@im.ac.cn © 2008 Institute of Microbiology, CAS & CSM, All rights reserved

研究报告

格尔德霉素生物合成的调控基因

赫卫清，雷健，刘玉瑛，王以光

三、李永海（2005~2008 年博士生）

论文题目：吸水链霉菌 17997 中若干 PKS 基因簇功能及格尔德霉素聚酮体后修饰的研究，为赫卫清博士申请国家自然科学基金“格尔德霉素前

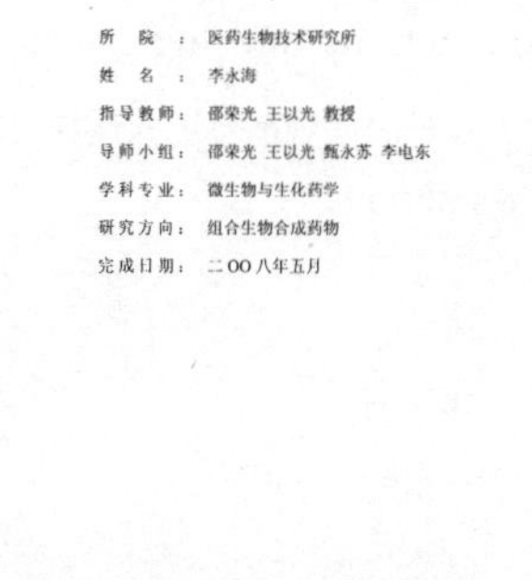
博士学位论文

吸水链霉菌 17997 中若干 PKS 基因簇功能及格尔德霉素聚酮体后修饰的研究

所 院：医药生物技术研究所

姓 名：李永海

指导教师：邵荣光 王以光 教授

导师小组：邵荣光 王以光 甄永苏 李电东

学科专业：微生物与生化药学

研究方向：组合生物合成药物

完成日期：二OO八年五月

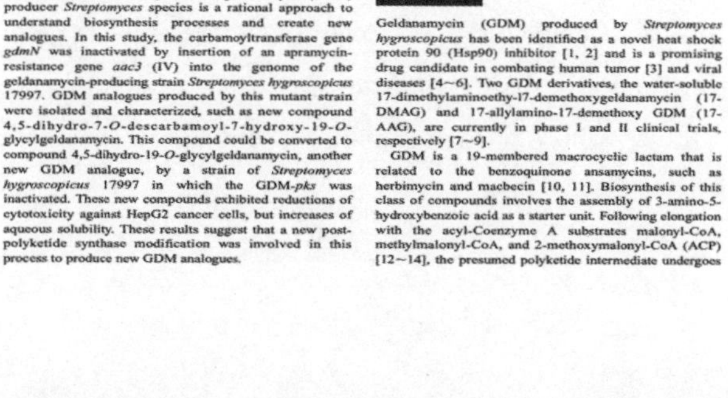
J. Antibiot. 61(6): 347–355, 2008

ORIGINAL ARTICLE

THE JOURNAL OF ANTIBIOTICS

A New Post-PKS Modification Process in the Carbamoyltransferase Gene Inactivation Strain of *Streptomyces hygroscopicus* 17997

Yonghai Li, Weiqing He, Yucheng Wang, Yiguang Wang, Rongguang Shao

Received: April 13, 2008 / Accepted: May 27, 2008

© Japan Antibiotics Research Association

Abstract Genetic manipulation of geldanamycin (GDM) producer *Streptomyces* species is a rational approach to understand biosynthesis processes and create new analogues. In this study, the carbamoyltransferase gene *gdmN* was inactivated by insertion of an apramycin-resistance gene *aac3* (IV) into the genome of the geldanamycin-producing strain *Streptomyces hygroscopicus* 17997. GDM analogues produced by this mutant strain were isolated and characterized, such as new compound 4,5-dihydro-7-*O*-descarbamoyl-7-hydroxy-19-*O*-glycylgeldanamycin. This compound could be converted to compound 4,5-dihydro-19-*O*-glycylgeldanamycin, another new GDM analogue, by a strain of *Streptomyces hygroscopicus* 17997 in which the GDM-*pks* was inactivated. These new compounds exhibited reductions of cytotoxicity against HepG2 cancer cells, but increases of aqueous solubility. These results suggest that a new post-polyketide synthase modification was involved in this process to produce new GDM analogues.

Introduction

Geldanamycin (GDM) produced by *Streptomyces hygroscopicus* has been identified as a novel heat shock protein 90 (Hsp90) inhibitor [1, 2] and is a promising drug candidate in combating human tumor [3] and viral diseases [4~6]. Two GDM derivatives, the water-soluble 17-dimethylaminoethy-17-demethoxygeldanamycin (17-DMAG) and 17-allylamino-17-demethoxy GDM (17-AAG), are currently in phase I and II clinical trials, respectively [7~9].

GDM is a 19-membered macrocyclic lactam that is related to the benzoquinone ansamycins, such as herbimycin and macbecin [10, 11]. Biosynthesis of this class of compounds involves the assembly of 3-amino-5-hydroxybenzoic acid as a starter unit. Following elongation with the acyl-Coenzyme A substrates malonyl-CoA, methylmalonyl-CoA, and 2-methoxymalonyl-CoA (ACP) [12~14], the presumed polyketide intermediate undergoes

体 PKS 后修饰的新途径与生物学改造的研究”资助课题的一部分。研究结果发表在《J of antibiotics》。

此外，还在会议上发表：李永海，王以光，邵荣光. Geldamycin 的生物合成基因簇功能研究及结构改造. 中国工程院医药卫生学部、中国抗癌协会抗癌药物专业委员会、中国药理学会专业委员会医学前沿论坛暨第十届全国肿瘤药理与化疗学术会议论文集 2007：1

四、林灵（2007~2012 年硕士生、博士生，与东北农业大学联合培养）

论文题目：格尔德霉素的结构改造及安莎类抗生素产生菌的筛选，其研究内容为赫卫清博士申请国家自然科学基金“格尔德霉素前体 PKS 后修饰的新途径与生物学改造的研究”资助课题的一部分。研究结果发表在《Biosci Biotech Biochem》杂志。

Biosci Biotechnol Biochem. 2011；75（10）：2042－5. Epub 2011 Oct 7.

Novel 4，5-dihydro-thiazinogeldanamycin in a gdm Pmutant strain of Streptomyces hygroscopicus 17997.

Lin L[1]，Ni S，Wu L，Wang Y，Wang Y，Tao P，He W，Wang X.

Author information

Abstract

Novel geldanamycin derivative，4, 5-dihydro-thiazinogeldanamycin（3），was characterized from the gdm Pmutant in Streptomyces hygroscopicus 17997，besides expected 4, 5-dihydro-geldanamycin（2）. The presence of this compound would suggest an unknown post-PKS modification in geldanamycin biosynthesis. Compound 3 exhibited moderate anti-HSV-1-virus activity and higher water solubility than geldanamycin（1）. Cysteine served as a precursor to synthesize 3，whose formation required obligatory enzymatic assistance.

为学子成才铺垫，为事业发展贡献

此地开花异地结果，割舍不断师生情怀。

我所培养的学子一般都有三条出路，其一是去异国他乡，其二是回原单位，其三是留在所里。无论哪种情况，他们都曾与我朝夕相处，共同完成研究课题。

一、夏焕章（1990～1993 年硕士生，1993～1996 年博士生，现任沈阳药科大学教务处处长、生物制药学院院长）

夏焕章来我这里读研是有一段小经历的。1989 年在“全国链霉菌分子遗传及基因工程学术研讨会”上，我做了“基因工程技术在抗生素菌种改良中的应用”的大会报告之后，当时的沈阳药科大学系主任熊宗贵教授找到我，希望帮助他们培养从事链霉菌分子生物学研究方面的人才，经过双方商定后，他们派了已经留校工作的夏焕章来就读我的研究生。他从事的课题“关于麦迪霉素酮基还原酶基因的研究”，其内容属于国家七五攻关资助“大环内酯抗生素生物合成中关键酶基因的分离”课题的延续。研究

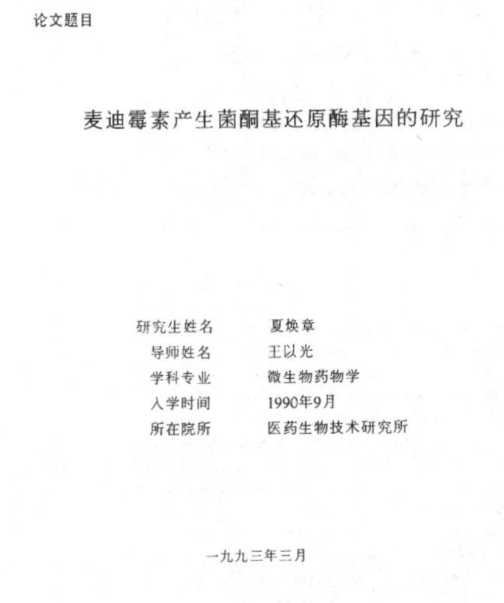
论文题目

麦迪霉素产生菌酮基还原酶基因的研究

研究生姓名 夏焕章
导师姓名 王以光
学科专业 微生物药物学
入学时间 1990年9月
所在院所 医药生物技术研究所

一九九三年三月

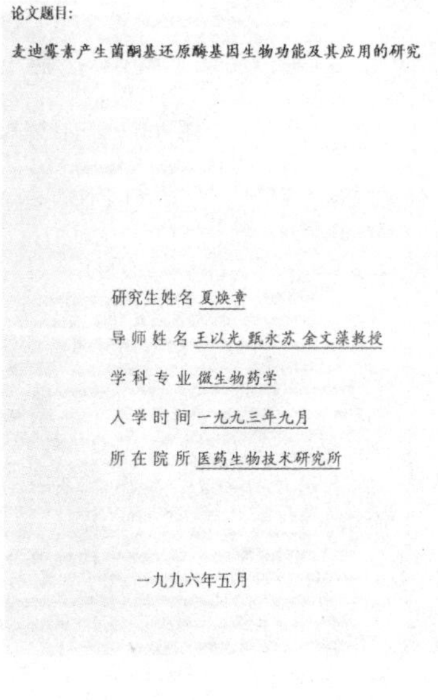
论文题目：

麦迪霉素产生菌酮基还原酶基因生物功能及其应用的研究

研究生姓名 夏焕章
导师姓名 王以光 甄永苏 金文藻教授
学科专业 微生物药学
入学时间 一九九三年九月
所在院所 医药生物技术研究所

一九九六年五月

论文发表在《生物工程学报》（中、英文版）、《中国科学》和《微生物学报》。他不负众望，学习、科研都很出色，研究生毕业回校后，一直从事链霉菌分子生物学研究。吃水不忘掘井人，夏焕章借助学校生源的有利条件，后来为我输送了许多学生进行联合培养。他虽没有出国留洋，但是一直坚持不懈从事所学专业的科研与教学，现已成为我国抗生素事业年轻一代的骨干栋梁。

生物工程学报 10(3):218—226,1994
Chinese Journal of Biotechnology

麦迪霉素产生菌酮基还原酶基因的研究

夏焕章　王以光
(中国医学科学院协和医科大学医药生物技术研究所，北京 100050)

摘　要　将麦迪霉素产生菌基因文库中与放线紫红素酮基还原酶基因 act Ⅲ 有同源性的 4.0kb DNA 片段克隆到质粒载体 pWHM3 中，构成重组质粒 pCB4。将质粒 pCB4 转入酮基还原酶基因缺陷菌株——加利利链霉菌 ATCC31671 中，得到转化子。转化子发酵产物经 TLC 和 HPLC 分析证明是阿克拉菌酮，与加利利链霉菌原株 ATCC31133 的产物相同，说明麦迪霉素产生菌酮基还原酶基因互补了加利利链霉菌 ATCC31671 中缺陷的酮基还原酶基因，使其恢复了产生阿克拉菌酮的能力。4.0kb DNA 片段插入方向相反的重组质粒 pCBR4 在加利利链霉菌 ATCC31671 中发酵产物经 TLC 分析证明也是阿克拉菌酮，这说明 4.0kb DNA 片段中麦迪霉素产生菌酮基还原酶基因具有自身的启动子。对 4.0kb DNA 片段进行了限制酶酶切分析，建立了其酶切图谱。以 act Ⅲ 基因为探针，经分子杂交以及亚克隆和 DNA 转化实验，将麦迪霉素产生菌酮基还原酶基因定位于 BssH Ⅱ-BamH Ⅰ 1.3kb DNA 片段上。对 1.3kb DNA 片段核苷酸序列分析结果表明：此 1.3kb DNA 片段中含有一个独立的 ORF，起始密码 ATG，终止密码 TAG，含 783bp；在起始密码上游有 GGAGG5 个核苷酸 SD 序列；此 ORF 编码 260 个氨基酸，与 act Ⅲ 基因编码的 261 个氨基酸相似性为 77.4%，相同性为 66.7%，对麦迪霉素产生菌酮基还原酶基因的可能作用进行了讨论。

微生物学报 38(2):81～85,1998
Acta Microbiologica Sinica

麦迪霉素产生菌酮基还原酶基因在大肠杆菌中的表达*

夏焕章　王以光
(中国医学科学院 中国协和医科大学 医药生物技术研究所　北京 100050)

摘　要　用 PCR 法扩增麦迪霉素产生菌酮基还原酶(MKR)基因，得到约 0.8kb 的 DNA 片段，扩增片段重组到利用依赖 T7RNA 聚合酶的高效表达载体 pT7-7中，在大肠杆菌中表达出 28.9kD 的蛋白质，表达的蛋白质具有生物活性。

Vol. 40 No. 6　SCIENCE IN CHINA (Series C)　December 1997

A ketoreductase gene from *Streptomyces mycarofaciens* 1748 DNA involved in biosynthesis of a spore pigment*

XIA Huanzhang (夏焕章) and WANG Yiguang (王以光)
(Institute of Medicinal Biotechnology, Chinese Academy of Medical Sciences, Peking Union of Medical College, Beijing 100050, China)

Received December 1, 1996

Abstract　An efficient plasmid transformation system for *S. mycarofaciens* 1748 has been established. In order to determine the function of MKR gene in *S. mycarofaciens* 1748, the gene disruption experiment was carried out. For this purpose the plasmid pKC1139 was used. A recombinant strain with white spore appeared, in contrast to the grey-colour spore of *S. mycarofaciens* 1748. This suggested that homologous recombination between plasmid-borne MKR gene sequence and the chromosome of *S. mycarofaciens* 1748 had occurred. A Southern hybridization experiment using α-^{32}P-labelled MKR gene as probe indicated that the desired integration event had occurred in the recombinant. The result of gene disruption showed that the alteration of this gene in the chromosome of *S. mycarofaciens* 1748 made sporulating colonies remain white instead of taking on the typical grey colour of sporulating wild type colonies, suggesting that MKR gene is involved in the biosynthesis of a spore pigment. The recombinant strain was incubated with fermentation medium optimised for midecamycin production. A TLC assay showed that the recombinant strain produced midecamycin in quantities comparable to that of *S. mycarofaciens* 1748. A pCN8B12 was a clone from genomic library of midecamycin producing strain which contained a 28-kb DNA insert. The 28-kb DNA fragment contained act Ⅰ-homologous and act Ⅲ-homologous regions. The PKS (act Ⅰ-homologous) and MKR (act Ⅲ-homologous) genes that define spore pigment of midecamycin producing strain were localized by restriction endonuclease digestion with pCN8B12, indicating that they are separated by about 10 kb DNA. The polyketide synthase gene cluster of similar organization has not been reported yet.

其他还有在国内外会议上发表的论文：

1. 夏焕章，王以光．麦迪霉素产生菌酮基还原酶基因的研究．中国生物工程学会成立大会论文摘要 1993，p414

2. 夏焕章，王以光．麦迪霉素产生菌 Str. mycarofaciens1748 聚酮体酮基还原酶基因的研究．全国第七次抗菌素学术会议论文汇编 1993，10：p96

3. Wang Yiguang，Xia Huangzhang. Function and nucleotide sequence of an act Ⅲ homologous region in midecamycin producing strain（Str. mycarofaciens 1748）p1～03. International Symposium on the Biology of Actinomycetes 1994，Moscow，Russia

4. 夏焕章，王以光，麦迪霉素产生菌中酮基还原酶基因的功能．八五 生物技术科研成果论文报告会论文摘要集 1996，6：p29 中国医学科学院中国协和医科大学 年鉴 1996，p42

二、王勇（2002~2005 年博士生）

王勇读研，是在与华东理工大学张嗣良教授签订“关于进行红霉素基因工程改造合作研究协议”的情况下，商定联合培养的博士生。他的研究题目是“通过表达异源 S-腺苷甲硫氨酸合成酶提高红霉素产量及红霉糖多孢菌的染色体重排”。由于他的刻苦勤奋，在读期间，攻克了红霉素工业用菌株对外源 DNA 修饰系统难关，建立了转化系统，并通过基因工程技术

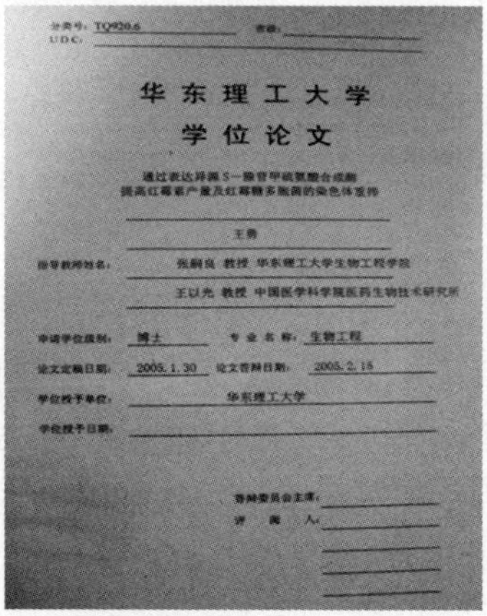
分类号：TQ920.6
UDC：

华东理工大学
学位论文

王勇

指导教师姓名：张嗣良 教授 华东理工大学生物工程学院
王以光 教授 中国医学科学院医药生物技术研究所

申请学位级别：博士 专业名称：生物工程
论文定稿日期：2005.1.30 论文答辩日期：2005.2.15
学位授予单位：华东理工大学
学位授予日期：

答辩委员会主席：
评阅人：

提高了红霉素 A 组分的产量。研究结果发表在《Biotechnology letter》和《Appl Microb Biotech》杂志。

Biotechnol Lett
DOI 10.1007/s10529-007-9547-7

ORIGINAL RESEARCH PAPER

High frequency transformation of the industrial erythromycin-producing bacterium *Saccharopolyspora erythraea*

Yong Wang · YiGuang Wang · Siliang Zhang

Received: 4 June 2007 / Revised: 12 September 2007 / Accepted: 14 September 2007

Abstract The DNA transformation in the industrial erythromycin-producing *Saccharopolyspora erythraea* was investigated as standard protoplast transformation methods are ineffective. Intergeneric conjugal transfer of DNA from *E. coli* demonstrated transformation efficiencies from 0.05×10^{-8} to 7.2×10^{-8} exconjugants generated per recipient. Electroporation-mediated methodologies were also established. More than 10^5 transformants were acquired per μg DNA. The proposed protocol provides an alternative route for the introduction of DNA into industrial strains.

synthetic production of a variety of second-generation erythromycin species, including larithromycin, zithromycin, oxithromycin, and dirithromycin etc. Analogs of related polyketide drugs can be generated by modifying biosynthetic genes in *Sac. erythraea* (Hutchison 1998) but this has been hampered by the difficulty in establishing an effective transformation procedure.

Polyethylene glycol (PEG)-mediated plasmid transformation of protoplasts has allowed the rapid development of gene cloning in various *Streptomyces* species, including wild-type strains of *Sac. erythraea*

Appl Microbiol Biotechnol (2007) 75:837–842
DOI 10.1007/s00253-007-0894-z

APPLIED GENETICS AND MOLECULAR BIOTECHNOLOGY

Improved production of erythromycin A by expression of a heterologous gene encoding *S*-adenosylmethionine synthetase

Yong Wang · YiGuang Wang · Ju Chu · Yingping Zhuang · Lixin Zhang · Siliang Zhang

Received: 10 January 2007 / Revised: 14 February 2007 / Accepted: 16 February 2007 / Published online: 10 March 2007

Abstract An *S*-adenosylmethionine synthetase (SAM-s) gene from *Streptomyces spectabilis* was integrated along with vector DNA into the chromosome of a *Saccharopolyspora erythraea* E2. Elevated production of SAM was observed in the recombinant strain *Saccharopolyspora erythraea* E1. The results from the bioassay showed that the titer of erythromycin was increased from 920 IU ml^{-1} by E_2 to approximately 2,000 IU ml^{-1} by E_1. High performance liquid chromatography (HPLC) analysis revealed that there was a 132% increase in erythromycin A compared with the original strain, while the erythromycin B, the main impurity component in erythromycin, was decreased by 30%. The sporulation process was inhibited, while the SAM-s gene was expressed. The addition of the exogenous SAM also inhibited sporulation and promoted an increase in erythromycin titers.

此外，还有在中国抗生素杂志发表的论文：李京艳，王勇，王以光. 反相高效液相色谱法检测红霉素发酵过程中 S-腺苷甲硫氨酸. 中国抗生素杂志 2005 年 9 月 30（9）：527-528

王勇在博士后曾赴美国深造，回国后继续在链霉菌分子生物学、合成生物学领域从事科研工作，并与我们密切合作共同培养研究生。现在王勇教授被中科院赵国屏院士引进为中国科学院植物生理生态研究所课题组长。

与王勇共同培养的研究生有：

一、陈菲菲（2008~2010 年硕士生）

王勇曾任四川抗生素工业研究所兼职教授，陈菲菲是四川抗生素工业研究所派来联合培养的硕士研究生。她的研究题目是：海洋细菌中 dTDP-葡萄糖-4，6-脱水酶基因的分布及潜在含糖天然产物的多样性研究，研究结果发表在《Appl Microb Biotech》和《中国抗生素杂志》。

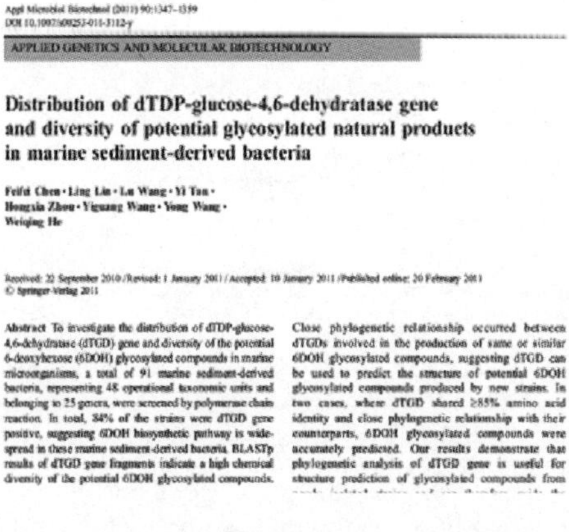

Appl Microbiol Biotechnol (2011) 90:1347–1359
DOI 10.1007/s00253-011-3112-y

APPLIED GENETICS AND MOLECULAR BIOTECHNOLOGY

Distribution of dTDP-glucose-4,6-dehydratase gene and diversity of potential glycosylated natural products in marine sediment-derived bacteria

Feifei Chen · Ling Lin · Lu Wang · Yi Tan · Hongxia Zhou · Yiguang Wang · Yong Wang · Weiqing He

Received: 22 September 2010 / Revised: 1 January 2011 / Accepted: 10 January 2011 / Published online: 20 February 2011
© Springer-Verlag 2011

Abstract To investigate the distribution of dTDP-glucose-4,6-dehydratase (dTGD) gene and diversity of the potential 6-deoxyhexose (6DOH) glycosylated compounds in marine microorganisms, a total of 91 marine sediment-derived bacteria, representing 48 operational taxonomic units and belonging to 25 genera, were screened by polymerase chain reaction. In total, 84% of the strains were dTGD gene positive, suggesting 6DOH biosynthetic pathway is wide-spread in these marine sediment-derived bacteria. BLASTp results of dTGD gene fragments indicate a high chemical diversity of the potential 6DOH glycosylated compounds. Close phylogenetic relationship occurred between dTGDs involved in the production of same or similar 6DOH glycosylated compounds, suggesting dTGD can be used to predict the structure of potential 6DOH glycosylated compounds produced by new strains. In two cases, where dTGD shared ≥85% amino acid identity and close phylogenetic relationship with their counterparts, 6DOH glycosylated compounds were accurately predicted. Our results demonstrate that phylogenetic analysis of dTGD gene is useful for structure prediction of glycosylated compounds from

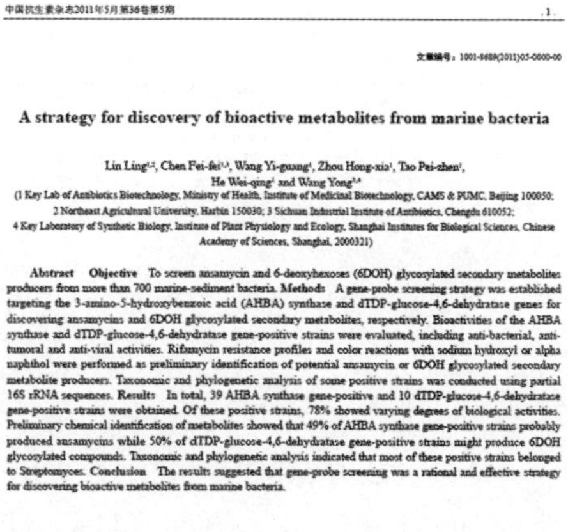

中国抗生素杂志2011年5月第36卷第5期 .1.

文章编号：1001-8689(2011)05-0000-00

A strategy for discovery of bioactive metabolites from marine bacteria

Lin Ling[1,2], Chen Fei-fei[1,3], Wang Yi-guang[1], Zhou Hong-xia[1], Tao Pei-zhen[1], He Wei-qing[1] and Wang Yong[3,4]
(1 Key Lab of Antibiotics Biotechnology, Ministry of Health, Institute of Medicinal Biotechnology, CAMS & PUMC, Beijing 100050; 2 Northeast Agricultural University, Harbin 150030; 3 Sichuan Industrial Institute of Antibiotics, Chengdu 610052; 4 Key Laboratory of Synthetic Biology, Institute of Plant Physiology and Ecology, Shanghai Institutes for Biological Sciences, Chinese Academy of Sciences, Shanghai, 2000321)

Abstract **Objective** To screen ansamycin and 6-deoxyhexoses (6DOH) glycosylated secondary metabolites producers from more than 700 marine-sediment bacteria. **Methods** A gene-probe screening strategy was established targeting the 3-amino-5-hydroxybenzoic acid (AHBA) synthase and dTDP-glucose-4,6-dehydratase genes for discovering ansamycins and 6DOH glycosylated secondary metabolites, respectively. Bioactivities of the AHBA synthase and dTDP-glucose-4,6-dehydratase gene-positive strains were evaluated, including anti-bacterial, anti-tumoral and anti-viral activities. Rifamycin resistance profiles and color reactions with sodium hydroxyl or alpha naphthol were performed as preliminary identification of potential ansamycin or 6DOH glycosylated secondary metabolite producers. Taxonomic and phylogenetic analysis of some positive strains was conducted using partial 16S rRNA sequences. **Results** In total, 39 AHBA synthase gene-positive and 10 dTDP-glucose-4,6-dehydratase gene-positive strains were obtained. Of these positive strains, 78% showed varying degrees of biological activities. Preliminary chemical identification of metabolites showed that 49% of AHBA synthase gene-positive strains probably produced ansamycins while 50% of dTDP-glucose-4,6-dehydratase gene-positive strains might produce 6DOH glycosylated compounds. Taxonomic and phylogenetic analysis indicated that most of these positive strains belonged to Streptomyces. **Conclusion** The results suggested that gene-probe screening was a rational and effective strategy for discovering bioactive metabolites from marine bacteria.

二、谭亿（2010~2012年硕士生）

谭亿也是王勇教授在四川抗生素研究所兼职招收的硕士研究生，与我们共同联合培养的研究题目是：大连黄海黑石礁海域浅海沉积物中可培养放线菌的多样性研究和含卤化合物的筛选。研究结果发表在《微生物学报》和《中国抗生素杂志》。

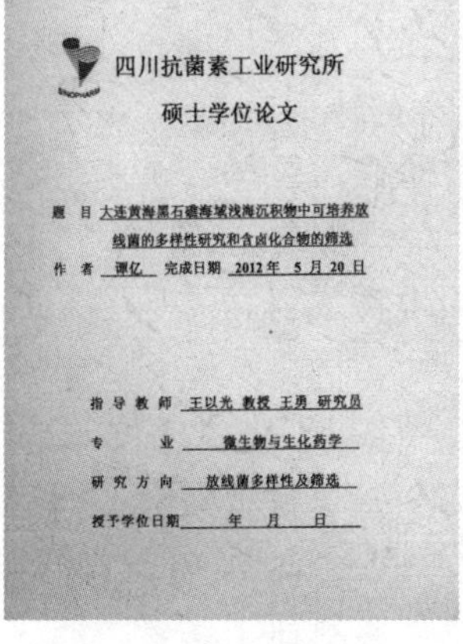

四川抗菌素工业研究所

硕士学位论文

题　目 大连黄海黑石礁海域浅海沉积物中可培养放线菌的多样性研究和含卤化合物的筛选

作　者 谭亿　完成日期 2012年 5月 20日

指导教师 王以光 教授 王勇 研究员

专　　业 微生物与生化药学

研究方向 放线菌多样性及筛选

授予学位日期　　年　月　日

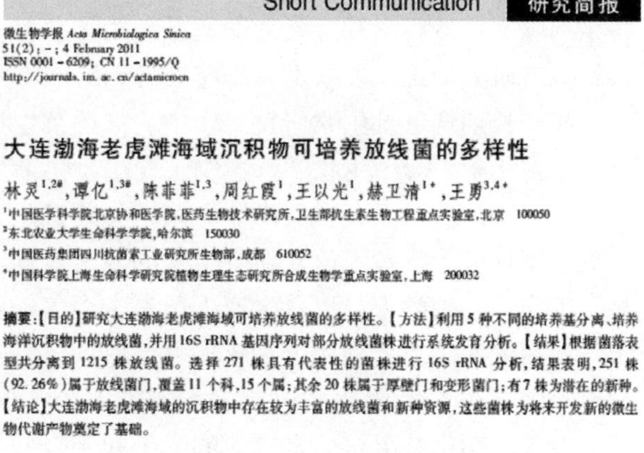

Short Communication 研究简报

微生物学报 *Acta Microbiologica Sinica*
51(2): –; 4 February 2011
ISSN 0001–6209; CN 11–1995/Q
http://journals.im.ac.cn/actamicrocn

大连渤海老虎滩海域沉积物可培养放线菌的多样性

林灵[1,2#]，谭亿[1,3#]，陈菲菲[1,3]，周红霞[1]，王以光[1]，赫卫清[1*]，王勇[3,4*]

[1]中国医学科学院北京协和医学院，医药生物技术研究所，卫生部抗生素生物工程重点实验室，北京 100050
[2]东北农业大学生命科学学院，哈尔滨 150030
[3]中国医药集团四川抗菌素工业研究所生物部，成都 610052
[4]中国科学院上海生命科学研究院植物生理生态研究所合成生物学重点实验室，上海 200032

摘要：【目的】研究大连渤海老虎滩海域可培养放线菌的多样性。【方法】利用5种不同的培养基分离、培养海洋沉积物中的放线菌，并用16S rRNA基因序列对部分放线菌株进行系统发育分析。【结果】根据菌落表型共分离到1215株放线菌。选择271株具有代表性的菌株进行16S rRNA分析，结果表明，251株(92.26%)属于放线菌门，覆盖11个科，15个属；其余20株属于厚壁门和变形菌门；有7株为潜在的新种。【结论】大连渤海老虎滩海域的沉积物中存在较为丰富的放线菌和新种资源，这些菌株为将来开发新的微生物代谢产物奠定了基础。

中国抗生素杂志2012年10月第37卷第10期 .1.

文章编号：1001-8689(2012)10-0000-00

一种发酵提取物中含卤有机化合物的早期鉴别方法

谭亿[1,2] 林灵[2,3] 周红霞[2] 王以光[2] 赫卫清[2] 杨兆勇[2*] 王勇[1,4*]
(1 中国医药集团总公司四川抗菌素工业研究所，成都 610052；2 中国医学科学院北京协和医学院，医药生物技术研究所，卫生部抗生素生物工程重点实验室，北京 100050；3 东北农业大学，生命科学学院，哈尔滨 150030；4 中国科学院上海生命科学研究院植物生理生态研究所合成生物学重点实验室，上海 200032)

摘要：目的 建立一种对发酵提取物中含卤有机化合物的快速定性检测方法。**方法** 以改良的Beilsten法对含卤和不含卤的有机化合物纯品及发酵液提取物进行焰色反应，观察是否有阳性现象—绿色火焰呈现；同时研究了该法的检测基限和氯化钠对检测的干扰。**结论** 改良的Beilsten法适用于对含氯、溴、碘元素有机物的定性检测，其对卤元素的检测基限可达到微克级；通过适当的发酵液提取方式降低无机卤素的干扰后，该法可有效检测发酵提取物中含卤有机化合物。

此外，还有在国际会议上发表的论文：

Tan Yi Lin Ling，Feifei Chen，Hongxia Zhou，Yiguang Wang，Zhaoyong Yang，Yong Wang. Exploiting halogenated compounds from marine actinomycetes based on gene screening. Inaugural Meeting of Bergey's International Society of Microbial Systematics May 19~23，2011，Beijing China

海洋微生物开源利用，是我为年轻人今后研发微生物药物奠定基础的工作。那是2008年参加大连国际学术会议期间，和我丈夫特意去海边采集海泥，后又托人专门潜海30米深处采集海洋沉积物样品，送回研究所实验室组织筛选工作。此项工作，后来成为本所筛选重点实验室年轻人申请获得系列国家自然科学基金资助的基础。为了扶持年轻人发展与成长，我在涉及该项研究的论文发表上，均将署名让给了相关年轻人。

我在长期从事抗生素研发工作中，深感抗生素研究需要综合运用生物学、生物化学、分子生物学、生物工程学、化学生物学、分析化学和药理学等学科知识。然而，目前尚缺少系统介绍抗生素生物学研究的丛书，更不见采用现代生物技术研发新抗生素的专著。这对初入抗生素领域的年轻科学工作者、教学人员以及生产人员是一个欠缺和遗憾。为此，我在长期工作积累的基础上，利用近三年的业余时间，查阅文献、搜集素材，编写完成了《抗生素生物技术》专著，并主译了《抗生素-多学科研究入门》英文专著。期望从事抗生素专业的学子和年轻的抗生素科研工作者，能够比较系统地了解掌握抗生素生物学的基本知识及发展过程，为所从事的抗生素事业做出应有的贡献。

除此之外，我还先后参与编写了《基因表达技术（863 生物高技术丛书）》、《微生物药学》、《微生物工程（现代生物技术丛书）》、《抗肿瘤药物研究与开发》等著书，还为研究所编写了发酵工程的研究生教材等从书。专著《抗生素生物技术》，获得 2010 年中国石油和化学工业优秀出版（图书奖）二等奖。

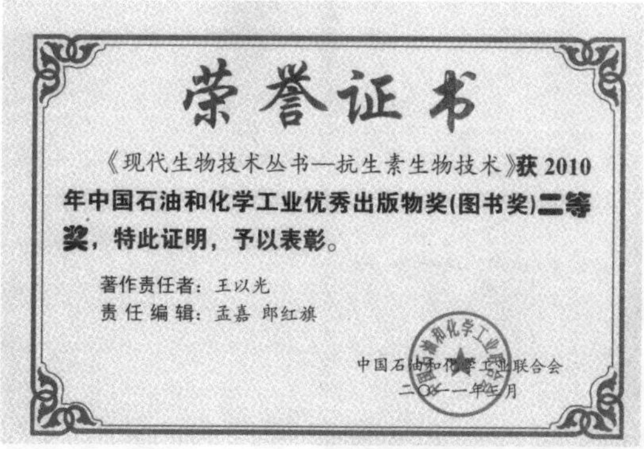
荣誉证书

《现代生物技术丛书—抗生素生物技术》获 2010 年中国石油和化学工业优秀出版物奖(图书奖)二等奖，特此证明，予以表彰。

著作责任者：王以光

责任编辑：孟嘉 郎红旗

中国石油和化学工业联合会

二〇一一年[illegible]月

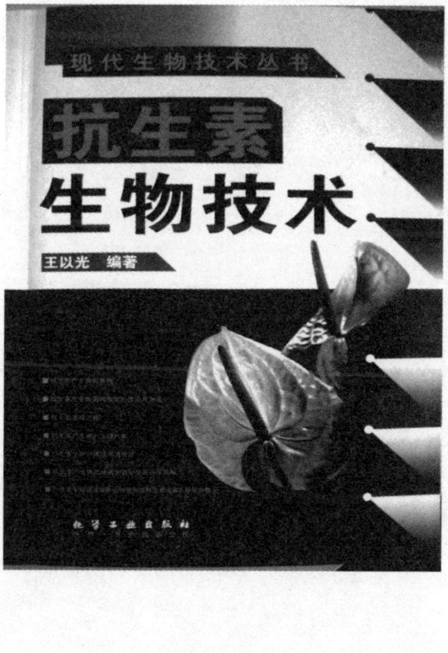

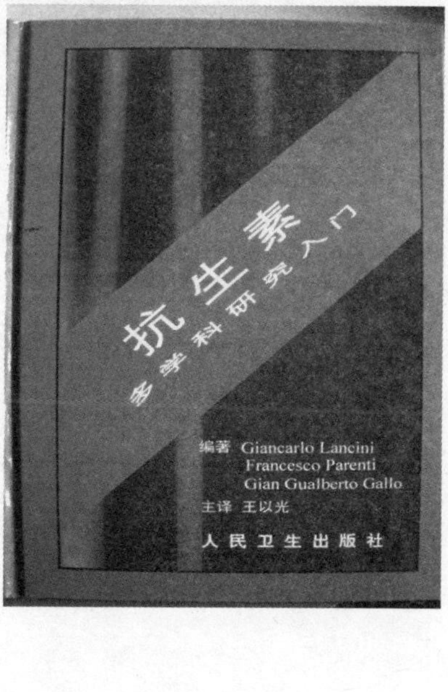

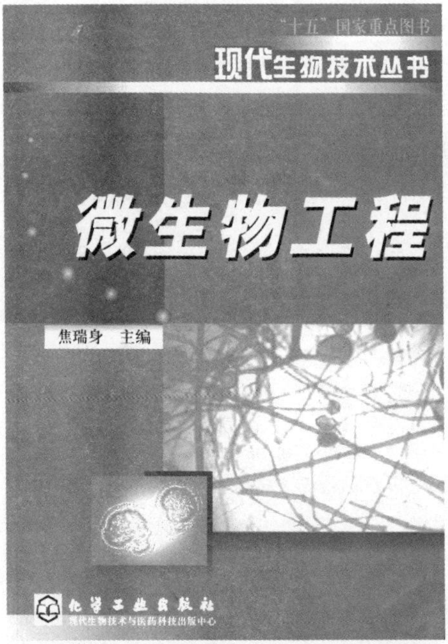

"十五"国家重点图书
现代生物技术丛书
微生物工程
焦瑞身 主编
化学工业出版社
现代生物技术与医药科技出版中心

第十二章　组合生物合成

组合生物合成（combinatorial biosynthesis）或组合生物学（combinatorial biology）是近年发展起来的技术，是在微生物次级代谢产物生物合成基因和酶学研究基础上形成的。由于微生物次级代谢产物生物合成是由多酶体系参与的，许多参与次生代谢生物合成的多酶体系是由单个分开的具明显的功能区域所组成，因此，有针对性地对某些基因进行操作如替换、阻断、重组等均有可能改变其生物合成途径而产生新的代谢旁路（metabolic pathway），形成新的化合物。由于微生物的多样性和次级代谢产物的多样性，再加上目前已有可能从未培养及难培养的天然资源中获得有意义的基因，为生物合成基因的组合提供了更大的空间，如设 R 为可利用的基因数，n 是每个基因的不同等位形式（即不同微生物来源的数目），从理论上讲经过基因组合可得到 R^n 排列组合，即得到 R^n 化合物，如有 4 种同类但不同结构的化合物，且其中如有 4 个基因可以操作，则经过基因重组能形成 256 个化合物。

组合生物合成可用于创制新化合物的设想最初起源于偶然的发现，即将放线紫红素（actinorhodin）生物合成基因转入曼得霉素（medermycin）或榴菌素/二氢榴菌素（granacitin/dihydrogranacitin）产生菌，可以产生曼得紫红素（mederrhodin）或二氢榴红菌素（dihydrogranatirhodin）（图 12-1）。

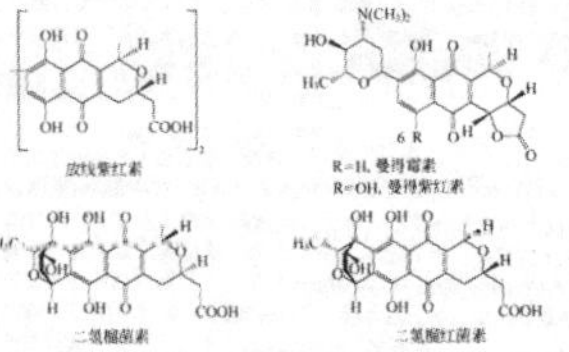

图 12-1　放线紫红素、曼得霉素、二氢榴菌素、曼得紫红素、二氢榴红菌素结构

进一步研究证实，前者的产生主要是参与放线紫红素生物合成的 C6 位羟基化酶基因在曼得霉素产生菌异源宿主菌中获得了表达；后者的结构变化发生在原榴菌素吡喃环 H 原子立体构型变成放线紫红素中吡喃环的手性构型，其确切机制尚不十分清楚，可能是放线紫红素某些生物合成基因在异源宿主菌表达时利用了合成放线紫红素的前体，保持了原构型，表明在外源基因引入特定环境时基因之间的相互作用是复杂的。类似的研究还有将竹桃霉素产生菌（*S. antibioticus*）基因文库转入不产生 6-脱氧红霉内酯（6-dEB）红霉素产生菌（*Saccharopolyspora erythraea*）无活性变株，结果产生 2 位去甲基红霉素（图 12-2）；美国学者将碳霉素产生菌（*S. thermotolerans*）异戊酰基转移酶基因克隆至螺旋霉素产生菌（*S. ambofaciens*），报道获得了 4″-异戊酰螺旋霉素化合物；日本学者将该基因克隆至泰洛菌素产生菌（*S. fradiae*），产生 4″-异戊酰泰洛菌素；我国学者将麦迪霉素丙酰基转移酶转入

339

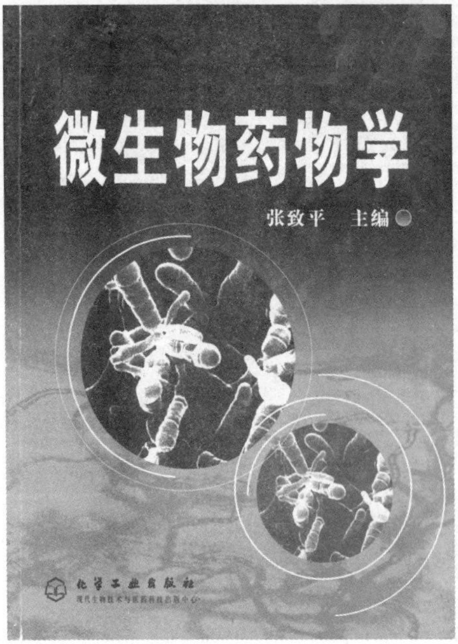

微生物药物学
张致平　主编
化学工业出版社
现代生物技术与医药科技出版中心

第五章　微生物药物的生物合成

微生物生命活动过程中能合成多种多样的代谢产物。按代谢产物与微生物生长繁殖的关系可分为两类，一类是微生物自身生长繁殖所必须的代谢产物，通常称为初级代谢产物，包括合成代谢的中间产物和终产物。这些产物往往用于构成细胞必需的大分子骨架，如氨基酸、核苷酸或转化为辅酶及酶的辅基部分（如维生素）。另一些初级代谢产物从分解代谢而来，它们的产生与细胞生长时的能量代谢有关，如有机酸及醇类。许多初级代谢产物应用于食品和医药领域，如氨基酸、核苷酸、有机酸、维生素 B_2、维生素 B_{12}、β-胡萝卜素、乙酸、丙酮、丁醇、乙醇等。另一类是次级代谢产物，这些产物与微生物的基本生命活动无关。次级代谢产物是由初级代谢产物衍生而来的。对于微生物为什么会产生次级代谢产物的看法，至今尚无定论。抗生素、生理活性物质（如酶抑制剂、免疫调节剂、受体拮抗剂和植物生长调节剂等）均属于微生物药物范畴的重要的微生物次级代谢产物。

第一节　微生物药物生物合成的基本特征

一、微生物次级代谢的特点

与初级代谢相比，微生物次级代谢要复杂得多。

1. 次级代谢产物在微生物生长后期才开始形成

如抗生素发酵一般可分为菌丝生长期和抗生素合成期。当微生物消耗尽一种主要营养物质，细胞繁殖受到限制时，进入合成期，参与合成次级代谢产物的一些关键酶在菌丝生长期处于阻遏状态，参与次级代谢的酶必须脱阻遏后，次级代谢产物才能形成。

2. 次级代谢酶合成期很短

如四环素合成酶只有在培养基中无机磷用完后才开始形成，但在产物（即四环素）达到一定浓度后，该酶的合成即受到抑制。

3. 参与次级代谢酶系往往是一种复合体

次级代谢这种多酶复合体可以被分离成几个亚单位，每个亚单位可以保持其酶活性，但作为复合体的酶活性将消失。次级代谢酶组成复合体本身对细胞有重要意义，这样可以避免次级代谢产物的中间体在酶系中扩散而影响生物合成的速度。

4. 次级代谢酶系对底物要求的专一性不强

这就是为什么许多抗生素不是单一组分的原因。产生菌能同时合成多种结构相似的次级代谢产物，同时使得微生物的代谢产物极易因环境条件的改变而出现多样性。

5. 次级代谢酶在细胞中有特定的位置

次级代谢产物与次级代谢酶在细胞中存在的位置有关，如多肽类抗生素——短杆菌肽 S 和杆菌肽 A 的合成酶是在胞浆中形成的，但只有当附着在细胞膜上才能合成抗生素。次级代谢酶在胞内的位置可能与细胞对这些自身产物的抗性有关，因为次级代谢酶系必须与初级代谢的酶系分开，否则次级代谢产物将会干扰细胞的初级代谢。

二、次级代谢与初级代谢的关系

维持微生物生长及能量消耗的代谢称为初级代谢（包括分解代谢及合成代谢）。微生物

109

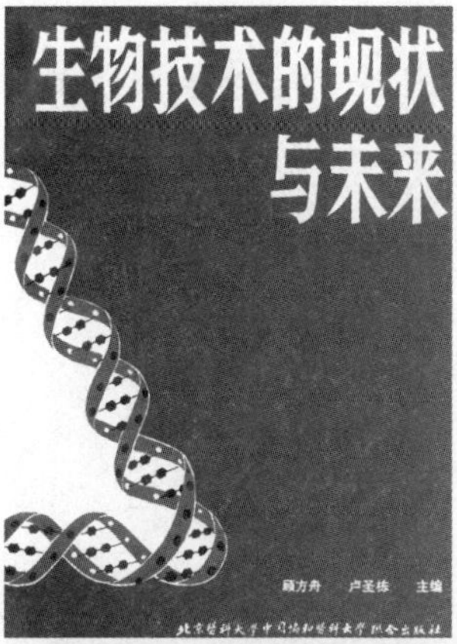

《生物技术的现状与未来》编委会名单

主编：顾方舟 卢圣栋

编委：（按姓氏笔划为序）

王以光 卢圣栋 史瀛仙 吴乃虎
李宗彦 李焕娄 陈 平 何忠效
吴国倍 顾方舟 张震元 郑瑞珍
程克棣 雷克健 戴顺志

第九章 发 酵 工 程

李焕娄 王以光 张震元

一、发酵工业的一般情况

发酵工程真正成为科学技术开始于40年代初抗生素大规模深层发酵工艺的建立。之后，随着对发酵过程有关理论研究的不断深入，生物反应器及传感器的改进以及自动控制技术的发展，才使得这一技术日臻完善，成为现代生物技术的一个重要组成部分。发酵工业，亦称为微生物工业，包括多种类型产品的生产，如酒类、酱油等传统产品，也有抗生素、氨基酸、维生素、甾体激素、核苷酸、微生物多糖（如黄原胶）、工业用酶以及丙酮、丁醇等现代产品，广泛用于医药、食品、轻工、农牧等许多领域。在有些发达国家中，发酵工业的总产值占国民生产总值的5%左右。在医药产品中，发酵产品也占有重要地位，其产值约占20%。我国的发酵工业近十年来有了较大的发展，但其产值在国民生产总值中所占的比重仍然很低，说明我国的发酵工业还应大力发展。本章将主要以抗生素和氨基酸为例，说明现代发酵工程的进展。

抗生素作为医用、农用及饲料添加剂等，已发展到近200个品种，除极少数是化学合成产品外，多数用发酵方法生产。虽有不少半合成抗生素，但其母体化合物仍为发酵产物。在一些发达国家中，目前医用抗生素的用量约占临床用药的50%，在品种上仍以抗细菌抗生素为主。抗肿瘤抗生素临床常用者近十种，虽年产量不大，但在肿瘤化疗中占有重要地位。其他如抗深部真菌感染的抗生素两性霉素B和器官移植中抗排斥反应的免疫调节剂环孢菌素A等皆有重要的医疗价值。畜用抗生素主要用作饲料添加剂，可以预防畜禽疾病，促进生长，提高饲料利用率。农用抗生素至今已发展成为相当大的一类。其优点是选择性毒性高，在自然界中不易积累。由于化学农药造成公害日益严重，这类抗生素更引起人们的重视。此外，有些植物生长促进剂如赤霉素和除草剂如二丙氨膦（Bialaphos）也是微生物次级代谢产物，属于农用抗生素。

182

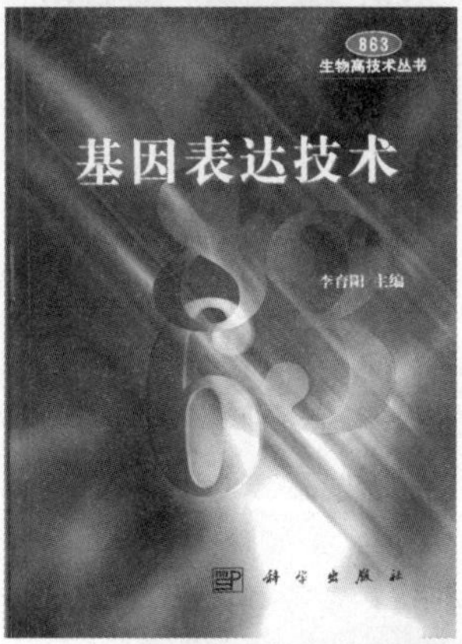

《基因表达技术》编著者名单

主 编：
李育阳（复旦大学遗传学研究所，上海 200433）

编著者：
龚 毅（中国科学院上海生物工程研究中心，上海 200233）
汤卿斌（中国科学院遗传研究所，北京 100101）
汤茵松（百胜斯基因工程公司，北京 102209）
王以光（中国医学科学院医药生物技术研究所，北京 100050）
吴淑华（中国预防医学科学院病毒学研究所，北京 100052）
李育阳（复旦大学遗传学研究所，上海 200433）
霍克克（复旦大学遗传学研究所，上海 200433）
朱春宝（上海医药工业研究院，上海 200040）
朱宝泉（上海医药工业研究院，上海 200040）
吴祥甫（中国科学院上海生物化学研究所，上海 200031）
张志芳（农业部家蚕生物技术重点开放实验室，江苏，镇江 212018）
钱 锋（中国军事医学科学院生物工程研究所，北京 100071）
肖成祖（中国军事医学科学院生物工程研究所，北京 100071）
陈永福（中国农业大学，北京 100094）
许政暟（中国科学院上海植物生理研究所，上海 200032）
谈 峰（中国科学院上海植物生理研究所，上海 200032）
庄磊隽（中国科学院上海植物生理研究所，上海 200032）
何 龙（第二军医大学免疫学教研室，上海 200433）
曹雪涛（第二军医大学免疫学教研室，上海 200433）
叶 勤（华东理工大学，上海 200237）
吴加金（中国军事医学科学院基础医学研究所，北京 100850）

第三章

链霉菌基因表达系统

一、链霉菌的生物学特征

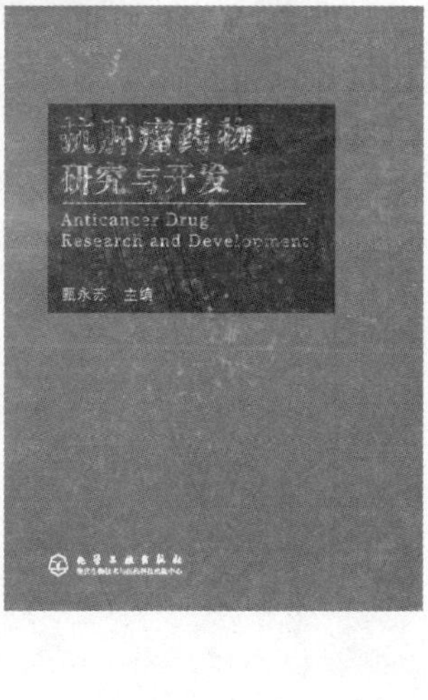

第 37 章 组合生物合成在研制抗肿瘤新药中的应用

37.1 抗肿瘤抗生素的生物合成

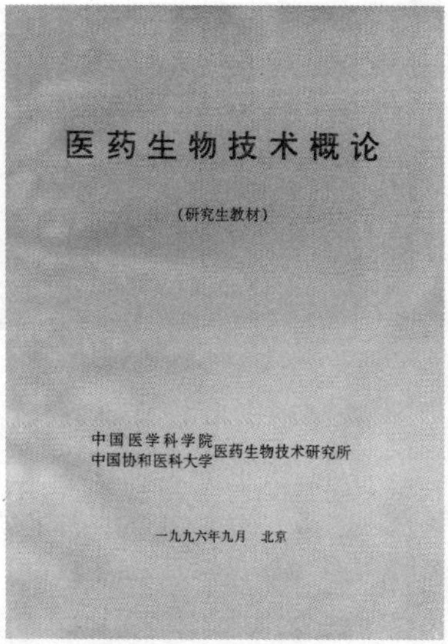

医药生物技术概论

（研究生教材）

中国医学科学院
中国协和医科大学医药生物技术研究所

一九九六年九月 北京

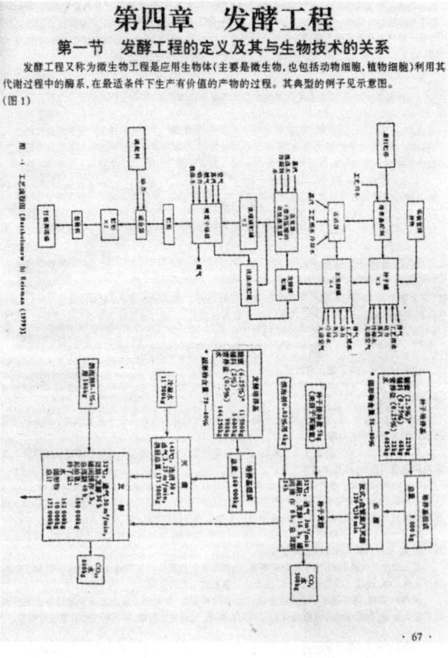

第四章 发酵工程

第一节 发酵工程的定义及其与生物技术的关系

发酵工程又称为微生物工程是应用生物体（主要是微生物，也包括动物细胞，植物细胞）利用其代谢过程中的酶系，在最适条件下生产有价值的产物的过程。其典型的例子见示意图。（图1）

· 67 ·

通常把生物技术(生物工程)分为下列几个分科：发酵工程；细胞工程；酶工程；基因工程。发酵工程在其中占主要位置，从生物技术的过程以及其他生物技术与发酵工程的关系可以看出(图2)

基因工程与细胞工程的产物均需要经过发酵工程才能获得，从获得产品的角度发酵工程是生物技术的核心和基础。菌种→种子→发酵工程→酶工程　固定化酶↑菌体↑上清液→产品　下游处理→菌种↑基因工程↑细胞工程

(图2)

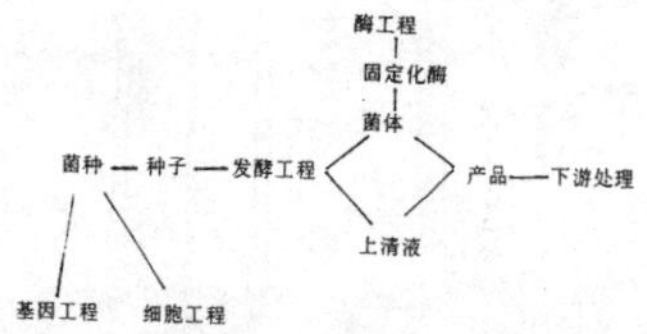

发酵工程内容涉及：菌的营养生理，菌的代谢与调节，前体物的供给，发酵罐设计，空气无菌过滤，培养基灭菌消毒，通气搅拌，溶氧，PH仪表与传感器，发酵过程各种参数及动力学等。从学科角度涉及微生物学，生物化学，化学工程与工程学。

第二节　发酵工程的发展简史

发酵技术已经有了悠久的历史。

3000年前，中国已有用长霉的豆付治疗皮肤病的记载，这很可能是豆付上长的霉菌中产生青霉素之类的物质。

东方的酱、酱油、醋，西方的啤酒、干酪、面包等最初都是人类在没有亲眼见到微生物情况下凭经验及智慧所进行的发酵工业。

1675年荷兰人吕文虎发明了显微镜，首次观察到微生物体。法国人巴斯德首次证明酒精发酵是由酵母菌引起的，被称为发酵之父。

(koch)柯赫建立了单种微生物的分离和纯培养技术，之后才把单种纯种技术引入发酵工业

布赫纳(Buchner)阐明了微生物产生的化学反应的本质。这时人们才认识到发酵过程是由微生物的酶催化的一系列化学反应，从而沟通了生物化学与微生物这两门学科。

在第一次世界大战期间，建造了用低碳钢制造的发酵罐，首先在丙酮丁醇厌氧发酵中得到了应用。为40年代需氧纯种发酵奠定了基础。

第二次世界大战期间，由于战争的需要，迫切需要大规模生产青霉素，所以借鉴了丙酮丁醇的纯种发酵技术，建立了深层通气发酵，成为抗生素发酵工业的开端。

60年代初期，许多国家开发微生物菌体作为饲料蛋白，使发酵工业尤其是发酵设备的改进得到了很大发展，如加压喷射发酵罐和加压循环发酵罐，气升式发酵罐，补料系统和计算机控制等。

70年代发展起来基因工程技术，推动了发酵工业向着崭新的方向发展。发酵工业已从天然微生物扩展到人工构建的基因工程菌及基因工程技术在动植物细胞表达的细胞培养。发酵工艺及程序化控制的研究，也得到了发展。固定化细胞发酵已用于厌氧酒精工业生产中，新的生物反应器和传感器得到开发和应用。总之，包括基因工程、细胞工程、酶工程、发酵工程和生化工程学科的生物技术的出现，给传统的发酵工业带来了巨大推动力。提高了生产水平。

第三节　发酵工程的基本内容

(一)细胞培养

因为生物产品都是从细胞得来，所以细胞培养技术是生物技术中最核心，最基础的技术。

1.微生物培养

细胞的生长需要一定的营养环境，用于维持细胞生长的营养基质称培养基。一般来说，微生物的生长需要较多地供给构成有机碳架的碳源，构成含氮物质的氮源，其次还需要一些含磷、镁、钾、钙、钠、硫等的盐类以及微量的铁、铜、锌、锰等元素。不同的微生物对营养物质的要求有很大的差异。

有的微生物的生长不需要分子氧，这种微生物称为厌氧微生物，它的培养应在密闭容器中进行。如生产沼气的甲烷菌的培养，是在有盖的沼气池或不通气的发酵罐中进行的。大部份工业微生物需要在有氧环境中生长，称为好氧微生物。培养这类微生物时需要采取通气措施，以保证供给充分的氧气。

微生物培养可以在表面(固体培养基)上培养，也可以进行深层培养。在固体培养基(即液体培养基加琼脂)表面上的培养，多用于菌种的分离、纯化及保藏。有些微生物尤其是霉菌等微生物能在固体物上如小米、大米、麦麸等表面形成孢子，因此经常用这些方法来繁殖孢子，制备菌种，也有某些产物适合于进行固体表面培养，其产物在细胞内合成。表面培养法操作简便、设备简单，但不大适用于大规模生产，不便于对体系进行监控，不易于保持体系条件的均一。

深层培养时，菌体在液体培养基中处于悬浮状态，导入培养基中的空气中的氧气通过气—液界面传质进入液相，再扩散进入细胞内部。采用深层培养法易于获得混合均一的菌体悬浮液，从而便于对系统进行监测控制，也容易形成规模化生产。

在深层分批培养时微生物生长过程可分为延迟期、对数生长期、稳定期和衰亡期(图3)

实验室里的小型分批深层培养常采用摇瓶及摇床。工业上大规模培养微生物是在发酵罐中进行。目前通用的机械搅拌的发酵罐最大容积达500m^3，气升式的可达2300m^3。通用型发酵罐型式见图4。其主要结构有搅拌器、通气管、挡板、夹套或列管式换热器。通过各种形式的传感器，可以测量发酵过程中的参数，通常指发酵参数有物理的参数如：温度，压力和功率输入等，化学参数有PH、氧化还原电位、溶氧、排气O_2和CO_2，此外还有基质浓度如糖(总糖、还原糖)、氮(总氮、氨基氮)、磷等。菌体细胞浓度和产物浓度等参数，这些靠取样分析来测定。采用计算机在线分析可以对发酵过程的参数进行测量及优化控制。

连续培养，以连续加入营养物质及连续排出代谢产物(包括所需产物)的方式，使微生物维持在对数生长期(保证细胞高速增长)，或维持在产物形成高峰期(保证产物高速形成)。根据控制方式的不同，连续培养可分为恒浊法和恒化法两种。恒浊法以控制菌体浓度为恒定值，恒化法是以控制培养液中某一生长限制组分的浓度不变来控制的。连续培养的主要问题是容易污染杂菌及菌种变

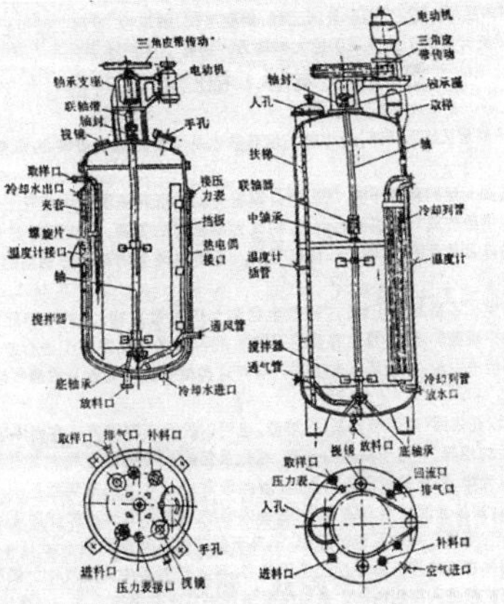

(a) 小型　　(b) 大中型

图 4　通用型发酵罐示意图

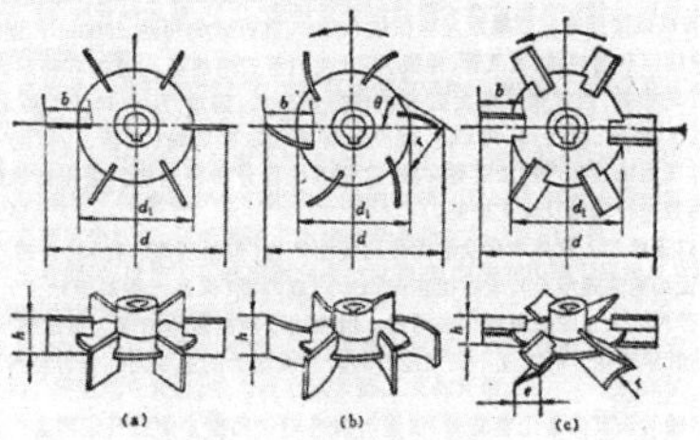

70 ·　搅拌叶的不同型式

异，目前已在酵母生产，啤酒和溶剂发酵中得到应用，抗生素还处于试验阶段。

2. 动物细胞培养

进行细胞培养主要目的是获得产品，随着生物技术的发展，培养动、植物细胞亦已开始，通过动物细胞培养可以获得病毒疫苗、干扰素、激素、单克隆抗体、免疫制剂及特殊的物质，尤以疫苗、单克隆抗体生产应用最广，许多基因工程技术产品也是在动物细胞（如猴肾细胞）中表达制备。

用于动物细胞培养的培养基，通常要比培养微生物所用的复杂，并且代价也要高昂得多。在培养动物细胞时，培养液中除基本的无机盐、氨基酸、维生素、核苷酸、激素、甾类化合物和脂肪酸等之外，为防污染一般还需加抗生素。在大多数培养基中，为了促进细胞的繁殖，尚需加入动物血清，其浓度一般为 5 - 20%（体积）。血清尚有增强细胞对机械力的抵御作用。近年来有无血清培养基的应用。

动物细胞培养也需氧气，但数量较少。动物细胞不具备细胞壁，抵御机械损伤的能力甚弱，因此在反应器中搅拌器的搅拌强度需控制。动物细胞的培养尚有一个特殊问题需予以注意，这就是某些动物细胞具有附壁（贴壁）依赖性（Anchorage - dependent）。也就是说，这类细胞生长时，必须依附于适当的固体表面才行。这类细胞称之为附壁型细胞，大多数动物细胞是这一类细胞。对这类细胞培养所用的设备，须特殊设计。

直接以有机体得到的组织或将其分散成细胞后开始的培养叫初代培养。转移一部分初代培养物到新鲜培养基中所得到的培养叫做次代培养。由初代培养产生的，能进行无限的次代培养的细胞群称做细胞系。小鼠成纤维细胞（L）、人体子宫颈癌细胞（Hela）和肝癌细胞（BEL - 16）是比较常用的细胞系，小鼠和人体骨髓瘤细胞系则是新近才建立起来并用于体细胞杂交研究的。近年来发展起来的淋巴细胞杂交瘤技术，使动物细胞培养进行入一个新的领域，杂交瘤是由骨髓瘤细胞和 B 淋巴细胞或血浆细胞原生质体融合而得的杂合细胞。骨髓瘤细胞能在体外培养中大量繁殖，免疫的淋巴细胞能分泌特异抗体。杂交瘤细胞能在体外悬浮情况下大量繁殖并产生单克隆抗体。

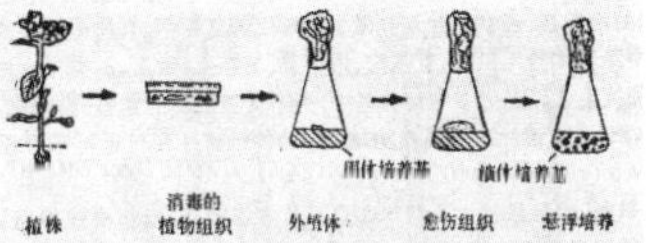

植物细胞培养流程图

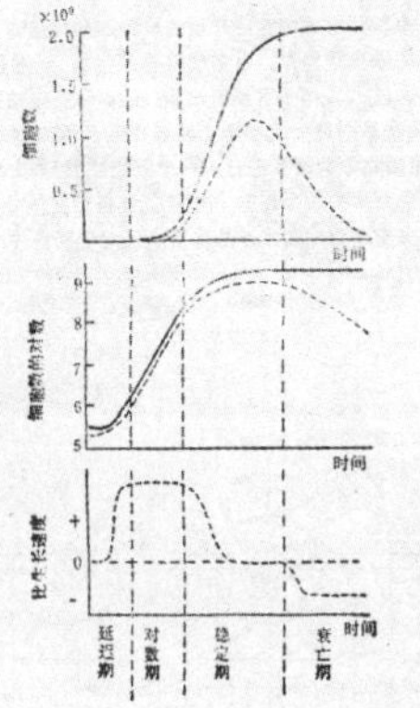

图 3 生长曲线

3. 植物细胞培养

植物细胞培养已经在植物育种方面得到广泛的应用。如由胡萝卜的愈伤组织得到了单细胞可以分化而长出完整的植物个体。因此一个优良品种经细胞培养分化成植株，在几个月内就能大面积种植。此外植物细胞培养可以获得多种次级代谢物如紫杉醇等。

植物细胞培养的过程是首先在无菌状态切下植物材料的组织片块，然后诱导愈伤组织，愈伤组织的形成是一种创伤反应。由于内源生长因子，特别是植物生长素的释放，激发细胞分裂，而形成愈伤组织。在人工培养条件下，将植物生长素加入培养基，可获得大量的愈伤组织，可以在液体培养基中进行悬浮培养。在液体培养基中进行振荡或搅拌培养时，各个细胞处于比较一致的生活环境。植物细胞的培养基，一般以硝酸盐为氮源，而以蔗糖或葡萄糖为碳源，基本上已经建立了培养过程中通气和搅拌等方法，大体上与培养微生物方法相似，所需搅拌强度不高。

4. 基因工程菌的培养

在基因工程菌培养中主要是要考虑其基因存在与表达的稳定性。

由于外源基因是克隆在质粒上，首先考虑质粒的稳定性，质粒的不稳定可分为分裂不稳定和结构不稳定；分裂不稳定是指菌体分裂时出现一定比例的不含质粒的子代菌的现象。不含质粒菌在生长上有优势。结构不稳定是指外源基因从质粒上丢失或碱基重排，导致基因功能的丧失。为了提高工程菌培养过程中质粒的稳定性，工程菌的培养常分为两个阶段。第一阶段先使菌体生长至一定菌密度，这时因基因未表达，从而减少含质粒菌与质粒丢失菌的比生长速率的差别。第二阶段生长已完成，诱导外源基因表达，因此需用表达型质粒载体。

质粒拷贝数对稳定性有一定影响。含低拷贝质粒的菌产生不含质粒子代菌的频率较大，这类工程菌增加质粒拷贝数能提高质粒的稳定性；含高拷贝质粒的工程菌不含质粒的子代菌频率较低，但是由于大量外源基因的存在使含质粒菌的比生长速率明显低于不含质粒菌，因而不含质粒菌一旦产生后，能较快成为优势，对这类菌进一步提高拷贝数反而会增加含质粒菌的生长负势，对质粒稳定性不利。

此外基因工程菌的生长与目的产物的表达有密切关系，菌体比生长速率的控制会分别在基因剂量水平，翻译水平等各个层次决定蛋白的合成，菌体的生长和代谢副产物的合成。因而对不同工程菌由于其本身特性的不同，需要控制的最佳比生长速率也不同，一般可通过选用不同碳源，控制补料和稀释速率等方法控制菌体的生长。控制生长对提高质粒稳定性，减少代谢副产物的积累，提高外源蛋白的产率都有重要意义。

(二)细胞生物反应器

生物反应器是利用生物催化剂进行化学反应的设备，按照所使用的生物催化剂又可分为酶反应器和细胞生物反应器。细胞生物反应器中生物反应是通过细胞中精确调控的酶系的催化进行的。在生物反应器中要求能维持一定的温度、PH、反应物(营养物质、溶解氧等)浓度，具有良好的传质、传热和混合性能。与一般化学反应器的不同点是生物反应器在运行中要防止外界微生物的侵入。

发酵罐是最重要的一种生物反应器

1. 细胞生物反应器的结构

一、微生物细胞反应器

除了某些溶济以及乳酸等产品，多数发酵产品都是需氧发酵，因此通气搅拌是微生物细胞反应器的主要结构。根据通气搅拌方式的不同有以下几种类型：

一. 机械搅拌式发酵罐

· 73 ·

结构见图(4)。主要有搅拌器、档板、蛇管(夹套)、空气分布装置、排气、取样、放料、接种、消沫剂、酸、碱等管道接口以及人孔、视镜等部件。搅拌器直径与罐径之比为 1/3～1/2，搅拌器之间的距离至少不应小于搅拌器直径。档板宽度通常为罐径的 1/8～1/12。

一. 自吸式发酵罐

见图(5)。这种发酵罐不需空气压缩机，而是利用搅拌器旋转时产生的抽吸力吸入空气。搅拌器是一个空心叶轮，叶轮快速旋转时液体被甩出，造成负压，吸入空气。

一. 鼓泡式发酵罐

见图(6)。这种发酵罐不设机械搅拌装置，利用通入培养基空气泡上升带动液体运动，产生混合效果。

一. 气升式发酵罐

见图(7)。在罐外设液体循环管，或设拉力筒或垂直隔板。通入空气的一侧，因液体的平均密度下降而上升，不通气的一侧，则因液体密度较大而下降，因而在发酵罐内形成液体的环流。

一. 基因工程菌发酵罐。

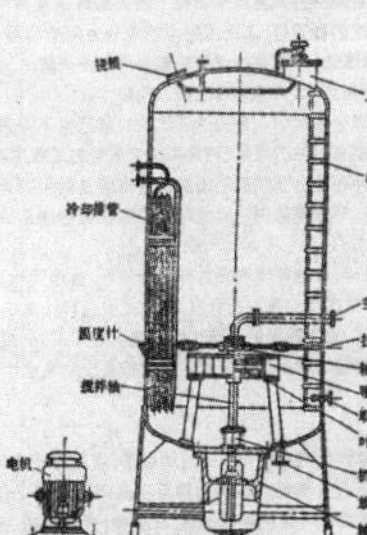

图 5 自吸式发酵罐

· 74 ·

109

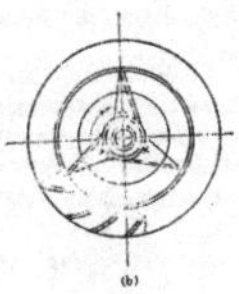

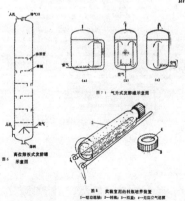

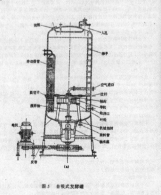

(b) 三棱叶轮及导轮

110

111

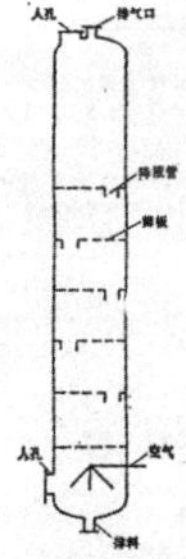

图 6 高位筛板式发酵罐示意图

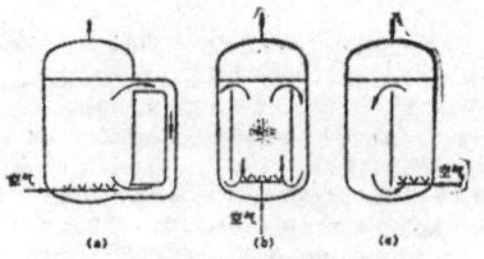

图 7 1 气升式发酵罐示意图

图 8 实验室用的转瓶培养装置

1—驱动辊轴；2—转瓶；3—瓶盖；4—无菌空气滤膜

· 75 ·

414

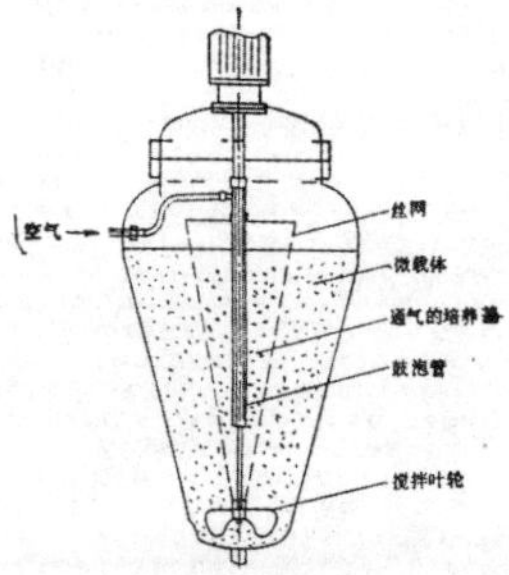

图 9　一种用于动物细胞培养的通气搅拌式反应器

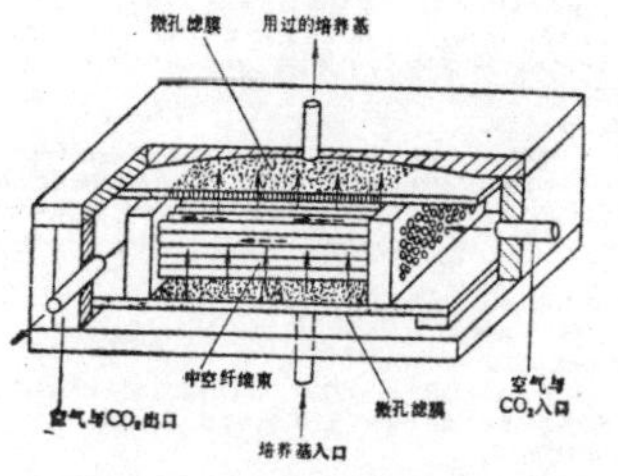

图 1 0　中空纤维灌流反应器

主要需防止基因工程菌在培养过程中泄漏到环境中造成意想不到的危害，一些国家对处理DNA重组体实验室提出严格的管理准则。因此发酵罐的排气口须有蒸汽灭菌或微孔过滤器除菌后，才将废气放出。轴封可采用磁力搅拌或双端面密封。

一.动物细胞生物反应器

实验室可用转瓶进行(图 8)。转瓶为玻璃园柱形，内装约 1/5 体积培养基，以 1rpm 旋转，适合于附壁细胞生长。微珠培养法可以解决单层培养时大面积生长问题，微珠直径很小(100－50μm)，密度稍大于 1，通过搅拌可以使其处于悬浮状态。

悬浮培养类似微生物的深层培养，但是能在悬浮下生长的细胞种类有限，动物细胞对剪切作用十分敏感，甚至承受不了由于通气鼓泡造成的剪切作用。因此在动物细胞反应器中应进行十分缓和的搅拌，为了避免鼓泡通气对细胞的损伤，可以进行表面通气或在反应液中盘绕用透气性材料(如聚四氟乙烯)制成的细管，利用扩散作用进行通气。如梨形反应器(图 9)(体积可达 5－150L)及中空纤维反应器(图 10)。

2.细胞生物反应器中氧的传递

氧是一种难溶气体，25℃和 1 大气压时，空气中氧在纯水中的浓度约为 8.5g/m^3，在培养基中不高于 8g/m^3。在细胞生长过程中溶解氧会在极短时间内被耗尽。为了保证生物反应的正常进行，必须不断供氧。生物反应器的供氧能力是反映其性能的一个重要的指标。

氧是构成细胞本身及其代谢产物的组分之一，而且许多细胞必须利用分子状态氧才能生长。细胞利用氧的速率常用比耗氧速率或呼吸强度 Qo_2($molO_2$/kg.s)来表示，也可用摄氧率，即单位体积培养液在单位时间内消耗的氧 r($molO_2/m^3$)表示。呼吸强度与摄氧率有以下关系：

$$r = Qo_2\chi \qquad X 是细胞浓度$$

细胞的呼吸强度与培养液中的溶解氧浓度有关。呼吸强度不再随溶解氧浓度增加而变化时的溶氧浓度，称为呼吸临界氧浓度，此时菌体的呼吸不会受到抑制。

碳源种类对细胞耗氧速率影响很大；一般容易利用的碳源，细胞耗氧速率较大。基质浓度增加，耗氧率增大；细胞的耗氧速率也与培养时间有关。呼吸强度在对数生长期的前期达到最大，然后逐渐下降。

氧的传递过程。

氧从空气泡到达细胞内要克服一系列传递阻力。氧传递的模式图 11。其中包括以下各项传递阻力：

(1)氧从气相主体扩散到气一液界面的阻力 R_1

(2)通过气一液界面的阻力 R_2

(3)通过气泡外侧滞流液膜，到达液相主体的阻力 R_3

(4)液相中传递阻力 R_4

(5)通过细胞或细胞团外的滞流液膜，到达细胞(团)与液体间界面的阻力 R_5

(6)通过液体与细胞(团)之间界面的阻力 R_6

(7)细胞团内在细胞与细胞之间的介质中的扩散阻力 R_7

(8)进入细胞的阻力 R_8

其中 1－4 项为供氧阻力；5－8 项为耗氧阻力。当单个细胞以游离状态悬浮于液体中的第 7 项阻力消失，当细胞被吸附在气泡表面时，第 4、5、6 个项阻力消失。

氧传递过程中总推动力是气相与细胞内氧分压之差，它消耗于各串联的传递阻力。供氧方面的阻力主要存在于气泡外侧的滞流液膜。提高通过液膜的氧传递速率，就可以提高生物反应器的

· 77 ·

供氧能力。一般通过调整搅拌转速，搅拌功率，通气速度来提高氧的推动力。提高通入空气中氧的分压；采用富氧通气；适时进行补水以降低基质浓度或粘度；加入表面活性剂以克服发酵过程中产生的泡沫等措施，也是改善氧传递的常用的措施。

3.细胞生物反应器的热量传递

细胞的生命活动伴随着能量的转换。通过生物氧化，培养基中的能源释放出能量，用于维持细胞的生命并进行生物合成反应，其中未能用于生物反应的部分则以热的形式放出，而使培养温度上升，此外机械搅拌所消耗的能量最终也转化为热量，而通气操作可带走一部分热量。通气造成的水分蒸发则会带走蒸发热，生物反应器与周围环境也会发生热量交换，要在生物反应器内保持一定温度，需除去或补充热量。热量平衡以下式表示

$$Q_E = Q_B + Q_A - Q_S - Q_V - Q_R$$

Q_E－单位体积除去热量的速率

Q_B－单位体积因生物反应放热速率

Q_A－单位体积因机械搅拌的放热速度

Q_SQ_V－单位体积因通气带走的热速率

Q_R－单位体积向周围环境散热速率

生物反应器的传热速率与培养液体积，传热面积，培养液与冷却水间的平均温差有关。

4.放大方法

一个生物反应过程的开发，通常包括三个不同规模的阶段：即实验室阶段，中试规模阶段及生产规模阶段。生物反应器的放大实验就是要使生物反应过程在实验室摸索的条件，能以质量及效率上在大型反应器中得以重现。一般进行放大实验的方法有三种：

(1)如果大小设备几何形状相似，相应部位尺寸比例相似，则以单位体积液体所分配到的搅拌功率相同这一准则进行放大。

(2)溶氧是生物反应器性能的主要指标，如果在放大过程中很难遵循生物反应器的几何形状或比例，例如将摇瓶实验条件放大到发酵罐，则以溶氧系数 K_La 相同作为放大准则，往往可收到很好的效果。

以上两点主要是以设备的角度考虑放大问题，实际上放大实验中涉及许多生物学问题；如因放大而造成菌体繁殖代数的差异，种子形成的差异；培养基灭菌的差异；菌丝受机械搅拌损伤的差异等，设法消除或弥补这些差异是放大实验中应该考虑的问题。

(三)发酵过程的动力学

发酵动力学是发酵工程学一个重要组成部分，它研究各种发酵过程变量在活细胞的作用下变化的规律，以及各种发酵条件对这些变量变化速度的影响，其主要内容包括

(1)细胞生长动力学

(2)基质消耗动力学

(3)氧消耗动力学

(4)CO_2 生成动力学

(5)产物合成降解动力学

(6)代谢热生成动力学

1.分批培养

简单分批发酵是将全部物料一次投入，经过若干时间的发酵后再将发酵液一次放出的操作过

· 78 ·

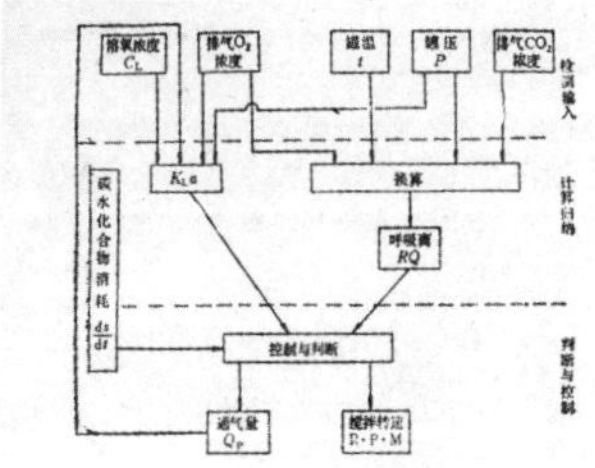

图 1 3　计算机控制发酵罐操作示意图

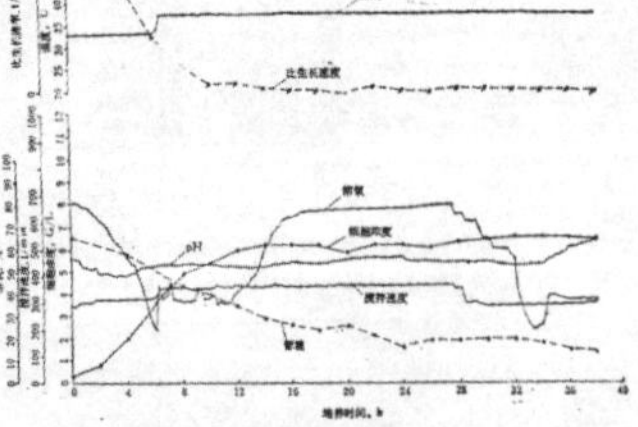

图 1 2　由电子计算机调控绘制的发酵参数曲线图

· 79

程。它以微生物生长、各种基质消耗和代谢产物合成都时刻处于瞬变之中为特征，也就是说，整个发酵过程处于不稳定状态。

根据发酵动力学原理对发酵过程进行优化控制，涉及到许多数据的采集、处理，综合运算和参数估计，并要求实时性，因此必须采用在线检测技术和计算机控制，这方面目前仍处于发展和完善之中(图12.13)。

分批培养过程的PH、温度、溶氧浓度以及多种营养物质浓度都可作为控制变量加以优化。

130

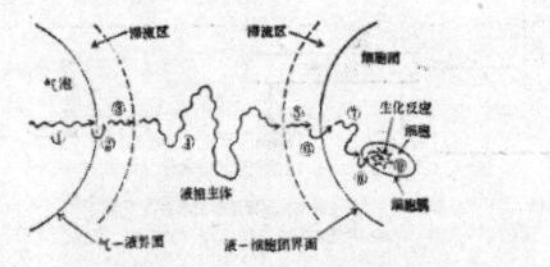

图 1 1　氧从气泡传递到细胞的示意图

2.补料分批培养

由于简单分批发酵不能维持一定菌体浓度，这对于生长偶联和非偶联产品的发酵生产都是不利的。在发酵动力学参数指导下，适时补加碳一氮或其他基质，使菌体维持/延常合成产物的最佳阶段，另外不断的补料稀释，对降低发酵液粘度，改善流变学性质，强化供氧，也是十分有利的。

这类发酵分两步进行。第一步菌丝生长阶段，一般无产物合成，待进入产物合成阶段进行补料，根据动力学参数控制菌丝生长速率，使比生长率维持相等，并且使产物合成的比生长速度维持在最佳状态，理论上讲反复补料可以无限地延长发酵周期，不断提高产量，实际上由于菌种衰退及代谢中产生有害物质的积累，只能延长一段时间。在此基础上发展起来的连续发酵可以克服这一缺点。

3.连续发酵

连续发酵是一个开放系统，通过连续流加新鲜培养基并以同样的流量连续排出发酵液，可使微生物细胞群体保持稳定的生长环境和生长状态，并以发酵中的各个变量都能达到恒定值而区别于瞬变状态的分批发酵。

连续发酵包括恒化器和恒浊器发酵。前者以某种基质作为限制因素，通过控制其流加速率造成适应于这种流加条件的生长密度和速率，后者是以恒定的菌体密度控制生长限制基质，两种方法的基本要求都是保持恒定的发酵液体积。

连续发酵的优点：可以维持稳定的操作条件，从而使产率和产品质量保持相应稳定；能更有效地实现机械化和自动化；减少设备消毒、清洗操作，提高设备利用率；容易对过程行优化。缺点是对设备及控制系统要求高；容易污染；菌种变异、衰退问题不易解决。目前在抗生素类停留于研究阶段，单细胞蛋白、酵母、酒精、醋酸等工业有所应用。连续培养可以用来富集或筛选微生物。如要筛选利用甲酸作为碳源的微生物，可把甲醇作为唯一碳源，经连续培养富集以甲醇为碳源的微生物，连续培养也用做研究基因工程菌稳定性方法，经连续培养后测定含重组质粒细胞数，以此检测基因工程菌中质粒的稳定性。

· 80 ·

第四节　发酵工程发展展望

21世纪将是微生物工业的时代。微生物的种类及微生物具有的能力是目前人们还没有充分估计的。今后有可能的发展方向：

(1)进一步扩大微生物产品，包括利用基因工程技术及细胞工程技术在微生物中表达的产品，同时各种生物反应器及计算机应用，必将促进这一方向的发展。

(2)酶工业的发展与扩大，尤其是在医药、分析、工业、农业、食品中的应用将越来越广泛，微生物中酶的开发和利用有广阔前景。

(3)利用微生物治理环境污染

(4)微生物菌体的直接利用，包括动物饲料和高质量人类食品。

一份关爱，悦在心中

出生在北方成长在南方的我，既有北方人的豪爽、真诚，也有南方人的温柔、细心。对待学生，在工作中严格要求，言传身教；在生活中真诚相待，关心爱护。记得有一年冬天，见到一个在我这里学习的来自南方的学生衣裳单薄，我觉得他难以避寒，不由分说，送去一件棉衣就让他穿上。有的学生恋爱了要结婚，就为他们举办了婚礼。有的学生住房发生问题，想方设法为他们积极解决困难。实际上，学生们也给了我不少的启示和帮助，是他们让我对电脑从一无所知到今天能熟练地运用操作，是他们在科研工作中遇到问题时，让我产生学习的动力，保持清醒头脑的意识，追求知识更新的愿望。可以说，培养研究生的过程，也是我们相互学习共同进步的过程。他们取得的成功给了我生活的怡悦，焕发了我生命的活力和青春。

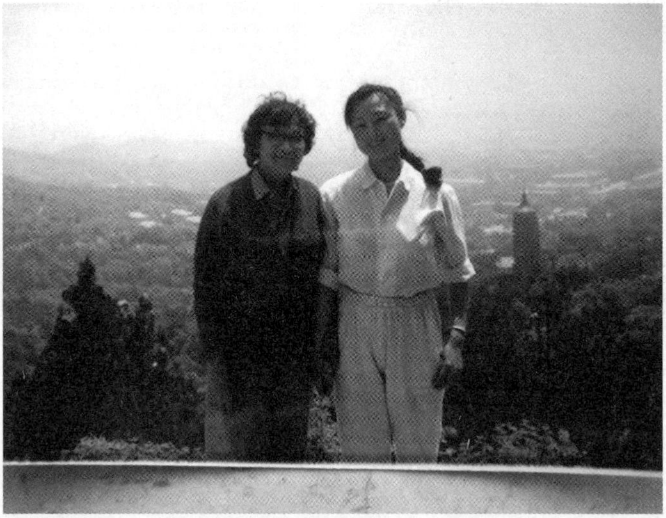

我和金红

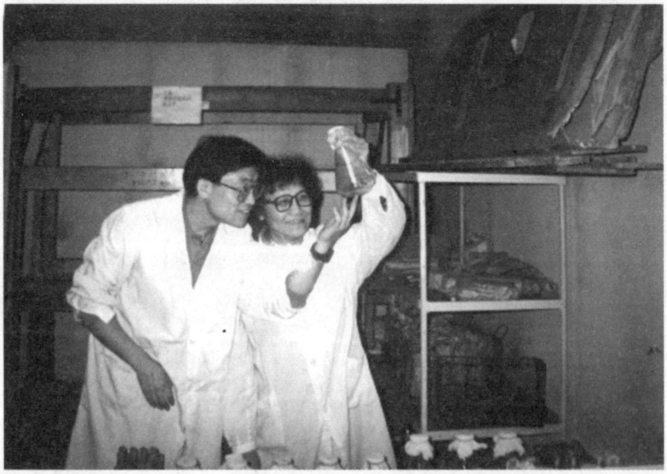

我和李戎锋-哇喔！菌长起来啦

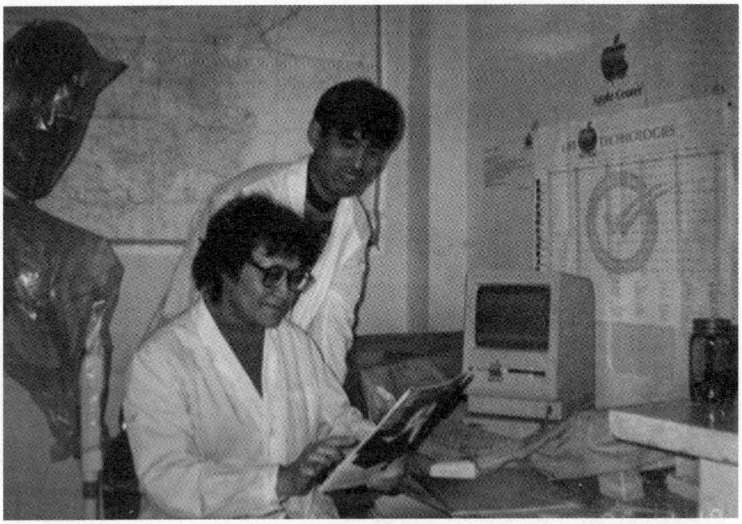

我和夏焕章看实验报告

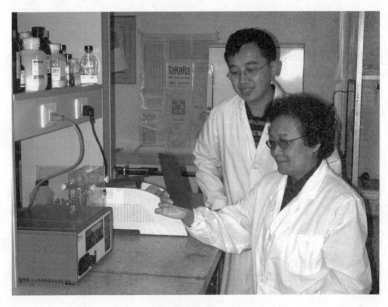

我和李天伯

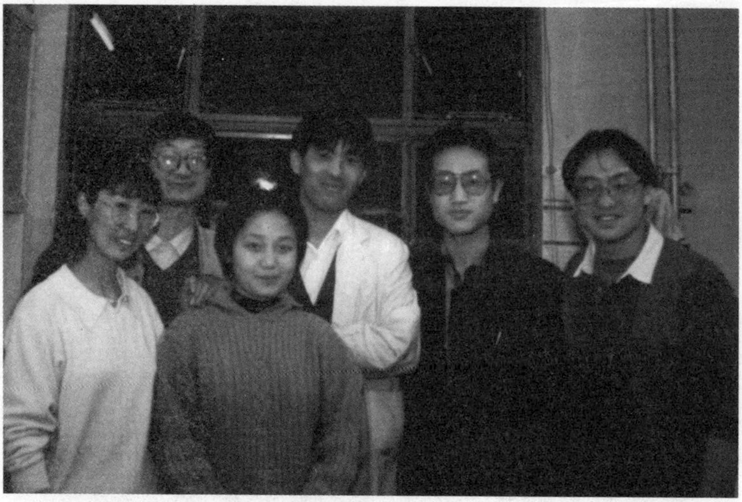

自左起：王秋菊，王骏，董钰洁，夏焕章，张应禄，李戎锋

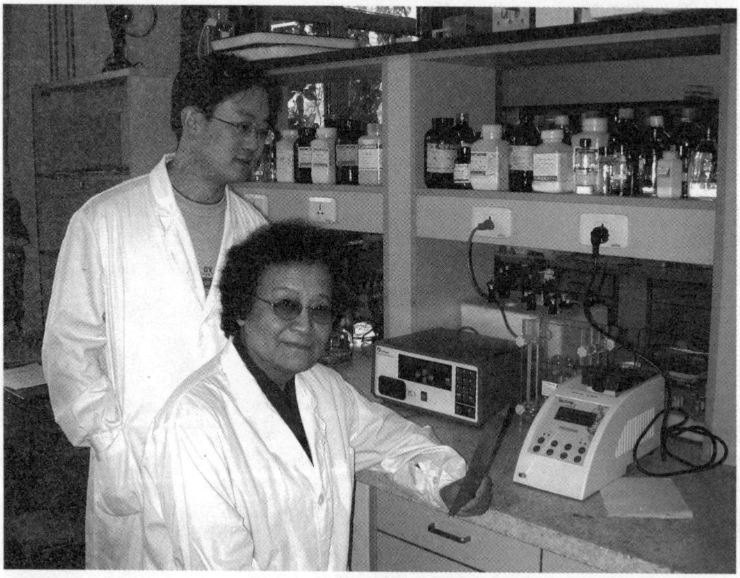

我和高群杰

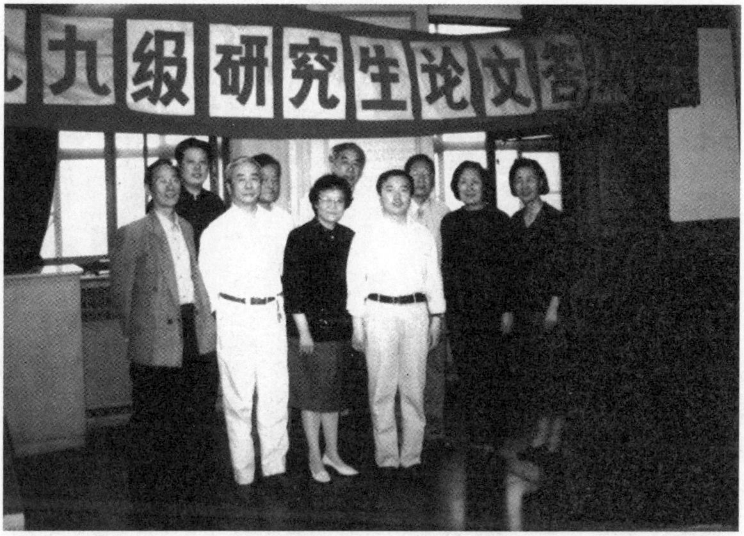

武临专（右3）论文答辩

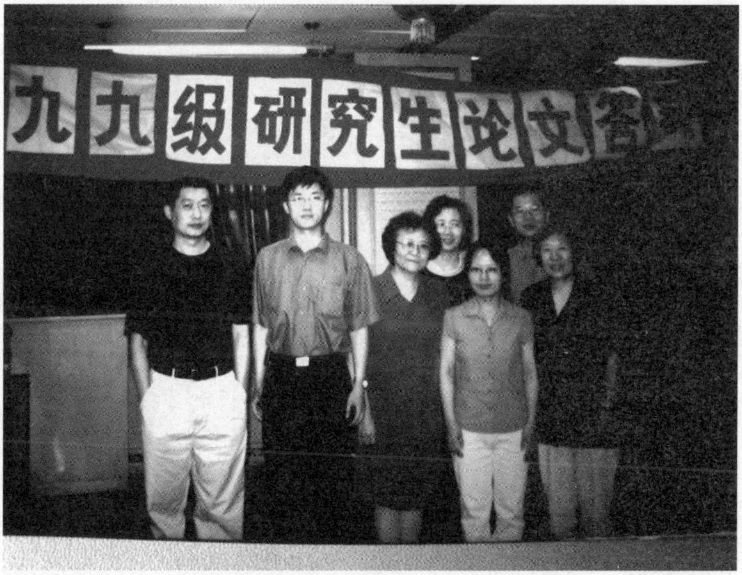

论文答辩 冯爽（左2）和高慧英（右）

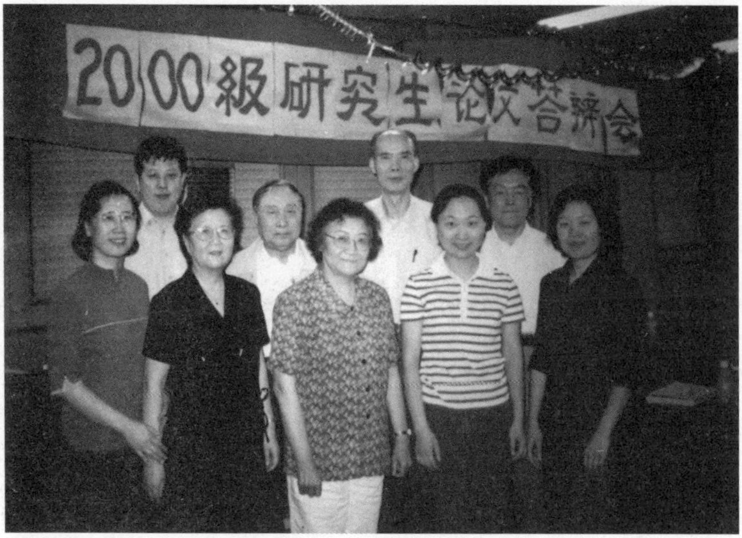

杜煜前排（右2）论文答辩右排 左2张致平

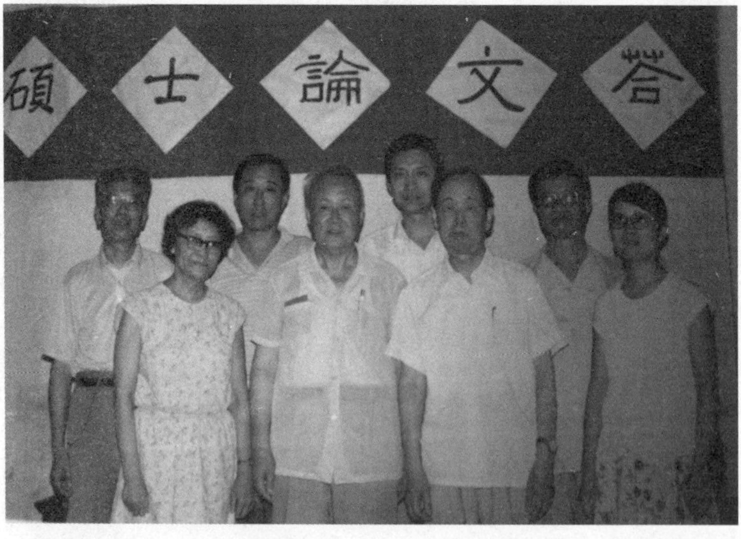

朱学蔚（右1）论文答辩

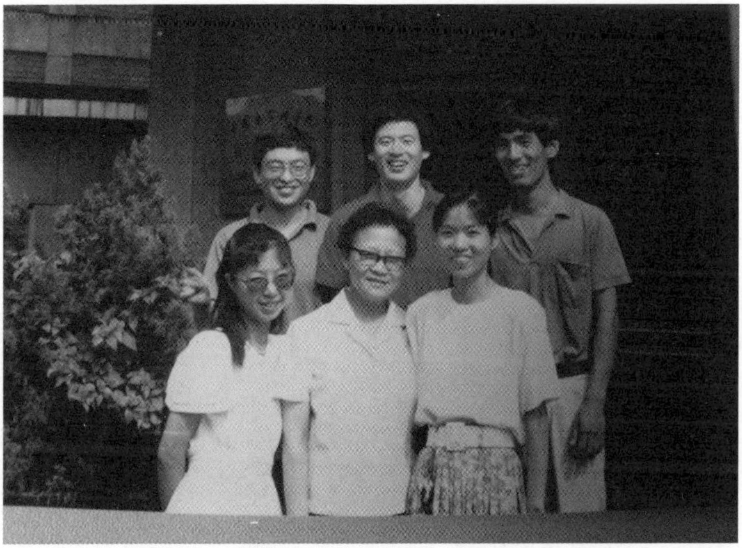

后排中：孙巨忠　前排左 1：顾海东

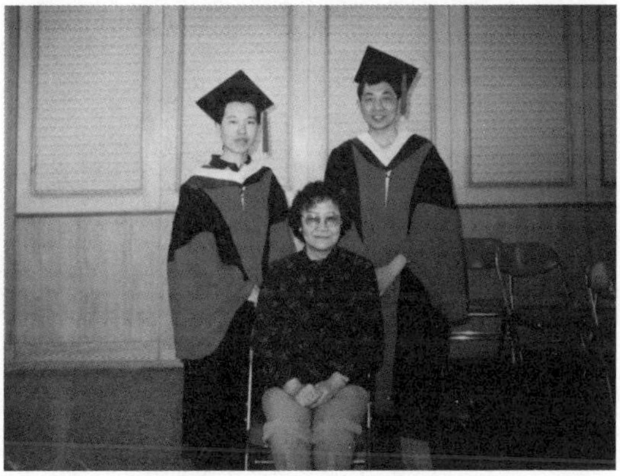

程巧梅（左）向隆宽（右）

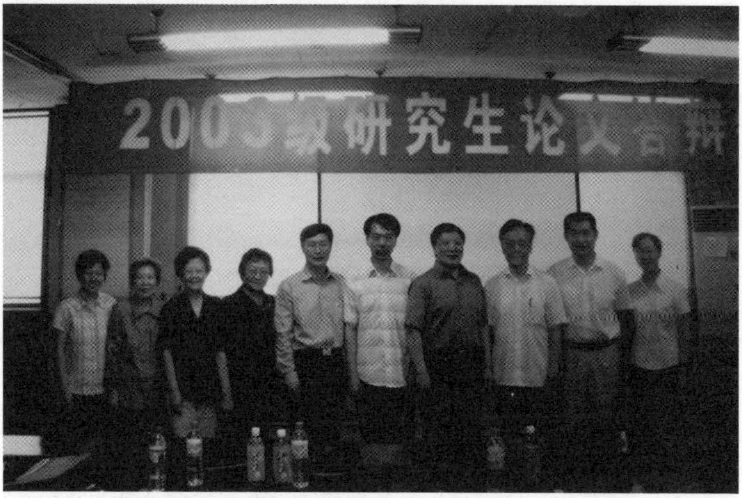

赫卫清（右5）论文答辩 右2：杨克迁 右4：谭华荣

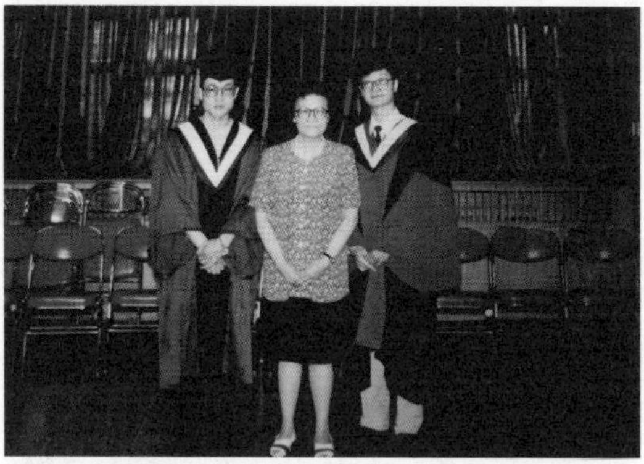

张应禄（左）王骏（右）论文答辩

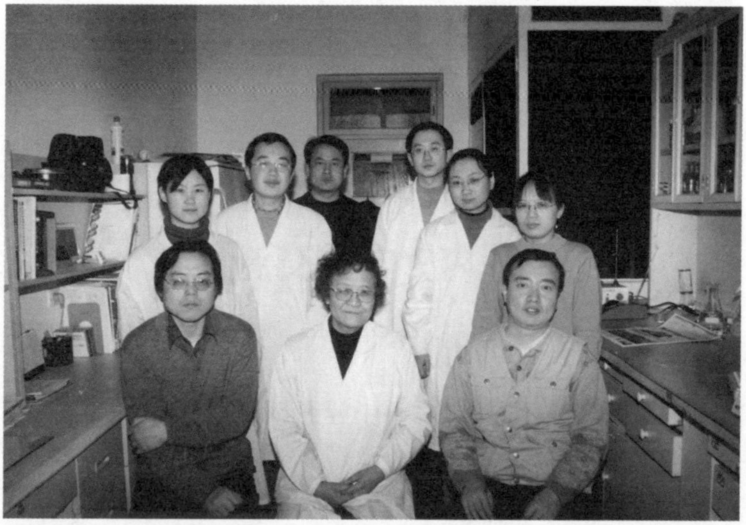

前排左：尚广东　右：武临专

后排左：胡洋 李天伯 刘占良 高群杰 杜煜 高慧英

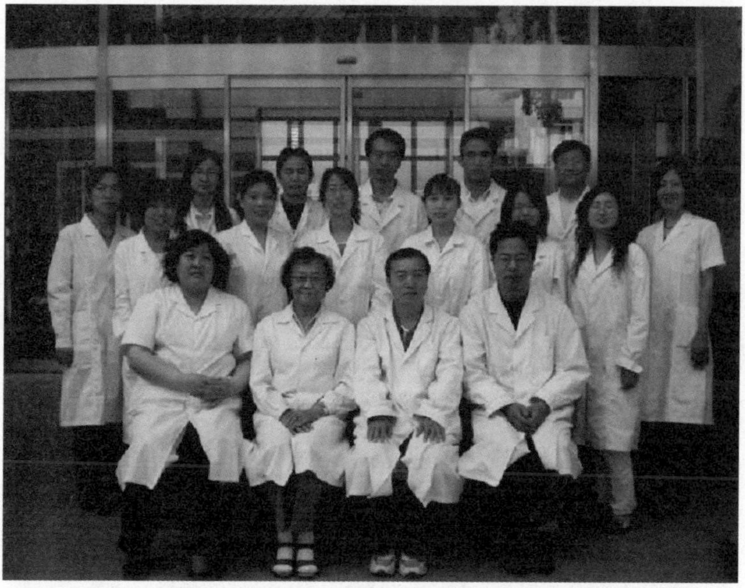

2009 年微生物代谢工程室全室照

国内外学术交流

参加国内外会议进行学术交流，了解医药研究的现状、预测医药发展的动向，是扩展研究思路、提高工作效率的重要途径。我在从事新药研究的数十年中，始终不忘吸取跟踪国内外的有益经验，尽可能参加医药研发领域相关的学术会议，从科学信息、思想、观点上得到了沟通、激励和启迪。据不完全统计，自1980年以来，先后参加了近50种不同类型的国内外学术会议，包括：国际发酵会议、多届全国抗生素学术研讨会、全国链霉菌分子遗传及基因工程学术讨论会、放线菌生物学国际研讨会、工业微生物遗传与分子生物学国际会议、中韩生物技术研讨会、放线菌生物技术国际研讨会、全国生物医药色谱学术报告会、多届放线菌学会年会、生命科学领域联合年会、后基因组时代新视野研讨会、全国生化与生物技术药物学术年会、多届全国药学会学术年会、微生物代谢工程与现代工业生物技术发展战略研讨会、全国医药生物工程学术研讨会、工业微生物与生物技术国际研讨会、中国科学院巴斯德研究所-中国医学科学院学术交流会以及抗感染药物与耐药菌防控专题研讨会等。

基因工程技术在抗生素研发中的应用

从80年代末期，我在国内外学术会议上交流基因工程抗生素研究成果共26篇，国际会议8篇，其中一篇有关硫霉素环化酶基因研究，在韩国召开的第二届中-韩生物技术会议上作了报告；在国内大会上报告6篇，其中，有关基因工程技术在抗生素研究中的进展、基因工程丙酰螺旋霉素研制以及格尔德霉素生物合成研究新进展的大会报告，受到与会者的重视；3-氨基-5-羟基苯甲酸（AHBA）合酶基因保守序列在筛选安莎类化合物及其分类中的应用的报告，于2004年在昆明召开的全国药学会学术年会获一等奖。

1. 王以光. 基因工程技术在抗生素菌种改良中的应用（大会报告）. 全国链霉菌分子遗传及基因工程学术讨论会论文汇编 1989，4：p40

2. 王以光. 抗生素基因工程研究进展（大会报告）. 第七次全国抗生素学术会议论文摘要汇编 p23，中国药学会抗生素学会，中国抗生素杂志社 1993，无锡

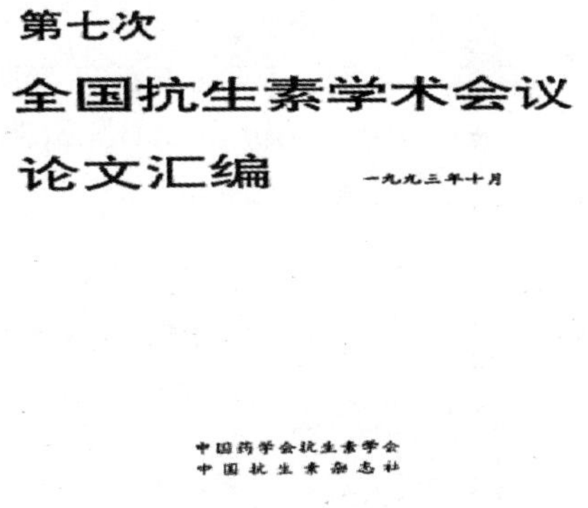
第七次
全国抗生素学术会议
论文汇编 一九九三年十月

中国药学会抗生素学会
中国抗生素杂志社

抗生素基因工程研究进展

王以光
（中国医学科学院医药生物技术研究所，北京 100050）

本文主要阐述近年来在抗生素生物合成基因研究及所采用的技术路线，对抗生素产量有关的调节基因的研究信息。重点综述利用基因工程技术提高抗生素产量及研制抗生素新品种的研究进展。

表一中列举了三十种抗生素生物合成基因的克隆，以及所采用的技术方法。从表中可见大部份生物合成基因是通过与阻断变株的基因互补来得到的，这种方法是可行的。然而为获得变株的工作量较大，得到的变株还需进行分析，以确定其阻断部位。变株本身限制修饰系统常常使 DNA 转化遇到困难，这些问题使研究工作的进展较慢。

分离纯化某一生物合成途径过程中的酶，再根据氨基酸序列推导的基因序列，合成寡核苷酸，作为探针，克隆生物合成基因是很有效的。然而由于许多参与抗生素生物合成的酶离体是不稳定的，分离纯化较困难，使这一方法的应用，有一定的局限性。

表一　已克隆的抗生素生物合成基因及所用的技术路线

基因	技术路线	参考文献
克拉维酸有关基因	与变株互补	[1]
头霉素 C	整个生物合成基因在异种的宿主菌(*S. lividans*)中表达	[2]
异青霉素 N 合成酶	先纯化酶，再利用寡核苷酸探针，在不同种(属)间利用已克隆的基因作为探针	[3～6]
OA-6129 类碳青霉烯有关基因	与变株互补	[7]
硫霉素环化酶	与变株互补	[8]
放线紫红素	与变株互补	[9]
榴菌素	利用 actI 基因作探针	[10]
Tetracenomycin	与变株互补	[11]
土霉素	通过克隆抗性基因	[12,13]
氯四环素	利用 actI 基因作探针	[14]

接表一

基　　因	技　术　路　线	参考文献
Curamycin	利用 actI 基因作探针	[15]
泰洛星	先纯化 O-甲基转移酶，再利用寡核苷酸探针	[16]
碳霉素	通过克隆抗性基因	[17]
红霉素	通过克隆抗性基因	[18]
milbemycin	利用 actI 基因作探针	[19]
杀念珠菌素	通过在 *S. lividans* 中表达的对氨基苯甲酸合成酶活性的检测	[20]
放线菌素	通过在 *S. lividans* 中表达的吩嗪嘧酮合成酶活性的检测	[19]
avermectin	与变株互补	[20]
苦霉素	利用 ery A 基因探针	[21]
FK506	先纯化 31-Desmethyl FK506-O-methyltransferase，再利用寡核苷酸探针	[22]
链霉素	与变株互补	[23]
fortimicin	与变株互补	[24]
西索米星	通过克隆抗性基因	[25]
道诺菌素	利用 actI 基因探针	[26]
麦迪霉素	利用 CarE 基因探针	[27]
hosiheptide	通过克隆抗性基因	[28]
次甲基霉素	突变克隆法	[29]
十二烷基灵红菌素	与变株互补	[30]
bialaphos	通过克隆抗性基因	[31]
嘌呤霉素	通过克隆抗性基因	[32]

由于抗生素生物合成基因往往成簇存在，使得有可能克隆整个生物合成基因，如头霉素 C 及次甲基霉素的生物合成基因是整个克隆片段，在变铅青链霉菌中表达的。这些基因簇相对较小(～30kb)，较大的生物合成基因簇片段在宿主菌中不够稳定，同时在受体菌中很可能不具备原株中某些重要的调节因素，或在生理代谢上有显著的差异，在受体菌中往往表达的产量较低。

利用基因保守序列同源性，克隆生物合成基因是比较快速准确的较可靠的方法。应用放线紫红素 ActI 或 Act Ⅲ 基因，成功地克隆其他生物合成基因(聚酮类抗生素)的例子较多。此外，利用红霉素 ery A1 基因克隆了苦霉素的有关基因。利用碳霉素 CarE 基因，克隆了麦迪霉素 4″羟基丙酰基转移酶基因等。尤其是β-内酰胺类抗生素的 IPNS 基因，在链霉菌、真菌、甚至革兰氏阴性菌中都极为保守[33]，使得可以利用细菌的 IPNS 基因克隆真菌的 IPNS

基因。Fortimicin 氨基糖苷类抗生素生物合成基因序列的保守性也有报道[34]。

先克隆抗性基因，再分析与之连锁的生物合成基因，也是一种较简便可行的克隆策略，关键问题是需要有对所要克隆的抗生素敏感的受体菌。

最近几年发展起来的基因置换(gene replacement)或基因阻断(gene disruption)技术，是克隆与研究生物合成基因比较简单的方法。最早 Chartes K 使用 ΦC31 载体，经突变克隆获得了次甲基霉素生物合成基因[29]，其方法原理是类似的。由于使用噬菌体使这一方法有一定局限性，现在由于接合转移质粒，整合质粒及转座子等的发展，使得这一方法有可能得到较广泛的应用。

基因工程技术在提高抗生素产量方面的应用，可以从以下几个来考虑，有些方面已有一些成功的例子。

(一)将产生菌基因随机克隆至原株，直接筛选高产菌株。其原理是在克隆中，有可能增加某一与产量有关的基因(限速阶段的基因或止调节基因)剂量，使产量得到提高。这一方法尽管是随机筛选，工作量较大，但如果检测产量的方法较简便，仍是可以尝试的。

(二)增加参与生物合成限速阶段基因的拷贝数，提高产量。由于抗生素的产生量与许多基因有关，甚至与有些不一定属于生物合成的基因有关。因此单靠增加某一、二个基因的拷贝数，来改善"瓶颈"效应是不大容易的。然而确有成功的例子。如泰洛星 O-甲基转移酶，参与泰洛星合成的最后一步，将大菌素(Macrocin)转化为泰洛星。Seno E T 等[35]发现高产的 *S. fradiae* 菌株中 O-甲基转移酶比活性也高，但不成比例(图 1)，同时大菌素也有较多的积累，故推测大菌素甲基化这一步反应，可能为限速阶段，Cox K L 等通过克隆 O-甲基转移酶基因，提高了泰洛星的产量[36]。Skatrud P L 等将头孢菌素 C 中含有双功能的 Cef EF(7. 0kb BamHI 片段)基因(编码扩环酶及羟基化酶)转入头孢菌素 C 的生产菌株，头孢菌素 C 的产量提高 15%，同时青霉素 N 中间物的积累减少，说明从青霉素 N 到去乙酰头孢菌素 C 这一步可能是限速阶段[37]。把异青霉素 N 合成酶(IPNS)基因和 6-APA 酰化酶基因转入 *P. chrysogenum* Wis54-1255，青霉素 V 的产量提高 18%～40%(图 2)[38]。

(三)通过调节基因的作用提高抗生素的产量

图 3 及表二列举了几个例子，表明将整个生物合成基因，克隆到受体菌(原株或异种菌)中，由于在基因簇中含有调节基因，使受体菌抗生素产量有明显提高。

迄今为止发现的参与抗生素生物合成调控的基因，见表三。

表二　　克隆整个生物合成基因对抗生素产量的影响

抗　生　素	调节基因	受体菌	产　量
次甲基霉素	负调控	*S. coelicolor*	明显提高[39]
放线紫红素	act I	*S. coelicolor*	30～40 倍[40]
链　霉　素	str R	*S. griseus*	5～7 倍[41]
十二烷基灵红菌素	red D	*S. coelicolor*	30 倍[42]
头　霉　素C	未确定	*S. lactamgens*	2～3 倍[43]

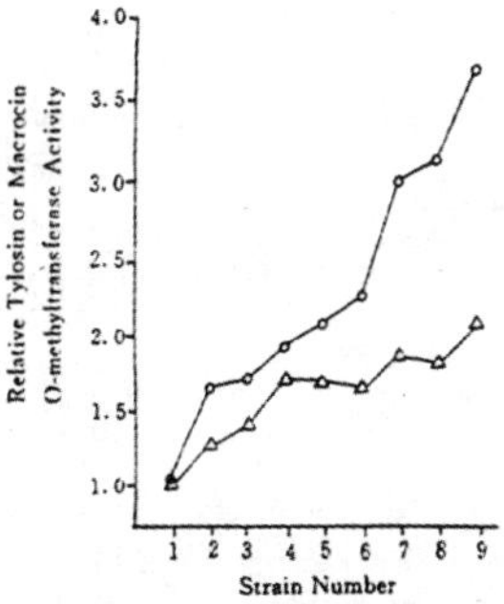

Comparison of final tylosin productivities and average macrocin O-methyltransferase specific activities in *S. fradiae* strains. Macrocin O-methyltransferase specific activities were averaged between 2 and 6 days and normalized to the average specific activity of strain 1 (△). Final tylosin yields were determined by the UV absorbacne assay (○) and normalized to that of strain 1.

图1　　泰洛星

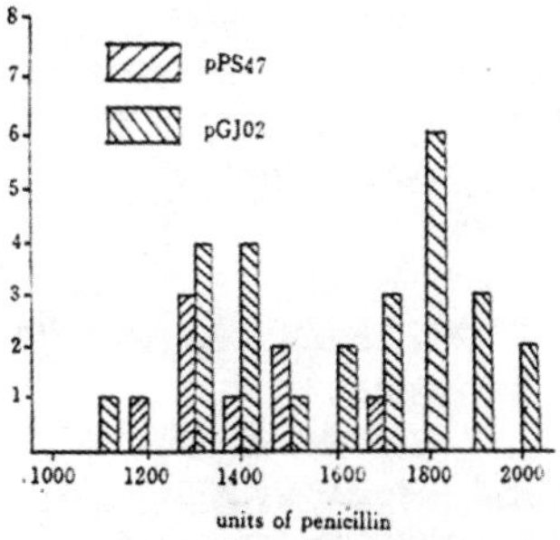

Strain improvement of *P. chrysogenum* Wis 54-1255 using the pcbC-penDE gene cluster. The number of transformants of either pPS47 (///) or pGJ02 (\\\) is plotted versus the pencillin V production in shake flasks.

图2　　青霉素V

表三　　调节基因及其作用

基因	菌种	作用	备注
act Ⅱ	*S. coelicolor*	调节 act Ⅰ、Ⅲ、Ⅳ、Ⅵ	[44]
mmy?	*S. coelicolor*	调节次甲基霉素产量	负调控
afs B	*S. coelicolor*	A-因子，放线紫红素　十二烷基灵红菌素	[45]
afs C	*S. coelicolor*	Afs B	[46]
red D	*S. coelicolor*	十二烷基灵红菌素	[42]
str R	*S. griseus*	链霉素及脒基转移酶	[41]
brp A	*S. hygroscopicus*	促使抗性基因及 bialaphos 六个生物合成基因的转录	[47]
dnr R_1	*S. peucetius*	与抗性及柔道霉酮有关	[48]
dnr R_2	*S. pencetius*	与抗性及道诺菌素有关	[48]
Saf	*S. griseus*	与 Pi 对 Pabs 基因的调节及色素分泌，胞外酶有关	[49]
Asa A	*S. insignis*	增加 act Ⅱ 基因的转录水平，提高放线紫红素及孢子产量	[50]

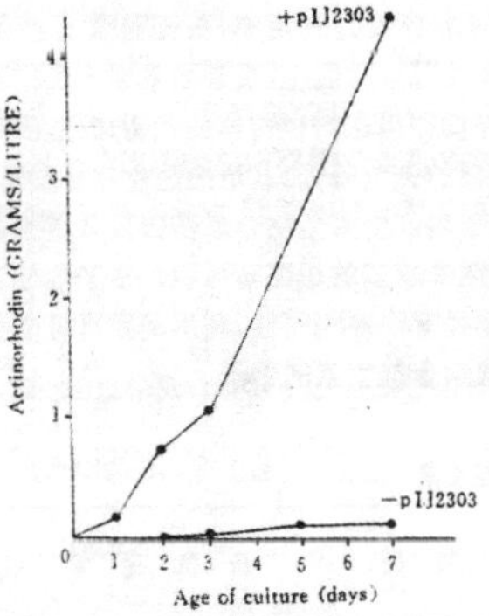

放线紫红素

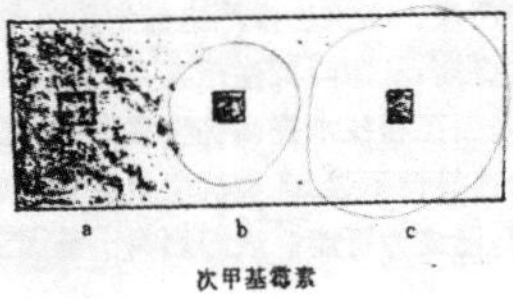

次甲基霉素

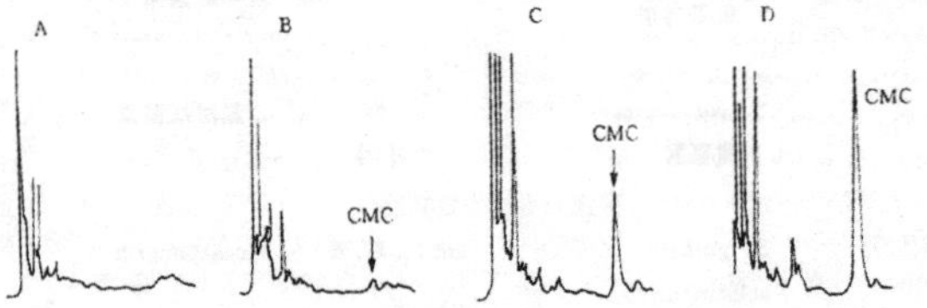

头霉素C

图 3

对 str R 基因的序列分析表明，其产物与细菌噬菌体的 λQ 蛋白相似，Q 蛋白为反转录终止蛋白，因此 str R 基因的调节机制可能是反终止作用，使 str B_1 基因(脒基转移酶)得到完整的转录[51]。

(四)通过抗性基因提高菌种抗生素产量

抗生素的产生与菌种对此抗生素的抗性密切相关，因此有可能通过提高菌种抗性水平，提高产量。Davies J 等利用 pIJ702 载体，从卡那霉素产生菌中克隆了 6'-N-乙酰基转移酶 AAC6' 基因，然后转入新霉素及卡那霉素产生菌，结果，转化子对许多氨基糖苷类抗生素的抗性有所提高，新霉素与卡那霉素的发酵效价也有明显提高[52]。我们利用螺旋霉素抗性基因，也提高了螺旋霉素产生菌抗性及发酵效价[53]。由于抗性基因经常和生物合成基因连锁，而且有可能它们的转录也是紧密相连的，有些抗性基因的产物直接参与抗生素的合成，或与它分泌出胞外的机制有关，因此改变抗性基因与生物合成基因重叠的启动子区，以观察其对抗生素合成的影响，是很有意义的。

(五)其他途径

最近美国 Exogene 公司从 *Vitreoscilla* 菌中，成功地克隆了血红蛋白基因 VHb，他们把

VHb 基因转入头孢菌素 C 产生菌，提高了该菌对溶解氧的利用率，头孢菌素 C 产量提高 250%[54]。利用参与一级代谢的基因，调整生物合成前体的供应，或者如果在一级代谢途径中，有支路代谢存在，可以阻断支路代谢基因，以保证并强化提供前体的代谢途径，都有可能提高抗生素的产量。在抗生素产生菌中引入耐高温的调节基因，或耐热的生物合成基因，可以使发酵温度提高，从而降低生产成本。总之，由于对抗生素生物合成基因及其调控研究的深入，为利用基因工程技术提高抗生素产量，提供越来越多的思路与可能。由于参与二级代谢酶系对底物选择性不强，各类抗生素生物合成途径有许多相同性，利用基因重组技术获得杂合新抗生素，已成为可能。表四列举了基因工程杂合抗生素的例子。

表四 基因工程杂合抗生素

原株及原抗生素	受体菌及抗生素	基因	新抗生素	备注
S. coelicolor $A_3(2)$ 放线紫红素	S. AM7161 曼得霉素	actV	曼得红菌素	[55]
	S. violaceoruber 榴菌素	*act* 整个基因	二氢榴红菌素	[55]
S. coelicolor $A_3(2)$ 同上	*S. galileus* aclacinomycin	act Ⅰ、Ⅱ、Ⅶ	Aloesaponarin Ⅱ	[56]
S. coelicolor $A_3(2)$ 同上	*S. galileus* 31671 α-羟基阿克拉菌酮	act Ⅰ	desoxyerythrolacin	[56]
S. antibioticus 竹桃霉素	*S. ergthraea* 变株	Gene library	α-去甲基红霉素	[57]
S. thermotolerans 碳霉素	*S. ambofaciens* 螺旋霉素	CarE	异戊酰螺旋素	[58]
S. mycarofaciens 1748 麦迪霉素	*S. spiramyceticus* 螺旋霉素	4″MPT	丙酰螺旋霉素	[59]
S. erythraea 红霉素	*S. erythraea* 红霉素	ery F^-	6 去氧红霉素	[60]

最后一个例子是利用基因阻断技术，将编码 6 位羟基化酶基因（ery F）阻断，再将阻断后的基因转入原株，获得产生 6 位去氧的红霉素。近年来红霉素生物合成基因已研究得比较清楚，如图 4 所示。证明红霉内酯环的基因构成，由三个开放阅读框架，6 个重复单元所组成（图 5）。每个功能区参与内酯环形成的步骤也十分清楚。按照这一模式，第 5 单元的 KR 基因（β-酮基还原酶），与红霉内酯环上第 5 位碳原子羟基化有关，将 KR 基因阻断，得到了产

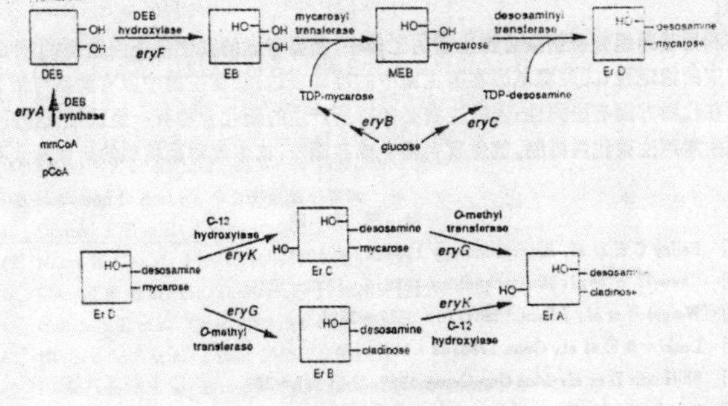

图 4　　红霉素生物合成途径

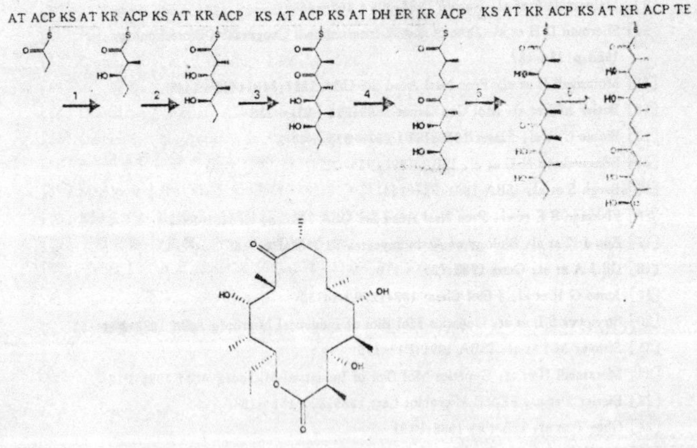

图 5　　红霉素聚酮体合成酶基因结构与功能

生 5,6 dideoxy-5-Oxoerythronolide B 的变株,这是由于原来红霉内酯的糖苷化是在 5 位羟基上发生,由于 KR 基因被阻断,5 位碳原子为酮基,不能被糖苷化。上述产物以中间体的形式被积累。第四单元中 ER 基因编码烯酰还原酶,在内酯环 C-7 位上形成次甲基,将 ER 基因阻断,得到了产生 6,7 脱水的红霉素 C,说明内酯环上 6,7 位结构的改变不影响其糖苷化。根据这一结果,可以设想,改变聚酮体起始单位,可能得到带不同侧链的聚酮体,改变聚酮体合成中某个酶基因,或将聚酮合成酶中不同基因的重新组合,有可能导致新结构化合物的形成。

在利用基因组合研制杂合抗生素的工作中,需要考虑的几个主要问题是:①外源基因在宿主菌中的稳定性;②外源基因在宿主菌中的准确表达;③宿主菌中原有酶系与新引入的酶系必须在代谢方面有协同性;④宿主菌必须对所产生的新化合物有一定抗性。这些问题的解决与抗生素产生菌代谢机制,抗生素生物合成与调控,抗生素耐药机制的研究是分不开的。

参 考 文 献

[1] Bailey C R et al: Bio/technology 1984;2:808～811
[2] Chew C W et al: Bio/technology 1988;6:1222～1224
[3] Weigel B et al: J Bact 1988;170:3817～3826
[4] Leskiw B K et al: Gene 1988;62:187～196
[5] Shiffman D et al: Mol Gen Genet 1988;214:562～569
[6] Burnham M K R et al: Euro Patent Appl 88311655. 0. 1989
[7] Nakata K et al: FEMS Microbil Lett 1989;57:51～56
[8] 李戎锋等:生物工程学报 1993;9:(1)1～7
[9] Malpartida F et al: Nature 1984;309:462～464
[10] Sherman D H et al: Proc of the Ⅷ International Congress of Biotechnology 1988;p123～137
[11] Motamedi H et al: Proc Natl Acad Sci USA 1987;84:4445～4449
[12] Butler M J et al: Mol Gen Genet 1989;215:231～238
[13] Binnie C et al: J Bact 1989;191:887～895
[14] Lomovskaya N D et al: ISBA 1991;P1～025
[15] Bergh S et al: ISBA 1991;P1～146
[16] Fishman S E et al: Proc Natl Acad Sci USA 1987;84:8248～8252
[17] Epp J K et al: Biology of Actinomycetes'88 1988;P82～85
[18] Gil J A et al: Gene 1983;(25):119
[19] Jones G H et al: J Biol Chem 1984;259:14158
[20] Streicher S L et al: Genetics Mol Biol of Industrial Microorg ASM 1989;P44～52
[21] Straver M J et al: ISBA 1991;P1～175
[22] Motamedi H et al: Genetics Mol Biol of Industrial Microorg ASM 1992;P12
[23] Distler J et al: FEMB Microbiol Lett 1985;30:151～154
[24] Ohta T et al: ISBA'88 1988;P131
[25] Goedberg S et al: Symposium on Streptomyces Genetics 1987
[26] Otteh S L et al: J Bacteriol 1990;172(6):3427～3434

3. 王以光，金莲舫，徐小敏，张叙伦，曾应. 基因工程丙酰螺旋霉素（大会报告）. 第七次全国抗生素学术会议论文摘要汇编 p94，中国药学会抗生素学会，中国抗生素杂志社 1993 无锡

基因工程丙酰螺旋霉素

王以光　金莲舫　徐小敏　张叙伦　曾　应
（中国医学科学院医药生物技术研究所，北京 100050）

以碳霉素 4″异戊酰基转移酶基因 CarE 为探针，从麦迪霉素产生菌 *S. mycarofaciens* 1748 基因文库中，经菌落杂交获得阳性克隆 pCN10F5。分子杂交证明 pCN10F5 的 BamHI8.0kb 片段与 CarE 基因同源。将 pCN10F5 BamHI8.0kb 片段分别克隆到 pIJ680，pWHM3，pWHM601 质粒载体上，获得重组质粒 p6F5，pWF5，pGF5。含上述重组质粒的螺旋霉素产生菌克隆菌株均产生与丙酰螺旋霉素（Prsp）相类似的产物，且以 pIJ680 为载体的克隆菌株产生 Prsp 的比例最高，最稳定。对含 p6F5 克隆菌株的发酵产物经提取、纯化后，进行理化性质及各种光谱数据的分析，证明其主要产物为 Prsp Ⅲ & Ⅰ。分子杂交实验证明螺旋霉素产生菌克隆菌株中，确实含有 BamHI8.0kb 片段。经分子杂交、亚克隆及基因表达实验，将麦迪霉素 4″羟基丙酰转移酶（MPT）基因定位于 EcoRI-EcoRI-PstI 的 2.65kb 片段上。核苷酸序列分析结果显示该基因由 1164 个核苷酸组成。G+C%70.0%。起始密码为 ATG，终止密码为 TGA，共编码 388 个氨基酸残基。与 CarE 基因编码的氨基酸相同性为 67.9%。研究并建立了基因工程菌的发酵工艺及提取流程。菌种性能十分稳定，目前已进入中试。本研究获得的基因工程菌是进入开发研究阶段杂合抗生素的首例。

大会报告当时用的是投影仪，其胶片讲稿被许文思院士的学生借走，进行拷贝。

4. 龚利民，王以光. 麦迪霉素产生菌 1748 质粒 pSMY1 的研究. 第五次全国抗生素学术会议论文摘要汇编 p149，中国药学会抗生素学会 1985，山东济南

第五次全国抗生素学术会议

论文摘要汇编

（上集）

中国药学会抗生素学会

一九八五年十月 济南

~149~

麦地霉素产生菌1748

的质粒PSMYI的研究

桑利民 王以光

（中国医学科学院抗菌素研究所）

从大环内酯类抗生素 麦地霉素 产生菌生米卡链霉菌1748（Str mycarofaciens 1748）中。用碱变性法分离得到了质粒DNA PSMYI。通过电镜观察及琼脂糖凝胶电泳。测定其分子量为7·17×10^{6}道尔顿。

通过对该质粒用限制性内切酶ECORI PstI XhoI SalI 的单酶切和双酶切的结果分析。构成了有14个位点的限制性内切酶酶切图谱。ECORI PstI将该质粒DNA切成一个片段。XhoI切成二个片段。SalI 切成五个片段。BamHI切成五个片段。

紫外线荧光扫描测得PSMYI的拷贝数为40。

PSMYI能转化到变青链霉菌（S。lividans 1326）及链黑菌素产生菌（Str F299）中，转化频率为8·6%。并具有形成麻点（Pock）的特性。

用PSMYI与红霉素产生菌的整体DNA的PStI酶切片段构造。并转化到变青链霉菌（S。lividans 1326）中。构建了带有红霉素抗性标记的质粒PSMYRI。

~150~

由于PSMYI的酶切位点已经比较清楚，易于制备，有较高的贝数，能进行转化，有一定的宿主范围，且具有可选择性的标记，因此它很有可能成为抗生素基因克隆的载体。

根据目前研究结果，无活性变株中含有PS MYI质粒，不产生孢子的无质粒变株在固体培养基上，不产生麦地霉素，而在液体培养基中能产生少量的麦地霉素，说明PS MYI质粒不直接参与麦地霉素的生物合成，而是起着调控作用。

含有PSMYI的麦地霉素菌株均能产生较丰富的孢子，变青链霉菌及链霉菌F299的含有PS MYI的质粒的转化子菌株，亦能形成较丰富的孢子，说明PS MY I参与孢子的形成。

5. 王以光，徐小敏，肖玲．抗菌素有效组分定向发酵的调控研究 1）麦迪霉素 2）新抗生素394．第五届抗生素学术会议论文摘要汇编 p164~166，中国药学会抗生素学会，1985年 山东济南从以上实验结果，我们可以看到，无机磷对于力复霉素SV的生物合成有着明显的抑制作用。而无机磷对SV合成的抑制作用则是通过以下三条途径实施的：即，抑制为SV合成提供前体的初级代谢途径（抑制甲基丙二酰COA羧基转移酶的活力）；促进与SV合成竞争前体的初级代谢途径（促进脂肪的合成）；控制一种中间物的水平（增加菌体内ADP、ATP含量，减少AMP含量）。从中我们也可以看到次级代谢途径的调节是以一种复杂的方式与初级代谢调节相关联的。

抗生素有效组份定向发酵的调控研究

王以光　徐小敏　肖　玲

（中国医学科学院　抗菌素研究所，北京）

（一）　麦地霉素

本所麦地霉素产生菌1748，共产生两个主要组份，一个组份为麦地霉素主成份，与日本报导的Midecamycin A_1一致，在内酯环3位上为丙酰基。另一个成份与日本报导的柱晶白霉素A_6（下称L-A_6成份）一致〔1〕，在内酯环的3位上为乙酰

~165~

基。根据麦地霉素主成份和L－A_6成份结构上的差别。我们研究了有可能作为丙酰基供体来源的不同氨基酸。有机酸及低级醇类对麦地霉素生物合成主成份的影响。薄层显迹及扫描结果表明。加入异亮氨酸可将麦地霉素主成份含量提高到84·4%。L－A_6成份为15·6%。而对照组的主成份含量为46·2%。L－A_6成份为53·8%。异亮氨酸对麦地霉素主成份的促进作用与产生菌的生理代谢有关。在发酵24小时加入效果不好。麦地霉素产生菌1748的合成期约起始于12小时。在合成期前加入作为丙酰基供体的异亮氨酸。可有效地提高麦地霉素主成份的合成。

在大环内酯类抗生素Maridomycin Ⅲ组份的生物合成中。异亮氨酸也有类似的作用〔2〕。

参考文献

〔1〕 潘建英等　　抗生素1984。9（5）　387－394
〔2〕 K。Miyagawa　Agric。Biol。Chem。43(5) 1103。1979。

（二）新抗生素394

在新抗生素筛选中。经常会遇到一株产生菌产生多组份的情况。某些组份往往含量较少。但生物活性较好。因此对含量较少的有效

~165~

组分的发酵进行调控，提高其有效组份的含量一对提高新抗生素筛选的检出率是很有意义的。

本文报导在对抗生素394有效组份进行化学鉴别后，根据该组份能由Nelson试剂起氧化还原反应的特点〔1〕，通过研究发酵培养液的氧化还原电位与有效组份效价的相关性，发现发酵液中氧化还原电位越高，有效组份的发酵效价是同趋势越高。反之，氧化还原电位越低，有效组份的效价较低。说明该组份的发酵效价在很大程度上受环境中氧化还原电位的调控。

由于394有效组份的发酵与发酵液中氧化还原电位有一定的相关性，我们考虑到有可能某些脱氢酶与394有效组份的生物合成有关。通过研究一些脱氢酶抑制剂及激活剂对有效组份生物合成的影响，表明巴比妥酸、抗霉素A、及氰化物等脱氢酶抑制剂都抑制394有效组份的生物合成—而Fe 能促进许多脱氢酶活力，也能促进394有效组份的生物合成。

进一步我们用紫外线诱发突变394产生菌的孢子，筛选耐脱氢酶抑制剂（巴比妥酸）变株，以提高脱氢酶活力，从而提高394有效组份。耐巴比妥酸变株394有效组分的发酵效价分布图谱表明，其正变株占76.8%，其中有40%菌株的有效组份的发酵效价比对照株显著提高。

经化学鉴别，394有效组份为丝裂霉素A。

参考文献：

〔1〕 Nelson J. Biol Chem 153, 375, 1944.

6. Wang Yiguang, Hutchinson C. R. Cloning of midecamycin biosynthetic genes from S. mycarofaciens 1748. Beijing International Conference on Biotechnology 1989

CO-19 CLONING OF MIDECAMYCIN BIOSYNTHETIC GENES FROM STREPTOMYCES MYCAROFACIENS 1748
Wang, Yiguan. Institute of Medicinal Biotechnology, CAMS. Tiantan, Beijing.
C.R. Hutchinson School of Pharmacy and Dept. of Bacteriology, UW, Madison, WI USA

A genomic library of DNA from the midecamycin-producing strain, Streptomyces mycarofaciens 1748, was constructed in E. coli with the E. coli-Streptomyces cosmid vector PNJ1 and screened for clones that hybridized to polyketide synthase genes from S. coelicolor (actI and actIII) and S. glaucescens (tcmla). The plasmids isolated contained 36-48 kb DNA inserts and were placed in one group of overlapping clones on the basis of restriction mapping and hybridization data: PCN8b12, PCN6c5 and PCN 11e11. PCN 6c5 contains all of the DNA insert in PCN 8b12 and 6.75 kb of the insert in PCN 11e11 overlaps with the inserts in the other two plasmids. Southern hybridization with the actI and actIII genes was used to locate the approximate site of the midecamycin polyketide synthase genes in these three colones. Introduction of these colones into the S. muycarofaciens 68 strain, a nonproducing mutant blocked in the formation of platenolide I, the 16-membered precusor of midecamycin, by transformation of protoplasts resulted in restoration of .midecamyucin production. Transformants of S. lividans TK24, using the same plasmids, appeared to produce antibiotic substances similar to midecamycin A1 by thin layer and high performance chromatographic analyses.

147

7. Li Rongfeng, Wang Yiguang, Zeng Ying. Cloning of genes involved in thienamycin biosynthsis from S. cattleya. ASM conference on Genetics and Molecular Biology of Industrial Microorganism Bloomington, IN 1992

8. 李戎锋，王以光，曾应．硫霉素产生菌牲畜链霉菌基因克隆系统的构建及硫霉素环化酶基因克隆和定位的研究．第七次全国抗生素学术会议论文摘要汇编 p93，中国药学会抗生素学会，中国抗生素杂志社 1993 无锡

硫霉素产生菌牲畜链霉菌基因克隆系统的构建及硫霉素环化酶基因克隆和定位的研究

李戎锋　王以光　曾　应

（中国医学科学院医药生物技术研究所，北京 100050）

用 NTG 对硫霉素产生菌牲畜链霉菌（*Str. cattleya*）的孢子悬液进行诱变处理，获得 9 株无活性阻断变株。用链霉菌质粒 pIJ680 为载体，以变株 Y_3 为受体菌，用鸟枪法从硫霉素产生菌总 DNA 中克隆，得到能使 Y_3 变株恢复产生生物活性物质的转化子№12，其发酵产

93

物经纸层析后进行生物显迹、茚三酮显迹和HPLC分析，结果表明活性产物为硫霉素。分子杂交试验已证实№12中存在有重组质粒p6BC12，并能通过转化变青链霉菌后回收。对p6BC12重组质粒酶切分析表明，其外源DNA片段为4.5kb，构建了较为详尽的p6BC12重组质粒酶切图。

通过对Y_3中产物进行酸水解后纸析分析和氨基酸组成分析，证实Y_3中产物为以谷氨酸和丙氨酸为主的肽类化合物。因此，确定Y_3变株的阻断部位在形成碳青霉烯环之前。外源基因的进入可以使Y_3变株中被阻断的基因得到互补，而使Y_3变株恢复产生活性物质。含p6BC12的变青链霉菌TK24细胞抽提液可以使Y_3恢复产生硫霉素。

经p6BC12的亚克隆及含亚克隆的变青链霉菌TK24细胞提提液对Y_3的转化实验，进一步将硫霉素环化酶基因定位于p6BC12的Pst I-Pst I 1.2kb片段上，而与下游和利波曼链霉菌的IPNS同源片段无关。DNA序列分析结果初步证明此1.2kb片段上有二个ORF。

9. 张秀华，王以光，金文藻，陈慧贞，张鸿. 基因工程异戊酰螺旋霉素的初步化学鉴定、药效学及其发酵调控的研究. 第七次全国抗生素学术会议论文摘要汇编p95，中国药学会抗生素学会，中国抗生素杂志社1993无锡

基因工程异戊酰螺旋霉素的初步化学鉴定、药效学及其发酵调控的研究

张秀华　王以光　金文藻　陈慧贞　张　鸿
（中国医学科学院医药生物技术研究所，北京100050）

本实验构建的*Str. ambofaciens* 31-10和*Str. spiramyceticus* 371是两株含碳霉素4″羟基异戊酰化酶基因的螺旋霉素产生菌，它们经发酵培养均能直接产生异戊酰螺旋霉素。已于80L发酵罐小试成功。其发酵产物经化学提纯后，由薄层层析、生物显迹和质谱鉴定。得到纯度为90%的异戊酰螺旋霉素成品。此成品初步药效学研究结果表明它优于乙酰与丙酰螺旋霉素。

该基因工程菌株的稳定性能良好。

研究了17种氨基酸及有关化合物对工程菌*Str. ambofaciens* 311-10异戊酰螺旋霉素组份含量的影响。结果显示，在发酵过程中添加一定量α-羟基异丁酸或L-异亮氨酸，酰化螺旋霉素的百分含量可从对照组的44%分别提高到72%和65%。如同时加入α-羟基异丁酸和L-异亮氨酸，则酰化螺旋霉素含量可增至88%。从不同发酵时间加入试验表明合适的添加时间为发酵前期24小时左右。

L-精氨酸能使酰化螺旋霉素组份下降至13%。

研究提示异戊酰螺旋霉素是一种值得开发的有临床应用价值的新抗生素。

10. 夏焕章，王以光. 麦迪霉素产生菌 S. mycarofaciens 1748 聚酮体酮基还原酶基因的研究. 第七次全国抗生素学术会议论文摘要汇编 p96，中国药学会抗生素学会，中国抗生素杂志社 1993 无锡

麦迪霉素产生菌 *S. MYCAROFACIENS* 1784 聚酮体酮基还原酶基因的研究

夏焕章　王以光
（中国医学科学院医药生物技术研究所，北京 100050）

将麦迪霉素产生菌基因文库中与放线紫红素酮基还原酶基因 Act Ⅲ 有同源性的 pCN8B12 BamHI4.0kb 片段克隆到质粒载体 pWHM3 中，构成重组质粒 pCB4。将质粒 pCB4 转入酮基还原酶基因缺陷菌株——加利利链霉菌 *S. galilaeus*ATCC31671 中，得到转化子。转化子发酵产物经 TLC 和 HPLC 分析，证明是阿克拉菌酮，与加利利链霉菌原株 ATCC31133 的产物相同。说明麦迪霉素产生菌酮基还原酶基因互补了加利利链霉菌 ATCC31671 中的基因缺陷，使其恢复了产生阿克拉菌酮的能力。对 pCB4 BamHI40.kb 片段进行了限制性内切酶酶切分析，建立了其酶切图谱.经分子杂交及亚克隆将麦迪霉素产生菌酮基还原酶基因，定位于 BssHI-BamHI1.3kb 片段上。对 1.3kb 片段核苷酸序列分析结果表明：此 1.3kb DNA 片段中含有一个独立的开放阅读框架 ORF，起始密码为 ATG，终止密码为 TGA，含 786 个核苷酸，在起始密码上游有 GGAGG 五个核苷酸 SD 序列，此 ORF 编码 260 个氨基酸，与 Act Ⅲ 基因编码的 261 个氨基酸相似性为 77.4%，相同性为 66.7%。对麦迪霉素产生菌酮基还原酶基因的可能作用进行了讨论。

11. Wang Yiguang, Li Rongfeng, (Invited speaker). Cloning of thienamycin cyclase gene from Strepromyces cattleya. Proceedings of the Second Korea-China Biotechnology Symposium The Korean Society for Applied Microbiology The Microbiological Society of Korea 1994, Seoul, Korea

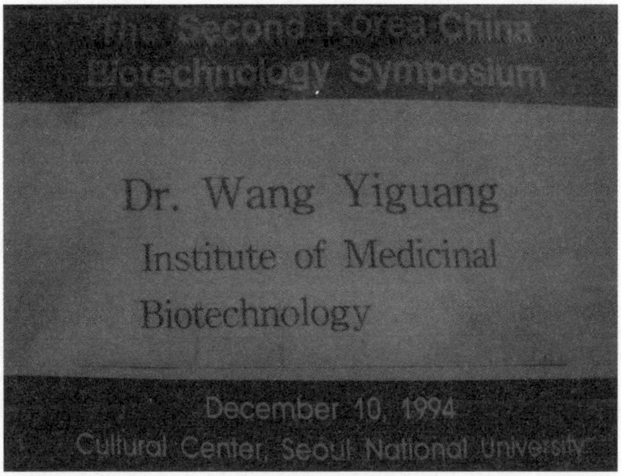

参会代表证

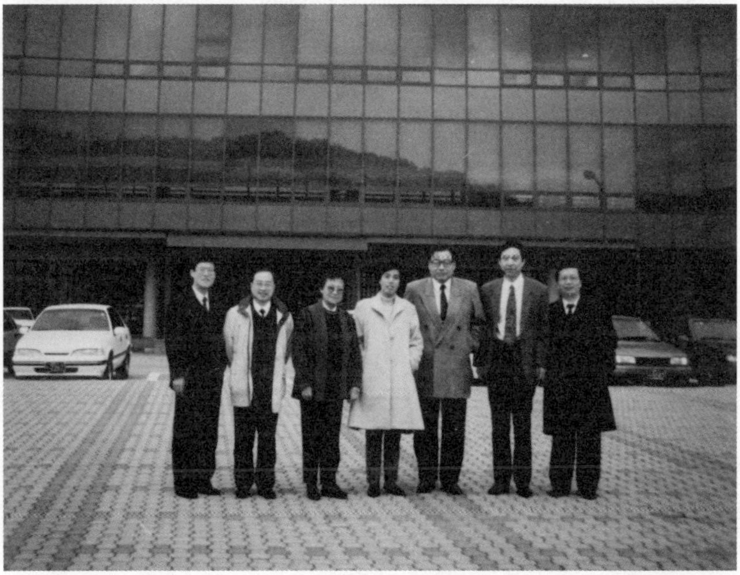

1994 年参加第二届中-韩生物技术会议中国代表团（左三：王以光）

12. 张应录，王以光. 应用链霉菌转座子 Tn5096 获取 RF220 抗生素生物合成阻断变株的研究. 第八次全国抗生素学术会议论文汇编 1997，p189

应用链霉菌转座子 Tn5096 获取 RF220 抗生素生物合成阻断变株的研究

张应禄　王以光

(中国医学科学院 / 中国协和医科大学 医药生物技术研究所， 北京 100050)

RF220 为一株产生农抗 120 的刺孢吸水链霉菌，本工作拟应用链霉菌转座子 Tn5096 获取生物合成阻断变株以研究其生物合成基因。Tn5096 含有 IS493 插入序列。pCZA168 是携带有 Tn5096 的大肠杆菌-链霉菌穿梭质粒，含有 *apr*、*tsr* 基因，Co1EI rep 及温敏型的 strep rep。首先建立了刺孢吸水链霉菌北京变种 RF220 对外源 DNA 的转化系统，用常规方法 pCZA168

189

不能转化 RF220，经过对外源 DNA 具有限制性障碍的吸水链霉菌应城变种修饰过的质粒 pIJ702(mel^+，tsr)可转化 RF220，但转化频率只有数十个转化子/每 μgDNA，从 RF220 本身提取的 pIJ702 反过来再转化消除了 pIJ702 的 RF220 的原生质体，转化率也没有明显的提高，用 pCZA168 转化消除了 pIJ702 的 RF220 也没有得到转化子，说明 RF220 具有复杂的限制性障碍。用青霉素和甘氨酸协同处理 RF220 的菌丝体，并经 −70℃冷冻 RF220 的原生质体，得到了四个 pCZA168 的转化子，质粒提取、酶切、抗性测定表明：四个转化子中质粒 pCZA168 上的大肠杆菌 DNA 部分均被切除，成为大小约 5.0～6.0kb 的小质粒 pWZH102(tsr，Tn5096，strep rep^{ts})。Tn5096 携带的 Am^r 基因在 RF220 中的表达受到一定的限制，最初得到的含 pWZH102 的 RF220 只有 1/400 的个体具有 Am 抗性，经第二轮复筛，大部分 Am 抗性基因的表达趋于稳定，有个别的仍不稳定。选择 Am 抗性基因稳定表达的菌株，制备孢子悬液，以一定浓度均匀涂布于 CM 平板(Am25μg/ml)，29℃培养 72 小时，接着 39℃培养 15～16 天，由于 pWZH102 含有温敏型链霉菌复制子，在 34℃以下自主复制，39℃时停止自主复制，只有染色体 DNA 上整合有 Tn5096 的个体才能在 Am 抗性平板上继续生长，在 29℃培养形成的原菌落上经 39℃培养时长出肉眼可见的扇形菌落(sector)，挑种 sectors 到 Am 平板上，在 39℃继续培养 5～6 天，进一步消除自主复制型 pWZH102，115 株 sectors 产抗测定初步结果表明：有四株农抗 120 生物合成阻断变株，另外还获得产抗水平各异的变株，说明 Tn5096 转座在 RF220 染色体 DNA 不同的位点上。深入工作正在进行中。

13. Sun Chenghang, Jiang Wei, Huang Jie, Jin Wenzao and Wang Yiguang. Shengjimycins ：a group of hybrid antibiotics, 4" -acylspiramycins. At Professional Conferences Poster：Annual Meeting of the Society for Actinomycetes 1999

ACTINOMYCETOLOGICA VOL. 13, NO. 2

Shengjimycins: a Group of Hybrid Antibiotics, 4″-Acylspiramycins

Sun Chenghang, Jiang Wei, Huang Jie, Jin Wenzao, Wang Yiguang

Institute of Medicinal Biotechnology,
Chinese Academy of Medical Sciences & Peking Union Medical College
Tiantan xili 1, Beijing 100050, P.R.China

(Received June 12, 1999)

Recently, WSJ-1, a stable bioengineered strain, constructed by integrating the 4″-isovaleryltransferase gene into the chromosome of *Streptomyces spiramyceticus* F21[1), was obtained. A group of 4″-acylspiramycins designated Shengjimycins were isolated from the culture of this strain. Structures of eleven components of Shengjimycins were determined, which are summarized in Fig. 1. In this paper, we report isolation, physico-chemical properties, and structure identification of Shengjimycins.

Shengjimycin complex was obtained from fermentation broth by solvent extraction as a white powder. Chromatographic analysis using HPLC demonstrates Shengjimycins are multicomponent antibiotics. Shengjimycin A_1, B_1 and E account for more than 55% of Shengjimycin complex, as shown in Fig. 2. The procedure of further purification of Shengjimycins is outlined in Fig. 3. Shengjimycins were processed by countercurrent distribution between the upper and lower phase of a solvent system consisting of petroleum ether-ethyl acetate-methanol-water (3:1:2:2). 5 transfers were carried out to provide 5 fractions.

Shengjimycin A_1, B_1 and A_2 were isolated by column chromatography and rechromatography on silica gel from the pooled upper phase of fraction 4 and 5, in which the non-polar components of Shengjimycins were enriched. After combination and concentration of fraction 2 and 3, the more polar components of Shengjimycins were applied to a column of silica gel to give two components in pure form, Shengjimycin C_1 and D and two complexes consisting of Shengjimycin B_1, B_2 and B_3 and of C_1, C_2 and D, respectively.

The two complexes were separately further puri-

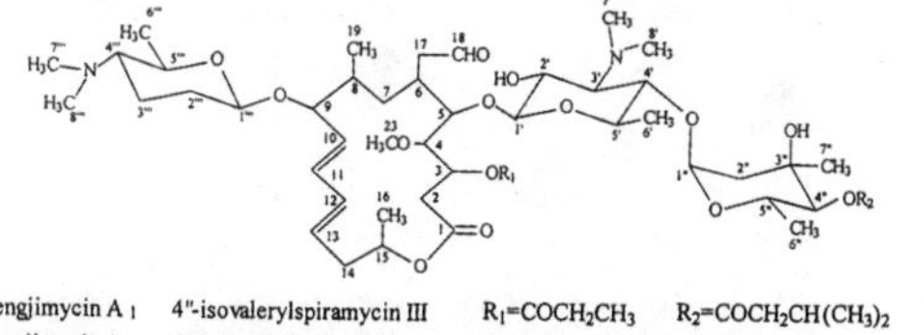

Shengjimycin A_1	4″-isovalerylspiramycin III	R_1=$COCH_2CH_3$	R_2=$COCH_2CH(CH_3)_2$
Shengjimycin $A_{2\alpha}$	4″-butyrylspiramycin III	R_1=$COCH_2CH_3$	R_2=$COCH_2CH_2CH_3$
Shengjimycin $A_{2\beta}$	4″-isobutyrylspiramycin III	R_1=$COCH_2CH_3$	R_2=$COCH(CH_3)_2$
Shengjimycin B_1	4″-isovalerylspiramycin II	R_1=$COCH_3$	R_2=$COCH_2CH(CH_3)_2$
Shengjimycin $B_{2\alpha}$	4″-butyrylspiramycin II	R_1=$COCH_3$	R_2=$COCH_2CH_2CH_3$
Shengjimycin $B_{2\beta}$	4″-isobutyrylspiramycin II	R_1=$COCH_3$	R_2=$COCH(CH_3)_2$
Shengjimycin B_3	4″-propionylspiramycin III	R_1=$COCH_2CH_3$	R_2=$COCH_2CH_3$
Shengjimycin C_1	4″-acetylspiramycin III	R_1=$COCH_2CH_3$	R_2=$COCH_3$
Shengjimycin C_2	4″-propionylspiramycin II	R_1=$COCH_3$	R_2=$COCH_2CH_3$
Shengjimycin D	4″-acetylspiramycin II	R_1=$COCH_3$	R_2=$COCH_3$
Shengjimycin E	4″-isovalerylspiramycin I	R_1=H	R_2=$COCH_2CH(CH_3)_2$

Fig. 1. The Strucures of Shengjimycins

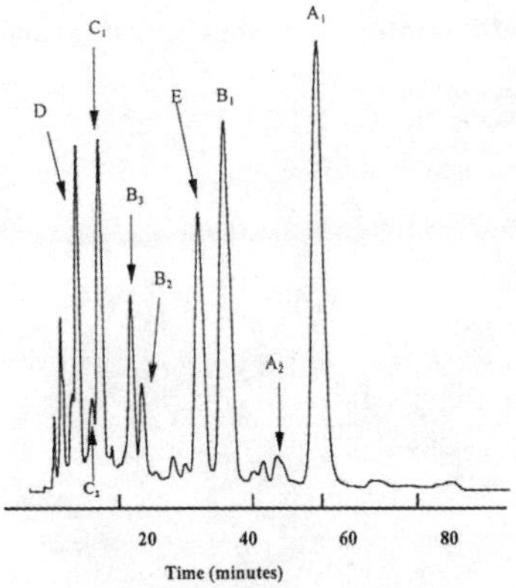

Fig. 2. HPLC chromatogram of Shengjimycins condition: mobile phase: MeOH: 1%NaH_2PO_4 (53:47); column: Shim-pack CLC-ODS (0.15 × ϕ6mm); temperature: ambient; flow rate: 1ml/min; AUFS:0.08, detector: UV231nm.

fied by medium pressure Liquid chromatography on Lichroprep RP-8 column and by preparative thin layer chromatograpy on silica gel to give Shengjimycin B_2, B_3 and C_2. Shengjimycin E were purified directly from the pooled fraction 2 and 3 by preparative TLC on silica gel. The whole process was monitored by HPLC in the same condition, as shown in Fig. 2.

The physico-chemical properties of Shengjimycins are listed in table 1. Their molecular formulae were determined by HRSI-MS. Their UV spectra reveal that they all contain a common chromophore: C=C–C=C–C–O, with an UV absorption maxima at 230–232nm[2]. Olefinic proton (δ5–7ppm) and carbon signals (δ120–140ppm) also confirm the existence of the chromophore. Their FT-IR spectra closely resembled to each other, and suggested their nature of macrolide antibiotic[3]. General inspection of their mass spectra, ^1H and ^{13}CNMR indicated that their molecules all consisted of four moieties, three sugars and a lactone ring. The framework of their lactone ring can be constructed with the aid of ^1H–^1H COSY. Started from protons, which are easy to assign, most of the protons on the lactone ring can be correlated. Three

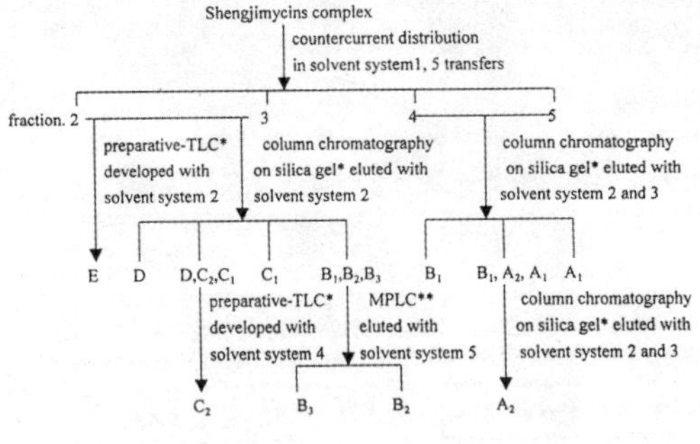

solvent system 1: PE:EA:MeOH:H_2O 3:1:2:2
2: EA:Cyclohexane:Acetone 2:7:1
3: EA:Cyclohexane:Acetone 3:6:1
4: EA:Cyclohexane:Acetone 4.5:4.5:1
5: MeOH: 1%NaH_2PO_4 53:47

* Silica gel was treated with 0.1M NaOH
**Lichroprep RP-8

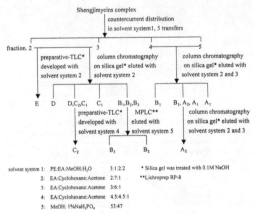

Fig. 3. The purification process of Shengjimycins

characteristic fragment ions in SI-MS, as shown in table 1, indicate the presence of forosamine, mycaminose and different acyl-O-mycarose[4]. From anomeric proton, the three pynan rings were assembled separately by ^{1}H–^{1}H COSY spectrum.

As shown in table 2 and 3, the chemical shifts of ^{1}H and ^{13}CNMR of Shengjimycin A_1, the major component of Shengjimycins, were assigned based on careful analysis of ^{1}H, ^{13}CNMR , DEPT , ^{1}H–^{1}H COSY , ^{13}C–^{1}H COSY , and comparison with those in the literature[3-6] .

The differences of Shengjimycin structures lie in the substitution groups at 3 and 4″ position. Based on examination of the fragment ion of 4″-acyl-O-mycarose in SI-MS, and comparison of spectral data of acyl group on 3 and 4″ with those of ShengjimycinA$_1$, as shown in table 4 and 5, chemical shifts of protons and carbons of substitutions on C-3 and C-4″, were assigned. Consequently, the whole molecular structure of different Shengjimycins was assigned.

Careful analysis of ^{1}H & ^{13}CNMR and COSY spectra of Shengjimycin A_2 and B_2 suggested Shengjimycin A_2 was consisted of butyrylspiramycin III (Shengjimycin $A_{2\alpha}$), and iso-butyrylspiramycin III (Shengjimycin $A_{2\beta}$); ShengjimycinB$_2$ was composed of butyrylspiramycin II (Shengjimycin $B_{2\alpha}$) and iso-butyrylspiramycin II (Shengjimycin $B_{2\beta}$), respectively. After making great efforts, we fail to isolate $A_{2\alpha}$, $A_{2\beta}$ and $B_{2\alpha}$, $B_{2\beta}$ in pure form. So, hydrolysis of Shengjimycin A_2 and B_2 was carried out to verify this speculation. After hydrolysis with 0.1M ethanol sodium hydroxide at 75°C for 1 hour, the hydrolysate of Shengjimycin A_2 was acidified with phosphoric acid[7], then, the sample was analyzed by GC on chromosorb 101 (1.1m × 3mm). butyric acid and iso-butyric acid were observed. The same hydrolysate was analyzed by GC-MS on ultra 2 (25m × 0.2mm × 0.3μm) capillary column, Two mass spectra with molecular ion at 88 were obtained. The mass spectrum of butyric acid has fragment ion at M/Z: 60 resulted from Maclafferty rearrangement, but the spectrum of iso-butyric acid does not have this fragment ion. The same results were obtained from the GC and GC-MS analysis using the hydrolysate of Shengjimycin B_2.

Table 1. Physio-chemical properties of Shengjimycins

shengjimycin	A_1	A_2	B_1	B_2	B_3	C_1	C_2	D	E
appearance:	white powder								
solubility:	soluble in MeOH,CHCl$_3$, EA, BA, insoluble in water, petroleum ether								
molecular formula:	$C_{51}H_{86}N_2O_{16}$	$C_{50}H_{84}N_2O_{16}$	$C_{50}H_{84}N_2O_{16}$	$C_{49}H_{82}N_2O_{16}$	$C_{49}H_{82}N_2O_{16}$	$C_{48}H_{80}N_2O_{16}$	$C_{48}H_{80}N_2O_{16}$	$C_{47}H_{78}N_2O_{16}$	$C_{48}H_{82}N_2O_{15}$
HRSI-MS: (M+1)									
observed:	983. 6034	969. 5877	969. 5879	955. 5765	955. 5746	941. 5589	941. 5533	927. 5433	927. 5780
calculated:	983. 6049	969. 5893	969. 5893	955. 5737	955. 5737	941. 5580	941. 5580	927. 5424	927. 5787
Fragment ion of sugar:(M/Z)	229,174,142	215,174,142	229,174,142	215,174,142	201,174,142	187,174,142	201,174,142	187,174,142	229,174,142
FT-IR V_{max}(KBr) cm^{-1}	3502, 2936, 1736, 1384, 1165, 1054	3505, 2930, 1735, 1375, 1164, 1055	3500, 2936 1735, 1382 1165 ,1055	3485, 2935 1736, 1373 1165, 1055	3438, 2937 1738, 1383 1167, 1055	3477, 2935 1736, 1375 1165, 1053	3504, 2937 1,738, 1373 1167, 1055	3498, 2935 1736, 1375 1165, 1051	3498, 2933 1734, 1373 1165, 1055

ACTINOMYCETOLOGICA VOL. 13, NO. 2

Table 2. ^{1}HNMR chemical shifts of Shengjimycin A_1

Position	δ[a], M[b], J[c],	correlated H[d]	Position	δ[a], M[b], J[c],	correlated H[d]
Aglycone moiety			2'	3.49 m (overlapped)	1', 3'
2eq	2 .25 m	2ax , 3	3'	2.45 m (overlapped)	2', 4'
2ax	2.72 dd 11.0 , 13.3	2ax , 3	4'	3.25 m	3'
3	5.14 bd 10.8	2ax , 2eq , 4	5'	3.27 m	6'
4	3.22 bd 9.1	3, 5	6'	1.19 d 6.1	5'
5	3.83 bd 9.1	4	7',8'	2.50 s	
6	2.15 m	7eq	Mycarose moiety		
7ax	0.97 m	7eq , 8	1"	5.05 d 3.5	2"ax
7eq	1.45 m	7ax , 6	2"ax	1.82 dd 4.0 ,14.1	1", 2"eq
8	1.92 m	7ax , 19	2"eq	1.99 bd 14.1	2"ax
9	3.96 dd 9.6 , 3.9	10	4"	4.61 d 10.2	5"
10	5.61 dd 15.2 , 9.6	11 , 9	5"	4.44 dq 6.1, 10.2	6", 4"
11	6.56 dd 15.2 , 10.5	10 , 12	6"	1.12 d 6.1	5"
12	6.05 dd 14.7 , 10.5	13 , 11	7"	1.10 s	
13	5.73 ddd14.7 , 11.3 , 3.6	12 , 14	9"	2.29 d 7.5	10"
14ax	2.12 m	15, 14eq , 13	10"	2.14 m	9",11",12"
14eq	2.47 m	14ax,13	11"	0.96 d 6.6	10"
15	5.01 m	14ax,16	12"	0.96 d 6.6	10"
16	1.24 d 6.1	15	Forosamine moiety		
17a	2.30 m	17b	1'''	4.42 m (overlapped)	2'''
17b	2.79 dd 18.2 , 11.1	17a	2'''ax	1.49 m	2'''eq , 1''', 3'''
18	9.64 s		2'''eq	1.85 m	2'''ax , 1''', 3'''
19	0.97 d 6.5	8	3'''ax	1.42 m	2'''eq , 3'''eq , 4'''
21a	2.48 (not resolved)	21b , 22	3'''eq	1.87 m	2'''ax , 3'''ax
21b	2.58 dq 15.7, 7.5	21a , 22	4'''	2.27 m	3'''ax , 5'''
22	1.20 t 7.5	21	5'''	3.40 dq 6.2 , 9.2	6''', 4'''
23	3.51 s		6'''	1.21 d 6.2	5'''
Mycaminose moiety			7''', 8'''	2.23 s	
1'	4.40 d 7.8	2'			

[a] 500MHz in $CDCl_3$(ppm) [b] Multiplicity [c] Coupling constants in Hz [d] Based on ^1H–^1H cosy experiments

Table 3. ^{13}CNMR chemical shifts of Shengjimycin A_1

	δ [a] type [b]		δ [a] type [b]
Aglycone moiety		4'	75.90 (CH)
1	169.94 (C)	5'	72.97 (CH)
2	37.25 (CH_2)	6'	19.00 (CH_3)
3	68.73 (CH)	7'	41.92 (CH_3)
4	84.69 (CH)	8'	41.92 (CH_3)
5	77.71 (CH)	Mycarose moiety	
6	28.93 (CH)	1"	97.02 (CH)
7	30.11 (CH_2)	2"	41.67 (CH_2)
8	31.85 (CH)	3"	69.33 (C)
9	79.78 (CH)	4"	77.00 (CH)
10	126.64 (CH)	5"	63.48 (CH)
11	135.29 (CH)	6"	17.81 (CH_3)
12	132.18 (CH)	7"	25.32 (CH_3)
13	131.91 (CH)	8"	172.92 (C)
14	41.03 (CH_2)	9"	43.28 (CH_2)
15	69.14 (CH)	10"	25.52 (CH)
16	20.31 (CH_3)	11"	22.36 (CH_3) [c]
17	42.46 (CH_2)	12"	22.42 (CH_3) [c]
18	201.28 (CH)	Forosamine moiety	
19	15.36 (CH_3)	1'''	100.09 (CH)
20	173.85 (C)	2'''	31.17 (CH_2)
21	27.64 (CH_2)	3'''	18.55 (CH_2)
22	8.94 (CH_3)	4'''	64.85 (CH)
23	62.39 (CH_3)	5'''	73.61 (CH)
Mycaminose moiety		6'''	18.79 (CH_3)
1'	103.88 (CH)	7'''	40.64 (CH_3)
2'	71.60 (CH)	8'''	40.64 (CH_3)
3'	68.73 (CH)		

[a] 125 MHz in $CDCl_3$(ppm) [b] Based on ^{13}CNMR, DEPT experiments [c] Data in the same column are interchangeable

Table 4. ^{1}HNMR of acyl-side chain of Shengjimycins

Shengjimycin	A_1	$A_{2\alpha}$	$A_{2\beta}$	B_1	$B_{2\alpha}$	$B_{2\beta}$	B_3	C_1	C_2	D	E
4"-O-acyl:	isovaleryl	butyryl	isobutyryl	isovaleryl	butyryl	isobutyryl	propionyl	acetyl	propionyl	acetyl	isovaleryl
9"(or 9"a)	2.29 d, J=7.5	2.38 t, J=7.5	2.17 m	2.29 d, J=7.0	2.39 t, J=7.4	2.13 m	2.43 m	2.15 s	2.42 m	2.16 s	2.29 d, J=7.1
9"b							2.50 m		2.48 m		
10"	2.14 m	1.68 sextet,J=7.4	0.97 d, J= 6.6	2.14 m	1.69 Sextex, J=7.4	0.95 overlapped	1.16 t, J =7.6		1.17 t, J=7.6		1.46 m
11"	0.96 d, J=6.6	0.95 t, J=7.4	0.97 d ,J= 6.6	0.97 d, J=6.6	0.96 t, J=7.4	0.95 overlapped					0.96 d, J=6.6
12"	0.96 d, J=6.6			0.97 d, J=6.6							0.96 d, J=6.6
3-O-acyl:	propionyl	propionyl	propionyl	acetyl	acetyl	acetyl	propionyl	propionyl	acetyl	acetyl	
21(or 21a)	2.48 not resolved	2. 49 not resolved	2.49 not resolved	2.27 s	2.27 s	2.27 s	2.51, m overlapped	2.49 not resolved	2.27 s	2.29 s	
21b	2.58 dq, J=7.5,15.7	2.59 dq, J=16.6,7.7	2.59 dq, J=16.6,7.7				2.58 dq, J=16.7,7.6	2.58 dq,, J=15.2,7.6			
22	1.20 t, J=7.5	1.20, t, J=7.5	1.20, t, J=7.5				1.20 t, J=7.6	1.21 t, J=7.6			

Table 5. ^{13}CNMR of acyl-side chain of Shengjimycins

Shengjimycin	A_1	$A_{2\alpha}$	$A_{2\beta}$	B_1	$B_{2\alpha}$	$B_{2\beta}$	B_3	C_1	C_2	D	E
4"-O-acyl:	isovaleryl	butyryl	isobutyryl	isovaleryl	butyryl	isobutyryl	propionyl	acetyl	propionyl	acetyl	isovaleryl
8"	172.92	173.48	176.69	172.92	173.50	176.70	174.34	170.87	174.35	170.76	174.12
9"	43.28	36.16	34.03	43.29	36.19	34.07	27.58	21.20	27.60	20.90	43.32
10"	25.52	18.60	19.19	25.52	19.11	19.22	9.28		9.30		25.51
11"	22.36*	13.65	19.19	22.36*	13.60	19.22					22.41*
12"	22.42*			22.41*							22.37*
3-O-acyl:	propionyl	propionyl	propionyl	acetyl	acetyl	acetyl	propionyl	propionyl	acetyl	acetyl	
20	173.85	173.81	173.81	170.79	170.76	170.76	173.79	173.81	170.73	170.85	
21	27.64	27.65	27.65	21.25	21.24	21.24	27.65	27.65	21.21	21.22	
22	8.94	8.93	8.93				8.92	8.93			

*Data in the same column are interchangeable

REFERENCES

1) Shang Guangdong, Dai Jianlu, Wang Yiguang: Construction of a stable bioengineered strain of biotechmycin. Chinese J. Biotechnol. 15:171–175, 1999
2) Takashi Tsuruoka, Takashi Shomura, Norio Ezaki, Hiroshi Watanabe, Ehchi Akita, Shigeharu Inouye and Taro Nhda: Studies on antibiotic SF-837, A new antibiotic. I. The producing microorganism and isolation and characterization of the antibiotic. J. Antibiotics 24:453–459, 1971
3) Wang Yiguang, Jin Lianfang, Jin Wenzao, Zhang Xiuhua, Zeng Ying, Xu Xiaomin and Yao Jun: Cloning of midicamycin 4"-acyltransferase and its expression in spiramycin producing strains. Chinese J. Biotechnol. 8:1–14, 1992
4) Linzhe Liu, Eugene Roets, Roger Busson, An Vankeerberghen, Gerard Janssen and Jos Hoogmartens: Two novel spiramycins obtained from commercial samples: Isolation and elucidation of structure. J. Antibiotics 49:398–401, 1996
5) Satoshi Omura, Hideo Takeshima, Akira Nakagawa, Jun Miyazawa, Francois Piriou and Gabor Lukacs: Studies on the biosynthesis of 16-membered macrolide antibiotics using carbon-13 nuclear magnetic resonance spectroscopy. Biochemistry 16:2860–2866, 1977
6) Satoshi Omura, Akira Nakagawa, Andras Neszmelyi, Stephan D. Gero, Anne-Marie Sepulchre, Francois Piriou, and Gabor Lukacs: Carbon-13 nuclear magnetic resonance spectral analysis of 16- membered macrolide antibiotics. J. Am. Chem. Soc. 97: 4001–4009, 1975
7) Takashi Tsuruoka, Norio Ezaki, Takashi Shomura, Shoichi Amano, Shigeharu Inouye and Taro Niida: Studies on antibiotic SF-837, A new antibiotic.III Isolation and properties of minor components. J. Antibiotics 24:476–482, 1971

14. 高群杰，尚广东，王以光，陶佩珍，娄志贤，姚天爵. Geldamycin 产生菌吸水链霉菌 17997 生物合成相关基因的克隆与分析. 第九次全国抗生素（微生物药物）学术会议论文汇编，上海 2001，p101 中国药学会抗

生素专业委员会，中国微生物学会分子微生物学与生物工程专业委员会，中国抗生素杂志社 2001 上海

第九次

全国抗生素(微生物药物)学术会议

论文汇编

中国药学会抗生素专业委员会
中国微生物学会分子微生物学
与生物工程专业委员会
中国抗生素杂志社

二00一年十一月·上海

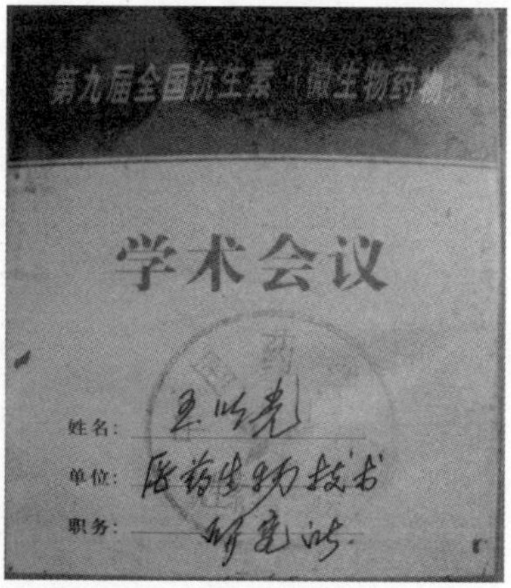

第九次全国抗生素学术会议论文汇编 ·101·

Geldanamycin 产生菌吸水链霉菌 17997 生物合成相关基因的克隆与分析

高群杰　尚广东　王以光　陶佩珍　娄志贤　姚天爵
（中国医学科学院　中国协和医科大学　医药生物技术研究所，北京 100050）

从 geldanamycin 产生菌 *S. hygroscopicus* 17997 中克隆生物合成基因，为阐明生物合成机制及改造其结构奠定基础。Geldanamycin 为具有抗肿瘤、抗原虫活性的安莎霉素类抗生素。我所在菌种筛选中获得 geldanamycin 产生菌链霉菌 *S. hygroscopicus* 17997，并发现 geldanamycin 具有较好的抗病毒活性，拟开发其成为抗病毒药物。安莎霉素类抗生素中利福霉素(rifamycin)的生物合成途径已有较多研究，其生物合成基因簇已得到克隆，因此有可能利用利福霉素生物合成相关基因克隆 geldanamycin 生物合成基因。目前 geldanamycin 生物合成基因簇的克隆及合成途径的研究均未见报道。以链霉素/大肠埃希氏菌穿梭柯斯质粒 pKC505 为载体构建了插入片段为 20～30kb 的 *S. hygroscopicus* 17997 总 NDA 文库。以 rifamycin 中与 3-氨基-5-羟基苯甲酸(AHBA)合成相关基因为探针，经菌落杂交，Southern 杂交筛选同源基因片段。测序结果与 Genbank 进行同源性比较分析，并以 $attp^-$ 噬菌体载体 KC515 利用基因阻断实验对克隆的基因片段进行功能鉴定。结果，构建的基因文库中含重组基因比率高、基因组覆盖率高，稳定性好。经同源基因探针杂交，从文库中筛选出 9 个阳性 Cosmid 克隆 pCGB20、pCGB26、pCGB28、pCGB29、pCGB36、pCGB45、pCGB49、pCGB63、pCGB75。测序分析表明，Cosmid pCGB20 中 *Bam*HI-*Bam*HI 8kb 片段两端的不完整 ORF 编码蛋白与 oleandomycin PKS Module 5、Module 6 (identity 79%)和 erythronolide synthase ORF2 (identity 75%)、ORF1 (identity 73%)、ORF3 (identity 70%)高度同源；*Bam*HI-*Bam*HI 3kb 片段一端与编码类结核分枝杆菌的磷酸吡哆醛依赖的氨基转移酶家族中半胱氨酸脱硫酶的 DNA 有同源性，该家族与 AHBA 合成酶关系密切。Cosmid pCGB20 的 *Bam*HI-*Bam*HI 8kb 及 *Bam*HI-*Bam*HI 3kb 基因片段已通过基因阻断实验初步鉴定，证明它们参与 geldanamycin 生物合成。而其他 cosmid 阳性克隆的序列分析及功能研究尚在进行中。

15. Yiguang Wang, Qunjie Gao. Cloning and molecular analysis of ansamycins antibiotics biosynthetic genes from Streptomyces hygroscopicus 17997. 9th International Symposium on the genetics of Industrial Microorganism p2～45, 2002 Korea

P2. Genetics

P2-45

CLONING AND MOLECULAR ANALYSIS OF ANSAMYCINS ANTIBIOTICS BIOSYNTHETIC GENES FROM STREPTOMYCES HYGROSCOPICUS 17997

Yiguang Wang [1], Qunjie Gao[2]
[1]*Institute of Medicinal Biotechnology,CAMS, Beijing 100050, China*
[2]*Institute of Medicinal Biotechnology,CAMS, Beijing 100050,China*

The ansamycins are a class of antibiotics which are structurally characterized by a macrocycle composed of an aromatic ring system by an polyketide chain that forms an amide linkage to the amino group of the aromatic moiety. AHBA, the common starter unit for the biosynthesis of ansamycins , is a novel variant of the shikimate pathway. *Streptomyces hygroscopicus* 17997 was identified as a geldanamycin, benzenic ansamycin, producer from a Chinese soil isolation. A genomic library from the strain17997 was constructed from large (20-30kb) fragments of total DNA with pKC505, a *E.coli/Streptomyces* shuttle cosmid vector. A PCR product of 755bp DNA fragment was obtained by amplifying *Streptomyces hygroscopicus* 17997 genomic DNA, using the primers designed by analyzing the conserved region of ansamycin AHBA synthase gene sequences and revealed deduced amino acid sequence exhibited high identity (84%) to the *napF* gene product for napthomycin from *S.collinus* .The 755bp PCR product was then used as a probe to isolate the complete biosynthetic gene cluster from the cosmid library. 18 positive colonies were obtained and the DNA was subjected to *Bam*HI digestion. Analysis of overlap regions among restriction digest fragments from 18 clones and Southern hybridization showed that the 18 cosmid clones were divided into two groups, those containing a 3.0kb and those a 4.0kb *Bam*HI fragment hybridized with the PCR product respectivetly. The results suggested there are possibly two separate AHBA biosynthetic gene clusters existed in Streptomyces hygroscopicus 17997.The 3.0kb of *Bam*HI fragment from cosmid pCOSAH7 and 4.0kb of *Bam*HI fragments from pCOSAH12 were digested with *SalI* and subcloned into *SalI* site of pUC18 for sequencing. Deduced amino acid sequence data were compared with the NCBI database using the BLAST search. The deduced amino acid sequence revealed that there are two intact ORF and two incomplete ORF in the 4.0kb BamHI fragment. AHBA synthase is encoded by an incomplete open reading frame (ORF-1) of 1281bp,corresponding to 427 amino acids which exhibits higher identity (78%) to AsnF for ansatrienin than NapF (identity=67%) for napthomycin of *S. collinus*; two intact ORF is adjacent to the gene encoding for AHBA synthase. An ORF-2 of 444bp corresponding to 148aa, is responsible for protein with sequence homology to aminodehydroquinate dehydratase encoded by *ansE* (identity=68%) and *rifJ* (identity=69%). An ORF-3 of 882bp corresponding to 294aa, is responsible for protein with sequence homology to kinase encoded by *rifN* (identity=55%), *napI* (identity=56%) and *asnB* (identity=47%). the function of an incomplete ORF-4 of 636bp is unsure. Otherwise there are three ORF in 3.0kb *Bam*HI fragment .An imcomplete ORF-5 of 999bp corresponding to 333aa is likely responsible for AHBA synthase which has higher identity(84%) to NapF for napthomycin than AsnF for ansatrienin. Another intact ORF-6 of 1086bp corresponding to 362aa is likely responsible for aminodehydroquinate synthase which exhibited sequence homology to RifG (identity=74%), NapC (identity=75%) and AsnA (identity=74%). The information indicates there is likely a naphthalenic ansamycin other than geldanamycin produced in S.hygroscopicus 17997 strain. At the same time, sequencing the 37 kb of DNA from cosmid pCOSAH7 containing the above mentioned 3.0kb *Bam*HI fragment showed there are genes encoding a type I modular polyketide synthase and genes responsible for AHBA biosynthesis which exhibited highly homologous to ansatrienin and rifamycin biosynthetic genes. It is suggested that the AHBA synthase gene in the cosmid pCOSAH7 may linked to naphthalenic type ansamycin biosynthetic genes and the AHBA synthase gene in the cosmid pCOSAH12 may linked to benzenic ansamycin biosynthetic genes in *S.hygroscopicus* 17997.The further sequencing and gene function studies are in ogress.

16. Yiguang Wang, Huiying Gao. Cloning of geldanamycin biosynthetic gene from S. hygroscopicus 9th International Symposium on the genetics of Industrial Microorganism Jul1~5, 2002 Korea

17. YuDu, Yiguang Wang. Studies on the sugar related biosynthesis gene cluster from S. tenebrarius H6. 9th International Symposium on the genetics of Industrial Microorganism Jul1~5, 2002 Korea

18. 王以光. 3-氨基-5-羟基苯甲酸（AHBA）合酶基因保守序列在筛选安莎类化合物及其分类中的应用（大会报告）. 2004 全国药学会学术年会 昆明，7，19~21，（一等奖）

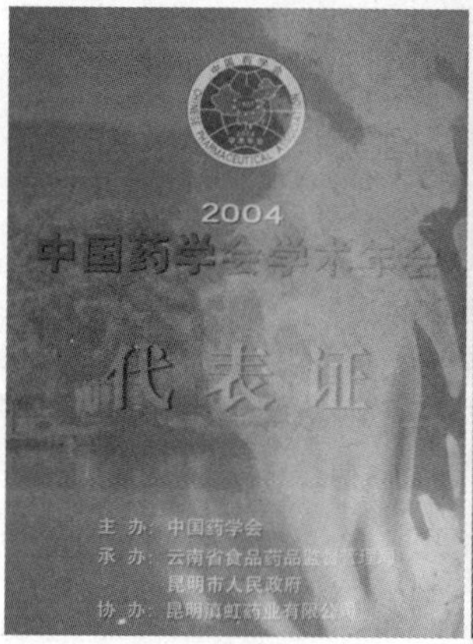
2004
代表证
主办：中国药学会

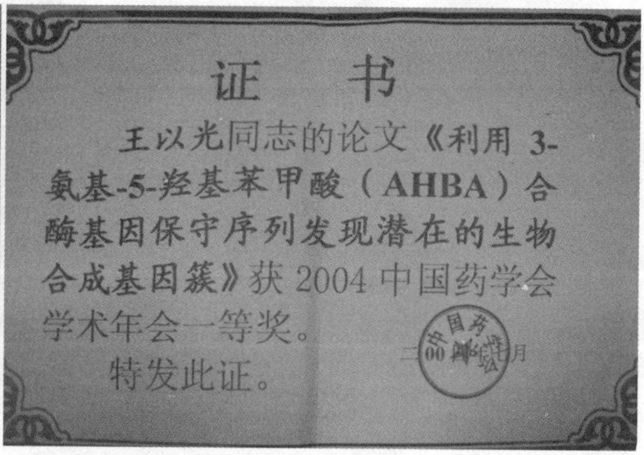
证书
王以光同志的论文《利用3-氨基-5-羟基苯甲酸（AHBA）合酶基因保守序列发现潜在的生物合成基因簇》获2004中国药学会学术年会一等奖。
特发此证。

利用3-氨基-5-羟基苯甲酸(AHBA)合酶基因保守序列发现潜在的生物合成基因簇

王以光* 高群杰 韩峰 杜堡 尚广东

中国医学科学院中国协和医科大学医药生物技术研究所

北京天坛 100050

微生物来源的产物如抗生素在人类与疾病的斗争中发挥了巨大的作用。以活性为指标是目前大多数常用的筛选微生物药物的方法，其缺点是从活性筛选出发，无法显示化学结构的特点，从活性筛选到化学结构的确定，需要经过发酵、提取分离、纯化及结构鉴定的繁杂过程，而且，对未知性质的物质确定提取及纯化方法，需要探索及经验积累，工作量大、收效有限。

在大量微生物产物被发现及应用的基础上，可以看出某些结构类型的化合物，如青霉素、头孢菌素等？？内酰胺类化合物具有广谱抗菌活性强、毒性低的特点；安莎类化合物的活性类型多，包括抗菌、抗分枝杆菌、抗麻疯、抗肿瘤、免疫抑制、抗虫等，最近又发现其具有广谱抗病毒作用。因此，建立以鉴别化学结构为主的筛选方法，可以比较有针对性地筛选目的结构化合物。Hans Zahner[1]曾提出用与化学结构某些基团如还原糖、胺基酮酸等分子基团或生物硷、含氮、含卤素等起反应的试剂，建立筛选方法，他使用四氮唑兰筛选产生了缩酮类（ketalin）化合物，但这种方法不能使用发酵液直接进行筛选，仍需经过初步提取，并在TLC薄层板上进行纯化，难以适用于高通量筛选。

微生物产物尤其是次级代谢产物抗生素分子生物学研究的进展表明，结构类型相似的抗生素其生物合成编码基因有共同性，某些基因序列有高度保守性，因此，利用生物合成基因保守序列，克隆获得已知相似结构的生物合成基因，已广泛地得到了应用[2,3]。

安莎霉素 Ansamycin 是由多种微生物及植物产生的一类结构独特的天然化合物。它属于一种大环内酰胺，它们的结构特点是都含有一个芳香环的发色团，芳香环的脂肪族安莎链通过酰胺键与之连接形成大环结构。Ansamycin 类的发色团由一个苯或萘的六元碳环组成。Ansamycin 生物合成途径研究显示[4,5]，安莎霉素结构中安莎链是通过丙二酸盐和乙酸盐为单位通过缩合作用合成的，而且每个延长单位保持适当的还原水平，这提示脂肪族链的装配合成是在多功能的Ⅰ型聚酮合酶（PKS）催化下，通过聚酮体合成途径完成的。而聚酮体的聚集装配起始于 mC_7N 单位，发色团起始于 mC_7N 单位， mC_7N 单位衍生于 3-氨基 5-羟基苯甲酸（AHBA）。

根据 AHBA 衍生的芳香环结构的不同，可以将安莎类抗生素分为萘醌型安莎类抗生素和苯醌型安莎类抗生素。苯醌型安莎类抗生素包括 geldanamycin、ansatrieninA、ansamitocin 等[5,6,7]，而 Napthomycin、rifamycinB、代表萘醌型安莎类抗生素[8,9]。

AHBA 的合成可能衍生于莽草酸生物合成途径[10]，有3-脱氧 -D-阿拉伯 - 庚酮糖酸 7 磷酸(DAHP)合酶、脱氢奎尼酸合酶、脱氢奎尼酸脱水酶、AHBA 合酶等参与，磷酸化酶、氧化酶及激酶也参与 AHBA 的合成过程。

本研究应用 AHBA 基因保守序列在克隆苯醌类安莎霉素-格尔德霉素（geldanamycin）生物合成基因时，从该产生菌（*Streptomyces hygroscopicus* 17997）中，发现了另一个与萘醌类抗生素生物合成基因相似的基因簇；用根据保守序列所设计引物，对 20 株未定结构的具抗病毒活性抗生素产生菌基因组进行 PCR 检测，发现 3 个与安莎类化合物合成相关 AHBA 基因，推测为安莎类抗生素产生菌。

19. 王以光. 微生物代谢工程与现代工业生物技术发展战略研讨会（大会发言）.“天然药物组合生物合成”2004 上海

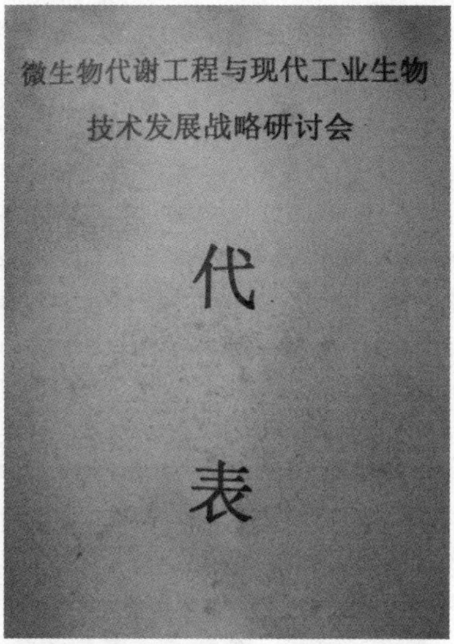

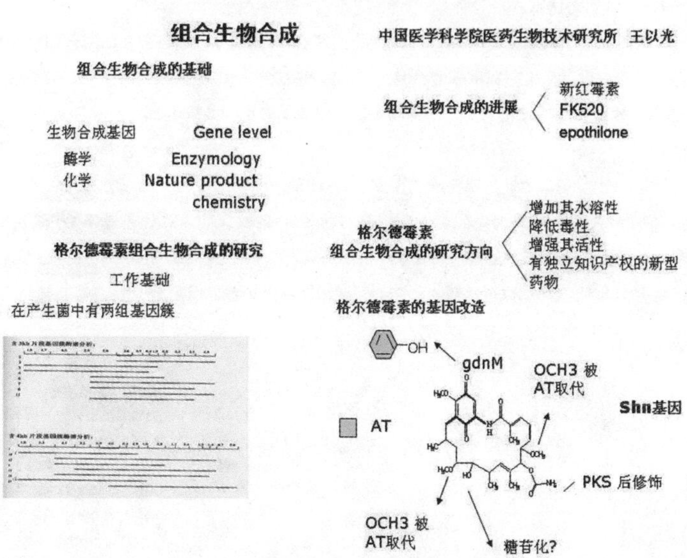

20. 王以光，金文藻. 基因工程新抗生素-必特螺旋霉素的研制（大会报告）. 全国医药生物工程学术研讨会2004，黄山

基因工程新抗生素一必特螺旋霉素的研制

王以光，金文藻

中国医学科学院医药生物技术研究所，北京，10050

大环内酯类抗生素在临床上占有重要地位，因其对革兰氏阳性菌和支原体有很好的活性，对部分革兰氏阴性菌也有作用，且对一些日趋流行的弓形体、军团菌等难以控制的病原体有良好的抗菌活性和组织渗透性，口服吸收快，不良反应少，对肝、肾功能基本无影响，还有潜在的免疫调节作用，九十年代被认为在治疗成人呼吸道感染上将与 β-内酰胺类药物竞争。近年世界各国通过对十四元环红霉素分子结构的化学改造研制新的衍生物已取得进展。目前对红霉素的改造主要是采用化学半合成方法，如红霉素经二步反应获得罗红霉素，四步反应获得克拉霉素，五步反应获得阿齐霉素等。改造后的红霉素类抗生素在抗菌活性、血药浓度、半衰期、酸稳定性及不良反应方面均有明显的改善。但是，总的来说仍须通过发酵产物及化学半合成两个环节进行制备，不仅在生产成本、三废处理方面的问题需要解决，而且还有 2.3-4.1%不良反应的报道。

16 元环大环内酯类抗生素构效关系的研究显示，碳霉糖 4" 位亲脂酰基团对于分子向细胞的渗透有重要作用，用基因工程技术在碳霉糖 4" 位接上长链酰基碳链可以提高其亲脂性，并提高其体内活性。

基于上述思路，在国家"863"计划的支持下，本所于 1990 年开始了基因工程抗生素的研究，继获得基因工程丙酰螺旋霉素之后，我们成功地将碳霉素产生菌 4" 异戊酰基转移酶基因在螺旋霉素产生菌中进行了克隆表达，获得了产生以异戊酰螺旋霉素为主成分的基因工程菌。

必特螺旋霉素的药效学特点：主要对革兰氏阳性细菌有效，对某些耐药菌（如产 β-内酰胺酶和不产 β内酰胺酶的红霉素耐药菌、肺炎链球菌）、军团菌的抗菌活性优于乙酰螺旋霉素；对肺炎支原体的效果与阿奇霉素相当或略优。采用先进的 LC－MS' 技术完成了基因工程必特螺旋霉素在动物体内的吸收、排泄、代谢及药代动力学研究，表明该药具有较好的口

服吸收及较高的组织亲和性，在组织中的分布广，维持时间长。动物体内给药4-5天后仍在组织中维持较高水平；有较好的抗生素后效应。与同类药物没有完全交叉耐药性；毒付作用小。

必特螺旋霉素是用基因工程技术研制的新的抗感染抗生素，为国内外首创一类新药，已获中国专利证书，专利号 ZL97104440.6.

至今尚未见有临床有效的基因工程抗生素问世的报道，其中基因工程菌种的发酵产量及组分的稳定性乃是限制因素之一。本研究在解决基因工程抗生素实用化方面走在了世界前沿。

我们构建的基因整合型稳定基因工程菌，该菌种经多种诱变手段育种、优化、传代和中试研究，表明性能稳定，发酵产量已从 2000 U/ml 左右提高到 4000U/ml 左右；完成了高产菌株中试发酵放大在线控制参数的研究；建立了用于监测必特螺旋霉素发酵液及各步提取中间体组分分析的高压液相色谱定量方法，考查并完善了现行提取工艺路线，建立了质量可控及收率稳定的提取路线，为工业化生产奠定了基础。现已在沈阳抗生素厂进行试生产实验。

基因工程必特螺旋霉素为发酵直接产物，生产工艺简便，完全可以利用生产螺旋霉素或大环内酯类抗生素现有发酵、提取设备，无需添加任何新设备，无需进行化学半合成加工；其生产过程程可避免化学污染，有利于环境保护。生产成本低廉，价格适宜，能满足公费医疗要求。

目前已完成了必特螺旋霉素 I 期临床试验安全性试验及药代动力学试验。结果表明，必特螺旋霉素有较好的安全性。药代动力学研究结果表明，必特螺旋霉素口服后体内过程符合一级消除二室开放模型，吸收较迅速，体内分布广泛，原形药物消除较慢，这一特点使其具有临床用药一天只需要服用一次的优点。现已进入临床 II 期研究。

21. Weiqing He, Qunjie Gao, Yu Du, Guandong Shang, Guizhi Sun, Jingyan Li, Chenghang Sun, YiguangWang. Studies on the biosynthetic gene clusters in a geldanamycin producing strain S. hygroscopicus17997. The 5th International symposium of Industrial Microbiology and Biotechnology ISIMB Shanghai, 2005

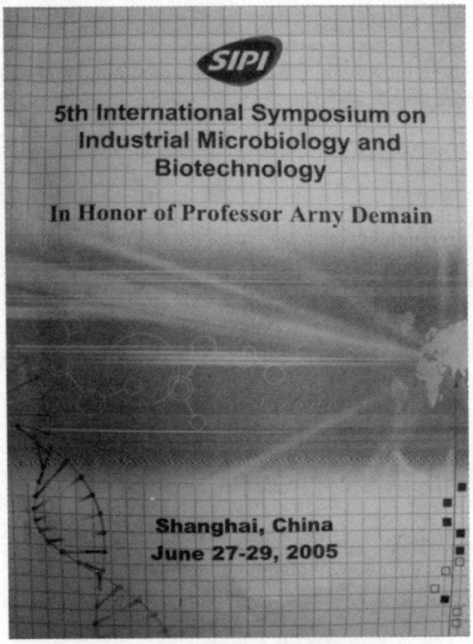

会议汇编封面

Studies on the biosynthetic gene clusters in a geldanamycin producing strain S.hygroscopicus17997

•Weiqing He, Qunjie Gao, Yu Du, Guandong Shang , Guizhi Sun, Jingyan Li, Chenghang Sun* YiguangWang*

•Institute of Medicinal Biotechnology, Chinese Academy of Medical Sciences and Peking Union Medical College, Beijing 100050

Introduction

Geldanamycin(GDN) , an ansamycin antibiotic , is of significant interest for development of new anti-virus and anticancer drugs, because of its targeting the protein chaperone Hsp90 which plays a very important role in many kinds of kinase genes signal transduction and transcription. *Streptomyces hygroscopicus* 17997 was identified as a geldanamycin producer from a soil isolate in China. We have constructed the genome library of the *Streptomyces hygroscopicus* 17997 and the gene probes responsible for AHBA synthase genes, PKS genes and carbamoyl- transferase(CT genes were designed and used for screening the genome library. Two possible separate AHBA biosynthetic gene clusters were found which all linked with type I polyketide synthase(PKS) genes, and some post-PKS modification genes. The genes in the CT probing cluster (ct) were found in higher sequence similarity with the genes cluster of the geldanamycin biosynthesis has been reported than the AHBA probing cluster[8]. By gene inactivation, one of these loci (gdn) was further confirmed to encode geldanamycin biosynthesis, while the second gene cluster (shn) is postulated to be involved in the production of an undefined naphthalenic ansamycin. Heterologous production of geldanamycin was also observed by co-fermentation of three *Streptomyces lividans* TK24 transformants harboring overlapping cosmids in this study.

参会论文

22. 王以光. 吸水链霉菌 17997 基因阻断变株发酵产物的 HPLC 谱型分析. 中国科协学术年会 2005，8 新疆·乌鲁木齐

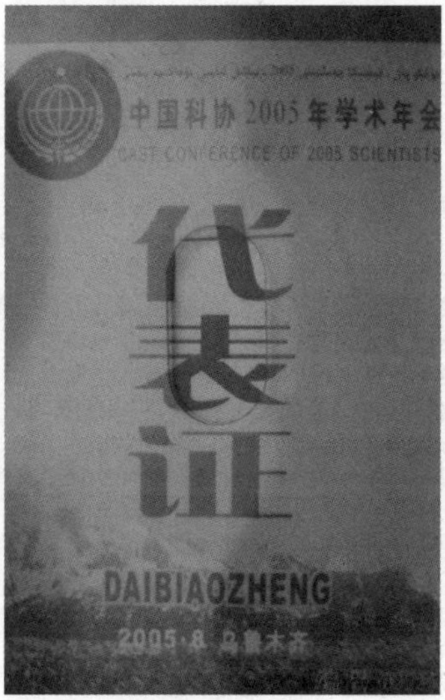

吸水链霉菌 17997 基因阻断变株发酵产物的

HPLC 譜型分析

王以光

中国医学科学院医药生物技术研究所，北京天坛西里 1 号，

100050

摘要： 以吸水链霉菌 17997 为出发菌株，分别阻断其基因簇中与格尔德霉素（GA）起始单位生物合成相关的 3-氨基 5-羟基苯甲酸（AHBA）合酶基因及与之相连的 PKS，并阻断含 GA 聚酮体后修饰基因-氨甲酰基转移酶基因的 PKS 基因，分别得到 3 个变株 AHBA-gdn，AHBA-shn 和 CT-PKS 基因阻断变株。变株发酵产物经乙酸乙酯提取和 HPLC 分析，表明 AHBA-gdn 和 CT-PKS 基因簇与 GA 生物合成相关，AHBA-shn 基因簇可能编码另一个安莎类化合物。同时还发现一些变株产生的可能为新的化合物。本研究表明采用反相 HPLC 梯度洗脱系统可以最大限度的呈现基因阻断株发酵代谢产物的变化，根据 HPLC 中新出现的吸收峰可以跟踪不同基因阻断株产生的新产物，为化学鉴别工作提供方向。

关键词： 微生物药物学，吸水链霉菌 17997，基因阻断，HPLC

23. 李永海，王以光，邵荣光. Geldamycin 的生物合成基因簇功能研究及结构改造. 中国工程院医药卫生学部、中国抗癌协会抗癌药物专业委员会、中国药理学会专业委员会医学前沿论坛暨第十届全国肿瘤药理与化疗学术会议论文集 2007：1

Geldanamycin 的生物合成基因簇功能研究及结构改造

李永海　王以光　邵荣光
中国协和医科大学 医药生物技术研究所 北京 100050

[摘要] **目的：** 苯醌安莎类抗肿瘤抗生素格尔德霉素（geldanamycin，GDM）是作用于热休克蛋白 Hsp90 的抑制剂，具有新型的抗肿瘤和抗病毒活性。本文旨以 GDM 生物合成基因功能研究为基础，阐明其与 GDM 的关系，为利用基因工程和化学修饰的方法对其结构进行改造，得到结构新颖、药效更好的化合物奠定基础。**方法：** 利用 ET12567/pUZ8002 介导的接合转移系统，通过抗性筛选和 PCR 验证获得基因双交换阻断变株的实验技术，研究本实验室原来已克隆和测序的两组聚酮合酶—PKS 基因簇（Cos-10 和 PG—10）的功能。化学分离、纯化 GDM 后修饰酶—氨甲酰基转移酶阻断变株所产生的新产物，测定其生物活性，鉴定其结构，根据构效关系为基因工程技术改造 GDM 提供新的思路。**结果：** PKS 基因簇（Cos10 和 pG10）阻断变株经发酵及产物的 HPLC 检测发现它们依然产生格尔德霉素，而且没有与 17997 原株明显不同的代谢产物的产生，说明它们不参与 GDM 的生物合成。但是 pG10 被阻断后格尔德霉素的产量比原株明显提高约 2 倍，提示该 PKS 介导的合成产物与 GDM 的生物合成有竞争关系，阻遏该基因簇的活性有利于聚酮体代谢流向 GDM 的合成。，

在 GDM 后修饰酶—氨甲酰基转移酶阻断变株发酵产物中发现了未见报道的一个水溶性较好的化合物 CT-1-1，经发酵、乙酸乙酯萃取、浓缩、，硅胶柱分离并进一步用 TLC 和 HPLC 进行纯化，得到了纯度在 93%左右的白色化合物，其核磁及质谱数据表明它是一个 7 位和 19 位上都发生了取代的化合物，分子量为 592。经 SRB 法检测发现其对 HepG2 细胞的生长无抑制作用，也不显示抗病毒和抗菌活性。CT-1-1 这一新结构的阐明将有助于了解 GDM 合成途径中的后修饰过程，进而可以对其进行结构改造以获得水溶性好、毒性低、活性更好化合物。因此，我们在大肠杆菌 XL1-blue 和变铅青链霉菌 TK24 中克隆和表达了 GDM 后修饰酶—氨甲酰基转移酶基因，大肠杆菌中诱导表达得到包含体占总蛋白 20%以上，将对其进行体外活性的研究。

结论： 基因阻断实验结果说明 pG10 可能与格尔德霉素的生物合成从代谢途径上比较接近，提示该 PKS 介导的合成产物与 GDM 的生物合成有竞争关系，阻遏该基因簇的活性可能有利于聚酮体代谢流向 GDM 的合成，而 cos10 可能在原始菌株中不发挥功能，或与 GDM 生物合成代谢途径关系较远。吸水链霉菌 17997 遗传背景还不是很清楚，其格尔德霉素生物合成基因簇序列信息还不完整，虽然其与国外相似菌株同源性很高，但还存在明显差异，如本文对氨甲酰基转移酶基因的阻断得到与国外菌株不同的主产物。阐明吸水链霉菌中格尔德霉素合成相关基因的功能使进一步对其进行生物改造和化学修饰成为可能。另外对氨甲酰基转移酶的研究将有助于进一步了解格尔德霉素的后修饰过程，利用氨甲酰基转移酶催化的体外酶促反应可能把一些氨甲酰基类似物加到 7 位为羟基的格尔德霉素类似物上，从而对其进行定向改造，将可能获得一系列活性更好的格尔德霉素类似物，而这一位点的修饰单纯用化学的方法难以实现。

24. 王以光. 格尔德霉素生物合成研究新进展（会议特邀报告）第十一届全国抗生素（微生物药物）学术大会报告集 p86 中国药学会抗生素专业委员会　2009，杭州

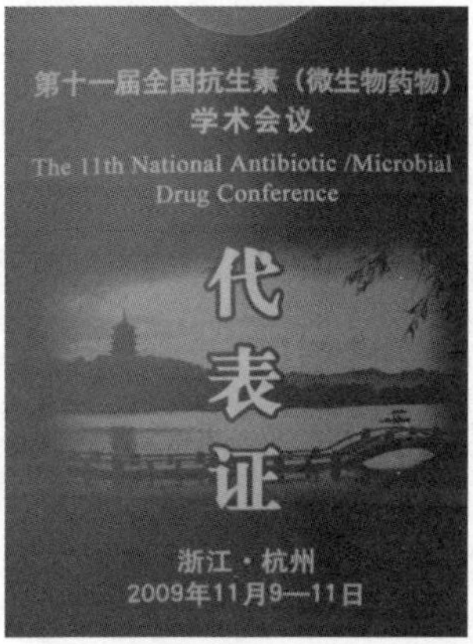

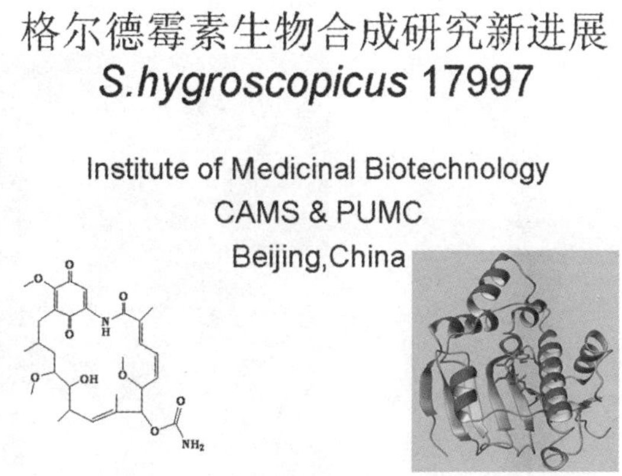

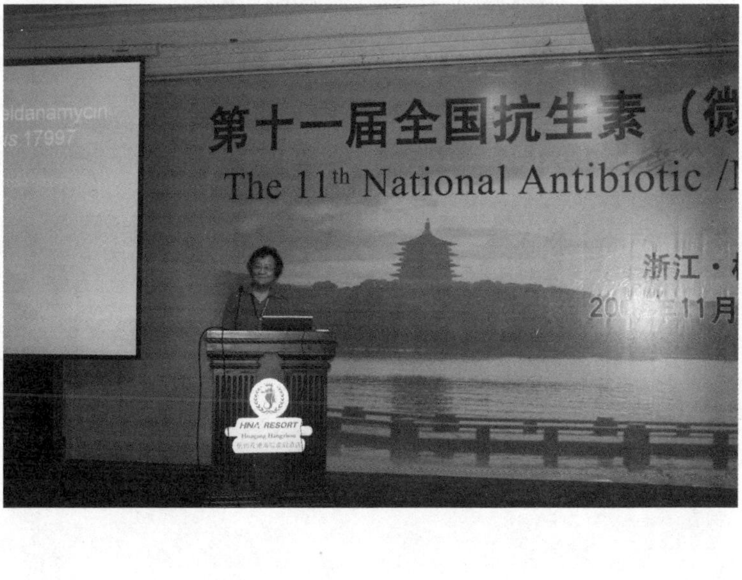

25. Tan Yi, Lin Ling, Feifei Chen, Hongxia Zhou, Yiguang Wang, Zhaoyong Yang, Yong Wang. Exploiting halogenated compounds from marine actinomycetes based on gene screening. Inaugural Meeting of Bergey's International Society of Microbial Systematics May 19~23, 2011, Beijing China

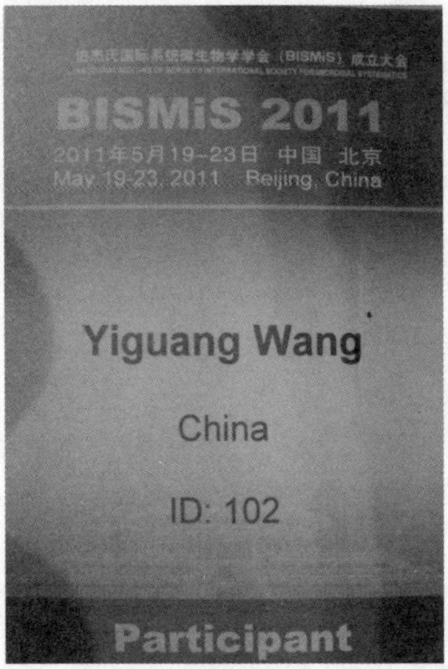

参会代表证

Exploiting organo-halogen compounds from marine actinomycetes based on gene screening

Tan Yi[1,2], Lin Ling[1,3], Feifei Chen[1,2], Hongxia Zhou[1], Yiguang Wang[1],Zhaoyong Yang[1*], Yong Wang[2,4*]

1 Key Lab of Antibiotics Biotechnology, Ministry of Health, Institute of Medicinal Biotechnology, CAMS & PUMC, Beijing 100050, China
2 Sichuan Industrial Institute of Antibiotics, Dept.of Biology,Chengdu 610052, China
3 Northeast Agricultural University, College of Life Science, Harbin 150030, China
4 Key Laboratory of Synthetic Biology, Institute of Plant Physiology and Ecology, Shanghai Institutes for Biological Sciences, Chinese Academy of Sciences, Shanghai 200032, China

Background

Marine actinomycetes are a rich source of secondary metabolite. organo-halogen compounds are widely produced by actinomycetes and many of them are important antibiotics.

Objective

To explore organo-halogen compounds from marine actinomycetes isolated from epeiric sea deposit at Bohai Bay in Dalian,China,based on halogenase(hl) gene screening and preliminarily to develop a halogen element detection method of fermentation products from isolates of interest.

Primer	Sequence
Halo-B4-FW	5'-TTCCCSCGSTACCASATCGGSGAG-3'
Halo-B7-RV	5'-GSGGGATSWMCCAGWACCASCC-3'

Table 1 Primers used in this study

Methods

Special media were designed for isolating marine actinomycetes and 16S rRNA sequencing was carried out for phylogenetic analysis and de-replicating of the isolates.PCR strategy was accomplished to screening the FADH2-dependent hl genes. Modified Beilstein test, a green flame as a positive result caused by burning the samples with copper oxide,was developed to preliminary discrimination of the organo-halogen compounds from fermentation broth extracts.

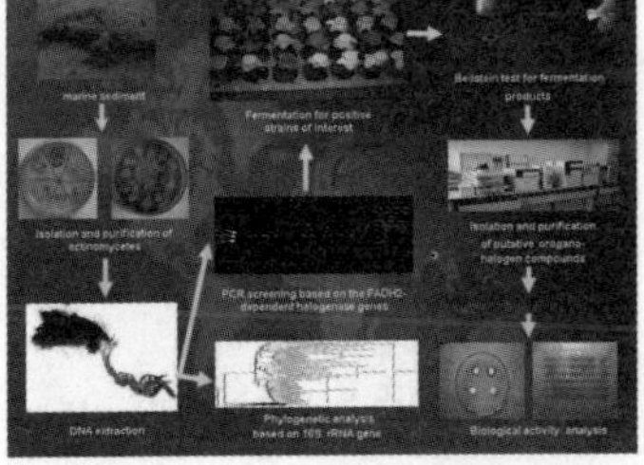

Fig.1 Schematic diagram of screening process

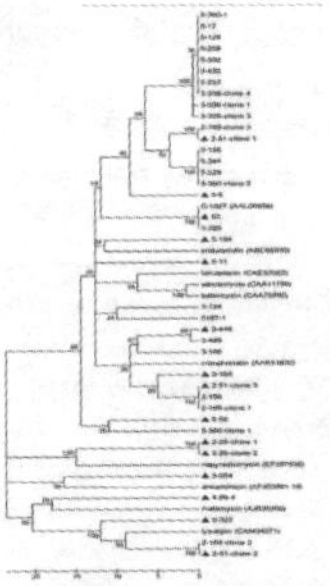

Fig.2 Neighbor-joining tree based on halogenase amino acid sequences of some strains and known halogenases in some halogen-containing compounds gene cluster

Results

A total of 1215 strains were isolated of which 271 were classified by 16S rRNA phylogenetic analysis. The data showed that 251 strains were homologous with actinobacteria (92.3%),including 15 genera of 11 family. Among them 30% were hl gene positive.Phylogenetic tree of hl sequences was constructed on the Blastp analysis basis(Fig.2) and 12 positive strains of interest were chosen for further studies. According to the identity percentage of hl responsible for the biosynthesis of characterized halogenated,9 strains hl shared 53%~100% amino acid identity with their top BLASTp-hits. It indicated that some of them probably involved in the biosynthesis of identical or similar halogenated compounds, such as enediyne (C1027), glycopeptides (vacomycin, balhimycin, complestatin ,etc), ansamycin (ansamitocin),macrolide(tiacumicin B),lysolipin, cryptophycin. No identity with known identified halogenated compounds with three new discovered hl might imply their participation in new biosynthetic pathways or other mechanism than halogenations.Preliminary test of developed organo-element discrimination method indicated the minimum detection level was about 5μg of halogen element. Two out of 12 strains fermentation products supported the presence of organo-halogen element by modified Beilstein test.

Conclusion

Since hl are a tailoring enzymes involved in biosynthesis of many natural products, the coding genes are widely distributed in marine origin actino-mycetes and could be served as a effective target to discover halometabolite. More sensitive method for preliminary detection of halogen-containing compound in fermentation broth needs to be improved.

26. 戴剑漉，林灵，武临专，王以光. 埃莎霉素Ⅰ组分高含量、高产量基因工程菌WSJ-IA及其原株的鉴定. 抗感染药物与耐药菌防控专题研讨会论文集2011，10，广西，南宁p154

埃莎霉素Ⅰ组分高含量、高产量基因工程菌 WSJ-IA 及其原株的鉴定

戴剑漉[1] 林灵[1,2] 武临专[1] 王以光[1]
(1 中国医学科学院 北京协和医学院医药生物技术研究所 卫生部抗生素生物工程重点实验室 北京 100050)
(2 东北农业大学 哈尔滨 150030)

摘 要:【目的】本实验室利用调节基因 *acyB2* 激活异戊酰基转移酶(*ist*)基因表达的特点，将 *ist* 与调节基因 *acyB2* 在异戊酰螺旋霉素Ⅰ产生菌菌株中共表达，获得埃莎霉素（异戊酰螺旋霉素）Ⅰ单组分的高含量及高产量菌株 WSJ-IA。本研究对其及原始螺旋霉素产生菌菌株 *Streptomyces spiramyceticus* F21 进行了初步鉴定。【方法】从形态学、培养和生理生化特征、细胞壁化学组成、16S rRNA 序列、5 个看家基因（*atpD*、*gyrB*、*rpoB*、*recA* 和 *trpB*）蛋白分析和系统发育树构建等方面对该菌株及其原株进行了鉴定。【结果】两株菌在形态培养特征、生理生化特征、细胞壁化学组成、16S rRNA 序列和 5 个看家基因蛋白水平基本一致，在系统发育树分析中同处在一个分支中。而在 16S rRNA 序列和 5 个看家基因蛋白水平在系统发育上它们均与已知相近菌株处于不同的分支上，并且与不同基因的相近菌株各有不同，其中无一报道产生螺旋霉素。【结论】*Streptomyces spiramyceticus* F21 可能是一个产生螺旋霉素的链霉菌新种，16S rRNA 序列和 5 个看家基因蛋白序列分析可以作为埃莎霉素Ⅰ基因工程菌生产过程中进行鉴别的分子标志。
关键词: 埃莎霉素(异戊酰螺旋霉素)Ⅰ，*Streptomyces spiramyceticus* F21，16S rRNA，多相分类

Identification of engineered strain WSJ-IA with high proportion and high production of isovalerylspiramycin? and its originated strain *Streptomyces spiramyceticus* F21

巴斯德研究所学术交流

根据中国科学院、上海市和法国巴斯德研究所2004年8月30日签署的合作总协议，成立了中国科学院上海巴斯德研究所，该研究机构在抗感染疾病预防控制方面享有很高的声誉。我有幸两次应邀参加了与该研究所的学术交流。

1. 王以光. 基因工程与新药研制. International Symposium on Microbiology of the 21st century A Centennial Tribute to Louis Pasteur（1822～1895）Beijing，China 1995

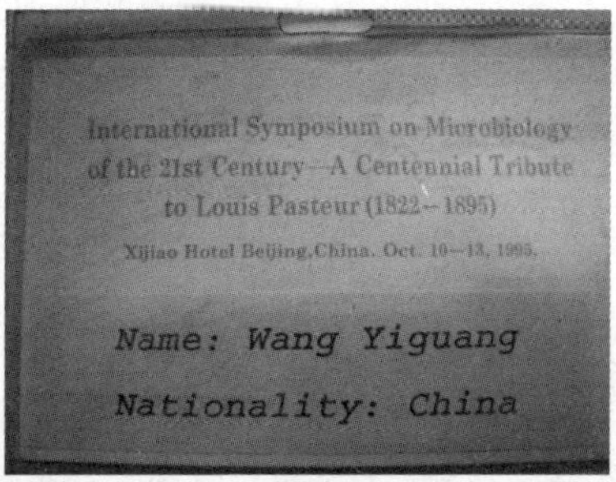

参会代表证

2. Yiguang Wang. A Genetically Engineered Antibiotic Bitespiramycin (kelimycin)［大会报告］. 中国科学院巴斯德研究所-中国医学科学院学术交流会 2008，3，Beijing

首届中国医学科学院-中国科学院上海巴斯德研究所传染病领域研讨会
First CAMS-IPS Symposium on Infectious Diseases

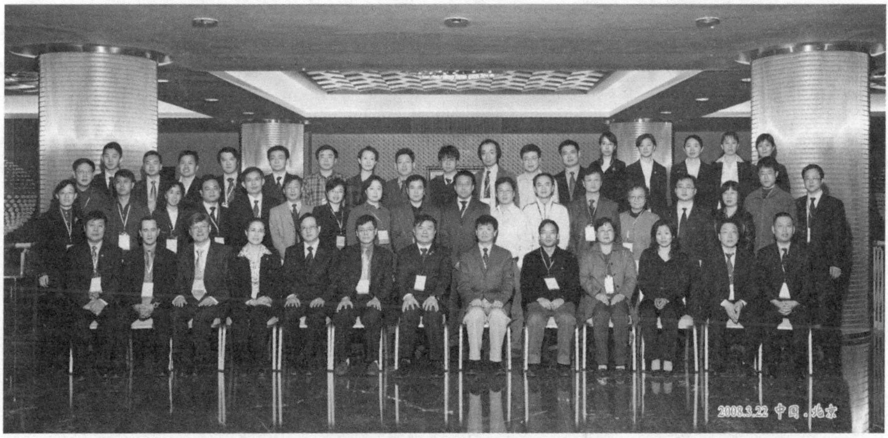

（前排-7 陈竺，第二排右-5 王以光）

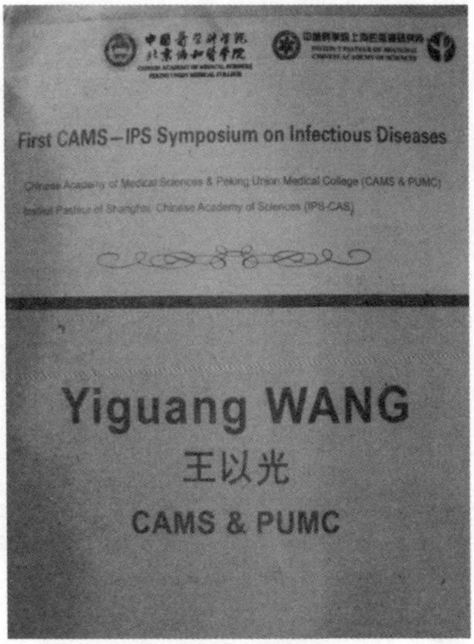
First CAMS-IPS Symposium on Infectious Diseases
Chinese Academy of Medical Sciences & Peking Union Medical College (CAMS & PUMC)
Institut Pasteur of Shanghai, Chinese Academy of Sciences (IPS-CAS)
Yiguang WANG
王以光
CAMS & PUMC

参会代表证

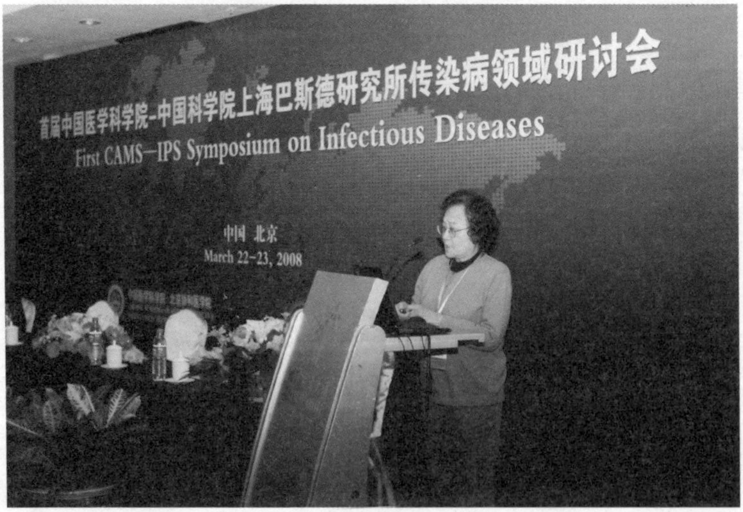
首届中国医学科学院-中国科学院上海巴斯德研究所传染病领域研讨会
First CAMS—IPS Symposium on Infectious Diseases
中国 北京
March 22-23, 2008

大会发言

A Genetically Engineered Antibiotic Bitespiramycin (Kellmycin)

Yiguang Wang

Key Lab of Antibiotic Biotechnology, Ministry of Health, Institute of Medicinal Biotechnology, CAMS & PUMC ,Beijing,China

Bitespiramycin is a novel 16-membered macrolide antibiotic created by genetic manipulation with the spiramycin producer. The macrolide group of antibiotics has been attracted considerable research interest during the past decade. Erythromycin analogues (roxithromycin,clrithromycin and azithromycin) have been in clinical use and continue to be prescribed widely in China. However,all of these derivative are synthesized chemically ,all of which contain 14-15-membered macrolide lactone rings. So far little attention has been paid to another major group of macrolides,namely those with 16-membered rings. This group contains compounds such as spiramycin,josamycin and midecamycin. The 16-membered macrolides possess the important property of being active against bacteria which are resistant to erythromycin in vitro and they show higher efficacy in vivo than in vitro. Because of their high lipophilicity the wide distribution in tissues were observed. It was also reported that the spiramycin possess the potential immune-modulating effect in animal models.

Spiramycin is a 16-membered macrolide antibiotics complex,consists of three major components differentiated in the substituent at 3-position,namely I (3-OH) ,II (3-O-acetyl), III (3-O-propionyl) and contains no components acylated at 4" position. 4"-O-acetylspiramycin which was synthesized from spiramycin is known to show a stronger therapeutic effect than that of spiramycin. It had been widely used in clinic in Europe and China for many years.

Structure-activity relationship studies have shown that the length of alkyl chain of acyl groups at 4" position significantly affects the lipophilicity of the molecule,consequently the antibacterial activity especially in vivo. An isovaleryl transferase gene(ist), which recognizes the leucine as substrate, from a carbomycin producer *S.albireticuli* CPHCCS200154 was cloned and transformed into a spiramycin producer, *S.spiramyceticus* CPHCC200108. A genetically stable engineered strain was constructed by double cross-over homologous recombination. In this construction, a streptomyces/E.coli shuttle plasmid pKC1139 (Apramycin^R) was used as the vector with the thiostrepton (tsr^R) gene used as selection marker for homologous recombination. The constructed strain was genetically stable in production titer and proportion of components of antibiotic as well as in maintaining the tsr selective marker when grown without selection. Southern hybridization and PCR confirmed the integrated status of the ist gene in the host genome. The chemical structure of fermentation product from genetic recombinant strain was determined by UV ,HRSI-MS,FT-IR,^{1}H,^{13}C NMR,^{1}H-^{1}H COSY,DEPT analyses. A group of 4" acylated spiramycin with 4"-isovalerylspiramycin as the major component was confirmed.

Biological activities of Bitespiramycin:

- Comparatively strong anti-bacterial activity to Gram-positive bacteria ,such as *S.pneumoniae Streptococcus, Staphylococcus aureus* ,also active to some Gram-nagative bacteria: *legionella, N.gonorrholae, P.mirabilis, B.fragilis* and some anerobic bacteria :*Clostridium perfringens , Propionibacterium acnes* .
- Effective on certain drug-resistant bacteria, such as β-lactamase producing and erythromycin-resistant *Staphylococcus aureus* strains. No marked cross-resistance to other drugs of the same kind.
- Very strong *in vivo* and *in vitro* activity on *pneumonia mycoplasma. U.urealyticum*,as well as, *Chlamydia trachomatis* and *Chlamydia pneumoniae*.
- The anti-bacterial activity *in vivo* was much better than the anti-bacterial activity *in vitro*.
- The drug showed good post antibiotic effect PAE and post antibiotic sub-MIC effect PASME.

Pharmacokinetics:

Liquid chromatographic mass spectrometric assay was applied for determination of bitespiramycin in rat and human plasma .

- The absolute bioavailability of bitespiramycin in rats was 91.6%. Comparing with the result of absolute bioavailability of spiramycin in human was about 30-40%,that disclosed that the introduction of isovaleryl group may have greatly increased the absorption of the spiramycin.
- Double peaks in the plasma concentration-time curve was found after an oral administration of bitespiramycin.
- Over 10 fold higher concentration in tissues than the corresponding concentrations in plasma was observed
- High levels of drug concentrations were observed in most tissues,especially in the liver,stomach,intestine,spleen.lung,womb and pancreas. It indicated that the bitespiramycin penetrated into tissues well and showed high tissue affinity.

Clinical studies:

• Pharmacokinetic studies were carried out following a single oral dose of 200,400,500mg or multiple dose of 200mg for 7days. The kinetic parameters are summarized. Two-compartment model of the distribution of bitespiramycin was followed in human during the phase I clinical trial.

• The serum elimination half-life $t_{1/2}\beta$ in human was 23-27h. A rather long lasting level in tissues compared with those of other macrolides, may be because bitespiramycin was metabolized to spiramycin first which also react as antibacterial agent and the slow eliminating the pro-drug form.

• Feces and urine are the main excretion route for bitespiramycin in the forms of its metabolites. The drug level in urine remained higher than its MIC after 36-48h of oral administration suggested it possible use in urine bacterial infection.

• Phase II and III clinical trial of bitespiramycin with upper respiration bacterial infection ,such as bacterial pharyngitis ,suppurative amygdalitis, tracheo-bronchitis, pneumonia and nasosinusitis was accomplished. Total clinical effectiveness was 92.66 versus 94.23%, The bacterium clearance percentage 93.68 versus 92.13% in double blind experiments,taking azithromycin as a control.

• There was no substantial side effects have been reported so far.

Patents

- The discovery and preparation of bitespiramycin: ZL97104440.6.
- The stable genetically engineered strain of bitespiramycin producer:ZL02148771.5.
- The application of bitespiramycin in against infectious desease:ZL200310122420.9.

国际放线菌生物学研讨会

国际放线菌生物学研讨会（International Symposium on the Biology of Actinomycetes，ISBA），每4年召开一次，是从事放线菌生物学研究国内外同行进行学术交流的重要论坛。我先后参加了1991年在美国威斯康星Madison、1994年在莫斯科、1997年在北京以及2009年在上海召开的ISBA会议，发表论文12篇。1997年在北京的ISBA会上所做题为“Studies on thienamycin biosynthetic genes in Str. cattleya A520”的分组报告，得到了积极的评价；2009年在第15届上海的ISBA会上，被邀请为会议国际顾问委员会成员，并做了题为“Current studies on geldanamycin in Streptomyces hygroscopicus 17997” 的大会报告。

1. Wang Yiguang, Jin Lianfang, Zeng Ying and Hutchinson C. R. Cloning of the midecamycin 4″propionyltransferase (mpt) gene and its expression in a spiramycin producing strain. International Symposium on the Biology of Actinomycetes 1991, Madison, USA

2. Wang Yiguang, Tang Li, Xu Xiaomin and Hutchinson C. R. Cloning and expression of polyketide synthase and spiramycin resistance genes from Str. spiramyceticus U1941. International Symposium on the Biology of Actinomycetes 1991, Madison, USA

3. Wang Yiguang, Xia Huangzhang Function and nucleotide sequence of an act Ⅲ homologous region in midecamycin producing strain (Str. mycarofaciens 1748). International Symposium on the Biology of Actinomycetes (ISBA) 1994, Moscow, Russia

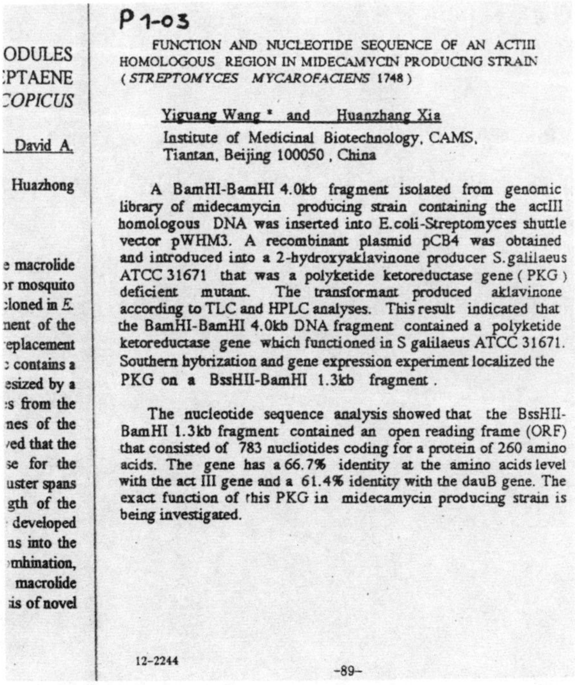

P1-03

FUNCTION AND NUCLEOTIDE SEQUENCE OF AN ACTIII HOMOLOGOUS REGION IN MIDECAMYCIN PRODUCING STRAIN (*STREPTOMYCES MYCAROFACIENS* 1748)

Yiguang Wang * and Huanzhang Xia

Institute of Medicinal Biotechnology, CAMS, Tiantan, Beijing 100050, China

A BamHI-BamHI 4.0kb fragment isolated from genomic library of midecamycin producing strain containing the actIII homologous DNA was inserted into E.coli-Streptomyces shuttle vector pWHM3. A recombinant plasmid pCB4 was obtained and introduced into a 2-hydroxyaklavinone producer S.galilaeus ATCC 31671 that was a polyketide ketoreductase gene (PKG) deficient mutant. The transformant produced aklavinone according to TLC and HPLC analyses. This result indicated that the BamHI-BamHI 4.0kb DNA fragment contained a polyketide ketoreductase gene which functioned in S galilaeus ATCC 31671. Southern hybrization and gene expression experiment localized the PKG on a BssHII-BamHI 1.3kb fragment.

The nucleotide sequence analysis showed that the BssHII-BamHI 1.3kb fragment contained an open reading frame (ORF) that consisted of 783 nucliotides coding for a protein of 260 amino acids. The gene has a 66.7% identity at the amino acids level with the act III gene and a 61.4% identity with the dauB gene. The exact function of this PKG in midecamycin producing strain is being investigated.

12-2244

-89-

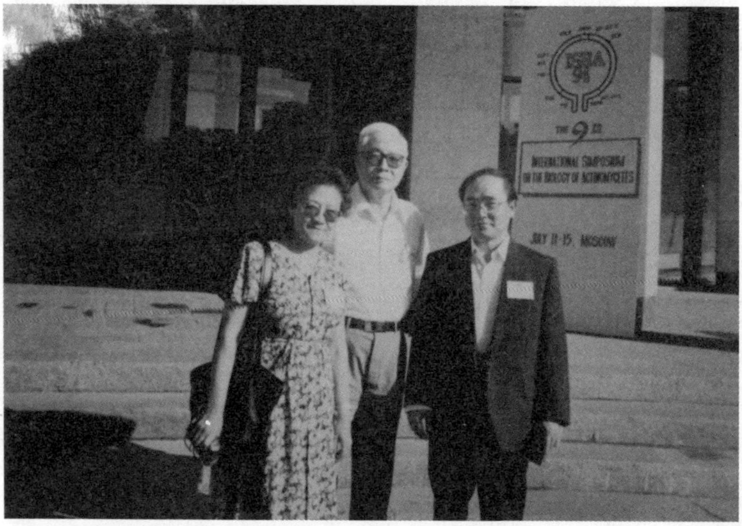

1994 年在莫斯科 ISBA 与焦瑞身教授（中）和徐青源教授（右 1）合影

4. Wang Jun, Wang Min, Xu Xiaomin, Wang Yiguang. Purification, characterization and gene cloning of a novel fibrinolytic enzyme from S. spp. ISBA 1997, Beijing, 27～30 May

5. Wang Yiguang, Li Rong feng. Studies on thienamycin biosynthetic genes in Str. cattleya A520 (Oral presentation). ISBA 1997, Beijing, 27～30 May

Xth International Symposium on Biology of Actinomycetes

ISBA '97

ABSTRACTS BOOK

ISBA 1997 BEIJING
北京
第十届国际放线菌生物学会议

Organized by
Chinese Society for Microbiology
Chinese Pharmaceutical Association
May 27－30, 1997 Beijing, China

ISBA 1997 China Beijing

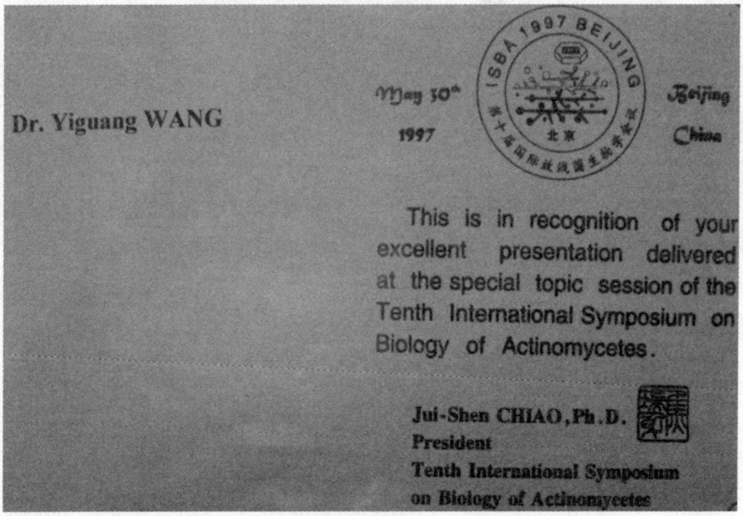
Dr. Yiguang WANG

May 30th 1997

ISBA 1997 BEIJING
北京
第十届国际放线菌生物学会议

Beijing China

This is in recognition of your excellent presentation delivered at the special topic session of the Tenth International Symposium on Biology of Actinomycetes.

Jui-Shen CHIAO, Ph.D.
President
Tenth International Symposium on Biology of Actinomycetes

分组报告获得的认可评价

6. Xia Huanzhang, Wang Yiguang. A ketoreductase gene from Str. mycarofaciens 1748 DNA involved in biosynthesis of a spore pigment. ISBA 1997, Beijing, 27～30 May

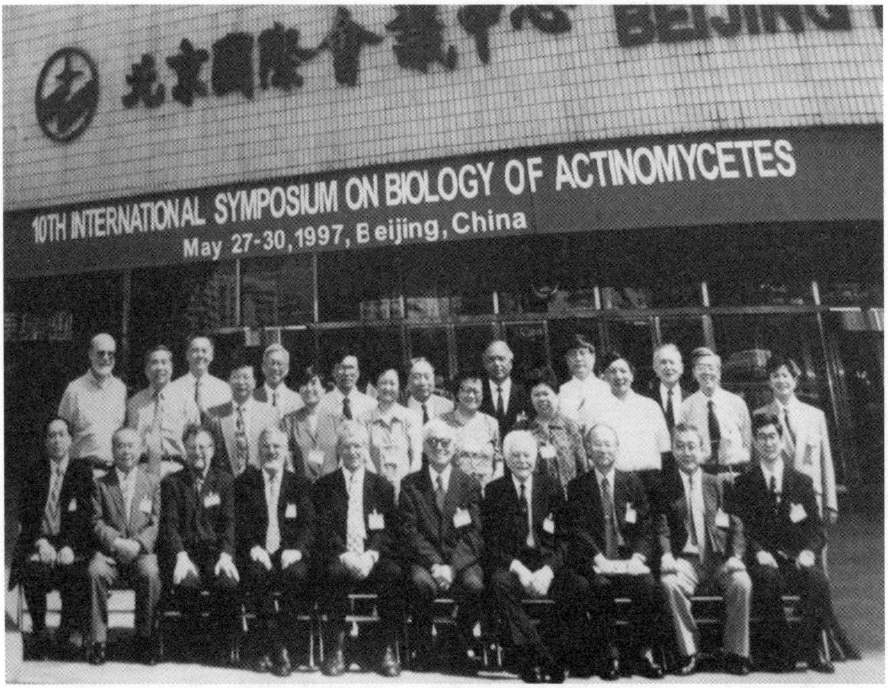

参会主要代表 ISBA 1997，Beijing

第一排左 1：吴剑波；2：许文思；4：Wolfgang Piepersberg；5：KF Chater；6：焦瑞身；7：Demain AL；8：Omura S。

第二排 左 1 Balz D；2 刘志恒；3：赵国屏；4：朱宝泉；6：周秀芬；7：邓子新；8：陈永乐；9：张致平；10：王以光；14：谭华荣；17：程元荣。

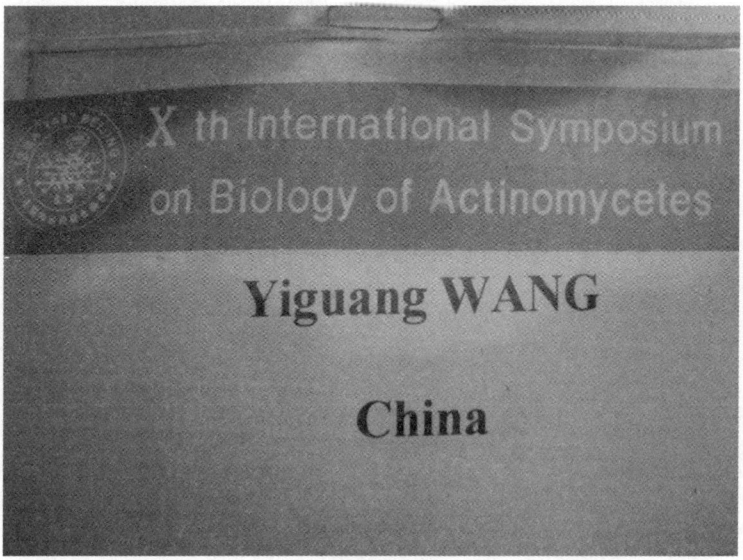

参会代表证

7. Shang Guangdong, Dai Lianlu, Wang Yiguang. Construction and physiological studies on a stable bioengineered strain of Biotechnycin. 11th International Symposium on the Biology of Actinomycetes, Crete-Greece, Oct. 24~28, 1999

8. Yiguang Wang, Weiqing He, Yonghai Li, Yu Du, Qunjie Gao, Huiying Gao, Guangdong Shang, Ling lin, Linzhuan Wu. Current studies on geldanamycin in *Streptomyces hygroscopicus* 17997 (大会报告). 15th International Symposium on the biology of actinomycetes 2009 Aug, Shanghai, China

INTERNATIONAL ADVISORY BOARD

Prof. David Hopwood	John Innes Centre, UK
Prof. Jung-Hye Roe	Seoul National University, Korea
Prof. Shengli Yang	Chinese Academy of Sciences, China
Prof. Guoping Zhao	Shanghai Institutes of Biological Sciences, CAS, China
Prof. Mervyn Bibb	John Innes Centre, UK
Prof. David E. Cane	Brown University, USA
Prof. Keith Chater	John Innes Centre, UK
Prof. Carton Chen	National Yang Ming University, Taibei, China
Prof. Stanley N. Cohen	Stanford University, USA
Prof. Julian Davies	University of British Columbia, Canada
Prof. Arnold L. Demain	Drew University, USA
Prof. Lubbert Dijkhuizen	University of Groningen, The Netherlands
Prof. Stefano Donadio	KtedoGen Srl, Italy
Prof. Heinz G. Floss	University of Washington, USA
Prof. Mike Goodfellow	Newcastle University, UK
Prof. Lutz Heide	University of Tübingen, Germany
Prof. Susan E. Jensen	University of Alberta, Canada
Prof. Ruishen Jiao	Institute of Plant Physiology and Ecology, CAS, China
Prof. Byung-Gee Kim	Seoul National University, Korea
Prof. Eung-Soo Kim	Inha University, Korea
Prof. Jan Kormanec	Slovak Academy of Science, Slovak
Prof. Peter Leadlay	University of Cambridge, UK
Prof. Pierre Leblond	Univeristé Henri Poincaré, France
Prof. Jilun Li	China Agricultural University, China
Prof. Juan F. Martin	Universidad De León - Area De Microbiología, Spain
Prof. Kozo Ochi	National Food Research Institute, Japan
Prof. Satoshi Omura	Kitasato Institute, Japan
Prof. Jisheng Ruan	Institute of Microbiology, CAS, China
Prof. Ben Shen	University of Wisconsin-Madison, USA
Prof. Hildgund Schrempf	Universität Osnabrück, Germany
Prof. Jose Salas	Universidad de Oviedo, Spain
Prof. Erko Stackebrandt	Deutsche Sammlung von Mikroorganismen und-Zellkulturen GmbH (DSMZ), Germany
Prof. Marie-Joelle Virolle	Université Paris XI, France
Prof. Yiguang Wang	Institute of Medicinal Biotechnology, CAMS, China
Prof. Wolfgang Wohlleben	University of Tübingen, Germany
Prof. Sergey B. Zotchev	Norwegian University of Science and Technology, Norway
Prof. Baoquan Zhu	Shanghai Institute of Pharmaceutical Industry, China

顾问委员会名单

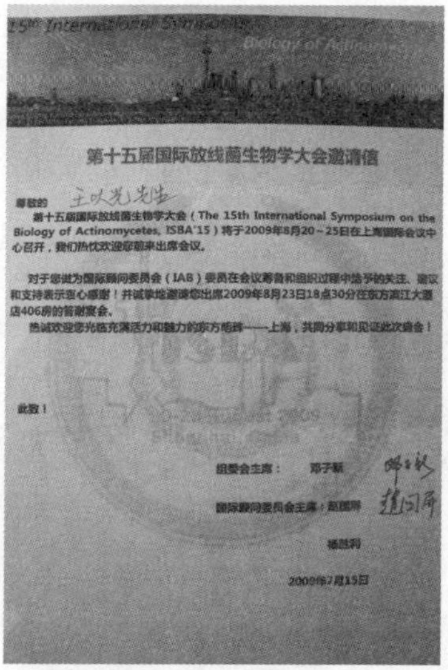

第十五届国际放线菌生物学大会邀请信

尊敬的 王以光先生

第十五届国际放线菌生物学大会（The 15th International Symposium on the Biology of Actinomycetes, ISBA'15）将于2009年8月20～25日在上海国际会议中心召开，我们热忱欢迎您前来出席会议。

对于您就为国际顾问委员会（IAB）委员在会议筹备和组织过程中给予的关注、建议和支持表示衷心感谢！并诚挚地邀请您出席2009年8月23日18点30分在东方滨江大酒店406房的答谢宴会。

热诚欢迎您光临充满活力和魅力的东方明珠——上海，共同分享和见证此次盛会！

此致！

组委会主席： 邓子新

国际顾问委员会主席：赵国屏

杨胜利

2009年7月15日

顾问委员邀请函

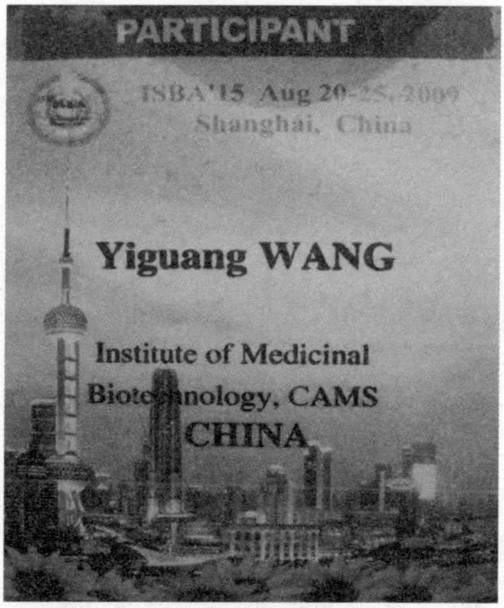

参会代表证

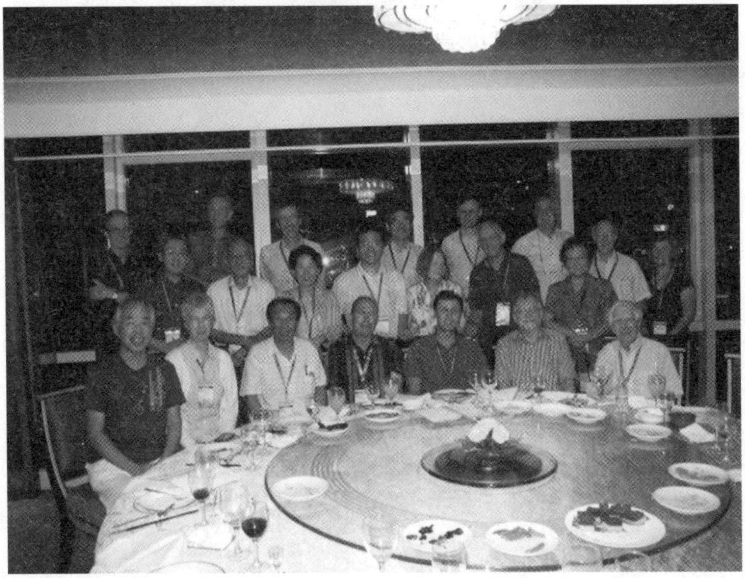

顾问委员会成员合影
第一排左 4：Hopwood D 5：邓子新 7：Julian D
第二排右 1：王以光

9. Yiguang Wang, Weiqing He, Yonghai Li, Yu Du, Qunjie Gao, Huiying Gao, Guangdong Shang, Ling lin, Linzhuan Wu. Current studies on geldanamycin in *Streptomyces hygroscopicus* 17997（大会报告）. 15th International Symposium on the biology of actinomycetes 2009 Aug, Shanghai, China

Streptomyces hygroscopicus 17997 was identified to synthesize geldanamycin (GDM) from an isolate found in soil of Yunnan, China. GDM, an ansamycin antibiotic, was first found to exhibit anti-protozoon and anticancer bioactivities [1]; later, TAO [2] found its good antiviral activity. As a specific inhibitor of Hsp90, GDM is a promising drug candidate in combating human cancer or viral diseases. However, the hepato-toxicity and poor water-solubility limits its clinical use. So the aim of this research at first was focused on studying its biosynthetic gene cluster. The genetic manipulation of the gene or domain of the GDM biosynthetic gene cluster is helpful for understanding the biosynthesis process and creating new analogues of GDM as well as improving the GDM production.

The genomic library of the *Streptomyces hygroscopicus* 17997 was constructed. Primers responsible for 3-amino-5-hydroxyl-benzoic acid (AHBA) synthase genes that specifically involved in the AHBA-related antibiotic biosynthesis in Actinomycetes [3], PKS genes and carbamoyl-transferase (CT) genes were designed and used for screening the genomic library. Two systems, the phage transfection based on a *Streptomyces* temperate phage vector φC31-KC515 and conjugation system mediated by *E. coli* ET12567/pUZ8002, for gene transfer and manipulation, were developed. Gene disruption and complementation experiments were carried out to define the genes function. HPLC, LC-MS, ^{1}H-NMR, ^{13}C-NMR and HRFAB-MS analyses were performed to elucidate the chemical structures of obtained GDM new analogues.

Two separate AHBA biosynthetic gene clusters were found which all linked with the type Ⅰ polyketide synthase (PKS) genes. By gene inactivation, one of these loci (*gdm*) was further confirmed to encode GDM biosynthesis, while the second gene cluster (*shn*) is postulated to be involved in the production of an undefined naphthalenic ansamycin in *Streptomyces hygroscopicus* 17997 [4]. Several genes encode such as PKS (incomplete module 6 and 7), GdmF (amide synthase), GdmM (mono-oxygenase), GdmN (carbamoyl transferase), GdmH, I, J, K, G (enzymes involved in methoxylmalonyl-ACP biosynthesis), GdmO (amino dehygroquinate dehydratase), GdmP (P450) and two transcription regulation genes *gdm*RⅠ and RⅡ in the CT probing cluster were found in high sequence similarity with the genes cluster of GDM biosynthesis that have been reported in *Streptomyces hygroscopicus* NRRL 3602 [5, 6]. PKS genes linked with AHBA biosynthetic gene clusters and that obtained in the PKS gene probing cluster were not related to GDM biosynthesis as the results shown in gene disruption experiments.

Inactivation of the naphthalenic AHBA gene cluster (*shnSOP*), encoding the products that share the common biosynthetic substrates (AHBA) with GDM resulted in increasing of GDM production by 185% comparing with that of the parent strain [7]. This data implies that the supplies of AHBA in *Streptomyces hygroscopicus* 17997 may be a limiting factor in GDM biosynthesis.

Two LAL family regulatory genes, *gdm*R Ⅰ and *gdm*R Ⅱ, were identified in the Gdm biosynthetic gene cluster cloned from the genomic library of *Streptomyces hygroscopicus* 17997. Replacement of the two regulatory genes by apramycin resistant gene resulted in totally eliminating the ability of producing GDM, and restoration of the GDM production by gene complementation experiments was observed. Time course of gene expression analysis by RT-PCR of the GDM biosynthetic genes showed that transcription of *gdmR* Ⅰ and *gdmR* Ⅱ correlates with that of genes involved in polyketide biosynthesis, but not with the post-PKS modification gene *gdm*N. The results demonstrated that *gdm*R Ⅰ and *gdm*R Ⅱ are pathway-specific positive regulators that control the PKS genes in GDM biosynthesis, but not the post-PKS modification gene, *gdm*N [8].

A new GDM derivative, 4, 5-dihydro-19-O-glycyl-GDM (CT-1-1), was first discovered from a carbamoyl transferase (GdmN) gene disruption mutant, accompanying with the 4, 5-dihydro-7-*O*-decarbamoyl-7-hydroxy-GDM (CT-1-7), a known GDM analogue that has been reported [9]. It is interesting to note that the ratio of CT-1-7 and CT-1-1 produced by the *gdm*N inactivation mutant was changed in a time dependent manner, which suggests that CT-1-1 may be formed from CT-1-7 by unknown enzymes. Furthermore, CT-1-1 could be bio-transformed to an new GDM analogue, 4, 5-dihydro-19-O-glycyl-GDM (CT-1-2), by *pks*-inactivation mutant [10]. In addition, the inactivation of *gdm*P in *S. hygroscopicus* 17997 also resulted in the formation of 4, 5-dihydro-geldanamycin, consistent with the finding of that this gene was involved in double-bond formation between C-4 and C-5 of 4, 5-dihydroGDM in *S. hygroscopicus*

JCM4427 [11] It is worthy to note that the production of CT-1-2, was also observed in *gdm*P gene disruption mutant, which also confirmed the previous finding that this double bond formation was the last post-PKS modification step in GDM biosynthesis. Therefore, a new post-PKS modification process, C19-*O*-glycylation of GDM before the formation of C4, 5 double bond, was suggested in *S. hygroscopicus* 17997. Both CT-1-1 and CT-1-2 exhibited reduction of cyto-toxicity against HepG2 cancer cells but increases of aqueous solubility significantly.

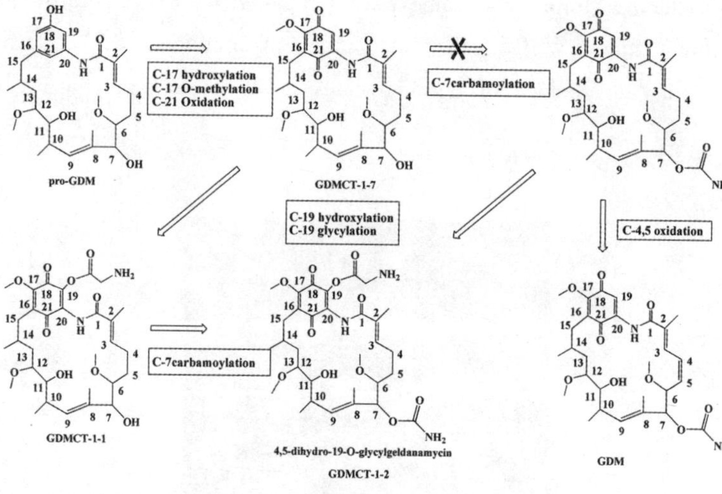

The proposed post-PKS modification process of GDM analogue biosynthesis

A simple and sensitive method for early preliminary discrimination of geldanamycin analogues was established

10. Sun Guizhi, Zhang Wenjun *, Dai Jianlu, Wang Guanlin, Zhang Huitu, Wang Yiguang. Optimization of culture medium for rifamycin SV production by *Amycolatopsis kentuckyensis*22-187. 15th International Symposium on the biology of actinomycetes 2009 Aug, Shanghai, China p5-34

11. Ling Lin, Yonghai Li, Weiqing He & Yiguang Wang. A new 19-O-glycylated GDM in *gdmP* mutant of *Streptomyces hygroscopicus* 17997. 15th

International Symposium on the biology of actinomycetes 2009 Aug, Shanghai, China, p2-44

12. Ling Lin, Feifei Chen, Yiguang Wang, Hongxai Zhou, Peizhen Tao, Weiqing He & Yong Wang. Strategy for discovery of bioactive metabolites from marine bacteria. 15th International Symposium on the biology of actinomycetes 2009 Aug. Shanghai, China p2-45

13. Linzhuan Wu, Chunyan Ma, Hongxia Zhou, Jingyan Li, Jianlu Dai, Weiqing He, Hongyuan Wang, Yiguang Wang. Construction of isovalerylspiramycin I producing strain by in-rame partial deletion of 3-O-acyltransferse gene from. spiramtceticus WSJ-1, the bitespiramycin producer. 15th International Symposium on the biology of actinomycetes 2009 Aug. Shanghai, China p2-46

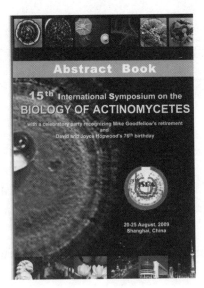

参会论文摘要

A new 19-O-glycylated GDM in *gdmP* mutant of *Streptomyces hygroscopicus* 17997

Ling Lin[1,2], Yonghai Li, Weiqing He*[1]& Yiguang Wang*[1]
1 Key Lab of Biotechnology of Antibiotics, Ministry of Health, Institute of Medicinal Biotechnology, CAMS&PUMC, Beijing, China 2 Northeast Agricultural University, Haerbin, China

object

Geldanamycin (GDM) possesses broad spectrum anticancer and antivirus activity. But severe toxicity and poor water solubility limit its clinical application. The linkage genes, *gdmO* and *gdmP*, were located in the gene cluster of GDM biosynthesis in *S.hygroscopicus* 17997, its deduced products were homologous with aminoDHQ synthase and cytochrome P450 monooxygenase respectively. Disruption of *gdmO* and *gdmP* was beneficial for understanding the biosynthesis process, and creating new analogues of GDM with better properties.

method

Disruption of *gdmO* and *gdmP* in *S.hygroscopicus* 17997 was performed by insertion of the kanamycin resistance gene. Recombinants were confirmed by PCR and Southern blot. The complementation experiment was carried out by introducing the cloned *gdmP* gene into corresponding mutant stain. The fermentation broth extracts of the wild, mutants and complementation strains were analyzed by TLC, HPLC (Fig.1) and ESI.

result

The production of geldanamycin was not affected by the *gdmO* inactivation. *GdmP* disruption resulted in lack of GDM production in *S.hygroscopicus* 17997(Fig.1). A GDM analogue, 4, 5-dihydro-GDM was obtained in *gdmP* mutant. This was consistent with the finding of that this gene was involved in double-bone formation between C-4 and C-5 of GDM. And a new 19-O-glycylated-GDM, 4, 5-dihydro-19-O-glycyl-GDM (CT-1-2) was observed which was first discovered in gdmN mutant in our lab(Fig.2).

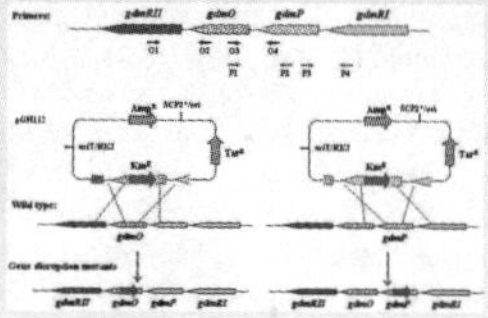

Fig.1 Disruption of *gdmP* and *gdmO* Genes

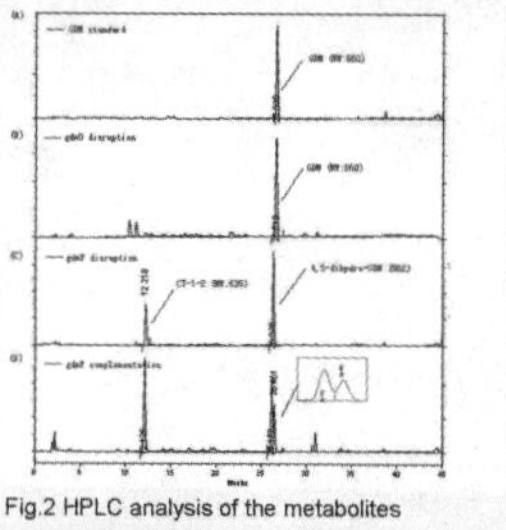

Fig.2 HPLC analysis of the metabolites

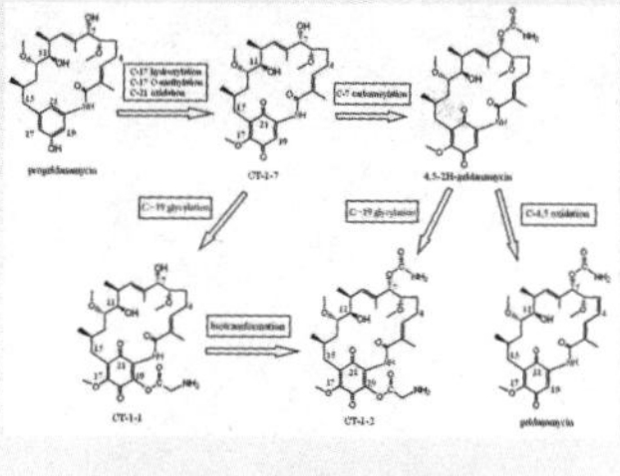

Fig.3 The new proposed post-PKS modification process of GDM analogues biosynthesis.

conclusion

- The production of geldanamycin was not affected by the *gdmO* inactivation.
- *GdmP* disruption mutant produced two GDM analogues, the 4, 5-dihydrogeldanamycin and 4, 5-dihydro-19-O-glycylgeldanamycin (CT-1-2).
- The *gdmP* in *S.hygroscopicus* 17997 is involved in double-bond formation between C-4 and C-5.And the C4,5 double- bond formation is the final step in GDM biosynthesis.
- The new post-PKS modification process of formation of C19-glycylated GDM analogue was suggested ,as shown in Fig.3.
- CT-1-2 had almost 34-fold higher solubility in aqueous solution than that of GDM.

p2-46

CONSTRUCTION OF ISOVALERYLSPIRAMYCIN I PRODUCING STRAIN BY IN-FRAME PARTIAL DELETION OF 3-O-ACYLTRANSFERASE GENE FROM S. SPIRAMYCETICUS WSJ-1, THE BITESPIRAMYCIN PRODUCER

Linzhuan Wu, Chunyan Ma, Hongxia Zhou, Jingyan Li, Jianlu Dai, Weiqing He, Hongyuan Wang, Yiguang Wang

Key Lab of Biotechnology of Antibiotics, Ministry of Health, China; Institute of Medicinal Biotechnolgy, CAMS & PUMC, Beijing 100050, China

Abstract: Bitespiramycin (BT) is a multi-component antibiotic derived from spiramycin. It consists mainly of 4"-isovalerylspiramycin I, II and III [1]. BT is produced by S. spiramyceticus WSJ-1, a recombinant strain of S. spiramyceticus F21 harboring the 4"-O-acyltransferase gene (ist) from S. mycarofaciens 1748 [2]. To reduce the component complexity of BT, inactivation of the sspA gene, which encodes the 3-O-acyltransferase for the acylation of spiramycin I to spiramycin II and III, was performed in S. spiramyceticus WSJ-1, thus obtaining S. spiramyceticus WSJ-2. S. spiramyceticus WSJ-2 is a 4"-isovalerylspiramycin I producing strain as expected.

[1] Jin Wenzao, Sun Chenghang, Jiang Wei et al (2002) Chemical studies of shengjimycin components. Chinese J of Antibiotics 22(12): 705-708.
[2] Shang Guangdong, Dai Jianlu, Wang Yiguang (1999) Construction of a stable bioengineered strain of biotechmycin. Chinese J Biotechnology 15(2): 171-175.

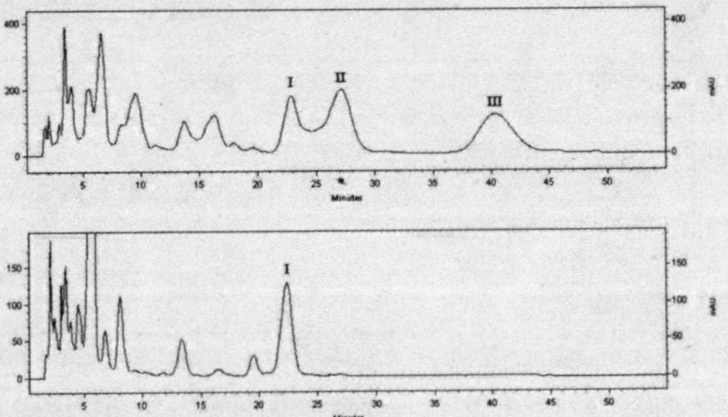

HPLC analysis of the fermentation products
a: WSJ-1. b: WSJ-2
I 4"-isovalerylspiramycin I (Rt=22.892min)
II 4"-isovalerylspiramycin II (Rt=27.105min)
III 4"-isovalerylspiramycin III (Rt=40.363min)

p2-45

STRATEGY FOR DISCOVERY OF BIOACTIVE METABOLITES FROM MARINE BACTERIA

Ling Lin[1,2], Feifei Chen*[1,3], Yiguang Wang[1], Hongxia Zhou[1], Peizhen Tao[1], Weiqing He**[1] & Yong Wang**[3,4]

[1] Key Lab of Biotechnology of Antibiotics, Ministry of Health, Institute of Medicinal Biotechnology, CAMS&PUMC, Beijing, China [2] Northeast Agricultural University, Haerbin, China [3] Sichuan Industrial Institute of Antibiotics, Chengdu, China [4] State Key Laboratory of Bioreactor Engineering, East China University of Science and Technology, Shanghai, China

*(**Corresponding author: Email address: heweiqing1977@yahoo.com.cn; wy021@ecust.edu.cn)*

Introduction: In view of new chemical entities of the metabolic products discovered from marine turn out to be important contributors, approximately 700 strains of bacteria isolated from Bohai Bay at Dalian, China, were investigated as a source of novel bioactive compounds. Methods: (1) AHBA (3-amino-5-hydroxybenzoic acid) synthase gene and dTDP-glucose-4, 6-dehydratase genes were labeled as probes for dot blotting screening [1, 2]. (2) Anti-bacteria activity was detected by agar diffusion method. (3) The cytotoxity against Human hepatoma carcinoma (HepG2) cells was determined by SRB assay and anti-virus activity were detected with MDCK and Vero cells. Results: 79(11.2%) and 18(11.2%) isolates showed notable activities against Staphylococcus aureus and Pseudomonas aeruginosa, respectively. 66(9.4%), 77(11%) and 65(9.2%) isolates exhibited different degree inhibition to 3 MRSA strains. 50(7.1%) isolates showed cytotoxicity to HepG2. 25 AHBA and 14 dTDP-glucose-4, 6-dehydratase gene positive strains were selected for further bioactivities tests. Among them, 10(25%), 14 (35%) and 6(15%) isolates displayed anti-bacteria, anti-tumor and anti-virus activity, respectively. 7 promising isolates were subjected for detailed fermentation and extraction (Tab.I). Conclusion: The results showed that about 10% of isolates has been detected in activity-based screening while Gene-probing screening leads to 20-35% isolates with bioactivities. Our results suggested that molecular screening facilitated to approach the bioactive natural producing strain than the activity-based screening.

Table I. Biological activities of seven promising isolates

	Inhibition Zone(mm)					Tumor	Anti-virus Activity			
Strains	Sa	B.s.	MRSA			Inhibition	CoxB3		Flu	
			5301	5438	5445	Rate (%)Δ 10μg/ml	IC_{50}Δ μg/ml	TI	IC50Δ μg/ml	TI
#16	28.0	25.2	18.5	28.0	27.0	93.09	/	/	/	/
#19	/	/	/	/	16.5	/	/	/	333.33	1.73
#148*	/	11.2	/	/	/	/	0.95	4.34	/	/
#179	/	/	/	/	16.5	78.57	0.27	1.72	/	/
240*	/	/	/	17.5	17.5	78.18	0.05	9.05	/	/
#318*	20.0	21.5	20.6	24.6	24.0	91.12	/	/	/	/
#361	16.6	/	/	/	17.6	36.73	/	/	1.77	4.03

Note:# AHBA synthase gene positive; * dTDP- glucose-4,6-dehydratase gene positive; Sa Staphylococcus aureus; B.s. Bacillus subtilus; Flu Influenza virus A;
Δ crude ethyl acetate extract of the isolates fermentation broth.

[1]Huitu, Z. et al. 2009. PCR screening of 3-amino-5-hydroxybenzoic acid synthase gene leads to identification of ansamycins and AHBA-related antibiotic producers in Actinomycetes. Journal of Applied Microbiology. 106:755-763.

[2]Du, Y. et al. 2004. Identification and Functional Analysis of dTDP-Glucose-4, 6-Dehydratase Gene and
Its Linked Gene Cluster in an Aminoglycoside Antibiotics Producer of Streptomyces tenebrarius H6 Current Microbiology. 49: 99-107.

p5-34

OPTIMIZATION OF CULTURE MEDIUM FOR RIFAMYCIN SV PRODUCTION BY AMYCOLATOPSIS KENTUCKYENSIS22-187

Sun Guizhi Zhang Wenjun* Dai Jianlu Wang Guanglin Zhang Huitu Wang Yiguang**

Key Lab of Biotechnology of Antibiotics, Ministry of Health, Institute of Medicinal Biotechnology, CAMS & PUMC, Beijing, China
** Equally contributed to this work*
***Corresponding authors. Mailing address: #1 Tiantan Xili Institute of Medicinal Biotechnology, Beijing, China, 100050, Phone: 861063038137, Fax: 861063038137*
Email: wangyh456@yahoo.com.cn.

Rifamycins(RF), a group of antiobiotics of the ansamycin family[1] ,are clinically important antibaterial agents active against gram-positive bacteris. Several semisynthetic rifamycins variants (for example, rifampin and refapentine) have been used clinically for the treatment of tuberculosis and other bacterial infections.Rifamycins A,B,C,D,E,G, L,O,S,SV,W,X and Y are known to be produced by the soil actinobacterial species Amycolatopsis mediterraneiATCC13685[2], while S.tolypophorous produces O and S [3], S.albovinaceous and Nocardia asiatica produce B, Micromonospora chalcea produces SV, Nocardia mediterranei produces R and production of RF- P and Q by a mutant of Nocardia mediterranei has been reported . 22-187 strain as a new isolate was obtained in our ansamycins producers sceening program by targeting the conserved regions of AHBA (3-amino-5-hydroxybenzoic acid) synthase gene from streptomyces. On the basis of chemotaxonomic and phylogenetic analysis of 16S rDNA sequences, the isolate is related most closely to Amycolatopsis kentuckyensis. RF-SV and B were chemically identified from 22-187 fermentation broth .RF-B, as one of components,was discovered in the first naturally occurring RFs complex. RF-SV today can be considered a natural RF after programmed research guided by biosynthetic considerations. To our knowledge, this is the first report to find RF producer in Amycolatopsis kentuckyensis.The aim of the present work was to acquire an optimized fermentation medium for favoring RF-SV production in Amycolatopsis kentuckyensi. First Plackett-Burman design was applied to identify the most important components in the fermentation media. Then central composite design was used to examine and optimize the fermentation media for RF-SV production by Amycolatopsis mediterranei 22-187 in shake flask experiments. The plackett-burman design indicated that the main factors that positively affect rifamycin SV production by Amycolatopsis kentuckyensis 22-187 were the concentration of glucose and peptone in the fermentation medium. A final concentration of 11.02 % (w/v) glucose and 0.98 % (w/v) of peptone was found to be best for rifamycin production. In such optimized culture medium the title of fermentation of rifamycin SV was increased two folds comparing with that in the initial medium by HPLC analysis.

[1] Dewick P.M.(2002) Medicinal natural products: a biosynthetic approach .JohnWiley,Chichester,UK
[2] T.Schupp,P.Taxier & J.A.L Auden New rifamycis produced by a recombinant strain of Nocardia mediterranei J of Antiobiotics 1981,34(8):965-970.
[3] E.Martinelle,P.Antonini,R.Crichio,G.Lancini & R.J.White Rifamycin R, a novel metabolite from a mutant of Nocardia meditarranea J of antibiotics.197831(10):949-951.

人类新基因肌原纤维调节因子-1（MR-1）的研究

人类新基因肌原纤维调节因子-1（MR-1）是我与国外学生合作开创的课题研究成果，围绕该项研究内容进行了较为广泛的国内外学术交流，共发表5篇论文，其中2篇在国际会议进行了交流，题为“肌原纤维调节因子-1（MR-1）在心肌肥大中的作用研究”，2004年在广西北海召开的全国生化与生物技术药物学术年会上获一等奖。

1. 李天伯，冯爽，胡洋，杨炜曦，王以光，龚利民. 应用酵母双杂交及体外结合试验研究参与肌肉收缩调控的新基因MR-1. 中国生物工程杂志增刊（生命科学领域联合年会2002~2003，论文摘要）

酵母双杂交及体外结合试验研究参于肌肉收缩调控的新基因1

李天伯[1] 冯爽[1] 胡洋[1] 杨炜曦[1] 王以光[1]** 龚利民[2]

中国医学科学院中国协和医科大学医药生物技术研究所[1] 北京 100050

德克萨斯-休斯顿大学，心血管研究中心[2] 美国，休斯顿，德克萨斯 77030

摘要 **目的** 探寻人骨骼肌中存在的新基因MR-1（Myofibrillogenesis Regulator1，肌纤基因调节因子）在肌肉收缩中的作用。**方法** 采用酵母双杂交系统，构建表达MR-1基因的诱饵质粒筛选人骨骼肌cDNA文库，获得阳性AD克隆。分别在大肠杆菌中表达GST-MR1融合蛋白，同时体外转录、翻译上述阳性AD片段，并进一步通过体外结合实验证明其间的相互作用。**结果** 获得了与MR-1蛋白相互作用的肌球蛋白轻链MRLC2、肌球蛋白重链的myomesin1(skelemin)、参与肌肉纹状肌复合酶系的β-烯醇化酶、真核翻译起始因子3亚单位5(eIF3S5)、含有RAS、PH、Arf GAP域和Ankyrin重复序列的MRIP蛋白编码基因以及一个未知功能基因murl和一个全新基因片段。GenBank登录号分别为AF363061、XM012744、XM008524、XM010886、AF359283、NM152516和BC009266。**结论** 本研究表明在人骨骼肌中的MR-1基因编码蛋白与肌肉收缩相关肌球蛋白重链myomesin1、轻链调节蛋白MRLC2及β-烯醇化酶相互作用，并与转录启始因子及具有Arf GTP酶功能的蛋白相互作用，这一结果对于MR-1可能参与肌肉收缩调控及可能参与细胞信息传导和凋亡提供重要的信息。

关键词 MR-1 肌肉收缩

Studies on a novel gene MR-1 involved in the regulation of muscle contraction by yeast two-hybrid system and proof of their interaction in vitro

2. LI Tian-bo, LIU Xiu-hua, FENG Shuang, HU Yang, YANG Wei-xi, HAN Yue, WANG Yi-guang, GONG Li-min. Characterization of MR-1, a novel myofibrillogenesis regulator in human muscle. New Horizons in the post genomics era 2004, May, Beijing China

Characterization of MR-1, a novel myofibrillogenesis regulator in human muscle

LI Tian-bo, LIU Xiu-hua[2], FENG Shuang, HU Yang, YANG Wei-xi, HAN Yue[2], WANG Yi-guang*, GONG Li-min[1]*

(Institute of Medicinal Biotechnology, CAMS and PUMC, Beijing 100050, China; [1] Department of Cardiology, The University of Texas MD Anderson Cancer Center, Houston, TX 77030. USA; [2] Department of Pathophysiology, PLA General Hospital, Beijing 100853)

Running title: Characterization of MR-1 in human muscle

Abstract

Myofibrillogenesis is a complex process that depends on the coordinated assembly and integration of a number of cytoskeletal scaffolding and signaling proteins. The actin–myosin contractile apparatus consists of several thick filament proteins and thin filament proteins. Specific regulatory mechanisms are involved in this highly ordered process. In this paper, we reported the identification and characterization of a novel myofibrillogenesis regulator, MR-1. The *MR-1* gene was cloned from human skeletal muscle cDNA library by using a strategy that involves EST data base searching, PCR and RACE. The *MR-1* gene is located on human chromosome 2q35 and encodes a 142 aa protein. It spanned about 2887 bp of contiguous DNA. The MR1 gene is composed of 3 distinct exons. A computer search of EST database with the amino acid sequence of MR-1 also identified MR-1 orthologs in mouse, rat, cow, and pig, but no detectable homologs were present in *Saccharomyces cerevisiae, Drosophila melenogaster, Caenorhabditis elegans, Fugu rubripe* or *Danio rerio*. Northern blot revealed that the mRNA level of MR-1 was highest in the skeletal muscle and certain level of MR1 expression also observed in heart, liver and kidney. Immunohistochemical assay confirmed that the MR1 protein is existed in human cardiac myofibrils. It was found by yeast two-hybrid screening and confirmed by in vitro binding assay that MR1 could interact with sarcomeric proteins, such as myosin regulatory light chain, myomesin 1 and β-enolase. These studies suggested that MR1 might play a regulatory role in the muscle cell and it is worth to be investigated further.

Key words: MR-1, gene cloning, heart, muscle, yeast two-hybrid

3. 刘秀华，徐菲菲，王彦珍，李天伯，王以光. 肌原纤维调节因子-1（MR-1）在心肌肥大中的作用研究. 国际心脏研究会中国分会第八届学术会议暨中国病理生理学会心血管专业委员会第十一届学术会议论文摘要集 2004：1

肌原纤维调节因子－1在心肌肥大中的作用研究

刘秀华[1]， 徐菲菲[1]， 王彦珍[1]， 李天伯[2]， 王以光[2]

([1]中国人民解放军总医院病理生理学研究室，北京 100853；

[2]中国医学科学院中国协和医科大学医药生物技术研究所，北京 100050)

背景：肌纤形成调节因子－1(Myofibrillogenesis Regulator－1，MR－1)是从人骨骼肌 cDNA 文库中筛选出一个新基因，与肌肉收缩蛋白如肌球蛋白重链 myomisin、肌球蛋白轻链肌球调控蛋白(MRLC2)等相互作用，提示与心肌收缩蛋白的调节有关，本工作观察大鼠肥大心肌组织 MR－1 蛋白表达的变化，并观察 MR1 基因沉默对于血管紧张素Ⅱ(angiotensin Ⅱ，AⅡ)诱导的乳鼠心肌细胞肥大的影响，探讨 MR－1 在心肌肥大和心力衰竭发病中的作用。

方法：雄性 Wistar 大鼠(95－120 g)测定尾动脉压后，随机分为模型组($n=12$)和假手术组($n=6$)。按文献报道的方法复制腹主动脉狭窄致高血压心肌肥大模型。术后检测动物一般情况和尾动脉压，于 28 d 时测定颈总动脉压、心室内压、心肌肥大系数，并留取心肌组织标本进行病理学和免疫组化检测。

原代培养的 SD 乳鼠心肌细胞，常规处理后随机分为 7 组：(1)正常对照组：心肌细胞持续置培养箱培养至实验结束；(2)Ang Ⅱ组：每孔加 Ang Ⅱ 10^{-7} mol/L，常规培养 24 h 结束实验；(3)Ang Ⅱ＋抑制剂组：加入血管紧张素转换酶抑制剂(ACE)卡托普利(2×10^{-4} mol/L)30 min 后，按(2)组程序操作。(4) MR－1 基因封闭＋Ang Ⅱ组：心肌细胞转入 pSi－1 小双链 DNA 后 36 h 按(2)组操作；(5)单纯 MR－1 基因封闭组：细胞转入小双链 DNA 后常规培养至实验结束；(6)空载体对照组：转入空载体常规培养至实验结束，(7)转基因对照＋Ang Ⅱ组：转入无关基因后 36 h 按(2)组操作。培养结束时分别拍摄心肌细胞照片以 Image－Pro 医学图象分析系统进行心肌细胞表面积测量，以试剂盒提取心肌细胞总 RNA 备用于相应基因检测，放射免疫法测定^{3}H－亮氨酸参入。

结果：术后 2 周模型组大鼠心率和尾动脉压分别较术前基础水平高 49%和 29%($P<0.01$)，3 周时分别高 69%和 39%($P<0.01$)，且与假手术组比较差异有显著。4 周时颈动脉压和心室内压分别较对照组高 28%和 36%(均为 $P<0.01$)，心脏指数和心肌肥大指数分别增加 86%和 89%。心肌病理切片光学显微镜观察结果显示模型组心肌细胞胞浆变宽，细胞核变大。免疫组化结果显示，心肌肥大大鼠心室肌细胞浆内呈棕色的 MR－1 阳性颗粒明显多于假手术组，其平均光密度值高 22%($P<0.01$)。

原代培养的心肌细胞表面积测定结果显示血管紧张素Ⅱ可以诱导心肌细胞细胞肥大，其心肌细胞表面积和^{3}H－亮氨酸参入对照组高 65.8% [(2 229.9＋173.8) μm^2 *vs* (1 345.2＋115.4) μm^2，$P<0.01$]和 24.1%[(7 934.4＋937.0) counts·min^{-1}/10^6 细胞 *vs* 对照组(6 394.3＋823) counts·min^{-1}/10^6 细胞，$P<0.01$]，血管紧张素转换酶抑制剂卡托普利完全消除血管紧张素的致 MR－1 蛋白表达上调和心肌肥大作用，其心肌细胞表面积和^{3}H－亮氨酸参入与对照组比较差异无显著性。转染针对 MR1 第一靶点 RNA 干扰载体 pSi－1 的 MR－1 基因封闭＋Ang Ⅱ组细胞表面积和^{3}H－亮氨酸参入分别较 Ang Ⅱ组下降 31.1% [(1 536.2＋119.1) μm^2 *vs* (2 229.9＋173.8) μm^2，$P<0.01$]和 30.2%[(5 536.2＋401.0) counts·min^{-1}/10^6 细胞 *vs* (7 934.4＋937.0) counts·min^{-}/10^6 细胞，$P<0.01$]。而空载体转染对于心肌细胞表面积和^{3}H－亮氨酸参入无明显影响。空载体转染对于血管紧张素诱导的心肌细胞肥大无明显影响(与 AngⅡ组比较 $P>0.01$)

结论：MR－1 参与了在体心脏和离体培养的乳鼠心肌细胞肥大的发生。

4. 王以光，刘秀华，李天伯，王彦珍，蔡莉蓉，孙胜，刘凤英．肌原纤维调节因子-1（MR-1）在心肌肥大中的作用研究．2004 全国生化与生物技术药物学术年会，广西，北海 p311～316（获一等奖）

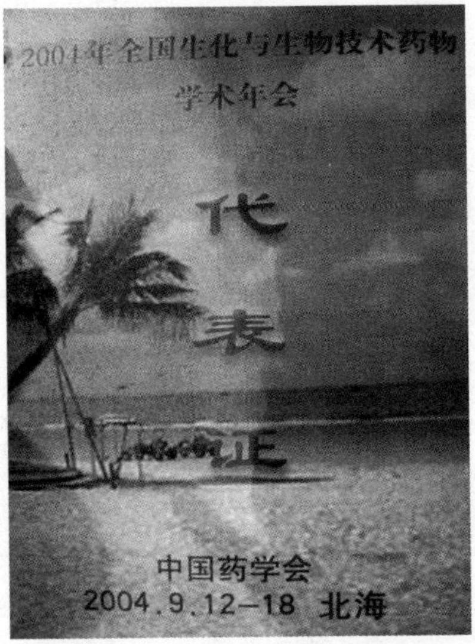

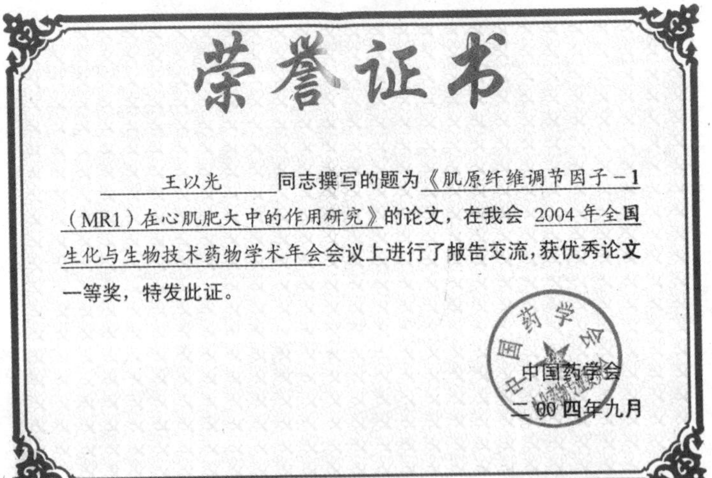
荣誉证书

王以光同志撰写的题为《肌原纤维调节因子－1（MR1）在心肌肥大中的作用研究》的论文，在我会 2004 年全国生化与生物技术药物学术年会会议上进行了报告交流，获优秀论文一等奖，特发此证。

中国药学会

二00四年九月

肌原纤维调节因子—1（MR1）在心肌肥大中的作用研究

王以光*[1] 刘秀华*[2]李天伯[1] 王彦珍[2]蔡莉蓉[2]孙胜[2]刘凤英[2]

[1]中国医学科学院中国协和医科大学医药生物技术研究所　北京 100050
[2]解放军总医院病理生理研究室　北京 100853
* 通讯作者

心肌肥大是指心肌细胞增大而无细胞分裂，是心肌细胞对高血压、心脏瓣膜病、心肌梗死及先天性心脏病等临床常见疾病产生的适应性代偿，持续心肌肥大失代偿后可以出现心力衰竭和猝死，严重危及人类生命。其发病机制尚未完全阐明，除了机械负荷和神经体液因子等刺激因素外，心肌收缩蛋白遗传突变是心肌肥大发生的重要原因之一。最近，从人骨骼肌 cDNA 文库中筛选出一个新基因—肌纤形成调节因子—1（Myofibrillogenesis Regulator-1, MR-1），Westem blot 显示 MR-1 蛋白在人骨骼肌、心肌中具有较高水平表达。酵母双杂交实验研究表明它与肌肉收缩蛋白如肌球蛋白重链 myomisin、肌球蛋白轻链肌球调控蛋白（MRLC2）等有相互作用[1]，提示 MR1 可能与心肌收缩蛋白的调节有关。阐明 MR1 在心肌肥大中的变化，将有助于从分子水平理解心肌收缩蛋白在心肌肥大发生中的作用。本工作首先在大鼠腹主动脉狭窄致高血压心肌肥大模型上观察 MR-1 蛋白表达的变化，并采用 RNA 干扰技术封闭 MR1 基因，观察 MR1 基因沉默对于血管紧张素 II(angiotensin II, AII)诱导的乳鼠心肌细胞肥大的影响，以探讨 MR-1 在心肌肥大和心力衰竭发病中的作用，

MR-1相互作用蛋白示意图

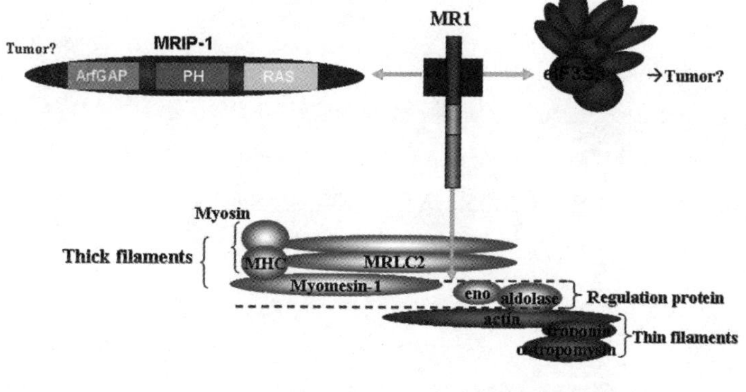

Muscle Contraction→ Myocardial hypertrophy ?

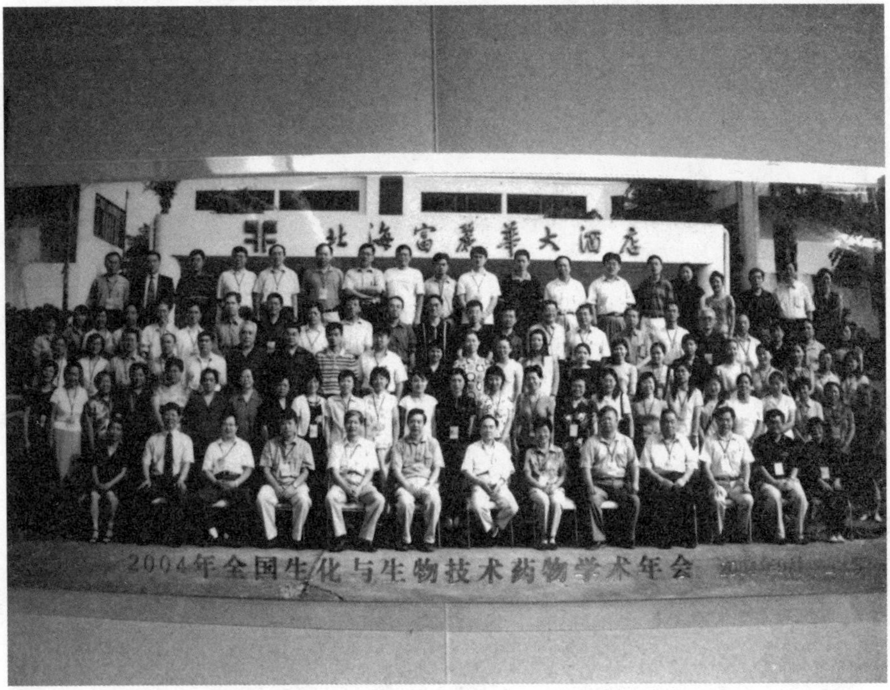

全国生化与生物技术药物学术年会代表合影

第一排左5：马大龙；6：杨胜利；7侯云德；11：杜冠华。第二排右10：王以光

5. Li T, Liu X, Hu Y, Folkesson HG, and Wang Y. G. A regulatory role of the gene MR1 for the Angiotensin Ⅱ stimulation of cardiac hypertrophy. Experimental Biology/IUPS 2005. A556 344. 4. San Diego, CA

3-44.4

A regulatory role of the gene *MR*-1 for the Angiotensin II stimulation of cardiac hypertrophy

Tianbo Li[3], Xiuhua Liu[2], Yang Hu[1], Haus G Fallusson[3], Yiguang Wang[1]. [1]Inst. Medicinal Biotechnology, CAMS and PUMC, 1 Tiantan Xili, Beijing, 100050, China, People's Republic of, [2]Dept. Pathophysiology, PLA General Hospital, Wukesong Street, Beijing, 100853, China, People's Republic of, [3]Dept Physiology and Pharmacology, NE Ohio Univs Coll Med, 4209 St Rte 44, P.O. Box 95, Rootstown, OH, 44272-0095

MR-1 (Myofibrillogenesis Regulator-1, AC021016) is a human gene, which encodes a protein that interacts with three proteins involved in muscle contraction, myosin regulatory light chain, myomesin 1, and β-enolase, as well as with several cell signal transduction proteins. In this study, using bioinformatics combined with molecular biology, the h*MR*-1 homologous gene was cloned from Wistar rats and named r*MR*-1. It consists of 142 amino acids with a hydrophobic transmembrane domain from position 75 to 92 as h*MR*-1, and shows 99.5% homology to h*MR*-1. A rat model of cardiac hypertrophy with abdominal aortic stenosis was then successfully set up. Western Blot and immunohistochemical analysis demonstrated a higher expression of r*MR*-1 in hypertrophic heart than in normal hearts. RNAi technique to silence the r*MR*-1 at the transcription level in rat primary heart cells was then carried out. From the predicted r*MR*-1 mRNA structure, 3 siRNA targets were selected and shRNA expressing plasmids (pSi-1, 2, 3) were constructed using the pSilencer 3.0-H1 vector. The pSi-1, targeting the r*MR*-1 ORF 91-111 bp sequence, was selected for the best silencing efficiency. Interference of r*MR*-1 transcription by RNAi *in vivo* attenuated the cardiac hypertrophy seen after Angiotensin II, as indicated from measurements of heart cell surface area and incorporation efficiency of ^{3}H-leucine into the cells. These results suggested that *MR*-1 may play a regulatory role in the angiotensin II stimulation of cardiac hypertrophy. (These studies were funded by: Beijing major project of Science and Technology, No. H020220020310)

其他活动成果

除上述国内外学术会议外，还参加了1980年在加拿大召开的第六届国际发酵会议以及多次全国抗生素等会议，并发表论文12篇。

1. 1980年在加拿大参加第六届国际发酵会议

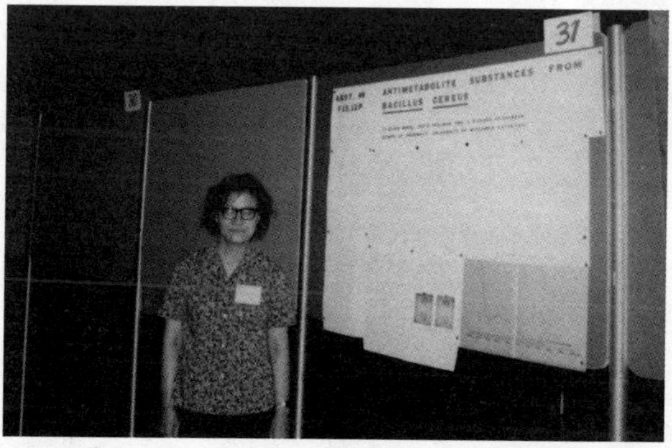

参会展板

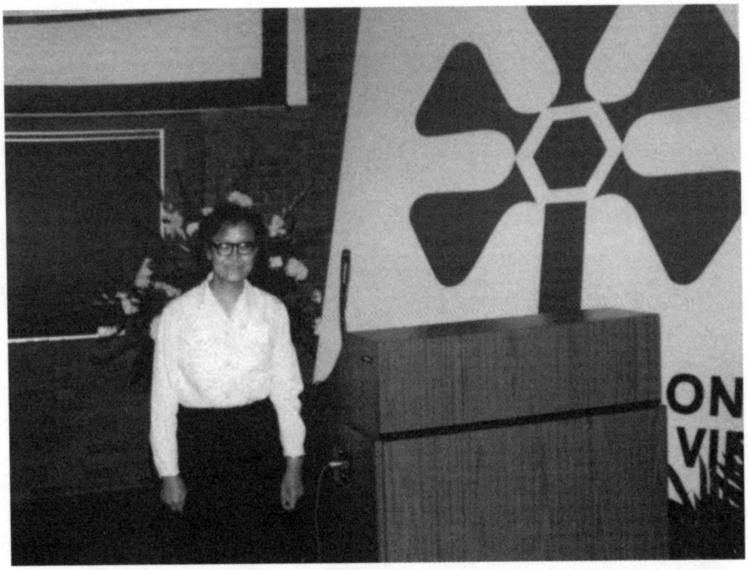

讲台

Wang Yiguang, Perlman D., Hutchinson C. R. Antimetabolite substances from Bacillus cereus. Advances in Biotechnology. Proceedings of the Sixth International Fermentation Symposium, London, Canada, 1980

42. ANTIMETABOLITE SUBSTANCES FROM BACILLUS CEREUS

Yi-Guang Wang*[1], David Perlman[2] and C. Richard Hutchinson[3]

School of Pharmacy, University of Wisconsin,
Madison, Wisconsin 53706 U. S. A.

ABSTRACT

A strain of *Bacillus cereus* (Burg 122110) isolated from a soil sample in Madison produces a protein-like antibiotic substance. This substance has a molecular weight of *ca*. 50,000 daltons as determined by SDS polyacrylamide gel electrophoresis and consists of 16 principal amino acids as shown by amino acid analysis of its acid hydrolysate. These data indicate that the antibiotic substance is similar to the bacteriocins, which are known to be produced by other strains of *B. cereus*.

The antibiotic substance exhibits MIC values of 0.1 to 1 μg/mL when assayed *in vitro* in a chemically-defined medium against *S. aureus*, *E. coli* B, *E. coli* Davis, and an *E. coli* clinical isolate. It also shows some antibiotic activity towards *P. mirabilis* and *C. albicans*. Its antibacterial activity towards *E. coli* B was slightly reversed by methionine, serine, glycine and cysteine, and clearly reversed by yeast extract and peptone.

KEYWORDS

Antibacterial agent; bacteriocin; *Bacillus cereus*; basic protein.

INTRODUCTION

The discovery that the sulphonamide drugs exert growth inhibition of bacteria because of their competitive inhibition of the utilization of *p*-aminobenzoic acid by the bacteria mainly has been responsible for the sustained interest in the possible biological activity of antimetabolites, i.e., substances whose growth

---

[1] Permanent address: The Chinese Academy of Medical Sciences, The Institute of Antibiotics, Peking, People's Republic of China.

[2] Deceased January 28, 1980.

[3] Career Development Awardee of the National Cancer Institute (CA 00253, 1976-1981).

inhibitory properties are the result of their similarity in chemical or physical property to compounds known to be essential in specific biological processes. At first, the interest lay in the hope that other valuable agents for the chemotherapy of microbial diseases or cancer might be discovered. Later, it was recognized that antimetabolites have value as selective and specific inhibitors for the mechanistic analysis of metabolic pathways and enzymes in many living organisms.

We have carried out a microbial screening program for more than twenty years whose goal is to discover specific compounds that interfere with the utlization of vitamin B_{12} by microorganisms (Perlman and others, 1979). Our work has been guided by use of the vit. B_{12} auxotroph, E. coli Davis, whose growth in chemically defined medium is very sensitive to the presence of antimetabolites of the vitamin. The present account describes the isolation and partial characterization of a protein-like antibiotic substance, which we initially discovered because of its growth inhibition of E. coli Davis, but which we found on subsequent analysis to be a member of the bacteriocin class of natural antibiotic substances.

PRODUCING ORGANISM AND FERMENTATION

The producing strain of Bacillus cereus was isolated from a soil sample collected in Madison and designated as K. Burg 122110. This strain has been maintained as a spore suspension in normal saline containing 10% glycerol at liquid nitrogen temperatures since 1974. The strain grows as white and yellow variants when slants of nutrient agar containing 1% glucose are incubated at 30°.

The yellow variant was incubated at 30° C in an inoculum medium containing 2% soybean meal, 2% glucose and 1% $CaCO_3$ for 24 hours. An aliquot (10 mL) of the resulting medium then was used to inoculate the production medium (2% Pharmamedia, 2% glucose, 1% $CaCO_3$) in which fermentation was carried out at 30°C on a gyrotory shaker at 300 rpm using 400 mL of medium in 2L Erlenmeyer flasks. The maximum titers of antibacterial substances were found in the fermentation broth after 48-52 hours as determined by in vitro assay against E. coli B growing on the chemically defined medium of Davis and Mingioli (1950).

ISOLATION AND PURIFICATION

The filtered fermentation broth (pH 7.5-8.0) was passed through a column of Amberlite XAD-2 (5mL resin bed/100 mL broth). The material retained by the resin was eluted with 50% aqueous MeOH, then 100% MeOH, and the fractions containing antibacterial activity were combined, evaporated to remove the MeOH, and lyophilized. The resulting solid material was dissolved in a 0.005 N acetate buffer (pH 5.0) and the solution was applied to a column of Cellex-P which previously had been equilibrated with the buffer. Elution of this column with a gradient from 0 to 1 M aqueous NaCl resulted in bioactivity appearing in four distinct fractions as determined by bio-assay and paper electrophoresis (Table 1). Each active fraction was desalted by elution through a short XAD-2 column and lyophilized.

Fraction 3 from Table 1 was designated as compound 122110 and was studied in more detail. Fractions 1, 2 and 4 were not studied further.

A second antibacterial substance also was isolated from the fermentation broth of B. cereus. This substance was not adsorbed by Amberlite XAD-2 but was retained on a Dowex 50 x 4 (H^+) column. The antibacterial activity was eluted from this column with 5% pyridine in H_2O. Further purification was obtained using an AG 50 W x 2 (H^+) column with a pyridine-acetic acid-water buffer (pH 3.1) as eluant. The resulting lyophilized solid gave a single ninhydrin positive spot (R_f 0.55-0.69) on TLC on silica gel in MeOH-acetone-water (2:2:1). This material was not studied in

Table 1. Antibacterial Substances from B. cereus 122110

Fraction No.	Bioactivity[a]	Electrophoretic Mobility[b]	
		pH 1.9[c]	9.0[d]
1	13	N.D.	0.2(-)[e]
2	25	6.7(-)[e]	0.7(-)
3[f]	31	6.5(-)	0.3(+)
4	19	5.6(-)	0

(a) Diameter (mm) of inhibition zone resulting from 0.2 mg solid/disc in E. Coli B bioassay.
(b) Distance (cm) from origin when carried out at 20 volts/cm for 1 hour on Whatman No. 1 paper.
(c) Acetic acid-formic acid-water (20:2:78).
(d) 0.05 M Tris.
(e) Designates that compound moved towards cathode (-) or anode (+).
(f) yield = ca. 10 mg/L of fermentation broth, which represents 1% of total solid material isolable.

detail although it showed antibacterial activity against E. coli B and E. coli Davis that could be partially reversed by serine.

PHYSICAL AND CHEMICAL PROPERTIES OF COMPOUND 122110

Compound 122110 is stable at pH 7.0 and room temperature but its biological activity is lost on heating above 37°C. It is more stable at pH 9.0 than at pH 2.0. The pure compound is soluble in water, less soluble in MeOH and EtOH, and insoluble in butanol and chloroform. It gives an R_f of 2.5-4.5 (bioassay) on paper chromatography in n-propanol-pyridine-acetic acid-water (15:10:3:12). Its UV spectrum in water is typical for a protein: λ_{max} 260 nm ($\varepsilon \sim 2.3 \times 10^5$), 280 nm (shoulder) with strong end absorption. The molecular weight of compound 122110 was determined to be ca. 50,000 daltons by SDS-polyacrylamide gel electrophoresis at pH 6.8. Under these latter conditions the compound showed only one band visualized by 0.1% Coomassie Blue stain.

Acid hydrolysis (6N HCl, 110°C, 24 hours) of compound 122110 followed by amino acid analysis revealed that 16 principal amino acids made up its primary structure (Table 2). Since compound 122110 behaves as a base on electrophoresis, some of the aspartic and glutamic acids must be present as asparagine and glutamine. The presence of ca. 17 mole percent NH_4OH in the acid hydrosylate supports the latter interpretation.

We did not analyze compound 122110 for the presence of carbohydrate or lipid.

BIOLOGICAL ACTIVITY OF COMPOUND 122110

Compound 122110 inhibited the growth of both G^- and G^+ bacteria and slightly inhibited the growth of yeast as shown by the MIC values of Table 3. This growth inhibitory activity was expressed in a chemically defined medium (CM) but not in a complete medium (AM). The observation that the growth inhibitory effect on E. coli B and E. coli Davis clearly was reversed by yeast extract and by peptone, and was slightly reversed by either methionine, cysteine, serine or glycine at concentrations of

TABLE 2. Amino Acid Content of Compound 122110.

Amino acid	Mole percentage[a]	Estimated Moles amino acid/mole of compound[b]
hydroxyproline	1.08	3
aspartic acid	7.77	24
threonine	3.03	9
serine	5.00	15
glutamic acid	16.6	51
proline	6.62	21
glycine	8.68	27
alanine	8.95	27
valine	5.00	15
isoleucine	2.39	9
leucine	6.51	21
tyrosine	3.07	9
phenylalanine	3.17	9
lysine	4.97	15
histidine	4.00	12
arginine	12.46	39

(a) n moles of each amino acid/total n moles in sample x 100
(b) The mole percentage of each amino acid x 3. The sum of the products of each value x the corresponding amino acid's MW $\simeq$ 42,000.

TABLE 3. Biological Activity of Compound 122110

Test organism	MIC (μg/mL) CM[a]	AM[b]
Candida albicans	50	$>10^3$
Staphylococcus aureus	0.1	$>10^3$
E. coli B	0.5	$>10^3$
E. coli Davis	0.5	$>10^3$
E. coli clinical isolate	1.0	$>10^3$
Proteus mirabilis	5.0	$>10^3$
Klebsilla pneumoniae	$>10^2$	$>10^3$
Pseudomonas aerugenosa	$>10^2$	$>10^3$
Bacillus subtilis	$>10^2$	$>10^3$

(a) chemically defined medium of Davis and Mingioli (1950).
(b) Difco antibiotic assay medium No. 11.

1:1000 in the growth medium, corroborates the latter result.

DISCUSSION

Our investigation of the Madison strain of *Bacillus cereus* (K. Burg 122110) has revealed that it contains five substances with antibacterial properties. One of these substances, compound 122110, appears to be an antimetabolite in the broadest sense that it may interfere with the utilization of essential amino acids by certain G^+ and G^- microorganisms. This compound clearly is not an antimetabolite of vit. B_{12} since it does not exhibit a differential growth inhibitory effect on E. coli B and E. coli Davis.

The physical and chemical properties of compound 122110 indicate that it is a basic protein with a MW$\cong$ 50,000 daltons. These properties are similar to the bacteriocins, megacin (Holland, 1961) and, possibly, biocerin/cerecin (Goze, 1972; Hamon and Peron, 1963; Johnson and others, 1949; McCloy, 1951), which are antibacterial proteins found in Bacillus megaterium and Bacillus cereus, respectively[3]. Consequently, we believe that compound 122110 is a bacteriocin-like substance (Tagg, Dajani and Wannamaker, 1976), yet a unique one from two viewpoints: (1) It is active against both G^+ and G^- microorganisms; (2) Its growth inhibitory effects on susceptable microorganisms are reversed by certain essential amino acids. The latter observation suggests that compound 122110 may interfere with amino acid transport processes, e.g., through an interaction with the bacterial surface membrane (Reeves, 1965).

ACKNOWLEDGEMENT

We are grateful to the People's Republic of China for financial support of Y.-G Wang as a Visitng Scholar at The University of Wisconsin. This research work also was supported in part by a grant from the National Institutes of Health (CA 16904).

REFERENCES

Davis, B. D. and E. S. Mingioli (1950). Mutants of Escherichia coli requiring methionine or vitamin B_{12}. J. Bact., 60, 17-28.
Goze, A. (1972). Molecular thuricins and cerecins. C. R. Soc. Biol., 166, 200-204.
Hamon, Y. and Y. Peron (1963). Quelques remarques sur les bacteriocines produites par les microbes gram-positifs. Compt. Rend., 257, 1191-1193.
Holland, I. B. (1961). The purification and properties of megacin, a bacteriocin from Bacillus megaterium. Biochem. J., 78, 641-648.
Johnson, C. W., H. D. West, H. L. Jones and C. J. Long (1949). Biocerin: an antibiotic produced by Bacillus cereus. J. Bact., 57, 63-65.
McCloy, E. W. (1951). Studies on a lysogenic Bacillus strain. I. A bacteriophage specific for Bacillus anthracis. J. Hyg., 49, 114-25.
Perlman, D., K. L. Perlman, T. H. Williams, U. Schömer and Y. Izumi (1979). Naturally occurring vitamin B_{12} antagonists and their potential therapeutic value. In Z. W. Friedrich (Ed.), Vitamin B_{12}. Walter de Gruyter and Co., Berlin, pp. 609-624.
Reeves, P. (1965). The bacteriocins. In Bacteriol. Rev., Vol. 29. American Society for Microbiology, Baltimore, pp. 24-45.
Tagg, J. R., A. S. Dajani and L. W. Wannamaker (1976). Bacteriocins of gram-positive bacteria. In Bacteriol. Rev., Vol. 40. American Society for Microbiology, Baltimore, pp. 722-756.

[3]"Biocerin" (Johnson and others, 1949) appears to be a low molecular weight substance, whose physical and biological properties are quite unlike those of compound 122110. "Cerecin" (Goze, 1972; Hamon and Peron, 1963) has never been well-characterized.

2. 朱昌雄，倪楚芳，李兴道，王以光，金文藻，徐小敏. 农用新抗生素-波拉霉素全国生物防治学术讨论会会议论文摘要集 p307，1995

全国生物防治学术讨论会论文摘要集 1995年10月

农用新抗生素——波拉霉素

朱昌雄 倪楚芳 李兴道[①]
(中国农科院生物防治研究所，北京 100081)

王以光 金文藻 徐小敏
(中国医学科学院医药生物技术研究所，北京 100050)

A NEW AGRICULTURAL ANTIBIOTIC—POLARAMYCIN

ZHU Changxiong NI Chufang LI Xingdao
(Biological Control Institute, CAAS, Beijing 100081)
WANG Yiguang JIN Wenzao XU Xiaomin
(Institute of Medicinal Biotechnology, Chinese Academy of Medical Sciences, Beijing 100050)

波拉霉素(Polaramycin)是中国医学科学院医药生物技术研究所和中国农科院生物防治研究所协作研究的一种新的农用抗生素。它是由一株吸水链霉菌(*Streptomyces hygroscopicus*)产生的具有36个环的多羟基大环内酯类抗生素，有两个组分。波拉霉素A和B，其分子式分别为C[illegible]H[illegible]N[illegible]O[illegible]和C[illegible]H[illegible]N[illegible]O[illegible]，分子量分别为1089和1103，毒性低，已有报道与其相类似的抗生素纯品口服毒性LD_{50}=550mg/kg小白鼠。波拉霉素已于1995年2月申报了国家发明专利。

采用含毒介质法等测定波拉霉素纯品和发酵液对26种常见农作物病原真菌的抑菌结果表明，其纯品和发酵液对这些病原真菌的有效抑制浓度分别为0.625～2.5μg/ml和50～150倍。采用二倍稀释法测定其纯品对小麦赤霉病菌、苹果轮纹病菌、西瓜枯萎病菌、棉花枯萎病菌和黄瓜炭疽病菌的最低抑制浓度分别为0.3125、0.3125、0.625、0.625和0.3125μg/ml，最低杀死浓度分别为1.25、1.25、2.5和1.25μg/ml。

经作物离体测定，其发酵液25～50倍，防治小麦赤霉病效果为50%～60%，纯品20μg/ml防效为88%，而对照药剂多菌灵1000倍为67%；发酵液50～100倍防治苹果轮纹炭疽病效果达70%～90%，对照药剂中生菌素15μg/ml防效为85%～90%。其防治苹果真菌病害和蔬菜真菌病害的田间小区试验正在进行之中。从已调查的初步结果可以看出波拉霉素是一种很有苗头的农用新抗生素。

关键词：新农用抗生素 波拉霉素
KEY WORDS: new agricultural antibiotic Polaramycin

① 注：河南农业大学实习大学生。

3. 杨福全，张天佑，魏贤英，李戎锋，王以光 高速逆流色谱制备分离纯化硫霉素 64#克隆株发酵产物，生物医药色谱新进展 p196，周同惠，刘国铨主编　化学工业出版社 1996 北京第五届全国生物医药色谱学术报告会 1996 北京

致　谢

第五届全国生物医药色谱学术报告会承蒙下述单位赞助，谨致谢意：

美国热分离产品公司
伯乐分析生化仪器有限公司
发玛西亚生物技术（中国）有限公司
珀金－埃尔默中国公司应用生物系统部

4. 徐小敏，张秀华，武临专，白兰芳，王以光. 链霉菌 WY-93 产生 rapamycin 的发酵研究. 第八次全国抗生素学术会议论文汇编 p80，中国药学会抗生素专业委员会，中国抗生素杂志社 1997

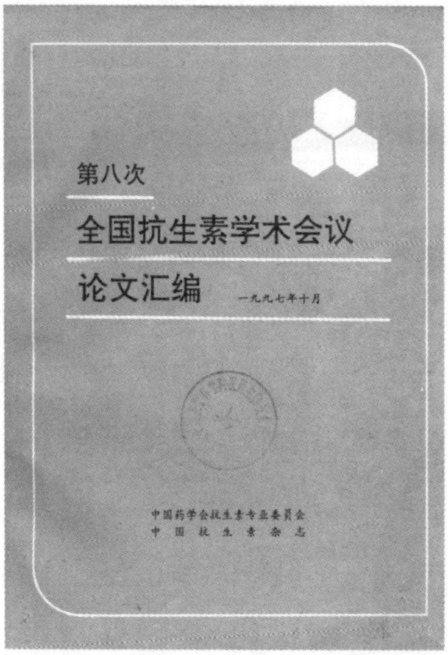

链霉菌 wy-93 产生 rapamycin 的发酵研究

徐小敏　张秀华　武临专　白兰芳　王以光
（中国医学科学院 中国协和医科大学 医药生物技术研究所，　北京 100050）

研究了 rapamycin 产生菌——链霉菌 wy-93 种子、发酵培养基的组成及某些氨基酸对发酵效价的影响，并在 200L 发酵罐中进行了补料实验研究。

首先设计了生物检定方法，确定了萃取包含有菌丝体内活性组份的流程，绘制了生物检定标准曲线，建立了发酵液样品 TLC 检测活性组份的方法。

研究了种子培养基，根据菌丝生长浓度及对发酵效价的影响，选择了最佳种子培养基配方。

发酵培养基的研究表明：最佳氮源和辅助氮源是黄豆饼粉和硫酸铵，最佳碳源是葡萄糖。运用正交设计进一步优化了发酵培养基的组成。

在发酵培养基基本配方基础上，研究了不同时间加入甲硫氨酸及赖氨酸对 rapamycin 发酵的影响，结果表明：于发酵 0 或 24h 加入一定量的甲硫氨酸或赖氨酸均明显提高 rapamycin 发酵效价，但 TLC 组份分析显示，0h 加入甲硫氨酸使 rapamycin 组份减少。

以发酵培养基基本配方，试验了本室经紫外诱变获得的菌株 uv-8-61 在 200L 发酵罐中的发酵基本参数，研究了葡萄糖用量、糖化淀粉及补料对 rapamycin 发酵的影响。结果表明：减少葡萄糖用量，添加液化淀粉，发酵效价有一定的提高；用糖化淀粉取代葡萄糖，发酵效价基本不变；在发酵进入稳定期初始，补葡萄糖适量对发酵效价较为有利；而补基本配方的 1/4 对发酵效价不利。此外，实验表明，uv-8-61 菌株在连续倒罐发酵中相当稳定，发酵效价可以维持在较高水平。

5. 武临专，王以光. 链霉菌 C-3662 产生的纤溶活性蛋白酶纯化及溶栓作用研究. 第七届全国生化药理学术讨论会议论文摘要集，2000，大连，中国药理学会通讯 17（3）：49

链霉菌 C-3662 产生的纤溶活性蛋白酶纯化及溶栓作用研究

武临专 王以光
（中国医学科学院中国协和医科大学 医药生物技术研究所 北京 100050）

近年来，溶栓药物的研究开发相当活跃。一方面，对尿激酶及组织型纤溶酶原激活剂等进行开发与改造，以期提高溶栓药物的药效和特异性；另一方面，从不同来源的动物及微生物中，筛选提取纤溶酶及纤溶酶原激活剂，以期发现新型溶栓药物。

微生物是获得溶栓药物的一个重要来源，例如，从溶血链球菌中获得了链激酶，从金黄色葡萄球菌中获得了葡激酶，从枯草芽孢杆菌中获得了纳豆激酶，它们都具有纤溶活性。

链霉菌为非致病菌，是抗生素研究及生产的重要属种。链霉菌同时产生和分泌多种蛋白酶，在其生长代谢，发育分化中起重要作

用。从链霉菌中开发新型溶栓药物具有诱人的前景。

从链霉菌 C-3662 发酵上清液中，通过硫酸铵沉淀，CM-Sepharose Fast Flow 和 Phenyl-Sepharose Fast Flow 等层析色谱，分离纯化得到了具有纤溶活性的蛋白酶 CGW-3，反向 HPLC 鉴定纯度为 90%；每立升发酵上清液可得到 8mg 纯品，活性回收率 46%；CGW-3 为一单肽链蛋白，分子量 22721，对丝氨酸蛋白酶抑制剂 PMSF 敏感，对 EDTA 不敏感；其 N 端 15 个氨基酸的顺序为 VVGGTRAAQGEFPFM，与微生物来源的胰蛋白酶类丝氨酸蛋白酶有较高的同源性。CGW-3 的等电点为 pI9.0；CGW-3 纤溶活性最适 pH 7.5-8.0，在 pH 3.0-11.0 范围内稳定，对温度比较敏感。

体外实验表明 CGW-3 还能够直接降解纤维蛋白原，CGW-3 不仅可以降解纤维蛋白，而且是较强烈的纤溶酶原激活剂。

静脉注射 CGW-3 具有明显的抗栓作用，大白鼠静脉注射纤溶酶 CGW-3 可明显延长血栓形成时间，延长时间与 CGW-3 的剂量有关。

采用金黄地鼠软脑膜血栓模型法，对 CGW-3 的溶栓情况进行了初步实验观察；CGW-3 与同剂量尿激酶的溶栓效果相当。

6. 苗立夫，陈连风，朱文玲，曾勇，黄超联，黄燕，王以光，刘佩毛，张华，赵三妹. 雷帕霉素对离体培养人脐动脉平滑肌细胞增殖及细胞周期时相和 p27 蛋白表达的影响. 国际心脏研究会中国分会第八届学术会议暨中国病理生理学会心血管专业委员会第十一届学术会议论文摘要集［C］；中国病理生理杂志 2004 20（13）

· 2554 · 中国病理生理杂志 Chinese Journal of Pathophysiology 2004,20(13)

雷帕霉素对离体培养人脐动脉平滑肌细胞增殖及细胞周期时相和 p27 蛋白表达的影响 *

苗立夫[1]， 陈连凤[2]， 朱文玲[2]， 曾 勇[1]， 黄超联[1]， 黄 燕[2]，
王以光[3]， 刘佩毛[4]， 张 华[4]， 赵三妹
（[1]清华大学第一附属医院心脏中心；[2]中国医学科学院 中国协和医科大学 北京协和医院心内科；
[3]中国医学科学院生物技术所；[4]中国医学科学院 中国协和医科大学 基础研究所，北京 100005）

目的： 通过观察雷帕霉素(RPM)对人脐动脉平滑肌细胞(HUASMCs)增殖、细胞周期时相和 P27 蛋白表达水平的影响，探讨 RPM 抑制 HUASMCs 增殖的作用机制和作用浓度(剂量)。

方法： 采用组织贴块法培养 HUASMCs，应用噻唑蓝(MTT)比色法观察不同浓度 RPM 对细胞存活率的影响，分别应用流式细胞技术和细胞免疫组织化学染色检测 RPM 对 HUASMCs 细胞周期时相比例和 P27 蛋白表达水平。

结果： 大于等于 10 μg/L 浓度的 RPM 作用于 HUAMCs 48 h 能显著地抑制细胞生长，抑制作用随与作用浓度呈量效关系，半数抑制浓度(IC_{50})为 33.8 μg/L。与对照组比较，RPM 组 G_0/G_1 期细胞比例明显增多(52.33 ± 1.65 对 74.11 ± 0.68, $P<0.05$)，P27 蛋白表达阳性水平指数亦明显增加(0.101 ± 0.035 对 0.178 ± 0.077, $P<0.05$)。

结论： RPM 提高 HUASMCs P27 蛋白表达，阻抑细胞周期于 G_1/S 迁移期，能够在较小的作用浓度下(48 h, IC_{50}为 33.8 μg/L)抑制 HUASMCs 增殖。

*［基金项目］国家自然科学基金项目资助(30240021)

7. 赫卫清，李京艳，孙桂芝，刘玉瑛，孙承航，王以光. 反相高效液相谱型分析检测吸水链霉菌 17997 变株发酵新产物. 第十届全国抗生素学术会议论文集 p414 中国药学会抗生素专业委员会中国抗生素杂志社 2005，石家庄

反相高效液相谱型分析检测吸水链霉菌 17997 变株发酵新产物

赫卫清 李京艳* 孙桂芝 刘玉瑛 孙承航 王以光**
（中国医学科学院医药生物技术研究所 北京 100050）

摘要 **目的** 利用反相高效液相（RP-HPLC）谱型分析检测吸水链霉菌 17997 变株发酵的新产物。**方法** 以吸水链霉菌 17997 为出发菌株，分别阻断格尔德霉素（geldanamycin, GA）生物合成酶基因簇中的I型聚酮合酶（type I polyketide synthase, PKS）基因的第 6 模块，单加氧酶（monooxygenase, gdmM）基因和氨甲酰基转移酶（cabamoyltransferase, CT）基因得到 3 种变株（PKS^-），（$gdmM^-$）和（CT^-）。发酵液乙酸乙酯粗提物进行 TLC 和 HPLC 分析。比较变株与原株发酵产物的 HPLC 图谱结合紫外吸收图谱分析。**结果** 通过检测证明各变株的 GA 生物合成均被阻断，变株发酵产物 HPLC

414

谱型比较，表明产生 3 个不同于原始菌株的新物质。**结论** 基因操作所涉及的 PKS，gdmM 和 CT 基因是 GA 生物合成的必需基因。这些基因的阻断可产生不同于原株的新物质。CT 基因阻断的新产物很有可能是 GA 的衍生物，并可能产生具有强抗菌活性的物质。HPLC 谱型比较可以在多样化代谢产物的产生菌中快速、准确地发现基因工程变株发酵产物的变化，指导新化合物的分离鉴定，样品用量甚微，是化学早期鉴别的有力工具。

关键词 反相高效液相 吸水链霉菌 17997 基因阻断 化学早期鉴别

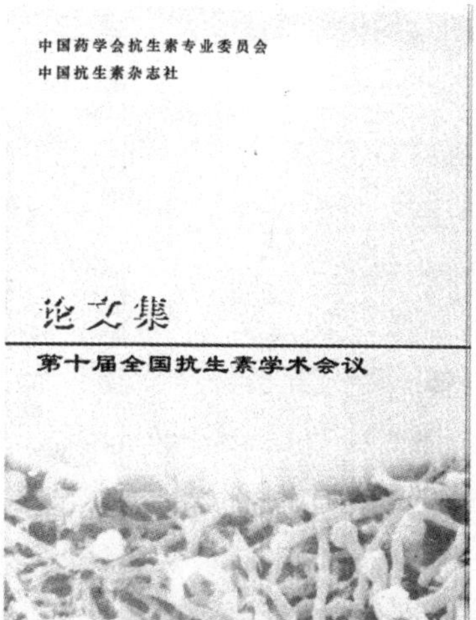
中国药学会抗生素专业委员会
中国抗生素杂志社
论文集
第十届全国抗生素学术会议
2005.8.27-29 石家庄

8. 孙承航，赫卫清，王以光，高荣梅，白硕可，郑焕容，王南金，周建琴. 康乐霉素产生菌航天变株 F-16 的研究. 中国空间科学学会第 16 届空间生命学术研讨会论文摘要集 p85，2005

康乐霉素产生菌航天变株 F-16 的研究*

孙承航，赫卫清，王以光，高荣梅，白硕可，郑焕容 王南金，周建琴**
中国医学科学院 中国协和医科大学医药生物技术研究所
北京 100050，chenghangsun@hotmail.com

摘要：为提高免疫抑制剂康乐霉素 C 的产量，康乐霉素 C 产生菌，地中海诺卡氏菌康乐变株 1747-64 的孢子搭载神舟三号无人宇宙飞船进行了航天育种。本文报道了该菌株航天育种的条件；菌株返回地面后的存活率；高产菌株的筛选，高产菌株 F-16 康乐霉素 C 的产量及应用分子探针检测到 F-16 菌株中含有安莎类抗生素的 AHBA 合酶基因的保守序列。讨论部分简要综述了我国航天育种在微生物药物开发中的作用及取得的成果。

Studies on Kanglemycin C Producing Strain F-16, A Space Breeding Mutant

9. 倪四阳，李婷，李书芬，朱建华，赫卫清，王以光，周红霞，张侃，武临专. 微量格尔德霉素结构类似物的发现与鉴定. 北京色谱学会全国生物医药色谱及相关技术学术交流会 2012：1

微量格尔德霉素结构类似物的发现与鉴定

倪四阳，李婷，李书芬，朱建华，赫卫清，王以光，周红霞，张侃，武临专
（中国医学科学院&北京协和医学院，医药生物技术研究所，北京，100050）

格尔德霉素是由吸水链霉菌产生的苯醌型安莎类抗生素，具有良好的抗病毒和抗肿瘤活性。本文通过LC-MS/MS对一批纯度约90%的格尔德霉素制品进行了分析，发现若干疑似格尔德霉素结构类似物；结合高分辨质谱数据和二级质谱裂解规律，以及对格尔德霉素生物合成途径的认识，对所发现的疑似格尔德霉素结构类似物进行了结构预测。接着，通过制备液相色谱对这些疑似格尔德霉素结构类似物进行了纯化，最终从1070mg的格尔德霉素制品中获得两个格尔德霉素结构类似物纯品（5.6mg和2.6mg），估计这两个结构类似物在粗品中含量在0.5-1%。结合质谱和NMR数据，最终确定这两个类似物的化学结构分别为6-脱甲氧基-6-甲基-格尔德霉素和17-脱甲氧基-格尔德霉素。6-脱甲氧基-6-甲基-格尔德霉素可能是在格尔德霉素聚酮链骨架生物合成过程中，1个酰基转移酶结构域识别1个甲基丙二酰CoA分子而不是正常的1个甲氧基丙二酰CoA分子并随后通过酮基合酶结构域掺入到聚酮链骨架中生成；这种酰基转移酶结构域对底物分子表现出一定程度的宽容性，在微生物次级代谢产物的生物合成过程中并不少见。17-脱甲氧基-格尔德霉素与已知的除草霉素B化学结构一致。生物转化实验表明，17-脱甲氧基-格尔德霉素在吸水链霉菌17997的格尔德霉素聚酮合酶基因阻断变株中不能被进一步修饰为格尔德霉素。两个格尔德霉素结构类似物的发现，对深入认识微生物次级代谢产物特别是格尔德霉素的生物合成具有一定意义，例如格尔德霉素苯醌环上的C17-羟基化修饰必须发生在格尔德霉素聚酮链C4,5双键形成之前；同时，为检测格尔德霉素制品中的小组份格尔德霉素结构类似物提供了理论依据。

10. 戴剑漉，赵小峰，赫卫清，贾晓宇，李慧宁，王以光. 提高可利霉素药代动力学研究中微生物法检测灵敏度的研究. 第12届全国抗生素学术会议论文集 2013，10 四川，成都 p339

提高可利霉素药代动力学研究中微生物法检测灵敏度的研究

戴剑漉[1] 赵小峰[2] 赫卫清[1] 贾晓宇[2] 李慧宁[2] 王以光[1*]

（1 中国医学科学院 北京协和医学院医药生物技术研究所 微生物代谢工程室
卫生部抗生素生物工程重点实验室，北京 100050）

（2 沈阳同联集团有限公司 沈阳 110042）

摘 要：目的 为进行可利霉素（原名必特螺旋霉素-BT）药代动力学研究，研究影响微生物法检测敏感度的因素，以提高血浆中测定 BT 的灵敏度，为药代动力学研究中血药浓度的测定奠定基础。**方法** 采用管碟法和纸片法，考察检定菌液浓度、培养基、缓冲液加 NaCl、血浆等多种因素对检测灵敏度的影响，确定最适条件；建立测定人血浆中 BT 血药浓度的方法。**结果** 以藤黄八叠球菌作检定菌，其菌浓为 OD[illegible]=0.3～1.0，采用检定培养基（3）制备单层检定平板，可以有效地提高 BT 检测灵敏度；从血浆中萃取 BT，用纸片法制作标准曲线，其最低检测限度可达 0.02 μg/ml。**结论** 通过研究，微生物法检测 BT 浓度灵敏度提高 6 倍，所建立的从血浆中萃取的纸片法，可用于 BT 药代动力学研究中血药浓度的微生物法检测。

关键词： 可利霉素； 灵敏度； 抗生素药代动力学研究中微生物法测定

11．刘扮，谭亿，甘茂罗，关艳，周红霞，胡辛欣，何红伟，王以光，平欲辉，杨兆勇，肖春玲．基因序列分析指导的海洋糖丝菌 0-0 抗耐药菌活性成分研究．第 12 届全国抗生素学术会议论文集　2013，10 四川，成都 p319

基因序列分析指导的海洋糖丝菌 10-10 抗耐药菌活性成分研究

刘玢[1,3] 谭亿[1] 甘茂罗[1,2,*]关艳[1] 周红霞[1] 胡辛欣[1] 何红伟[1] 王以光[1] 平欲辉[3] 杨兆勇[1] 肖春玲[1,*]
（1 中国医学科学院北京协和医学院医药生物技术研究所，北京 100050；2 天然药物活性物质与功能国家重点实验室，中国医学科学院北京协和医学院药物研究所，北京 100050；3 江西中医药大学，南昌 3300004）

摘要：目的分离鉴定海洋糖丝菌 *Saccharothrix* sp.10-10 代谢产物中的抗耐药菌活性成分。**方法**基于生物合成基因序列分析结果，通过活性追踪，利用大孔吸附树脂、正反相色谱等多种色谱技术分离纯化活性成分，通过现代波谱学方法鉴定其结构。利用琼脂稀释法测定化合物的抗耐药菌活性，利用 MTT 法评价化合物的细胞毒性活性。**结果**从中分离得到 2 个化合物，其结构确定为特曲霉素 X（**1**）和氧代托马霉素（**2**）。化合物 **1** 对多种革兰氏阳性耐药菌显示出显著的抗菌活性，最低抑菌浓度为 4～64μg/mL，并且对多种肿瘤细胞显示出显著的细胞毒活性，IC_{50} 值为 5.1～18.0μM。**结论**首次从海洋糖丝菌中代谢产物中分离得到特曲霉素 X 以及氧代托马霉素。

关键词：海洋放线菌；糖丝菌；耐药菌；特曲霉素 X；氧代托马霉素

当前，细菌耐药发展相当迅速，耐药谱不断扩大，已在全球范围内构成严重的公共卫生危机[1]。然而，近 50 年来几乎没有新结构类型抗生素的上市，研制新型的抗耐药菌药物成为当前紧迫的研究课题[2]。微生物是抗生素药物的重要来源。但是，近二十年来，从传统的土壤放线菌中发现的新结构抗生素逐渐减少，而已知化合物的重复分离却在逐渐增加[3,4]。因此，新抗生素的发现急需新的微生物资源和新的筛选方法。近年来的研究表明，海洋放线菌、尤其是海洋稀有放线菌，这一尚未充分挖掘的新资源，具有强大的化学多样性次级代谢产物产生能力，有望成为新结构抗生素发现的重要来源[5-7]。

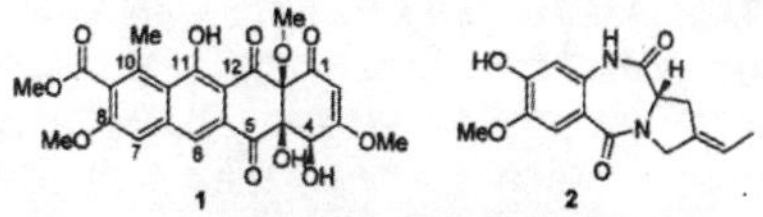

1　　2

图 1　化合物 1 和 2 的结构

我们在筛选新抗生素的过程中[8-10]，发现一株海洋来源的稀有放线菌、糖丝菌 *Saccharothrix* sp. 10-10 显示出显著的抗耐药菌活性。在分离纯化之前，我们首先对这株菌的生物合成基因序列进行聚合酶链反应（PCR）扩增、蛋白序列比对，结果显示菌株 10-10 的 II 型聚酮合酶（PKS II）蛋白序列与特曲霉素 C（tetracenomycin C）的同源性最高，相似度达 82%[11]；此外，通过 dTDP-葡萄糖-4,6-脱水酶基因[12]序列比对，进一步发现该菌株与特曲霉素糖苷衍生物埃罗霉素（elloramycin）具有较高的同源性，相似度达 68%，提示该菌株可能产特曲霉素类抗生素。通过活性跟踪，利用多种色谱技术手段，从该菌株发酵液中分离纯化得到两个化合物，经 UV、MS、一维（1D）和二维核磁共振（2D NMR）等波谱学方法确定其结构分别为特曲霉素 X（**1**）和氧代托马霉素（**2**）。

体外抗菌活性结果显示，化合物 1 对表皮葡萄球菌、甲氧西林耐药金黄色葡萄球菌（MRSA）和万古霉素耐药的粪肠球菌和屎肠球菌（VRE）等 G^+菌均具有良好的抗菌活性，MIC 值为 4～64 μg/mL；对雷极普鲁菲登杆、普通变形杆菌、普通变形杆菌以及弗劳地枸橼酸菌等 G^-菌具有较弱的

[基金项目]　国家自然科学基金（81273414、81001386），北京市自然科学基金（5122032），天然药物活性物质与功能国家重点实验室开放课题资助

12. 吴春彦，谭亿，甘茂罗，关艳，周红霞，胡辛欣，王以光，尚小雅，杨兆勇，肖春玲. 基因序列分析指导的海洋链霉菌-7145 中洋橄榄叶素衍生物的发现. 第 12 届全国抗生素学术会议论文集 2013，10 四川，成都 p519

基因序列分析指导的海洋链霉菌 7-145 中洋橄榄叶素衍生物的发现

吴春彦[1,2] 谭亿[1] 甘茂罗[1,*] 关艳[1] 周红霞[1] 胡辛欣[1] 王以光[1] 尚小雅[2] 杨兆勇[1] 肖春玲[1]
（1 中国医学科学院，北京协和医学院，医药生物技术研究所，北京 100050；2 北京联合大学生物活性物质与功能食品北京市重点实验室，北京 10083；）

摘要

当前，细菌耐药、尤其是多药耐药形势日益严重，研发新型抗耐药菌抗生素成为当务之急[1,2]。微生物是抗生素的重要来源。然而，近二十年来，从陆地微生物中筛选发现新结构抗生素越来越困难，而大量已知化合物却不断被重复发现[3,4]。2000 年以来，在探索天然产物新来源的过程中，随着海洋专属放线菌 *Salinispora* 菌属及其高效抗肿瘤次级代谢产物 salinisporamide A 的发现[5]，海洋放线菌引起了广泛的关注。放线菌在海洋高盐度、高压、低温、低营养等独特环境下，可能发展出与陆生微生物不同的代谢途径，从而产生独特结构的活性次级代谢产物。近年的研究表明，海洋放线菌有望成为新结构抗生素发现的重要来源[5-7]。

6-脱氧已糖是氨基糖苷、糖肽类、烯二炔类以及大环内酯等多种抗生素中的结构单元，它们对抗生素的活性发挥具有重要的作用[8]。在大多数含 6-脱氧已糖的抗生素产生菌中，6-脱氧已糖单元早期生物合成途径基本相同[9]。其中，dTDP-葡萄糖-4,6-脱水酶基因（dTGD）负责关键的中间体——dTDP-4-酮-6-脱氧-D-葡萄糖的催化合成。该酶序列高度保守，因此，针对 dTGD 基因进行聚合酶链反应（PCR）扩增筛选，能够发现产含糖基抗生素的潜在菌株。在筛选新抗生素的过程中[10-12]，我们系统调查了从我国黄海海域沉积物中分离的放线菌菌株[9]。通过对这些菌株的 dTGD 基因进行 PCR 扩增和生物信息学分析，评估它们的含糖基抗生素产生能力及其可能结构类型。从中发现一株链霉菌 *Streptomyces* sp. 7-145 的 dTGP 序列与大环内酯类抗生素的生物合成基因簇中的相关酶具有较高的同源性。此外，初步的活性筛选结果显示，该菌株发酵液具有很强的抗甲氧西林耐药金黄色葡萄球菌（MRSA）的活性。因此，我们选择该菌株进行系统的分离纯化研究，从中分离鉴定了 4 个活性化合物。通过紫外（UV）光谱、一维和二维核磁共振波谱（NMR）、质谱等波谱学方法鉴定它们的结构分别是洋橄榄叶素（1），11-*O*-甲基洋橄榄叶素（2）、11,11′-*O*-二甲基洋橄榄叶素（3）、14′-去乙基-14′-甲基洋橄榄叶素（4）。这类化合物是具有双重旋转对称轴的十六元大环双内酯抗生素，其结构中含有 2,6-二脱氧岩藻糖，化学调查结果证实了基因筛选的推测，说明基因筛选能够为筛选某一类型抗生素提供指导。体外抗菌活性结果表明，化合物 1～4 对一系列 MRSA、甲氧西林耐药表皮葡萄球菌（MRSE）和万古霉素耐药肠球菌（VRE）等革兰氏阳性耐药菌具有较强的抗菌活性，

[基金项目] 国家自然科学基金（81273414、81001386），北京市自然科学基金（5122032），天然药物活性物质与功能国家重点实验室开放课题资助